常见口腔科疾病治疗与新技术应用

主编 王战芝 牟晓娜 刘合频 徐 炜
郭建军 张秋荣 郎义玲

黑龙江科学技术出版社
HEILONGJIANG SCIENCE AND TECHNOLOGY PRESS

图书在版编目(CIP)数据

常见口腔科疾病治疗与新技术应用 / 王战芝等主编
. -- 哈尔滨：黑龙江科学技术出版社，2023.2
ISBN 978-7-5719-1765-4

Ⅰ. ①常… Ⅱ. ①王… Ⅲ. ①口腔疾病－治疗 Ⅳ.
①R780.5

中国国家版本馆CIP数据核字（2023）第025612号

常见口腔科疾病治疗与新技术应用
CHANGJIAN KOUQIANGKE JIBING ZHILIAO YU XINJISHU YINGYONG

主　　编　王战芝　牟晓娜　刘合频　徐　炜　郭建军　张秋荣　郎义玲
责任编辑　包金丹
封面设计　宗　宁
出　　版　黑龙江科学技术出版社
　　　　　地址：哈尔滨市南岗区公安街70-2号　邮编：150007
　　　　　电话：（0451）53642106　传真：（0451）53642143
　　　　　网址：www.lkcbs.cn
发　　行　全国新华书店
印　　刷　黑龙江龙江传媒有限责任公司
开　　本　787 mm×1092 mm　1/16
印　　张　26.5
字　　数　669千字
版　　次　2023年2月第1版
印　　次　2023年2月第1次印刷
书　　号　ISBN 978-7-5719-1765-4
定　　价　198.00元

BIANWEIHUI 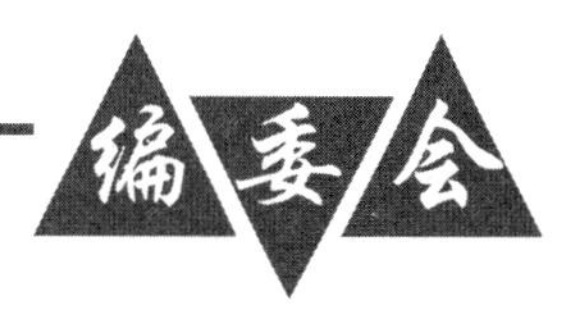

主　编

王战芝　牟晓娜　刘合频　徐　炜
郭建军　张秋荣　郎义玲

副主编

刘海彦　苗兴强　史燕萍　王　静
于　倩　叶苑珍

编　委（按姓氏笔画排序）

于　倩（潍坊口腔医院）
王　静（沧州医学高等专科学校）
王战芝（济宁口腔医院）
叶苑珍（东莞市中堂医院）
史燕萍（常州市第一人民医院）
刘合频（滕州市东沙河社区卫生服务中心）
刘海彦（山东省菏泽市巨野县大义镇中心卫生院）
牟晓娜（济宁市兖州区口腔医院）
张秋荣（梁山县人民医院）
苗兴强（宁津县人民医院）
郎义玲（山东省临朐县蒋峪中心卫生院）
徐　炜（潍坊市坊子区人民医院）
郭建军（菏泽市定陶区中医院）

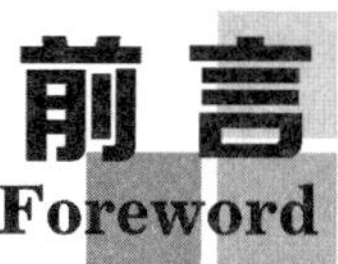

前言

口腔疾病是一类常见病、多发病。尽管大部分口腔疾病在初始阶段并不引起人们的关注，然而处理不当亦会导致较为严重的后果。一方面给患者本人造成额外的机体与精神痛苦，另一方面给后续治疗带来很大困难。因此，对于此类疾病的早期防治非常重要。随着国家经济建设的迅速发展和人们生活水平的提高，人们对口腔保健的需求进一步增加，从而为口腔医学的发展提供了机遇。同时，口腔医疗的发展日新月异，也要求临床医师不断巩固和提高自身诊疗水平。因此，特组织口腔科一线的医务工作者编写了此书，旨在帮助广大临床医师了解和掌握目前口腔科常见疾病的最新临床诊疗经验和方法，以便更好地为广大患者服务。

本书内容涵盖了临床常见口腔疾病的诊断与治疗，包括口腔颌面部的组织学和临床检查方法、口腔颌面部的损伤和炎症、口腔黏膜病、唇舌疾病、牙体疾病、牙髓病等，以及儿童口腔疾病和口腔正畸与修复技术。针对书中涉及的口腔疾病，均进行了详细介绍，包括疾病的病因病理、症状表现、检查诊断方法、鉴别诊断、内外科方法相关手术操作技巧及预防等。本书具有较高的临床价值及实用性，内容丰富，贴近临床，可为口腔科医务人员提供相关参考与帮助。

本书在编写过程中，借鉴了诸多相关书籍与文献资料，在此表示衷心的感谢。由于本书编写人员均在一线临床工作，故编写时间仓促，难免有不足之处，恳请广大读者见谅，并给予批评指正，以更好地总结经验，起到共同进步、提高口腔科临床诊治水平的目的。

《常见口腔科疾病治疗与新技术应用》编委会

2022 年 10 月

目录
Contents

第一章

口腔颌面部组织学

第一节 牙体组织

牙体组织由釉质、牙本质、牙骨质和牙髓构成。釉质为特化的上皮组织，而牙本质、牙骨质和牙髓则属于结缔组织。

一、釉质

釉质为覆盖于牙冠部表面的一层硬组织。在切牙的切缘处厚 2 mm，磨牙的牙尖处厚 2.5 mm，向牙颈部则逐渐变薄。釉质外观呈乳白色或淡黄色，矿化程度越高，釉质越透明，其深部牙本质的黄色易透过而呈淡黄色；矿化程度低，则釉质透明度差，牙本质颜色不能透过而呈乳白色。乳牙釉质矿化程度比恒牙低，故呈乳白色。

（一）理化特性

釉质是人体中最硬的组织。

釉质中无机物占总重量的 96%～97%，主要由含钙离子（Ca^{2+}）、磷离子（P^{3-}）的磷灰石晶体和少量的其他磷酸盐晶体等组成。釉质晶体相似于羟基磷灰石［$Ca_{10}(PO_4)_6(OH)_2$］晶体，是含有较多 HCO_3^- 的生物磷灰石晶体。釉质中还含有一些 Cl^-、Na^+、Mg^{2+}、Sr^{2+}、Zn^{2+}、Pb^{2+} 等杂质元素，并存在 Ca^{2+} 空位，使釉质的磷灰石晶体结构变得不稳定。而 F^- 的存在，使磷灰石晶体内的钙三角结构变得紧凑，稳定性加强，因而增强了对酸的抵抗能力。

釉质中的有机物占总重量的 1%以下。釉质细胞外基质蛋白主要有釉原蛋白、非釉原蛋白和蛋白酶三大类。

釉原蛋白在晶体成核、晶体生长方向和速度调控上发挥重要作用，在釉质发育分泌期达 90%，主要分布于晶体间隙，成熟釉质中基本消失。

非釉原蛋白包括釉蛋白、成釉蛋白和釉丛蛋白等，与羟基磷灰石有很强的亲和性，存在于釉质分泌早期至成熟后期的柱鞘、釉丛等部位，具有促进晶体成核、调控晶体生长的作用。

釉基质蛋白酶包括金属蛋白酶和丝氨酸蛋白酶等。金属蛋白酶主要参与釉原蛋白和非釉原蛋白分泌后的修饰与剪接，而丝氨酸蛋白酶主要分解釉质成熟期晶体之间的釉原蛋白，为釉质晶体的进一步生长提供空间。

(二)组织学特点

1.釉柱

釉柱是细长的柱状结构，起自釉质牙本质界，贯穿釉质全层而达牙表面。在窝沟处，釉柱由釉质牙本质界向窝沟底部集中，呈放射状；近牙颈部，釉柱排列几乎呈水平状。釉柱近表面 1/3 较直，而内 2/3 弯曲，在牙切缘及牙尖处绞绕、弯曲更为明显，称为绞釉。

釉柱直径平均为 4～6 μm。纵剖面可见有规律间隔的横纹，横纹之间的距离为 4 μm，与釉质发育期间基质节律性的沉积有关。横剖面呈鱼鳞状，电镜观察呈球拍样，有一个近圆形、较大的头部和一个较细长的尾部。头部朝咬合面方向，尾部朝牙颈方向。相邻釉柱以头尾相嵌的形式排列。

电镜观察，釉柱由呈一定排列方向的扁六棱柱形晶体组成。晶体宽 40～90 nm，厚 20～30 nm，长度 160～1 000 nm。这些晶体在釉柱头部互相平行排列。它们的长轴(C 轴)平行于釉柱的长轴，而从颈部向尾部移动时，晶体长轴的取向逐渐与长轴成一角度，至尾部已与釉柱长轴呈 65°～70°的倾斜。在一个釉柱尾部与相邻釉柱头部的两组晶体相交处呈现参差不齐的增宽了的间隙，称为釉柱间隙，构成了釉柱头部清晰、弧形的边界，即所谓的釉柱鞘。

2.施雷格线

用落射光观察牙纵向磨片时，可见宽度不等的明暗相间带，分布在釉质的内 4/5 处，改变入射光角度可使明暗带发生变化，这些明暗带称为施雷格线。这是由于规则性的釉柱排列方向改变而产生的折光现象。

3.无釉柱釉质

近釉质牙本质界最先形成的釉质、多数乳牙和恒牙表层 30 μm 厚的釉质均看不到釉柱结构，晶体相互平行排列，称为无釉柱釉质。位于釉质牙本质界处者，可能是成釉细胞在最初分泌釉质时托姆斯突尚未形成；而表层的无釉柱釉质可能是成釉细胞分泌活动停止及托姆斯突退缩所致。

4.釉质生长线

釉质生长线又称芮氏线，低倍镜观察釉质磨片时，此线呈深褐色。在纵向磨片中的牙尖部呈环形排列包绕牙尖，近牙颈处渐呈斜行线。在横磨片中，生长线呈同心环状排列。为釉质周期性的生长速率改变所形成的间歇线。其宽度和间距因发育状况变化而不等。

乳牙和第一恒磨牙的磨片上，常见一条加重的生长线。这是由于乳牙和第一恒磨牙的釉质部分形成于胎儿期，部分形成于小儿出生以后。当小儿出生后，由于环境及营养的变化，该部位的釉质发育一度受到干扰，特称其为新生线。

5.釉板

釉板是一薄层板状结构，垂直于牙面，或停止在釉质内，或达釉质牙本质界，甚至伸到牙本质内，磨片观察呈裂隙状结构。可能是在釉质发育时期，某些釉柱排列急剧变化或矿化差异而发生应力改变的结果。该处的基质钙化不全，并含有大量釉质蛋白。

釉板内含有较多有机物，可成为致病菌侵入的途径。特别是在窝沟底部及牙邻面的釉板，是龋发展的有利通道。但绝大多数釉板是无害的，而且也可以因唾液中矿物盐的沉积而发生再矿化。

6.釉丛

釉丛起自釉质牙本质界，向牙表面方向散开，呈草丛状，其高度为釉质厚度的 1/5～1/4。釉丛是一部分矿化较差而蛋白含量相对较高的釉柱在不同平面及不同方向重叠投射形成的丛状影像。

7.釉梭

釉梭是位于釉质牙本质交界处的纺锤状结构，在牙尖部较多见。其形成与成牙本质细胞胞质突的末端膨大穿过釉质牙本质界包埋在釉质中有关。

8.釉质牙本质界

釉质和牙本质的交界不是一条直线，而是由许多小弧形线相连而成。从三维的角度来看，釉质牙本质界是由许许多多紧挨着的圆弧形小凹构成，小凹突向牙本质，而凹面与成釉细胞托姆斯突的形态相吻合。

(三)临床意义

随着年龄的增长，有机物等进入釉质使其颜色变深而通透性下降，釉质代谢减缓。如牙髓发生坏死，釉质的代谢将进一步受到影响，釉质失去正常的光泽，变为灰黑色，质变脆，易碎裂。

临床上常用氟化物来预防釉质龋的发生。这是因为氟离子进入磷灰石晶体中，将与 HCO_3^- 和 OH^- 等发生置换，使釉质的晶体结构变得更为稳定，从而可增强釉质的抗龋能力。

在釉质的咬合面，有小的点隙和狭长的裂隙。剖面观，这些裂隙形状不一，大多窄而长。有的较浅，开放呈漏斗状或口小底大，深度可达釉质深部。裂隙的直径或宽度一般为 15～75 μm，探针不能探入。由于点隙裂沟内细菌和食物残渣较易滞留而不易清洁，故常成为龋的始发部位。且一旦发生龋，则很快向深部扩展，因此早期封闭这些点隙裂沟，对龋的预防有一定帮助。随着年龄的增长，点隙裂沟可逐渐磨平，该部位龋的发生率也趋于下降。

绞釉的排列方式可增强釉质的抗剪切强度，咀嚼时不易被劈裂。手术时如需劈裂釉质，施力方向必须尽量与釉柱排列方向一致。在治疗龋齿制备洞形时，不宜保留失去牙本质支持的悬空釉柱，否则，充填后当牙受到压力时，这种薄而悬空的釉质易碎裂，使窝洞边缘产生裂缝，引起继发龋。

釉质表面酸蚀是临床上进行树脂修复、点隙裂沟封闭或矫正时带环粘固前的重要步骤。通过酸蚀使釉质无机磷灰石部分溶解而形成蜂窝状的粗糙表面，以增加固位力。釉质表面的溶解与釉柱和晶体的排列方向有关，因此，在对无釉柱釉质，尤其是乳牙进行酸蚀处理时，应适当延长酸蚀时间。

二、牙本质

牙本质是构成牙主体的硬组织，冠部表面覆盖釉质，而根部覆盖牙骨质。牙本质围成的腔隙充满牙髓组织。牙本质和牙髓由于其胚胎发生和功能上的密切关系，常合称为牙髓-牙本质复合体。

(一)理化特性

牙本质的硬度比釉质低，比骨组织稍高。牙本质具有一定的弹性，因而为硬而易碎的釉质提供了良好的缓冲环境。由于牙本质组织结构的多孔性，因而具有良好的渗透能力，组织液和局部微环境中的许多液体和离子可渗入牙本质。其无机物占重量的 70%，有机物为 20%，水为 10%。无机物主要为磷灰石晶体，但比釉质中的小，而与骨和牙骨质中的相似。有机物中，胶原蛋白(主要为Ⅰ型胶原蛋白)占 18%，此外还有牙本质涎磷蛋白(包含牙本质磷蛋白和牙本质涎蛋白)、牙本质基质蛋白及氨基多糖等。

（二）组织学特点

1.牙本质小管

牙本质小管为贯通牙本质全层的管状结构，充满组织液和成牙本质细胞突起。牙本质小管自牙髓表面向釉质牙本质界呈放射状排列。在牙尖部及根尖部小管较直，而在牙颈部则弯曲呈“～”形，近牙髓端凸出，弯向根尖方向。小管近牙髓一端较粗，直径为 3～4 μm，近表面处为 1 μm，且排列稀疏。因此，牙本质在近髓侧和近表面侧每单位面积内小管数目之比为 4∶1。

牙本质小管自牙髓端伸向表面，沿途分出许多侧支，并与邻近小管的侧支互相吻合。牙根部牙本质小管的分支数目比冠部者多。

2.成牙本质细胞突起

成牙本质细胞突起是成牙本质细胞的原浆突，细胞体位于髓腔的近牙本质侧，呈整齐的单层排列。成牙本质细胞突起伸入牙本质小管内，整个行程中分出细的小支伸入小管的分支内，并与邻近的突起分支相联系。

细胞质突的内含物很少，主要有微管（直径 20～25 nm）、微丝（直径 5～7 nm）及一些致密体，偶见线粒体和小泡，而无核糖体和内质网。

成牙本质细胞突起和牙本质小管之间有一小的空隙，称为成牙本质细胞突周间隙。间隙内含组织液和少量有机物，是牙本质物质交换的主要场所。

牙本质小管的内壁衬有一层薄的有机膜，称为限制板，含有较高的氨基多糖，可调节和阻止牙本质小管矿化。

3.细胞间质

牙本质的细胞间质大部分为矿化的间质，其中有细小的胶原纤维，主要为Ⅰ型胶原。纤维的排列大部分与牙本质小管垂直而与牙表面平行，彼此交织成网状。

细胞间质中的磷灰石晶体比釉质中的小，长 20～100 nm，宽 2～35 nm，呈针状或板状。沉积于基质内，其长轴与胶原纤维平行。

牙本质的矿化并不是均匀的，在不同区域因其矿化差异而有着特定的名称。

（1）管周牙本质：光镜观察牙本质的横剖磨片时，可清楚地见到围绕成牙本质细胞突起的间质与其余部分不同，呈环形的透明带，称为管周牙本质，它构成牙本质小管的壁。管周牙本质矿化程度高，含胶原纤维极少。

（2）管间牙本质：位于管周牙本质之间。其内胶原纤维较多，基本上为Ⅰ型胶原蛋白，围绕小管呈网状交织排列，并与小管垂直，其矿化较管周牙本质低。

（3）球间牙本质：牙本质的钙化主要是球形钙化，由很多钙质小球融合而成。在牙本质钙化不良时，钙质小球之间遗留一些未被钙化的间质，此未钙化的区域称为球间牙本质。其中仍有牙本质小管通过，但没有管周牙本质结构。主要见于牙冠部近釉质牙本质界处，沿牙的生长线分布，大小、形态不规则，其边缘呈凹形，很像许多相接球体之间的空隙。

（4）生长线：一些与牙本质小管垂直的间歇线纹，表示牙本质的发育和形成速率是周期性变化的。牙本质的形成从牙尖的釉质牙本质界开始，有规律地成层进行。生长线有节律性的间隔即为每天牙本质沉积的厚度，为 4～8 μm。如发育期间遇到障碍，则形成加重的生长线，特称为欧文线。在乳牙和第一恒磨牙，其牙本质因部分形成于出生前，部分形成于出生后，两者之间有一条明显的生长线，即新生线。

（5）托姆斯颗粒层：在牙纵剖磨片中，根部牙本质透明层的内侧有一层颗粒状的未矿化区，称托姆斯颗粒层。有人认为是成牙本质细胞突起末端的膨大或为末端扭曲所致，也有人认为是矿化不全所致。

(6)前期牙本质：牙本质的形成是一有序的过程，即成牙本质细胞分泌基质并进一步发生矿化。由于牙本质在一生中始终在形成，因此，在成牙本质细胞和矿化牙本质之间总是有一层尚未矿化的牙本质存在，称为前期牙本质。前期牙本质一般厚 10～12 μm。发育完成的牙较正在发育的牙其牙本质形成慢，所以前者的前期牙本质较后者薄。

在生理情况下，按牙本质形成时期的不同，可将其分为原发性牙本质和继发性牙本质。

原发性牙本质是指牙发育过程中形成的牙本质，它构成了牙本质的主体。最先形成的紧靠釉质和牙骨质的一层原发性牙本质，其基质胶原纤维主要为未完全分化的成牙本质细胞分泌的科尔夫纤维，胶原纤维的排列与小管平行，镜下呈现不同的外观。在冠部者称罩牙本质，厚 15～20 μm；在根部者称透明层，厚 5～10 μm。在罩牙本质和透明层内侧的牙本质称为髓周牙本质。

继发性牙本质是指牙发育至根尖孔形成后，一生中仍继续不断形成的牙本质。继发性牙本质在本质上是一种牙本质的增龄性改变，其形成的速度较慢。由于髓周牙本质不断增厚，髓腔缩小，使成牙本质细胞和突起的轴心位置发生轻度偏斜，结果形成的继发性牙本质小管方向稍呈水平，使其与牙发育期所形成的原发性牙本质之间有一明显的分界线。继发性牙本质形成于牙本质的整个髓腔表面，但在各个部位其分布并不均匀。在磨牙和前磨牙中，髓腔顶和底部的继发性牙本质比侧壁的厚。

(三)牙本质的反应性变化

咀嚼、刷牙等机械性摩擦常可造成牙本质组织的缺损，称为磨损，主要见于恒牙牙尖及切缘、邻面接触点和唇侧牙颈部。因牙颈部的磨损呈楔形，故特称为楔状缺损。发生于牙硬组织的龋，也可造成牙本质结构的破坏。牙髓-牙本质复合体内存在牙本质的母体细胞，因此可形成一系列防御和/或反应性变化。这类变化首先导致修复性牙本质的形成，并可引起牙本质小管和牙本质基质的一系列改变。

1.修复性牙本质

修复性牙本质也称第三期牙本质或反应性牙本质。当釉质表面因磨损、酸蚀、龋等遭受破坏时，其深部牙本质暴露，成牙本质细胞受到程度不等的刺激，并部分发生变性。牙髓深层的未分化细胞可移向该处，取代变性细胞而分化为成牙本质细胞，并与尚有功能的成牙本质细胞共同分泌牙本质基质，继而矿化，形成修复性牙本质。修复性牙本质中牙本质小管的数目大大减少，同时小管明显弯曲，甚至仅含少数小管或不含小管。由于刺激沿着牙本质小管传导，修复性牙本质仅沉积在受刺激牙本质小管相对应的髓腔侧。修复性牙本质与原发性牙本质或继发性牙本质之间常由一条着色较深的线所分隔。

在修复性牙本质形成过程中，成牙本质细胞常包埋在形成很快的间质中，以后这些细胞变性，在该处遗留一空隙，很像骨组织，故又称为骨样牙本质。

2.透明牙本质

透明牙本质又称为硬化性牙本质，牙本质在受到磨损和较缓慢发展的龋刺激后，除了形成修复性牙本质外，还可引起牙本质小管内成牙本质细胞突起发生变性，变性后有矿物盐沉着而矿化封闭小管，这样可阻止外界的刺激传入牙髓，同时，其管周的胶原纤维也可发生变性。其小管和周围间质的折光率没有明显差异，故在磨片上呈透明状而称之为透明牙本质。

3.死区

死区是牙因磨损、酸蚀或龋等较重的刺激,使小管内的成牙本质细胞突起逐渐变性、分解,小管内充满空气所致。光镜下观察,这部分牙本质呈黑色,称为死区。此区的敏感度减低,常见于狭窄的髓角,因该处成牙本质细胞拥挤。死区的周缘常有透明牙本质围绕,其近髓端则可见修复性牙本质。

(四)神经分布及感觉

牙本质对外界机械、温度和化学等刺激有明显的反应,特别是在釉质牙本质界和近髓处尤为敏感。由于组织学研究方法上的限制,目前对牙本质中的神经分布意见尚未统一。肯定的是,在前期牙本质和靠近牙髓的矿化牙本质中成牙本质细胞突起周围的间隙有神经纤维存在。关于牙本质痛觉的传递有下列学说。

1.神经传导学说

认为刺激直接作用于牙本质小管内的神经末梢并传导至中枢。

2.转导学说

认为成牙本质细胞是一个受体,感觉可以从釉质牙本质界通过成牙本质细胞突起至细胞体部,细胞体与神经末梢紧密相连,得以传导至中枢。

3.流体动力学说

认为牙本质小管内有液体,这种液体对外来的刺激有机械性反应。当牙本质内的液体受到冷刺激时,由内向外流,而受到热刺激时则由外向内流,这种液体的流动引起了成牙本质细胞及其突起的舒张或压缩,从而影响其周围的神经末梢。

三、牙骨质

牙骨质是覆盖于牙根表面的一层硬结缔组织,色淡黄。牙骨质在近牙颈部较薄,为 20～50 μm,在根尖和磨牙根分叉处较厚,为 150～200 μm。牙骨质是维系牙和牙周组织联系的重要结构。

(一)理化特性

牙骨质与骨组织的组成相类似,但其硬度较骨和牙本质低,所含无机盐占其重量的 45%～50%,有机物和水占 50%～55%。无机盐与釉质、牙本质中的一样,以钙离子、磷离子为主,并主要以磷灰石的形式存在。此外,牙骨质中含有多种微量元素,氟的含量较其他矿化组织多,并以表面为著,且随着年龄增长而增高。有机物主要为胶原和蛋白多糖。

(二)组织学特点

牙骨质的组织学结构与骨密质相似,由细胞和矿化的细胞间质组成。细胞位于陷窝内,并有增生沉积线。但不同于骨的是牙骨质中无哈弗管,也无血管和神经。

根据牙骨质间质中有无细胞,一般将牙骨质组织分为无细胞牙骨质和细胞牙骨质。无细胞牙骨质紧贴于牙本质表面,主要由牙骨质层板构成而无细胞,分布于自牙颈部至近根尖 1/3 处,牙颈部往往全部由无细胞牙骨质所占据。细胞牙骨质常位于无细胞牙骨质的表面,但在根尖部 1/3 可以全部为细胞牙骨质。细胞牙骨质和无细胞牙骨质也可以交替排列。

1.细胞

参与牙骨质组成的细胞称为牙骨质细胞,位于牙骨质基质内。细胞体积较小,表面有许多细小的细胞质突起向牙周膜方向伸展,借以从牙周膜吸取营养,邻近的牙骨质细胞突起可相互吻合。细胞在间质中占据的空间称为陷窝，突起占据的空隙称小管。在磨片中由于细胞破坏、消失，故镜下所见为陷窝与小管。更深部的细胞则因营养吸收困难而明显变性或消失，陷窝也可变泡。

2.细胞间质

(1)纤维：主要由成牙骨质细胞和牙周膜成纤维细胞产生的胶原纤维所构成。前者纤维排列与牙根表面平行，后者又称为穿通纤维或沙比纤维，与牙根表面垂直并穿插于其中。细胞牙骨质内的纤维多半由成牙骨质细胞分泌，而无细胞牙骨质的纤维则主要由成纤维细胞产生。

(2)基质：主要由蛋白多糖和矿物质组成，后者以磷灰石晶体的形式沉积在胶原纤维上，形成钙化的基质。由于牙骨质的形成是持续而有节律性的，故呈现层板状结构，层板之间为生长线间隔。牙骨质表面有一层刚形成尚未钙化的牙骨质，即类牙骨质。

3.釉质牙骨质界

釉质和牙骨质在牙颈部相接，其相接处有 3 种不同情况：有 60%是牙骨质少许覆盖在釉质表面；30%是釉质和牙骨质端-端相接；还有 10%是两者不相接，该处牙本质暴露，为牙龈所覆盖。

4.牙本质牙骨质界

牙本质和牙骨质是紧密结合的，光镜下呈现一较平坦的界限，但电镜下可见该处牙本质和牙骨质的胶原纤维互相缠绕。

(三)生物学特性及功能

生理情况下，牙骨质不像骨组织可以不断地改建和重塑，且牙骨质较固有牙槽骨具有更强的抗吸收能力，这些是临床正畸治疗时牙移动的基础。当牙周膜纤维因适应牙功能的需要而发生改变和更替时，牙骨质则通过不断的增生沉积而形成继发性牙骨质，从而使新的牙周膜纤维重新附着于牙根。当牙的切缘与咬合面受到磨损时，也可通过根尖部继发性牙骨质的形成而得到一定补偿。当牙根表面有小范围的病理性吸收或牙骨质折裂时，均可由于继发性牙骨质沉积而得到修复。在牙髓和根尖周病治疗后，牙骨质能新生并覆盖根尖孔，重建牙体与牙周的连接关系。在新形成的牙骨质与原有吸收区的牙骨质之间有一深染的分界线。在生理及病理情况下，如乳恒牙交替或根尖有炎症和创伤时，可导致牙骨质吸收，这种吸收甚至还可波及牙本质。

四、牙髓

(一)组织学特点

牙髓是来源于外胚层间叶组织的一种疏松结缔组织，它包含有细胞(成牙本质细胞、成纤维细胞、未分化的间叶细胞等)、纤维、神经、血管、淋巴管和其他细胞外基质。组织学上，牙髓可分为 4 层：①靠近牙本质的成牙本质细胞层；②紧接着成牙本质细胞层、细胞相对较少的无细胞层，或称 Weil 层，此层在牙冠部较明显；③无细胞层内侧细胞密集，称多细胞层；④牙髓中央区细胞分布比较均匀，称为髓核，含丰富的血管和神经。

1.细胞

(1)成牙本质细胞：位于牙髓周围紧接前期牙本质排列的一层细胞，呈柱状。核卵圆形，位于细胞基底部。细胞顶端有一细长的突起伸入牙本质小管内。牙髓中成牙本质细胞的形状并不完全一致，在冠部为较高的柱状细胞，反映了细胞的高活性状态；在牙根中部逐渐变为立方形细胞；接近根尖部的成牙本质细胞为扁平状，呈现相对休止状态。

电镜观察：在靠近细胞核的基底部有粗面内质网和高尔基复合体，而顶部细胞质内粗面内质网丰富。在牙本质形成活跃期，细胞内高尔基复合体显著，粗面内质网丰富，线粒体遍布于细胞质内。成牙本质细胞体之间有缝隙连接、紧密连接和中间连接等结构。

(2)成纤维细胞：牙髓中的主要细胞，故又称为牙髓细胞，呈星形，有胞质突起互相连接，核染色深，细胞质淡染、均匀。电镜观察见有丰富的粗面内质网和线粒体及发达的高尔基复合体等，说明它有活跃的合成胶原的功能。随着年龄的增长，牙髓成纤维细胞数量减少，形态呈扁平梭形，细胞器减少，表现为合成和分泌功能下降。幼稚的成纤维细胞受到某些刺激后可分化为成牙本质细胞。

(3)组织细胞和未分化间充质细胞：这些细胞通常位于小血管及毛细血管周围。组织细胞或吞噬细胞的形态不规则，有短而钝的突起，细胞核小而圆，染色深。在活体染色中，可见其细胞质内有染料颗粒。

未分化的间充质细胞比成纤维细胞小，但形态相似，有不明显的细胞质突。在受到刺激时，它可分化成结缔组织中任何一种类型的细胞。在炎症时它可形成巨噬细胞。当成牙本质细胞消失时，它可以移向牙本质壁，分化为成牙本质细胞，形成修复性牙本质。

2.纤维

主要是胶原纤维和嗜银纤维，而弹性纤维仅存在于较大的血管壁。牙髓中的胶原纤维主要由Ⅰ型和Ⅲ型纤维以55%∶45%的比例所组成，交织成网状。随着年龄的增加，胶原纤维的量逐渐增加，但其构成比则基本保持不变。嗜银纤维即网状纤维，为纤细的纤维，主要构成也是Ⅲ型胶原蛋白，分布于牙髓细胞之间。在通常的HE染色中不能显示，只有在应用银染色时才能显示黑色。

3.基质

基质是致密的胶样物，呈颗粒状和细丝状，主要成分是蛋白多糖复合物和糖蛋白。前者的多糖部分主要为氨基多糖，在发育早期还含有丰富的硫酸软骨素A、软骨素B和透明质酸。而后者则主要为纤维粘连蛋白和细胞外粘连蛋白等。

4.血管

血管来自牙槽动脉的分支，经根尖孔进入牙髓后称为牙髓动脉，沿牙髓中轴前进，途中分出小支，最后在成牙本质细胞层下方形成一稠密的毛细血管丛。然后，毛细血管后静脉汇成牙髓静脉，与牙髓动脉伴行，出根尖孔转为牙槽静脉。牙髓和牙周膜的血管除通过根尖孔交通外，尚可通过一些副根管相通。

5.神经

神经来自牙槽神经的分支，伴同名血管自根尖孔进入牙髓，并逐渐分成很多更细的分支。髓室内神经纤维分散呈放射状，近多细胞层处形成神经网，称为神经壁层或Raschkow丛。自此层神经轴突通过多细胞层、无细胞层和成牙本质细胞层，止于牙髓牙本质交界处的成牙本质细胞突起之间或牙本质小管内。神经末梢呈圆形或椭圆形膨大，与成牙本质细胞紧密相接，具有感受器的功能。牙髓内的神经大多数是有髓神经，传导痛觉；少数为无髓神经，系交感神经，可调节血管的收缩和舒张。

(二)临床意义

在牙发育完成，即根尖孔形成以后，随着年龄的增长和生理或病理性刺激，继发性牙本质和/或修复性牙本质等不断形成，可使髓腔逐渐缩小。同时，牙髓组织中的细胞成分逐渐减少，纤维成分增多，牙髓活力降低，出现退行性改变。

牙髓借成牙本质细胞突起与外界有着密切的联系。任何物理和化学的刺激加到牙本质表面时，与该部位相应的牙髓组织必然发生反应。慢性、较弱的刺激可引起修复性牙本质形成，并可部分造成牙髓组织的各类退行性变；刺激强烈可导致炎症反应。当牙髓发生炎症时，由于牙髓内的血管壁薄，易于扩张、充血及渗出，使髓腔内压力增大，而四周又为坚硬的牙本质壁所包围，无法相应扩张以减轻压力，牙髓神经末梢受压而产生剧烈疼痛。

牙髓内的神经在受到外界刺激后，常反映为痛觉，而不能区分冷、热、压力及化学变化等不同感受。原因是牙髓缺乏对这些刺激的感受器。此外，牙髓神经还缺乏定位能力，故牙髓炎患者往往不能准确指出牙痛的部位。

牙髓是结缔组织，有修复再生的能力。但由于牙髓的解剖条件所限，其修复再生能力是有限的。当牙髓受到非感染性的较轻损伤时，修复一般是良好的。对于新鲜暴露的牙髓，经适当临床治疗后，可形成牙本质桥。当牙髓由于感染而发生炎症时，完全的修复性再生是困难的。

（刘海彦）

第二节　牙周组织

一、牙龈

牙龈是口腔黏膜的一部分，由上皮层和固有层构成，无黏膜下层。

（一）各部位上皮的组织学特点

1.牙龈上皮

牙龈上皮是暴露于口腔的部分，为复层扁平上皮，表面多为不全角化。上皮钉突多而细长，较深地插入固有层中，使上皮与深层组织牢固连接。上皮基底细胞生长活跃，偶见黑色素细胞，或含有黑色素颗粒，所以牙龈有时出现黑色斑块。

2.龈沟上皮

牙龈上皮在游离龈的边缘，转向内侧覆盖龈沟壁，形成龈沟上皮。为复层扁平上皮，无角化，有上皮钉突，与结合上皮有明显分界。龈沟上皮易受外力而破裂。上皮下结缔组织中常见不同程度的白细胞浸润。

3.结合上皮

结合上皮是牙龈上皮附着在牙表面的一条带状上皮，从龈沟底开始，向根尖方向附着在釉质或牙骨质的表面。结合上皮是无角化的鳞状上皮，在龈沟底部含15～30层细胞，向根尖方向逐渐变薄，含3～4层细胞。无上皮钉突。若受到刺激，可见上皮钉突增生，伸入结缔组织中。

电镜观察：结合上皮细胞质中张力细丝较少，细胞间的桥粒比牙龈其他区域的上皮细胞少，细胞外间隙增大。能使牙龈结缔组织中的炎细胞、单核细胞、大分子物质和整个细胞移动到龈沟中。在龈沟底部的细胞中溶酶体较多，显示磷酸酶的活力较强。

结合上皮细胞在牙表面产生一种基板样物质（包括透明板和密板），并通过半桥粒附着在这些物质上，使结合上皮紧密附着在牙面上。

结合上皮紧密附着于牙表面,任何手术,例如,牙周洁治或制作修复体等,都不应损伤结合上皮,以免上皮与牙的附着关系被破坏。

(二)牙龈固有层的组织学特点

牙龈固有层由致密结缔组织构成。高而长的结缔组织乳头使局部上皮隆起,隆起部分之间的凹陷处,相当于细长的上皮钉突,上皮钉突的表面形成浅凹,即为点彩。

固有层含有丰富的胶原纤维,并直接附着于牙槽骨和牙颈部,使牙龈与深部组织稳固贴附。只有少量的弹性纤维分布在血管壁。其中胶原纤维束呈各种方向排列。

1.龈牙组

自牙颈部牙骨质向牙冠方向散开,止于游离龈和附着龈的固有层,广泛分布于牙龈固有层中,是牙龈纤维中最多的一组。主要是牵引牙龈使其与牙紧密结合。

2.牙槽龈组

自牙槽嵴向牙冠方向展开,穿过固有层止于游离龈和附着龈的固有层中。

3.环行组

环行组位于牙颈周围的游离龈中,呈环行排列。纤维比其他组的细,常与邻近的其他纤维束缠绕在一起,有助于游离龈附着在牙上。

4.牙骨膜组

自牙颈部的牙骨质越过牙槽突外侧皮质骨骨膜,进入牙槽突、前庭肌和口底。

5.越隔组

横跨牙槽中隔,连接相邻两牙的纤维,只存在于牙邻面,起于结合上皮根方的牙骨质,呈水平方向越过牙槽嵴,止于邻牙相同部位。保持牙弓上相邻两牙的接触,阻止其分离。

牙龈没有黏膜下层,固有层含有多种细胞成分,主要是成纤维细胞,还有少量淋巴细胞、浆细胞和巨噬细胞等。

二、牙周膜

牙周膜由致密的结缔组织构成,环绕牙根,位于牙根和牙槽骨之间。牙周膜厚度为0.15～0.38 mm,在根中1/3处最薄。牙周膜由细胞、基质和纤维组成,大量的胶原纤维将牙固定在牙槽窝内,并能抵抗和调节牙所承受的咀嚼压力,具有悬韧带的作用,又称牙周韧带。

(一)牙周膜中纤维的分布与功能

1.主纤维

牙周膜的纤维主要由胶原纤维和耐酸水解性纤维组成,其中胶原纤维数量最多,构成牙周膜的主要成分,主要是Ⅰ型胶原,少部分为Ⅲ型胶原。牙周膜中的胶原汇集成较大的纤维束,并有一定的排列方向,称为主纤维。主纤维束之间为疏松的纤维组织,称为间隙纤维,牙周膜血管和神经穿行其间。

主纤维分布在整个牙周间隙内,其一端埋入牙骨质,另一端埋入牙槽骨。埋在牙骨质和牙槽骨中的纤维称为穿通纤维或沙比纤维。

由于主纤维所在的部位和功能不同,其排列方向也不同。自牙颈向根尖可分为下列几组。

(1)牙槽嵴组:纤维起于牙槽嵴顶,呈放射状向牙冠方向走行,止于釉质牙骨质界下方的牙骨质。主要分布在牙的唇(颊)和舌(腭)侧,在邻面无此纤维。其功能是将牙向牙槽窝内牵引,对抗侧方力,保持牙直立。

(2)水平组:在牙槽嵴纤维的根方,呈水平方向分布,与牙弓的𬌗平面大致平行。一端埋入牙骨质,另一端埋入牙槽骨中,是维持牙直立的主要力量,并与牙槽嵴纤维共同对抗侧方力,防止牙侧方移动。

(3)斜行组:斜行组是牙周膜中数量最多、力量最强的一组纤维。纤维方向向根方倾斜45°,埋入牙槽骨的一端近牙颈部,附着牙骨质一端近根尖部,将牙悬吊在牙槽窝内。这种结构可将牙承受的咀嚼压力转变为牵引力,均匀地分散到牙槽骨上。在水平切面上,斜纤维的排列呈交织状,而不是直的放射状,这可限制牙的转动。

(4)根尖组:起于根尖区牙骨质,呈放射状止于根尖周围的牙槽骨,具有固定牙根尖的作用,保护进出根尖孔的血管和神经。

(5)根间组:只存在于多根牙,起自根分叉处的牙根间骨隔顶,止于根分叉区牙骨质,有防止牙根向冠方移动的作用。

当牙承受垂直压力时,除根尖区外,几乎全部纤维呈紧张状态,可担负较大𬌗力,而侧向压力仅使部分纤维呈紧张状态,这时易造成牙周纤维的损伤。

2.弹性纤维

在牙周膜中无成熟的弹性蛋白,但有两种不成熟的弹力纤维,即Oxytalan和Eluanin纤维。Oxytalan纤维是一种耐酸纤维,仅能用组织化学染色方法显示出来。纤维止于根尖区的动、静脉和淋巴管壁,与神经也有关系。推测该纤维在咀嚼压力下可保持血流通畅。另外,在担负较大𬌗力的牙中,纤维粗大、数量多,可能还具有支持功能。

(二)牙周膜中细胞的种类、分布及功能

1.成纤维细胞

成纤维细胞是牙周膜中最多、功能最重要的细胞。光镜下观察,细胞核大,细胞质嗜碱性,细胞排列方向与纤维束的长轴平行。胶原纤维能被成纤维细胞吞噬进入小泡中,然后细胞质的溶酶体与小泡融合,产生胶原酶降解被吞噬的纤维。成纤维细胞也有发育很好的细胞骨架,主要是肌动蛋白,能使细胞移动和形状发生变化,以适应功能的需要。牙周膜中胶原纤维不断的改建是由成纤维细胞合成胶原和降解胶原来实现的。任何对成纤维细胞功能的破坏,都将导致牙支持组织的丧失。

2.成牙骨质细胞

分布在邻近牙骨质的牙周膜中,细胞扁平,细胞核圆或卵圆形。细胞平铺在根面上,在牙骨质形成时近似立方状。

3.上皮剩余

在牙周膜中,邻近牙根表面的纤维间隙中可见到小的上皮条索或上皮团,与牙根表面平行排列,也称Malassez上皮剩余。这是牙根发育期上皮根鞘残留下来的上皮细胞。光镜下观察,细胞较小,立方或卵圆形,细胞质少,嗜碱染色。平时上皮剩余呈静止状态,受到炎症刺激时可增殖,成为颌骨囊肿和牙源性肿瘤的来源。

4.成骨细胞和破骨细胞

在骨形成时,邻近牙槽骨表面有许多成骨细胞。形态立方状,细胞核大,核仁明显,细胞质嗜碱性,静止期的成骨细胞为梭形。牙槽骨发生吸收时,在骨吸收处出现蚕食状凹陷,称为Howship陷窝。破骨细胞是多核巨细胞,直径可达50 μm以上,细胞核数目不等,细胞质嗜酸性,位于吸收陷窝内。骨吸收停止时,破骨细胞即消失。当牙骨质吸收时,在吸收处也可见破骨细胞,亦称为破牙骨质细胞。

5.未分化间充质细胞

位于血管周围 5 μm 内的区域,是牙周膜中新生细胞的来源,这些细胞可进一步分化为成纤维细胞、成骨细胞和成牙骨质细胞。在牙周膜中,新生的细胞必须与死亡的或移动到牙周膜外的细胞保持平衡。

(三)血管、神经的分布

(1)牙周膜含有丰富的血管,主要有三方面来源:①来自牙龈的血管;②来自上、下牙槽动脉分支进入牙槽骨,再通过筛状板进入牙周膜;③来自上、下牙槽动脉进入根尖孔前的分支。在牙颈区,牙周膜血管分支与邻近的牙龈血管分支吻合形成血管网。多方面来源的血管在牙周膜中互相吻合,形成树枝状的血管丛。因此在根尖切除或牙龈切除时不会影响牙周膜的血液供给。

(2)牙周膜有丰富的神经,来自根尖区神经纤维,沿牙周膜向牙龈方向走行;来自牙槽骨内神经,穿过牙槽窝骨壁进入牙周膜后分为两支,分别向根尖和牙龈方向走行,并与来自根尖的神经纤维混合。在人的牙周膜中有 4 种神经末梢。①游离末梢:呈树枝样分支,沿牙根有规律地间隔分布,可延伸到成牙骨质细胞层中。每一末梢支配各自的区域,属于伤害感受器和机械感受器。②Ruffini末梢:为分布在根尖周围的神经末梢,类似 Ruffini 小体,呈树突状,末端伸入牙周膜纤维束中,属于机械感受器。③环状末梢:分布在牙周膜中央区,功能不清。④梭形末梢:与根尖有联系并由纤维膜包被。丰富的感受器使牙周膜感觉敏感,加于牙冠的轻微压力都可感觉到强度和方向,并能明确其牙位。

三、牙槽骨

牙槽骨是上、下颌骨包围和支持牙根的部分,又称牙槽突。容纳牙根的窝称为牙槽窝,牙槽窝在冠方的游离端称为牙槽嵴,两牙之间的牙槽突部分称牙槽中隔。牙槽骨的生长发育依赖于牙的功能性刺激,如果牙脱落,牙槽骨也就随之而萎缩。

(一)组织学特点

1.固有牙槽骨

固有牙槽骨衬于牙槽窝内壁,包绕牙根,与牙周膜相邻,在牙槽嵴处与外骨板相连。它是一层多孔的骨板,又称筛状板。牙周膜的血管和神经纤维穿过小孔进入骨髓腔。固有牙槽骨很薄,无骨小梁结构,在 X 线片上表现为围绕牙周膜外侧的一条白色阻射线,称为硬骨板。牙周膜发生炎症和外伤时,硬骨板首先消失。

组织学上,固有牙槽骨属于束骨,由含有粗大纤维的编织骨构成,其中包埋了大量的穿通纤维。邻近牙周膜侧,束骨呈板层排列,与牙槽窝壁平行,穿通纤维与骨板垂直。邻近骨髓侧,骨板由哈弗系统构成,其外周有几层骨板呈同心圆排列,内有神经和血管通过。

2.密质骨

密质骨是牙槽骨的外表部分,即颌骨内、外骨板延伸的部分。密质骨的厚度颇不一致,上颌牙槽骨的唇面,尤其前牙区密质骨很薄,有许多血管和神经穿过的滋养管,而舌侧增厚。在下颌骨则相反,密质骨比上颌厚而致密,小孔很少,所以施行局部麻醉时,在上颌前牙用局部浸润麻醉的效果比下颌好。通常下颌的密质骨,其舌(腭)侧骨板比颊侧骨板厚,但在磨牙区由于担负较大的咀嚼力,磨牙颊侧骨板也增厚。

密质骨表面为平行骨板,深部有致密的不同厚度的哈弗系统。

3.松质骨

松质骨由骨小梁和骨髓组成，位于密质骨和固有牙槽骨之间。由含细纤维的膜性骨组成，呈板层排列伴有哈弗系统，形成大的骨小梁。前牙区松质骨含量少，有时几乎仅有两层密质骨，甚至牙根唇面由于骨部分缺失而形成裂隙。后牙支持骨量多，骨小梁的粗细、数量和排列方向与所承担的咀嚼力密切相关。承受较大咀嚼力的区域，支持骨量增多，骨小梁粗大致密，骨髓间隙小；而无功能的牙或咀嚼力小的牙，则骨小梁细小，骨髓间隙大。骨小梁的排列方向一般与咬合力相适应，以最有效的排列方向抵抗外来的压力。如两牙间的骨小梁呈水平排列，而根尖周围的骨小梁为放射状排列，故能从各个方向支持牙。而无功能牙的周围，骨小梁排列无规律。松质骨中的骨髓在幼年时有造血功能，称为红骨髓；成年时含脂肪多，为黄骨髓。

（二）生物学特性

牙槽骨是高度可塑性组织。它不但随着牙的生长发育、脱落替换和咀嚼压力而变动，而且也随着牙的移动而不断地改建。牙槽骨具有受压吸收、受牵引增生的特性。一般情况下牙槽骨的吸收与新生保持动态平衡。临床上利用此特性可使错𬌗畸形的牙得到矫正治疗。

在骨质新生时，成骨细胞排列在新骨周围。新骨的表面有一层刚形成尚未钙化的骨基质，称为类骨质。在骨吸收区，骨表面有蚕食状凹陷，凹陷处可见破骨细胞。

1.牙生理移动时牙槽骨的改建

牙为补偿𬌗面磨损而不断向𬌗面方向移动，并为补偿牙冠邻面磨损向近中方向移动，以此来维持上、下牙列及相邻牙的正常邻接关系和颌间距离。当牙在生理性移动时，牙槽骨不断进行吸收和增生，以此达到改建。

有的牙在失去对𬌗牙时，常发生显著的咬合移动。牙槽突也发生失用性萎缩，甚至成为牙周病的因素。为了防止邻牙倾斜和对颌牙伸长，缺失的牙应该及时修补。

2.牙槽骨的增龄变化

随着年龄的增长，牙槽嵴的高度减少，与身体其他骨一样可出现生理性的骨质疏松，骨密度逐渐减低，骨的吸收活动大于骨的形成。骨髓被脂肪代替，由红骨髓变为黄骨髓。光镜下见牙槽窝骨壁由光滑、含有丰富的细胞变为锯齿状，细胞数量减少，成骨能力明显降低，埋入的穿通纤维不均匀。

（郎义玲）

第三节　口腔黏膜

一、口腔黏膜的基本结构

口腔黏膜的组织结构与皮肤相似，由上皮和固有层构成，其中，上皮相当于皮肤的表皮，固有层相当于皮肤的真皮；不同的是口腔黏膜无皮肤附属器。上皮借基膜与固有层相连，部分黏膜深部还有黏膜下层。

口腔黏膜上皮由角质形成细胞和非角质形成细胞组成，以角质形成细胞为主，为复层鳞状上皮。根据所在部位及功能的不同，可分为角化或非角化鳞状上皮。

(一)角质形成细胞

有角化的鳞状上皮由4层细胞构成。

1.角化层

角化层位于最表层,由数层排列紧密的细胞构成。细胞扁平,体积大。细胞器及细胞核消失,细胞质内充满角蛋白,HE染色为均质嗜酸性物。细胞间桥消失。这种角化称正角化,如在硬腭;如果上述细胞中含有浓缩的未消失的细胞核,则称不全角化,如在牙龈。

2.粒层

粒层位于角化层深面,由2~3层细胞组成。细胞质内含嗜碱性透明角质颗粒,染色深。细胞核浓缩。

3.棘层

棘层位于粒层深部,由体积较大的多边形细胞组成。是上皮中层次最多的细胞,细胞核圆形或卵圆形,位于细胞中央,含1~2个核仁,细胞质常伸出许多小的棘刺状突起与相邻细胞相接,此突起称为细胞间桥。细胞间桥之间为迂回的细胞间腔隙,此腔隙在牙龈和硬腭上皮更大些,所以细胞间桥更明显。电镜下见细胞间桥的突起相接处为桥粒。此层细胞内蛋白质合成最活跃。

4.基底层

基底层位于上皮的最深面,是一层立方形或矮柱状细胞,借基膜与固有层结缔组织相连。电镜下基底细胞与结缔组织相连接处形成半桥粒,附着在基板上。光镜下见细胞核呈圆形,染色深。基底细胞和邻近的棘层细胞有增殖能力,因此称为生发层。

非角化上皮由基底层、中间层和表层构成。基底细胞形态同角化上皮;中间层细胞相当于角化上皮的棘层,但细胞体积大,细胞间桥不明显,细胞质中张力细丝不成束;表层细胞扁平,有细胞核,细胞质含糖原,染色浅,张力细丝分散,细胞器少。

生发层细胞分裂增殖并不断向上皮表面移动,在移动过程中不断分化并发生形态变化,最后达到上皮表面并脱落于口腔中。在口腔黏膜上皮,细胞从基底层移动至角化层的时间为10~14天。正常情况下脱落的细胞数量与新生的细胞数量保持平衡,如果此平衡被打破,将产生上皮增生或萎缩性病变。在细胞从基底层向表面移动的过程中,细胞内不断合成蛋白质,其中很重要的一种是中间丝角蛋白,也称细胞角蛋白,是主要的细胞骨架蛋白,对维持细胞的形态起重要作用。

(二)非角质形成细胞

口腔黏膜上皮内还分布一些不参与上皮细胞增生和分化的非角质形成细胞,包括黑色素细胞、朗格汉斯细胞和梅克尔细胞。常规染色,它们的细胞质不着色,因此称为透明细胞。

1.黑色素细胞

黑色素细胞位于口腔黏膜上皮的基底层,来自神经嵴细胞。光镜下细胞质透明,细胞核圆形或卵圆形。特殊染色见细胞质有树枝状突起伸入基底细胞或棘细胞之间。细胞质内含黑色素颗粒,并且经细胞突起排出,再进入邻近的角质形成细胞内。对银染色、多巴染色、S100蛋白染色呈阳性反应。临床上,牙龈、硬腭、颊和舌常见黑色素沉着,也是黑色素性病变的好发部位。

2.朗格汉斯细胞

朗格汉斯细胞也是一种有树枝状突起的细胞。主要位于棘层、基底层,来自造血组织。常规染色细胞质透明,核深染,对多巴染色呈阴性反应。电镜下细胞质内有特殊的棒状或球拍样颗粒,称朗格汉斯颗粒或Birbeck颗粒,有单位膜包绕。此细胞与黏膜的免疫功能有关。

3.梅克尔细胞

梅克尔细胞位于基底层，常成群分布，可能来自神经嵴或上皮细胞。HE染色着色较角质形成细胞浅。电镜下一般无树枝状突起，细胞质内可见发达的高尔基复合体和小而圆的电子致密性膜被小泡，内含神经递质。这种细胞是一种压力或触觉感受细胞。

(三)上皮与结缔组织交界

口腔黏膜上皮与其深面的固有层结缔组织紧密结合。它们之间的交界面并不是一条直线，而是固有层结缔组织形成许多乳头状突起，上皮深面形成许多上皮嵴，两者紧密镶嵌在一起。

光镜下上皮和固有层之间有一膜状结构，称基底膜，厚1～4 μm，PAS染色阳性。电镜下见基底膜由三部分组成。

1.透明板

厚45 nm，紧邻上皮基底细胞，为电子密度小的板状结构。与基底细胞半桥粒相对应的区域电子密度较高。

2.密板

厚50 nm，位于透明板深面，为颗粒状或细丝状物质。电子密度较高。

3.网板

较透明板和密板厚。紧邻固有层，电子密度较密板低。由相对纤细的半环形纤维构成，半环形纤维的两端埋入密板中，此纤维称为锚纤维。固有层的胶原纤维穿过锚纤维形成的环状空隙与密板紧密连接。

透明板和密板来自上皮细胞，统称基板，其主要成分是Ⅳ型胶原蛋白和层粘连蛋白；网板来自固有层，主要成分是Ⅶ型胶原蛋白。在类天疱疮，上皮和结缔组织在透明板处分离而形成上皮下疱。在癌前病变时，基底膜中的Ⅳ型胶原蛋白等成分也会发生改变，有利于癌变细胞向结缔组织浸润。

固有层由致密的结缔组织组成。其中伸入上皮部分的乳头称为乳头层，其余部分称为网状层。乳头层胶原纤维较细，排列疏松，乳头的长短依所在部位有所不同，在咀嚼黏膜较长，在被覆黏膜网状层较发达。血管和神经纤维通过网状层进入乳头层，形成毛细血管网和神经末梢，部分神经末梢可进入上皮内。固有层深面可有与之过渡的黏膜下层，或直接附着在骨膜上。固有层的基本细胞成分是成纤维细胞，有合成和更新纤维及基质的功能。除此之外还有组织细胞、未分化的间充质细胞、肥大细胞等。固有层的纤维主要是Ⅰ型胶原纤维，此外还有弹性纤维。基质为无定型物，主要成分是透明质酸、蛋白多糖和血清蛋白等。固有层对上皮细胞的分化具有调控作用。

二、口腔黏膜的分类及结构特点

口腔黏膜根据所在的部位和功能分为咀嚼黏膜、被覆黏膜和特殊黏膜。

(一)咀嚼黏膜

咀嚼黏膜包括牙龈和硬腭黏膜，在咀嚼时承受压力和摩擦。咀嚼黏膜的上皮有角化，正角化时有明显的粒层，不全角化时粒层不明显。棘层细胞间桥明显。固有层厚，乳头多而长，与上皮嵴呈指状镶嵌。胶原纤维束粗大并排列紧密。固有层深部或直接附着在骨膜上形成黏骨膜，或借黏膜下层与骨膜相连。咀嚼黏膜与深部组织附着牢固，不能移动。

腭由两部分组成，前2/3为硬腭，后1/3为软腭。硬腭黏膜呈浅粉红色。表面角化层较厚，以正角化为主。固有层具有上述咀嚼黏膜的特征。根据有无黏膜下层可将其分为牙龈区、中间区、脂肪区和腺区。牙龈区和中间区无黏膜下层，固有层与骨膜紧密相连，脂肪区和腺区有黏膜下层，其中有很多胶原纤维将脂肪和腺体分成若干大小不一、形状各异的小隔。腺区内的腺体与软腭的腺体连为一体，为纯黏液腺。

硬腭前方正中有切牙乳头。乳头的上皮下为致密的结缔组织，其中有退化的鼻腭管的口腔部分。这是一条盲管，长度不定，内衬假复层柱状上皮。上皮内还有许多杯状细胞，并有黏液腺开口于此管腔内。硬腭前方侧部有黏膜皱襞，称腭皱襞，其隆起部分由致密的结缔组织固有层组成。在中间区即腭中缝的固有层内有时可见上皮珠，在切牙乳头处更常见，细胞呈同心圆状排列，中央常发生角化，是腭突胚胎融合时留下的上皮残余。

硬腭黏膜与软腭黏膜相延续，两者有明显的分界。软腭黏膜无角化，固有层乳头少而短，黏膜下层疏松，含腭腺。

(二)被覆黏膜

口腔黏膜中除咀嚼黏膜和舌背黏膜以外者均称被覆黏膜。表面平滑，粉红色，无角化。固有层含胶原纤维、弹性纤维和网状纤维。胶原纤维束不如咀嚼黏膜者粗大，上皮与结缔组织交界比较平坦，结缔组织乳头较短粗。有较疏松的黏膜下层，被覆黏膜富有弹性，有一定的活动度。

1.唇

分为外侧的皮肤、内侧的黏膜及两者之间的移行部唇红。

唇黏膜上皮为无角化复层扁平上皮，中间层较厚，固有层为致密的结缔组织。其乳头短而不规则。黏膜下层较厚，与固有层无明显界限，含小唾液腺、脂肪，深部附着于口轮匝肌。唇红的上皮有角化，细胞中含较多的角蛋白；固有层乳头狭长，几乎达上皮表面，乳头中含许多毛细血管襻，血色可透过表面上皮使唇部呈朱红色。当贫血或缺氧时，唇红表现为苍白或发绀。唇红部黏膜下层无小唾液腺及皮脂腺，故易干裂。

2.颊黏膜

颊黏膜组织结构与唇黏膜相似。上皮无角化，固有层结缔组织较致密，黏膜下层较厚，脂肪较多，有较多的小唾液腺称为颊腺。颊黏膜借黏膜下层附着于颊肌上，有一定张力，在咀嚼活动中不出现皱褶。在口角后方的颊黏膜咬合线区，有时可出现成簇的粟粒状淡黄色小颗粒，为异位皮脂腺，称福代斯斑。

3.口底和舌腹黏膜

口底黏膜较薄，松弛地附着于深层组织上。固有层乳头短，黏膜下层含脂肪组织。在舌下皱襞处有舌下腺。口底黏膜与下颌舌侧牙龈相连，两者有明显的界线，向后与舌腹黏膜相延续。

舌腹黏膜光滑而薄，上皮无角化，结缔组织乳头多而短。黏膜下层不明显，黏膜紧接舌肌束周围的结缔组织。

4.软腭黏膜

与硬腭黏膜相延续，色较硬腭深。固有层血管较多，固有层与黏膜下层之间有弹力纤维分隔。黏膜下层含黏液腺。

(三)特殊黏膜

特殊黏膜即舌背黏膜。尽管它在功能上属于咀嚼黏膜，但又具有一定的延伸度，属于被覆黏膜的特点。此外，舌背黏膜表面具有许多不同类型的乳头。黏膜上皮内还有味觉感受器，即味蕾。

舌背黏膜呈粉红色。上皮为复层扁平上皮，无黏膜下层，有许多舌肌纤维分布于固有层，故舌背黏膜牢固地附着于舌肌而不易滑动。舌体部的舌背黏膜表面有许多小突起，称舌乳头。根据其形态、大小和分布位置可分为丝状乳头、菌状乳头、轮廓乳头和叶状乳头。每一个乳头内部都有一个由固有层形成的轴心，称为初级乳头。初级乳头的固有层继续向上皮伸入，形成许多大小不等、数目不定的更小的突起，称为次级乳头。固有层内有丰富的血管、胶原纤维和弹性纤维。

1.丝状乳头

遍布于舌背，舌尖部最多。高 1～3 mm，尖端多向后方倾斜，末端具有毛刷样突起。乳头表面有透明角化上皮细胞。上皮的浅层细胞经常有角化和剥落现象。如角化上皮剥落延迟，同时与食物残渣、唾液、细菌等混杂，附着于乳头表面即形成舌苔。舌苔的色泽、分布、厚薄、干腻等变化可反映一些全身状况的改变。当丝状乳头萎缩时，舌面光秃。如舌苔剥脱，舌背呈地图样时称地图舌。丝状乳头在青年时期最发达，至老年渐变平滑。

2.菌状乳头

数目较少，分散于丝状乳头之间，位于舌尖和舌侧缘，呈圆形，头大颈细，高 0.7～1.5 mm，直径 0.4～1.0 mm，上皮较薄，表层无角化，固有层血管丰富，因而呈红色。

有的菌状乳头上皮内可见少数味蕾，有味觉感受作用。当多个菌状乳头增生、肿胀、充血时，舌表面似草莓状，称为草莓舌。当菌状乳头、丝状乳头均萎缩，致使舌乳头消失呈光滑的片状、平如镜面时，称为光滑舌或镜面舌。

3.轮廓乳头

体积最大，数目最少，8～12 个，沿界沟前方排成一列。该乳头呈矮柱状，高 1.0～1.5 mm，直径 1～3 mm，每个乳头的四周均有轮廓沟环绕，轮廓沟外的舌黏膜稍隆起，形成乳头的轮廓结构。表面上皮有角化，但轮廓沟壁上皮无角化，其上皮内有许多染色浅的卵圆形小体，称为味蕾。在轮廓沟底附近的舌肌纤维束间有较多纯浆液腺，即味腺或称埃伯纳腺。导管开口于轮廓沟底，其分泌物的冲洗作用可清除食物残屑，溶解食物，有助于味觉感受器发挥味觉感受作用。

4.叶状乳头

叶状乳头位于舌侧缘后部，在人类，此乳头退化，呈 5～8 条平行排列的皱襞。正常时不明显，炎症时往往肿大，且伴疼痛。

5.味蕾

味蕾是味觉感受器，为位于上皮内的卵圆形小体，长 80 μm，厚 40 μm。主要分布于轮廓乳头靠近轮廓沟的侧壁上皮、菌状乳头、软腭、会厌等，是上皮分化成的特殊器官。其基底部位于基底膜之上，表面由角质形成细胞覆盖，中央形成圆孔（即味孔）通于口腔。光镜下，可见构成味蕾的细胞有两种，即亮细胞和暗细胞。前者较粗大，后者较细长。细胞长轴与上皮表面垂直。近味孔处的细胞顶部有指状细胞质突起称味毛。其中舌体的菌状乳头主要感受甜味和咸味，叶状乳头处味蕾主要感受酸味；轮廓乳头、软腭及会厌处味蕾主要感受苦味。

舌根黏膜表面，被覆非角化鳞状上皮。黏膜表面可见圆形或卵圆形小突起，称舌滤泡。光镜下见每个滤泡含 1 个或 1 个以上的淋巴小结，含生发中心。多数舌滤泡的中心都有一个小凹陷，称为舌隐窝，隐窝内衬复层扁平上皮，含小唾液腺的开口。舌根部的舌滤泡统称舌扁桃体，与腭扁桃体和咽扁桃体一起构成口咽部的淋巴环。

（郎义玲）

第二章

口腔颌面部临床检查

第一节 常规检查

一、基本器械

(一)口镜

口镜有平面和凹面两种,主要用于牵拉颊部和推压舌体以便直接观察检查部位;通过镜子反射影像,可对口腔内难以直视的部位进行观察;还可用于聚集光线,增加局部照明,增加检查部位的可视度;金属口镜的柄端亦可用于叩诊。

(二)探针

探针具有尖锐的尖端。一端呈半圆形,用于探诊检查牙齿的窝沟点隙、龋洞、穿髓点、根管口等,亦可探查牙齿表面的敏感范围和程度,还可用于检查皮肤和黏膜的感觉功能;另一端呈三弯形,主要用于检查邻面龋。

(三)镊子

镊子用于夹持物品和检查牙齿松动度。

二、一般检查

(一)问诊

问诊是医师与患者或知晓病情的人交流,了解疾病的发生、发展和诊治过程。问诊是采集病史、诊断疾病的最基本、最重要的手段。问诊内容主要包括主诉、现病史、既往史和家族史。

1.主诉

主诉的记录通常为一句话,应包括部位、症状和患病时间。如“右上后牙冷热刺激痛 2 周”。

2.现病史

现病史是病史的主体部分,是整个疾病的发生、发展过程。基本内容包括发病情况和患病时间,主要症状和诱因,症状加重或缓解的原因,病情的发展和演变,诊治经过和效果等。

3.既往史

既往史是指患者过去的口腔健康状况、患病情况及外伤、手术和过敏史等,还包括与口腔疾病有关的全身病史，如高血压、糖尿病、心脏病、血液病等。

4.家族史

家族史是指患者的父母、兄弟、姐妹的健康状况及患病情况，有无遗传性疾病、肿瘤、传染病等。特别是过去的某些疾病与现患疾病之间可能有关或相同时，更应详细询问并记录。

(二)视诊

视诊主要观察口腔和颌面部的改变，视诊时一般按照先口外、后口内，先检查主诉部位、后检查其他部位的顺序检查。

1.全身情况

虽然患者是因口腔疾病就诊，但口腔医师还是应通过视诊对患者的全身状况有初步的了解。例如，患者的精神状态、营养和发育情况等，注意一些疾病可能出现特殊面容或表情特征。

2.颌面部

首先观察面部发育是否正常，左右是否对称，有无肿胀或畸形；皮肤的颜色改变、瘢痕或窦道。如要检查面神经的功能，可观察鼻唇沟有无变浅或消失，可嘱患者闭眼、吹口哨等，观察面部双侧的运动是否协调，眼睛能否闭合，口角是否㖞斜等。

3.牙齿及牙列

牙齿的颜色、外形、质地、大小、数目、排列、接触关系，牙体的缺损、着色、牙石、菌斑、软垢、充填体等情况，牙列的完整和缺损，修复体的情况等。

4.口腔软组织

牙周组织颜色、形态、质地的改变，菌斑及牙石的状况，肿胀程度及范围，是否存在窦道，牙龈及其他黏膜的色泽、完整性，有无水肿、溃疡、瘢痕、肿物等。另外，也要注意舌背有无裂纹，舌乳头的分布和变化，舌的运动情况及唇、舌系带情况等。

(三)探诊

探诊是利用探针或牙周探针检查和确定病变部位、范围和组织反应情况，包括牙齿、牙周和窦道等。

1.牙齿

探针主要是用于对龋洞的探诊，以确定部位、范围、深浅、有无探痛等；探查修复体的边缘密合度，确定有无继发龋；确定牙齿的敏感范围、敏感程度。探诊时需注意动作轻柔，特别是深龋，以免刺入穿髓点引起剧痛。

2.牙周组织

可用普通探针探测牙龈表面的质感是松软还是坚实，探查龈下牙石的数量、分布、位置，根面有无龋损或釉珠，以及根分叉处病变情况等。探测牙周袋的深度及附着水平情况时要注意使用牙周探针进行探诊，探诊时支点要稳固，探针与牙长轴方向一致，力量适中(一般以 20～25 g 压力为宜)，按一定顺序如牙齿的颊、舌侧的近中、中、远中进行探诊并做测量记录，避免遗漏。

3.窦道

窦道常见于患牙根尖区牙龈颊侧，也可发生在舌侧，偶见于皮肤。探诊时可用圆头探针，或将牙胶尖插入窦道并缓慢地推进探测窦道的方向和深度，结合 X 线片，以探明其来源，帮助寻找患牙或病灶。探诊时应缓慢顺势推进，避免疼痛和损伤。

(四)触诊

触诊是医师用手指在可疑病变部位进行触摸或按压，根据患者的反应和检查者的感觉对病变的硬度、范围、形状、活动度等进行判断的诊断方法。

1.颌面部

对于唇、颊和舌部的病变，可行双指双合诊检查；对于口底和下颌下区病变，可行双手双合诊检查，以便准确了解病变的范围、质地、界限、动度，以及有无波动感、压痛、触痛和浸润等。检查时以一只手的拇指和示指，或双手置于病变部位上下或两侧进行，并按“由后向前”顺序进行。

2.下颌下、颏下、颈部淋巴结

患者取坐位，头稍低，略向检查侧，检查者立于患者的右前或右后方，手指紧贴检查部位，按一定顺序，由浅入深滑动触诊。触诊顺序一般为：枕部、耳后、耳前、腮、颊、下颌下及颏下，顺胸锁乳突肌前后缘、颈前后三角直至锁骨上窝。触诊检查时应注意肿大淋巴结所在的部位、大小、数目、硬度、活动度、有无压痛、波动感，以及与皮肤或基底部有无粘连等情况。应特别注意健、患侧的对比检查。

3.颞下颌关节

以双手示指或中指分别置于两侧耳屏前方、髁突外侧，嘱患者做开闭口运动，可了解髁突活动度和冲击感，需注意两侧对比，以协助关节疾病的诊断。另外，以大张口时上、下颌中切牙切缘间能放入患者自己横指（示指、中指和无名指）的数目为依据的张口度检查（表 2-1），也是颞下颌关节检查的重要内容。

表 2-1　张口受限程度的检查记录方法和临床意义

能放入的手指数	检查记录	临床意义
3	正常	张口度正常
2	Ⅰ度受限	轻度张口受限
1	Ⅱ度受限	中度张口受限
<1	Ⅲ度受限	重度张口受限

4.牙周组织

用示指指腹触压牙齿的唇、颊或舌侧牙龈，检查龈沟处有无渗出物。也可将示指置于患牙唇（颊）侧颈部与牙龈交界处，嘱患者做各种咬合运动，检查是否有早接触点或干扰，如手感震动较大提示存在创伤。

5.根尖周组织

用指腹扪压可疑患牙根尖部，根据是否有压痛、波动感或脓性分泌物溢出等判断根尖周组织是否存在炎症等情况。

（五）叩诊

叩诊是用平头金属器械，如金属口镜的末端叩击牙齿，根据患者的反应确定患牙的方法。根据叩击的方向可分为垂直叩诊和水平叩诊。垂直叩诊用于检查根尖部有无炎症，水平叩诊用于检查牙齿周围组织有无炎症。

1.结果判断

叩诊结果一般分 5 级，记录如下。

（1）叩痛（－）：反应同正常牙，无叩痛。

（2）叩痛（±）：患牙感觉不适，可疑叩痛。

（3）叩痛（＋）：重叩引起疼痛，轻度叩痛。

(4)叩痛(＋＋)：叩痛反应介于(＋)和(＋＋＋)，中度叩痛。

(5)叩痛(＋＋＋)：轻叩引起剧烈疼痛，重度叩痛。

2.注意事项

进行叩诊检查时，一定要与正常牙进行对比，即先叩正常对照牙，后叩可疑患牙。叩诊的力量宜先轻后重，健康的同名牙叩诊以不引起疼痛的最大力度为上限，对于急性根尖周炎的患牙叩诊力度要更小，以免增加患者的痛苦。

(六)咬诊

咬诊是检查牙齿有无咬合痛和有无早接触点的诊断方法。常用的方法如下。

1.空咬法

嘱患者咬紧上、下颌牙或做各种咀嚼运动，观察牙齿有无松动、移位或疼痛。

2.咬实物法

牙隐裂、牙齿感觉过敏、牙周组织或根尖周组织炎症时，咬实物均可有异常反应。检查顺序是先正常牙、再患牙，根据患牙是否疼痛而明确患牙的部位。

3.咬合纸法

将咬合纸置于上、下颌牙列之间，嘱患者做各种咬合运动，根据牙面上所留的印记，确定早接触部位。

4.咬蜡片法

将烤软的蜡片置于上、下颌牙列之间，嘱患者做正中咬合，待蜡片冷却后取下，观察蜡片上最薄或穿破处即为早接触点。

(七)牙齿松动度检查

用镊子进行唇舌向(颊舌向)、近远中向及垂直方向摇动来检查牙齿是否松动。检查前牙时，用镊子夹住切端进行检查；检查后牙时，以镊子合拢抵住后牙面的窝沟进行检查。根据松动的幅度和方向对松动度进行分级(表 2-2)。

表 2-2　牙齿松动度的检查方法和分级

检查方法	Ⅰ度	Ⅱ度	Ⅲ度
松动幅度	＜1 mm	1～2 mm	＞2 mm
	唇(颊)向	唇(颊)向	唇(颊)向
松动方向		近、远中向	近、远中向
垂直向			

(八)嗅诊

嗅诊是通过辨别气味进行诊断的方法。有些疾病可借助嗅诊辅助诊断，如暴露的坏死牙髓、坏死性龈口炎、干槽症均有特殊腐败气味。

(九)听诊

颌面部检查中听诊应用较少，但将听诊器放在颌面部蔓状动脉瘤上时，表面可听见吹风样杂音。颞下颌关节功能紊乱时，可借助听诊器辨明弹响性质及时间。

(牟晓娜)

第二节 辅助检查

一、牙髓活力测验

(一)温度测验

牙髓温度测验是通过观察患者对不同温度的反应对牙髓活力状态进行判断的方法。其原理是:正常牙髓对温度有一定的耐受范围(20～50 ℃);当牙髓发炎时,疼痛阈值降低,感觉敏感;牙髓变性时阈值升高,感觉迟钝;牙髓坏死时无感觉。温度低于 10 ℃为冷刺激,高于 60 ℃为热刺激。

1.冷测法

可使用小冰棒或冷水,取直径 3～4 mm、长 5～6 mm 一端封闭的塑料管内注满水后置冰箱冷冻制备而成的小冰棒,并置于被测牙的唇(颊)或舌面颈 1/3 或中 1/3 完好的釉面处数秒,观察患者的反应。

2.热测法

将牙胶棒的一端在酒精灯上烤软但不冒烟燃烧(65 ℃左右),立即置于被测牙的唇(颊)或舌面的颈 1/3 或中 1/3 釉面处,观察患者的反应。

3.结果判断

温度测验结果是被测可疑患牙与正常对照牙比较的结果,不能简单采用(+)、(－)表示,其具体表示方法为以下几种。

(1)正常:被测牙与对照牙反应程度相同,表示牙髓正常。

(2)一过性敏感:被测牙与对照牙相比,出现一过性疼痛,但刺激去除后疼痛立即消失,表明可复性牙髓炎的存在。

(3)疼痛:被测牙产生疼痛,温度刺激去除后仍持续一段时间,提示被测牙牙髓存在不可复性炎症。

(4)迟缓或迟钝性疼痛:刺激去除后片刻被测牙才出现疼痛反应,并持续一段时间,或被测牙比对照牙感觉迟钝,提示被测牙处于慢性牙髓炎、牙髓炎晚期或牙髓变性状态。

(5)无反应:被测牙对冷热温度刺激均无感觉,提示被测牙牙髓已坏死。

4.注意事项

用冷水检测时,应注意按先下颌牙后上颌牙,先后牙再前牙的顺序测验,尽可能避免因水的流动而出现假阳性反应。用热诊法时,热源在牙面上停留的时间不应超过 5 秒钟,以免造成牙髓损伤。

(二)牙髓电活力测验

牙髓电活力测验是通过牙髓活力电测仪来检测牙髓神经对电刺激的反应,主要用于判断牙髓"生"或"死"的状态。

1.方法

吹干、隔湿被测牙(若牙颈部有牙结石需先去除,以免影响检测结果),先将挂钩置于被测牙对侧口角，检查头置于牙唇（颊）面的中 1/3 釉面处，用生理盐水湿润的小棉球或牙膏置于检测部位做导体，调节测验仪上的电流强度，从“0”开始，缓慢增大，待患者举手示意有“麻刺感”时离开牙面，记录读数。先测对照牙，再测可疑患牙。每牙测 2～3 次，取其中 2 次相近值的平均值。选择对照牙的顺序为：首选对侧正常同名牙，其次为对颌同名牙，最后为与可疑牙处在同一象限内的健康邻牙。

2.结果判断

牙髓电活力测验只有被测可疑患牙与对照牙相差一定数值时才具有临床意义。被测牙读数低于对照牙说明敏感，高于对照牙说明迟钝，若达最高值无反应，说明牙髓已坏死。

3.注意事项

（1）测试前需告知患者有关事项，说明测验目的。

（2）装有心脏起搏器的患者严禁做牙髓电活力测验。

（3）牙髓活力电测仪工作端应置于完好的牙面上。

（4）牙髓电活力测验不能作为诊断的唯一依据。如患者过度紧张、患牙有牙髓液化坏死、大面积金属充填体或全冠修复时可能出现假阳性结果，若患牙过度钙化、刚受过外伤或根尖尚未发育完全的年轻恒牙则可能会出现假阴性结果。

二、影像学检查

（一）牙片

1.牙体牙髓病

（1）龋病的诊断：牙片有助于了解龋坏的部位和范围，以及有无继发龋和邻面龋，可用于检查龋损的范围及与髓腔的关系（图 2-1）。

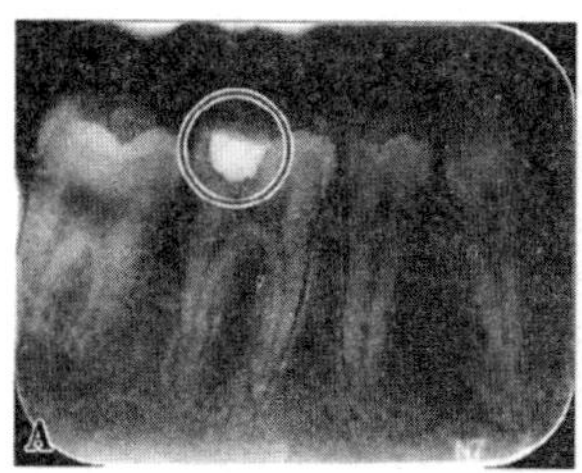

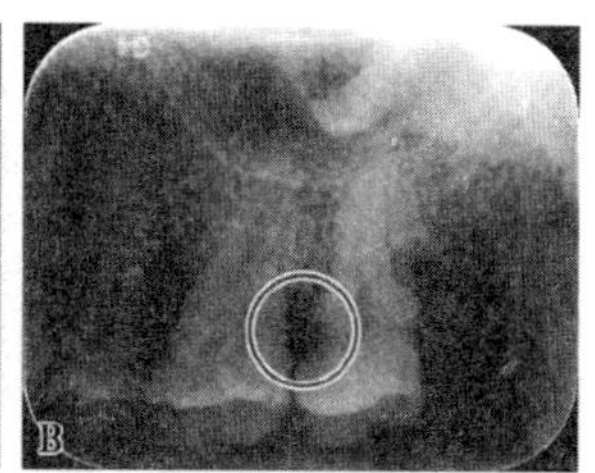

图 2-1　牙片辅助诊断牙体牙髓病

A.右下第一磨牙继发龋；B.左上第二磨牙近中邻面龋

（2）非龋性疾病：可协助诊断牙齿的发育异常、牙外伤、牙根折/裂等（图 2-2）。

（3）牙髓病及根尖周病的诊断：可用于鉴别根尖周肉芽肿、脓肿或囊肿等慢性根尖周病变。

（4）辅助根管治疗：可用于了解髓腔情况，如髓室、根管钙化和牙内吸收（图 2-3）。

2.牙周病

（1）牙槽骨吸收类型：水平型吸收多发生于慢性牙周炎患牙的前牙；垂直型吸收，也称角型吸收多发生于牙槽间隔较窄的后牙（图 2-4）。

（2）牙槽骨吸收程度。①Ⅰ度吸收：牙槽骨吸收在牙根的颈 1/3 以内。②Ⅱ度吸收：牙槽骨吸收超过根长的 1/3，但在根长的 2/3 以内。③Ⅲ度吸收：牙槽骨吸收超过根长的 2/3（图 2-5）。

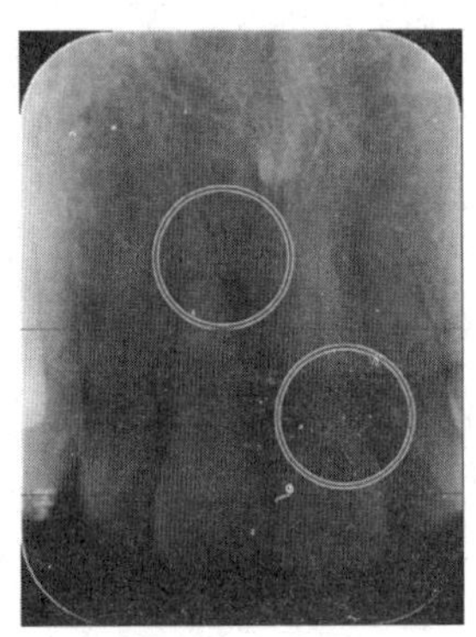

图 2-2　牙片辅助诊断非龋性疾病

注：双侧上中切牙牙折

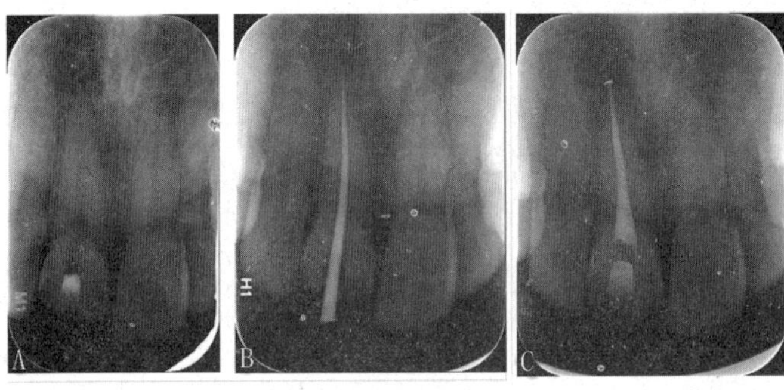

图 2-3　X 线辅助根管治疗

A.根管治疗术前了解髓腔和根管的解剖形态，评估治疗难易程度；B.治疗术中确定根管工作长度；C.治疗术后检查根充情况、复查评价根管治疗疗效

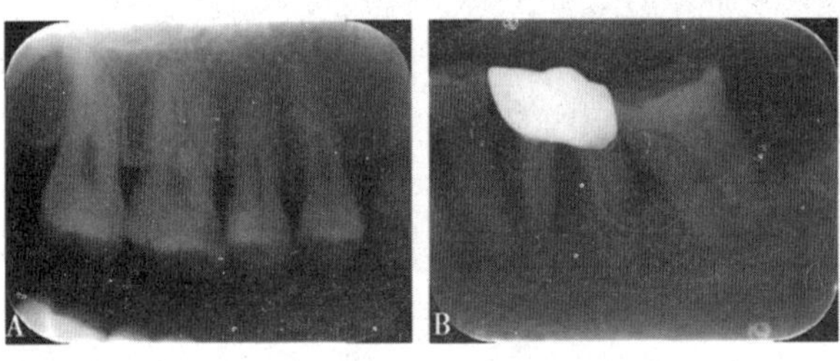

图 2-4　牙槽骨吸收

A.牙槽骨高度呈水平状降低，骨吸收呈水平状或杯状凹陷；B.左下第一磨牙远中骨吸收面与牙根间有一锐角形成

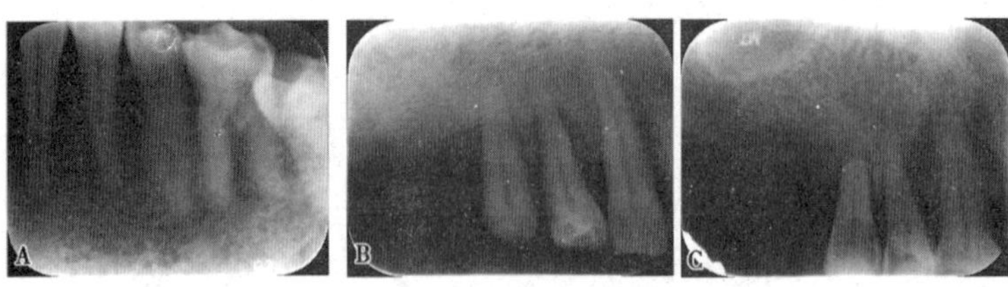

图 2-5　牙槽骨吸收程度

A. Ⅰ度吸收；B. Ⅱ度吸收；C. Ⅲ度吸收

3.口腔颌面外科疾病

用于检查阻生牙、埋伏牙、先天性缺牙及牙萌出状态、颌骨炎症、囊肿和肿瘤(图 2-6)。

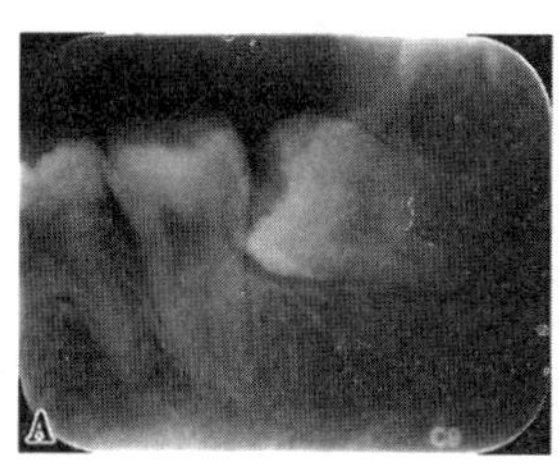
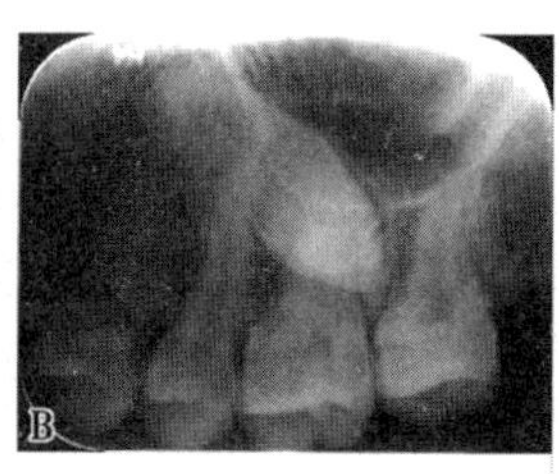
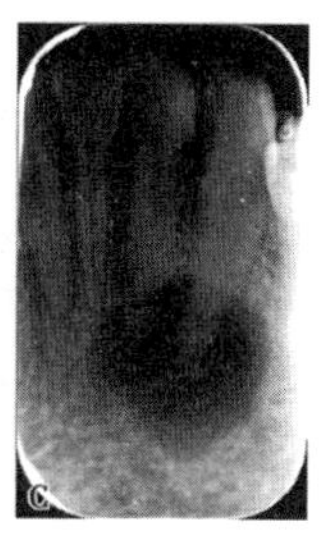

图 2-6　X 线诊断口腔颌面外科疾病

A.阻生牙;B.埋伏牙;C.根尖周囊肿

(二)𬌗片

当上、下颌根尖或者牙槽骨病变较深或者范围较大,普通牙片不能包括全病变,且无条件拍摄全口牙位曲面体层 X 线片时,常采用拍片来了解病变,一般包括以下几种。

1.上颌前部𬌗片

上颌前部𬌗片常用于观察上颌前部骨质变化及乳、恒牙的情况。

2.上颌后部𬌗片

上颌后部𬌗片常用于观察一侧上颌后部骨质变化的情况。

3.下颌前部𬌗片

下颌前部𬌗片常用于观察下颌颏部骨折及其他颏部骨质变化。

4.下颌横断𬌗片

下颌横断𬌗片常用于检查下颌骨体部骨质有无颊、舌侧膨胀,也可用于辅助诊断下颌骨体骨折移位及异物、阻生牙定位等。以投照软组织条件曝光可用于观察下颌下腺导管结石。

(三)全口牙位曲面体层 X 线片

全口牙位曲面体层 X 线片可分为上颌牙位、下颌牙位及全口牙位 3 种,以全口牙位最常用。其可在一张胶片显示双侧上、下颌骨、上颌窦、颞下颌关节及全口牙齿。主要用于观察上、下颌骨肿瘤、外伤、炎症、畸形等病变及其与周围组织的关系,也适用于张口困难、难以配合牙片拍摄的儿童患者等。

(四)X 线投影测量片

口腔正畸、正颌外科经典的投影测量分析通常应用头颅正位、侧位定位拍摄所获得的 X 线图像,主要用于分析正常及错𬌗畸形患者的牙、颌、面形态结构,记录颅面生长发育及矫治前后牙、颌、面形态结构的变化。

(五)电子计算机 X 线体层摄影(CT)

在口腔颌面部,CT 主要用于颞下窝、翼腭窝、鼻窦、唾液腺、颌骨及颞下颌关节疾病等的检查。对颌面部骨折,以及肿瘤特别是面深部肿瘤的早期诊断及其与周围重要组织的关系能提供较准确的信息,对指导手术有重要意义。

(六)口腔颌面锥形束 CT(CBCT)检查

CBCT 检查可显示平行于牙弓方向、垂直于牙弓方向和垂直于身体长轴方向的断层影像,可根据临床需要显示曝光范围内任意部位、任意方向的断层影像。多用于埋伏牙、根尖周病变、牙周疾病、颞下颌关节疾病和牙种植术的检查。

与传统 CT 检查相比,CBCT 检查具有许多优点。

(1)CBCT 的体素小,空间分辨率高,图像质量好。

(2)CBCT 辐射剂量相对较小,平均剂量是 1.19 mSv,是传统 CT 的 1/400。

(七)磁共振成像(MRI)

MRI 检查主要用于口腔颌面外科肿瘤及颞下颌关节疾病的检查和诊断,尤其是颅内和舌根部良、恶性肿瘤的诊断和定位,以及脉管畸形、血管瘤的诊断和相关血管显像等方面。另外,对炎症和囊肿的检查也有临床参考价值。

三、穿刺检查

穿刺检查主要用于诊断和鉴别颌面部触诊有波动感或非实质性含液体的肿块性质,于常规消毒处理、局部麻醉后,用注射器刺入肿胀物抽取其中的液体等内容物,进行肉眼和显微镜观察。

(一)肉眼观察

通过颜色和性状的观察,初步确定是脓液、囊液还是血液。

(二)显微镜检查

不同液体在镜下有不同特点:脓液主要为中性粒细胞,慢性炎症时多为淋巴细胞,囊液内可见胆固醇结晶和少量炎症细胞,血液主要为红细胞。

(三)注意事项

(1)穿刺应在严格的消毒条件下选用适宜针头进行:临床上脓肿穿刺多选用 8 号或 9 号粗针;血管性病变选用 7 号针;对唾液腺肿瘤和某些深部肿瘤用 6 号针头行穿刺细胞学检查,或称"细针吸取活检",除非特殊需要,多不提倡粗针吸取活检,以免造成癌细胞种植。

(2)穿刺检查应掌握正确的操作方法,注意进针的深度和方向以免损伤重要的组织结构。

(3)临床上如怀疑是颈动脉体瘤或动脉瘤,则禁穿刺。

(4)怀疑结核性病变或恶性肿瘤要注意避免因穿刺形成经久不愈的窦道或肿瘤细胞种植性残留。

四、选择性麻醉

选择性麻醉是通过局部麻醉的方法来判定引起疼痛的患牙。当临床难以对两颗可疑患牙作出最后鉴别,且两颗牙分别位于上、下颌或这两颗牙均在上颌但不相邻时,可采用选择性麻醉帮助确诊患牙。

(1)如两颗可疑痛源牙分别位于上、下颌,则对上颌牙进行有效的局部麻醉(包括腭侧麻醉),若疼痛消失,则上颌牙为痛源牙;反之则下颌牙为痛源牙。

(2)如两颗可疑牙均在上颌,则对位置靠前的牙行局部麻醉,若疼痛消失,则该牙为痛源牙;反之则位置靠后的牙为痛源牙。其原因是支配后牙腭根的神经由后向前走行。

五、实验室检查

(一)口腔微生物涂片检查

取脓液或溃疡、创面分泌物进行涂片检查,可观察、分析分泌物的性质和感染菌种,必要时可做细菌培养和抗生素药敏试验,以指导临床用药。

(二)活体组织检查

1.适应证

疑是肿瘤的肿块、长期不愈口腔溃疡(＞2 个月)、癌前病变、结核、梅毒性病变、放线菌病及口腔黏膜病变,以及术后的标本确诊。

2.注意事项

(1)切取浅表或有溃疡的肿物不宜采用浸润麻醉,也不宜使用染料类消毒剂,黏膜病变标本取材不应＜0.2 cm×0.6 cm。

(2)急性炎症期禁止活检,以免炎症扩散和加重病情。

(3)血管性肿瘤、血管畸形或恶性黑色素瘤一般不做活组织检查,以免造成大出血或肿瘤快速转移。

(4)范围明确的良性肿瘤,活检时应完整切除。

(5)疑为恶性肿瘤者,做活检的同时应准备手术、化疗或放疗,时间尽量与活检时间间隔短,以免活检切除部分瘤体组织引起扩散或转移。

(三)血液检查

1.急性化脓性炎症

应查血常规、观察白细胞计数、分类计数。若白细胞计数升高提示有感染,但白细胞计数明显升高并有幼稚白细胞,则应考虑白血病。

2.口腔、牙龈出血

口腔黏膜有出血瘀点,有流血不止、术后止血困难,应查血常规、凝血功能和血小板计数。

3.口腔黏膜苍白、舌乳头萎缩、口舌灼痛

应查血红蛋白量和红细胞计数。

4.使用磺胺或抗生素类药物或免疫抑制剂药物

应定期进行血常规检查,注意白细胞变化。

(四)尿检查

重度牙周炎、创口不易愈合的患者,应检查尿常规,检查有无糖尿病。

(刘合频)

第三章

口腔颌面部损伤

第一节　下颌骨骨折

下颌骨面积较大，位置突出，易受创伤。下颌骨骨折的发生率高于面中 1/3 骨折。

一、应用解剖

下颌骨呈“U”形，力量打击于一侧，除受力部位发生直接骨折外，对侧之薄弱处可发生间接骨折。如致伤力加于右侧颏孔区，除可发生该处骨折外，左侧下颌角或髁突颈部，还可发生间接骨折；又如，致伤力加于正中部，除正中骨折外，还可发生双侧（或单侧）髁突颈骨折。

下颌骨有数处薄弱区，为骨折的易发部位：①切牙凹，使正中旁区成为一薄弱部位；②颏孔，使下颌体的该部易发生折断；③下颌角及下颌髁突颈部，亦为易发生骨折的部位。

未萌出的牙及埋伏（或阻生）牙，亦使下颌骨产生弱点，特别是下颌阻生第三磨牙，使下颌角易折断。

下颌骨骨折的发生，除上述解剖上的薄弱环节之外，致伤力的方向及速度也有影响。如低速的致伤力加于体部，可发生该部的直接骨折，骨折片移位不大或无移位，此外，可引起对侧髁突颈部骨折；如致伤力为高速，则该部可发生粉碎性骨折并有骨折片移位，但多不产生对侧的骨折。

下颌骨骨折后，骨折片的移位情况，在很大程度上取决于肌肉的牵引和骨折线的方向，肌肉的牵引方向（图 3-1）。

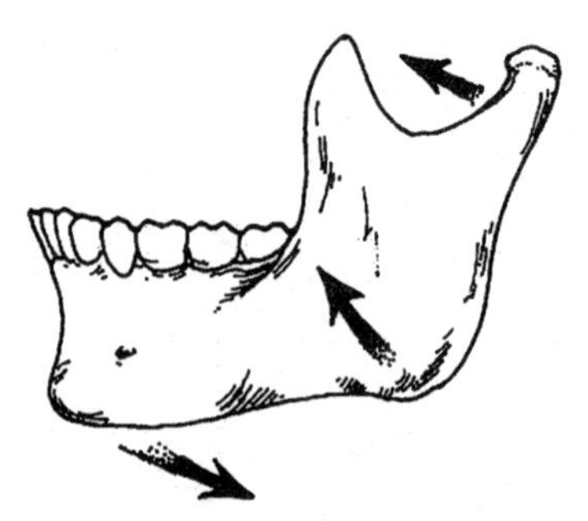

图 3-1　各组肌肉牵引下颌骨的方向

上为翼外肌，中为咬肌及翼内肌，下为二腹肌等前组肌肉由二腹肌、颏舌肌、颏舌骨肌及下颌舌骨肌组成，牵引下颌向下(开口)，可使前部骨折片向后下移位；此外，下颌舌骨肌可牵拉下颌体骨折片向内、向下及向后。

后组肌肉有咬肌、颞肌、翼内肌及翼外肌。咬肌及翼内肌强而有力，牵引下颌向上向前；后者亦拉升支向内。颞肌的前组纤维拉下颌向上，后组肌纤维则拉下颌后退。翼外肌牵引下颌向前；如髁突骨折，则拉髁突向内向前。

二、下颌骨骨折的分类

根据骨折发生的部位，下颌骨骨折可分类为正中(及正中旁)骨折、体部骨折、角部骨折、升支骨折、髁突骨折、喙突骨折、牙槽突骨折。

按骨折线的情况及其对骨折片移位的影响，下颌骨骨折可分为无或有水平向移位的骨折、无或有垂直向移位的骨折(图 3-2)。

骨折线可分为有利型及不利型两种。

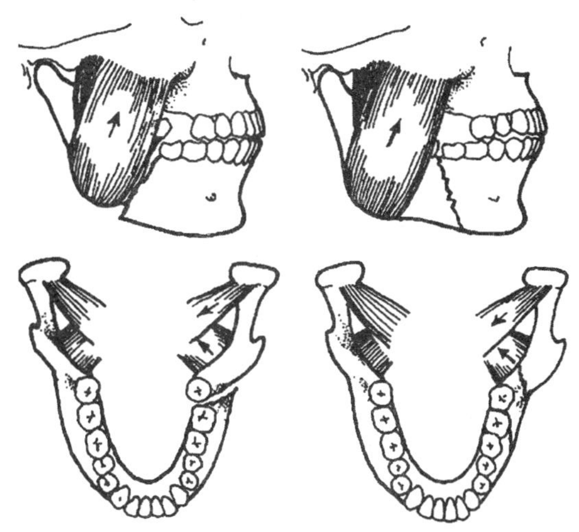

图 3-2　有利型和不利型下颌骨骨折线

也有人根据骨折片上有无可利用的牙齿将下颌骨骨折分为以下几种。①骨折线两侧的骨折片上均有牙存在；②仅一侧有牙存在；③两骨折片均无牙存在。此种分类对设计治疗有用，故对牙齿的情况必须详加检查及记录，评价其在夹板固定时或复位时的利用价值。

当然，颌骨骨折也可按一般骨折分类，分为单纯性骨折、开放性骨折、粉碎性骨折等。

三、检查及诊断

详细了解受伤时的各种情况对判断骨折类型和移位程度很有帮助。

观察患者的面部及颈部有无挫伤及不对称畸形，可大致了解致伤力的性质及引起的骨折。有水肿及瘀血的部位多为骨折发生的部位。面部的不对称畸形可能为一侧髁突骨折，下颌向该侧移位。后牙有接触而前牙开𬌗可能为双侧髁突骨折；有流涎增加并有臭味，臭味的形成是由于下颌运动障碍、血块堆积，加上细菌作用所产生。如下牙槽神经有损伤，则下唇有感觉异常，骨折部位有压痛。如有髁突骨折，则耳前部有压痛，如骨折后移位，则在外耳道及耳前部扪诊时髁突活动消失或减弱。

口内检查常能准确诊断骨折部位及移位情况。软组织创伤，包括淤血、黏膜破裂、口底血肿等,能指示骨折部位。软组织创伤的严重程度常与其下方骨组织损伤的程度相应。

下颌骨骨折的存在及性质的最准确指示,是咬合的情况。即使移位很小,也有骨折片的下沉或上升。大多数患者都能感觉出咬合有无改变。

用双手相对挤压下颌骨弓,骨折部位出现疼痛。用手错动骨折线两侧骨段,可以发现骨折处的异常活动。使两骨折段活动,骨折线处有骨轧音或破碎音存在。但这种试验使患者极为痛苦,故不应进行。

临床诊断应以 X 线检查再证实,骨折片的移位应从三维方向判断。冠状 CT 检查对确诊髁突矢状骨折及其移位很有帮助。

四、治疗原则

现代治疗观点主张解剖复位、稳定固定、微创外科和早期功能。一般情况下,下颌骨骨折皆需固定,固定时必须恢复骨折前殆关系。骨折前有错殆者,勿在骨折复位同期纠正骨折前的错殆。

复位方法有闭合法,即以手法或弹力牵引(如颌间牵引)复位;有开放法,即以手术暴露骨折后直接复位;对骨折错位愈合者,可通过截骨进行复位。

颌间固定是最常使用的固定方法,它的突出优点是能有效地恢复骨折前殆关系。固定期的长短应根据骨折类型、受伤程度、患者年龄等因素决定,一般为 4～6 周。坚强内固定的好处是可以建立功能性稳定固定,允许早期无痛性功能运动,并避免颌间固定。

下颌正中骨折和下颌角骨折很容易造成骨折片移位,一般需做解剖复位和坚强内固定。下颌多处骨折、粉碎性骨折及有移位的不利型骨折也需要做坚强内固定。在有多数牙缺失者,或牙齿松动不能利用时,亦可用开放复位固定法。

骨折后,如患者情况良好,则治疗时间越早,效果越好。如需待患者情况稳定,能耐受治疗时,则应做暂时性固定。

整个治疗过程中,均应注意保持口腔卫生。

(一)髁突骨折

下颌骨髁突的治疗历来为一有争议的问题。髁突骨折的恢复重在功能性改建。多数骨折通过非手术疗法,即颌间固定,即可得到满意的临床效果。

开放整复主要用于髁突骨折后移位并成为功能活动的障碍时,或牙齿不能利用做颌间固定时,或髁突骨折移位进入颅中窝时,或骨折保守治疗后持续关节疼痛、张口受限时。对于髁颈和髁颈下骨折发生脱位性移位(即骨折块移出关节窝)及双侧髁颈或髁颈下骨折移位造成升支垂直距离变短,出现前牙开殆,也积极主张开放整复和内固定。固定方法主要采用 2.0 mm 小型接骨板或拉力螺钉固定。

关节囊内髁突骨折,即高位髁突骨折,颌间固定应在 10～14 天内拆除,白天进行功能练习,夜间可再加以弹力牵引。拆除颌间固定 2～3 个月后,切牙间的开口度应达 40 mm,下颌的侧方运动应大于 7 mm。

髁突矢状骨折,即骨折线斜行贯穿于关节囊内和关节囊外,髁头内 1/3 通常劈裂,被翼外肌拉向内侧,关节盘也随之移位。这种骨折容易引起张口困难,少数可能继发关节强直。骨折早期宜采用保守治疗,如持续数月不能张口,应考虑手术摘除移位的骨折片,并行关节盘复位。

儿童髁突改建能力很强,骨折早期几乎不存在手术指征。保守治疗也采用颌间固定,固定时间宜在5～8天。如加强功能练习，愈合快。可能影响生长发育及功能。

（二）升支及喙突骨折

下颌骨升支部的骨折少见。由于两侧有强有力的肌肉附着，骨折后通常也没有移位。由侧方而来的强力直接打击，偶尔可引起粉碎性骨折，但也多不发生移位。故此类骨折通常皆以颌间固定使下颌制动而待骨折愈合，不需采用手术治疗。偶亦发生低位的髁突颈下方的骨折，此时，后骨折片的移位使升支的垂直高度无法保持，需采用开放复位固定。做下颌角下切口常可满意地暴露骨折，复位后用接骨板和螺钉做坚强内固定。

（三）下颌角骨折

下颌角骨折常见，并多与阻生第三磨牙有关。此部骨折多需做开放整复及内固定。

根据下颌角部位的应力分布，固定一般沿外斜线进行，做张力带固定。手术由口内入路，取拔除水平阻生齿时切口，并适当向两头延长。暴露骨折线，做解剖复位。如果骨折线上的牙齿影响复位，可以在复位同期拔除阻生牙。骨折固定通常选用小型接骨板沿外斜线固定，骨折线两侧至少各固定两颗螺钉。

有学者对一组下颌角骨折张力带固定和另一组下颌下缘固定作了临床对照观察，发现单纯沿外斜线作张力带固定时，在骨折线的下颌下缘区常常有明显的骨痂形成，而且愈合较下颌下缘固定组慢，说明张力带固定稳定性不足，下缘区存在微动。另外，张力带固定组较下缘固定组感染率高，可能与口内入路和复位同期拔牙有关。

小型接骨板张力带固定主要适用于单发于下颌角轻度移位和有利型骨折，对于多发的，严重移位的和不利型骨折必须在下颌下缘补偿固定。术后应要求患者用健侧咀嚼，以增加张力带动力稳定效果。

（四）下颌体部骨折

下颌体部骨常因有牙存在而使骨折与口腔相通，成为开放性骨折。下颌体部骨折可以采用闭合复位后颌间固定法治疗。如骨折线使骨折片利于移位，则可在骨折线两侧分别做带挂钩的分段夹板，以弹力牵引移位的骨折片复位，然后固定。

下颌体骨折也可直接采用坚强内固定，这样可以避免颌间固定，有利于早期功能和骨折恢复。

（五）下颌正中部骨折

单纯的正中部骨折多用闭合复位颌间固定法治疗。但施加于下颌正中部的肌肉力量颇大，带挂钩的弓杠有时对抗力量不足，特别在同时有髁突骨折时，要求早期活动，所以最好是采用接骨板坚强内固定。具体方法可以选用动力加压固定，也可以选用小型接骨板平衡固定，对此应视骨折线和骨折断面形状而定。但后者有时显得稳定性不够，常常要求辅助固定。

（六）复杂的下颌骨折

如为多发性骨折，则处理较复杂。一般需行开放复位，做内固定，使骨段有足够的稳定性。

应特别注意，复杂骨折是下颌正中骨折伴双侧髁突骨折。最好做正中部开放复位和坚强内固定。处理此类骨折时，应注意有无呼吸道阻塞问题，因下颌的前部及后部支持皆失去，软组织可后陷而阻塞下咽部。正中骨折复位固定可解决此问题。

对无牙颌双侧下颌体骨折亦应注意，因亦可引致呼吸道阻塞。多需做双侧开放整复并做内固定。

(七)儿童下颌骨骨折

儿童期下颌骨骨折的处理原则与成人者基本相同。由于无厚的皮质骨,儿童的下颌骨骨折多为不完全骨折或青枝骨折,处理时最好用闭合法。由于处于乳牙和恒牙交替时期,处理时要获得一稳定的殆关系是困难的,但在多数病例中,可以使用牙弓夹板。9～12 岁期间,缺失牙或松动牙较多,可能需采用下颌骨环绕结扎固定法。牙弓夹板及颌间固定能解决多数病例的处理问题。固定时间宜短,一般不超过 2 周。儿童的髁突骨折产生关节强直者较多,故应早期拆除固定,早期进行功能训练。

(八)术后护理

下颌骨骨折的术后注意事项:对呼吸道阻塞的预防、对分泌物的处理、良好的营养、各种支持性方法的应用。初期,对进行了颌间固定的患者,必须注意呼吸道问题。外伤后的 6 小时以内,应认为患者的胃中是充满食物的,故最好置一经鼻的胃管。在术前置入,一直维持至术后,以预防呕吐时发生误吸。如因麻醉需要而有气管内插管,应在患者完全清醒后拔除。床旁应准备保持呼吸道通畅的器械,如吸引器、鼻咽通气管、环甲膜切开术需用的器械等。紧急时,做环甲膜切开比做紧急气管切开更好。前者简单易行,所需器械不多,并发症亦较后者少。

床旁吸引器非常重要。因外伤时或手术时,不可避免出血及将血液咽下,故有引起恶心和呕吐的可能,吸去吐出之胃内容物可预防误吸入肺的危险。

当然,床旁亦需放置剪刀,以备必要时剪断颌间的牵引或固定。

由于颌间固定,进食困难,故如何维持营养,以利于骨折愈合,也很重要,不可忽视。

应注意保持口腔卫生,注意刷牙和常漱口。

应尽早开始抗生素的应用,最好在急诊阶段即开始,维持至术后 4～5 天,必要时再继续。常用的有效药物以广谱抗生素为主。

(九)并发症

1.感染

感染是下颌骨折中最常见的并发症。引起的原因很多,包括伤口污染、骨或软组织的坏死、由死髓牙(骨折线上的)而来的感染等。创伤处理迟延也是原因之一。及时而正确地处理创伤及尽早开始应用抗生素可有效地预防感染。如因患者情况不允许而必须推迟处理创伤时,应冲洗局部创口,做必要的清创,暂时的骨折固定及保持口腔卫生。手术时,去除明显的坏死组织。如在创伤治疗后发生了感染,应按感染常规处理,即做脓液的细菌培养及敏感试验,按其结果给予抗生素,有脓肿时切开引流,去除坏死的软组织及骨组织等。

2.骨折不愈合

除了有相当大量骨缺损的枪击伤或严重车祸外,下颌骨折不愈合的发生,多由治疗不当所致。其发生率在国内无报告,国外的报道占下颌骨骨折的 2%～4%,在无牙颌骨折中,发生率高达 50%。

(1)引起的原因:①固定不充分;②复位不准确;③感染;④抗生素使用过晚或不当,或未使用;⑤治疗技术不适当。除此之外,局部因素如慢性感染的存在、血液供应不良等,全身因素如贫血、维生素 C 及维生素 D 缺乏、因使用激素引起的代谢改变、糖尿病、梅毒、结核等,还有先天性或后天性疾病如骨形成不良、石骨症、肿瘤等,也起一定作用。

(2)在诊断上,必须与愈合迟延鉴别。愈合延迟时,在骨断端之间有不同程度的铰链运动,而在不愈合时,骨断端可毫无困难地向各个方向活动。当然还应考虑治疗时间及解除固定后的时间长短。X 线检查，在愈合延迟病例，可见骨断端有不规则的吸收，骨断端之间为内有钙化斑点的透射区，在不愈合病例，骨断端呈圆形并可见薄层皮质骨影像，断端之间为 X 线透射区。

（3）治疗原则：如有感染，应做细菌培养及药物敏感试验。厌氧菌感染时，甲硝唑有相当好的疗效。牙根在骨折线上的牙齿应拔除。在去除硬化骨质后牙根可能暴露的牙也应拔除，伤口应缝合。异物、结扎丝或金属夹板常需取出。最少在 1 个月后，从口外切口进入，去除骨断端间的一切纤维化组织，去除骨断端的硬化骨质，直至有出血处为止。如骨缺损不多，且在下颌角处，可使两断端直接接触。更理想的是将骨纵行劈开，连同附着肌肉滑动，与前骨断端相接，正中部的骨不愈合更适用此法，或可用自体骨松质移植。在缺损较大者，应以骨松质移植，或植骨。

近年来，有不少报道用电流刺激促进骨愈合，效果良好。但应强调，严格操作，避免失误，预防产生骨不愈合，是更为重要的。

3.骨折错位愈合

下颌骨骨折后如发生错位愈合，其严重后果为咬合错乱及因咬合错乱而引起的一系列问题。

（1）下颌骨骨折后错位愈合均为处理失误所引起，引起的原因如下。①不完全的复位固定：骨折必须准确复位，准确复位的标准是恢复骨折前的咬合情况。应注意，是恢复骨折前的咬合，如骨折前已有错𬌗，不可试图在治疗骨折时矫正。复位后，骨折处的固定必须充分，以避免因剪力（最常出现的情况）而引起骨折段的移位，发生错位而愈合。②不充分的下颌制动：骨折处复位后，下颌骨必须有充分的制动，而且要维持一定时期。如采用带挂钩的金属牙弓夹板及颌间固定治疗，此夹板应牢固地固定于牙弓上，颌间固定亦应有足够力量。在无牙颌，骨折片的垂直向移位，在有牙颌，骨折片的𬌗向舌侧旋转移位，是造成错位愈合的最常见原因，应在治疗过程中细心观察并矫正。在有条件的情况下，最好采用重建接骨板固定。③直接有害因素：最重要的是感染。在整个治疗过程中皆应重视并预防，如早期应用抗生素，保持口腔卫生等。

以上三种因素，可单独作用，也可综合作用而产生不利结果。

（2）预防错位愈合极为重要。在整个治疗过程中都应避免处理上的失误。例如，开始检查时，即应注意骨折片的移位情况，如骨折片的动度、骨折线对移位是有利的或不利的、有无足够数目的坚固牙齿用于固定、口腔卫生状况等，以正确地选择复位固定方法。如骨折片移位用弹力牵引复位，在复位后应加强力量以固定之，或换用钢丝结扎固定。如仍用橡皮圈固定时，需注意观察因弹力关系引起的牙齿松动或使牙弓上的夹板移位。需要时，应取印模，研究骨折前的咬合情况。在整个疗程中，对复位、固定、下颌制动、咬合情况等必须仔细观察，及时矫正出现的问题。

小的咬合错乱，用调𬌗或小型修复体可以矫正。严重的咬合错乱，可用正畸方法调整；或用外科方法治疗，包括正颌外科方法、矫正骨折不愈合的方法等。

（苗兴强）

第二节　上颌骨骨折

上颌骨骨折可单独发生，但多数为与相邻组织同时遭受损伤。

一、概述

(一)应用解剖

上颌骨附着于颅底，严重的上颌骨创伤常伴有颅脑损伤或颅底骨折。上颌骨为面中部的主要骨骼，并参与鼻、眶、腭等部位的构成。上颌骨与颅底所构成的拱形结构对垂直方向的创伤力量有较强的抗力，但对通常引起上颌骨骨折的水平方向力量，抗力较弱。

儿童的上颌窦小，尚未完全形成。生长发育过程中，上颌骨向其各方生长，上颌窦位置逐渐下降。故儿童期间，上颌骨中空的结构尚未形成，与成人比较，更接近于实体结构，对侧方的打击力量有较强的抗力，这是儿童上颌骨骨折较少发生的原因之一。

上颌骨上附着的肌肉虽多，但弱小无力，且多止于皮肤，对骨折片移位的作用不大。仅翼内、外肌较强，能牵引上颌骨向后向外，但上颌骨这种类型的移位，可能是最初的打击力量加于骨上所致，而不是由肌肉牵引的作用引起。曾有报道认为，腭帆张肌能牵引两侧咽鼓管彼此靠近，引起浆液性中耳炎。

上颌骨的血液主要来自上颌动脉，血运丰富，故创伤后的骨坏死少见，但出血较多。

由于泪沟之一部分为上颌骨，故可伴发鼻泪管系统的损伤。上颌骨骨折累及筛板、额窦、筛窦、蝶窦时，可发生脑脊液漏。

面中 1/3 骨折常为面部遭受钝性打击力量而致。骨折片移位的程度及方向主要受打击力量的程度、方向和受力点的影响。组织的抗力和受力区横断面的情况也起一定作用。上颌骨前壁是较薄弱的部位，如打击力量为前后方向，则上颌骨骨折的移位为向后向下，形成上颌后退及开㧟。肌肉牵引在这种移位中的作用很小。力量作用点的高低直接影响骨折发生部位的高低。锐器打击多引起单独的局部骨折。如力量由上方而来，主要承受处为鼻梁部位，由于上颌骨与颅底间的结合，为由上向下及后方，约呈 45°角，上颌骨将向下及后方移位，形成与颅底分离的骨折。由下方而来的力量，如经由下颌传导，可引起上颌骨的锥形骨折(Le FortⅡ型骨折)及腭部骨折，同时有下颌骨正中部及髁突骨折。侧方的打击能引起很多种类型的骨折，可发生侧方移位及反㧟畸形，而颧骨亦常受累。

(二)上颌骨骨折的类型

最常使用的上颌骨骨折分类是 Le Fort 分类。1900 年，Rene Le Fort 在尸体标本上进行实验，研究上颌骨骨折。从不同方向以重物击于头部。在部分颅骨的后方置一板支持头部，头部其他部位则悬空，无任何支持。Le Fort 发现，受打击的区域与骨折的性质有密切关系。由于这些骨折可以在实验中重复制出，Le Fort 在 1901 年发表了上颌骨折的骨折线，即现在常用的 Le Fort 上颌骨骨折的分类(图 3-3)。

Le FortⅠ型骨折的骨折线经过鼻底、上颌骨的下 1/3、腭及翼板，为低位水平骨折。

Le FortⅡ型骨折即锥形骨折，骨折线通过额突的较薄处，向侧方延伸，经过泪骨、眶底、颧上颌缝、眶下孔、上颌骨侧壁、翼板，进入翼上颌凹。此型骨折最常见。

Le FortⅢ型骨折即颅面分离，或称高位水平骨折，骨折线通过鼻额缝，横越眶底，经颧额缝及颧弓，使面中 1/3 部与颅底完全分离。

上颌骨正中或正中旁垂直骨折的发生率大约占上颌骨骨折的 15%。它多与 Le FortⅡ或Ⅲ型骨折同时发生，并向后通过腭骨。

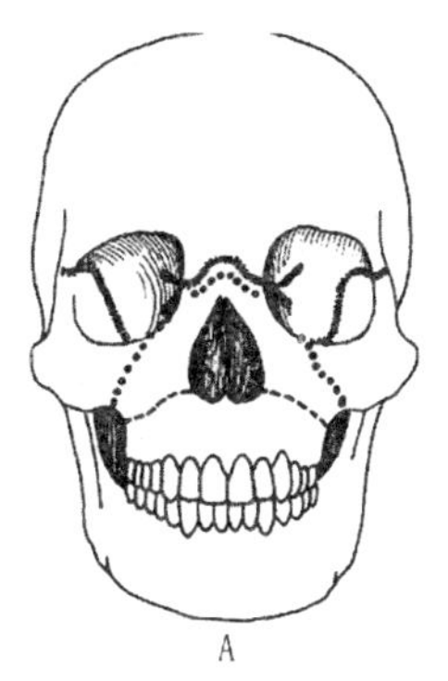

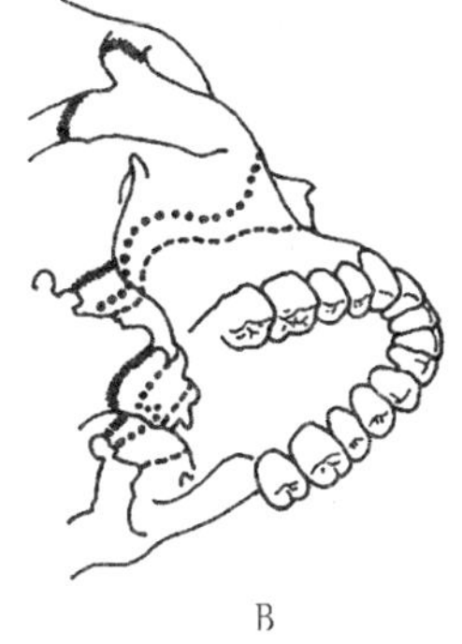

图 3-3　上颌骨 Le Fort 骨折

A.正面观；B.侧面观

(三)检查及诊断

经过急救处理后，应着手颌面部的检查。注意有无鼻出血、瘀斑、肿胀、明显的移位或面骨的偏斜，使患者的正常形象改变。上颌骨的向后移位产生面中部扁平外形或面中部后缩，称为"盘状面"。如有向下移位(常见)，则面中部变长，磨牙有早接触而前牙开𬌗。Ⅱ型及Ⅲ型骨折时，眶周有肿胀及瘀斑。也可有明显的结膜下出血。由于打击力常为钝性，故广泛的面部撕裂伤较少发生。

必须触诊面部，以检查有无活动性、骨擦音、阶梯状骨畸形及软组织感觉异常。助手固定头部，以拇指及其他手指紧握牙弓以摇动上颌骨，可试出上颌骨是否活动。但如打击力量为向后向上，上颌可向上后"嵌入"，此时，上颌骨无活动性。

由于上颌骨骨折常累及鼻骨及其支持组织，故应由外部及内部仔细检查鼻的损伤情况。在Ⅱ型骨折中，鼻骨常有活动性并易被移位。鼻黏膜有无损伤亦应查明。注意有无鼻中隔的偏移或撕裂伤。

检查口内有无黏膜撕裂、黏膜下瘀斑、牙齿情况和上牙槽骨及腭的完整性。腭骨如断裂并分离，则牙槽部亦有撕裂及分离。有无磨牙的早接触及前牙开𬌗。如上颌骨有侧方移位，则有反𬌗或腭部骨折。

注意有无脑脊液鼻漏或耳漏。

检查初步结束并建立初步诊断后，应拍摄 X 线片进一步加以证实。

二、低位上颌骨骨折

上颌骨骨折因致伤力量的大小、方向和承受部位的不同，加上面中部的结构复杂，故骨折的类型也多种多样，典型的 Le Fort 骨折线少见。以下将分别以上颌骨下部骨折及中、上部骨折为题叙述。

上颌骨下部骨折可以是横行的、垂直的或为某一段的，可以是单发的，也可与其他部位的面骨骨折同时发生。此部骨折的类型大致如下：①水平骨折；②Le FortⅠ型；③Le FortⅠ型的变异型；④垂直骨折；⑤腭部骨折；⑥段性骨折；⑦牙槽骨骨折；⑧综合性骨折；⑨与 Le Fort 其他类型相伴；⑩复杂的、全面骨的或粉碎性的骨折。

(一)Le FortⅠ型骨折

在 Le Fort 的研究中，以此型的骨折线最为恒定，只有翼板处的折断水平有时变异。双侧的

Ⅰ型骨折多为从正前方而来的致伤力加于上唇部相当前鼻棘或其稍下处引起。骨折线开始于梨状孔的下缘，在致密的鼻棘骨的上方，向后水平进行，经尖牙凹，在第一磨牙处为此骨折线的最低部位，在颧突之下，然后再稍向上越过上颌结节，到达翼板上 2/3 与下 1/3 交界处，即翼上颌裂的基底处(图 3-4)。上颌窦的内侧壁亦在相应水平折断，再向后通过翼内板(图 3-5)。多数情况下，鼻中隔软骨脱位，犁骨或与软骨分离，或沿鼻底折断。有时，由于致伤力、骨重力及翼肌的牵引，骨折片有一定程度的向后向下移位。

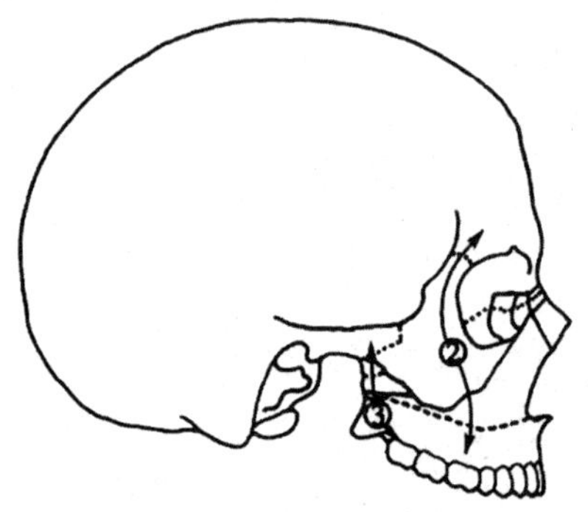

图 3-4　上颌骨骨折侧面观

虚线示 Le FortⅠ型骨折；实线示 Le FortⅡ型骨折；点线示 Le FortⅢ型骨折；②及③表示上颌骨侧方拱托处(即加固处)

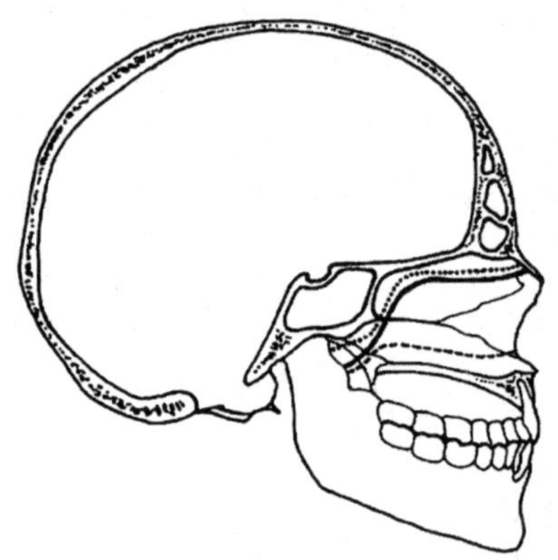

图 3-5　上颌骨骨折线通过鼻中隔及翼内板的部位

虚线示 Le FortⅠ型骨折；实线示 Le FortⅡ型骨折；点线示 Le FortⅢ型骨折

详细询问病史，细心检查，结合 X 线片观察，本型骨折的诊断不难。

致伤力的大小及性质、速度、作用时间、方向及角度、受力部位等，可为诊断提供重要线索。

可能出现的症状有从鼻或口腔的出血、牙齿咬合异常、咀嚼时疼痛、吞咽时上颌有活动、牙关紧闭、鼻塞、吞咽困难、上呼吸道阻塞症状。

可查出的体征有上唇撕裂伤、上前牙松动或折断、上颌下部不对称、错𬌗、上颌下部活动、龈颊沟瘀斑及压痛、可触知的骨折线、鼻中隔撕脱或脱位、面部轻度变长、口咽部水肿及血肿等。

如患者情况许可，治疗最好在伤后数小时内进行，否则，做暂时颌间固定。4～5 天后，待水肿消退，再治疗。

颌间固定(复位及建立伤前咬合关系)是常用方法。如骨折片嵌入，可以颌间弹力牵引复位后再固定。颌间固定后，应再加头颏辅助固定。如上颌骨向侧方偏斜，颌间牵引复位有困难，应尽早采用开放复位和坚强内固定。

（二）腭正中或正中旁骨折

骨折线通常位于正中旁，距中线 1 cm 的范围之内。因犁骨使正中部位加强，外侧则有牙槽骨加强，故正中骨折少见，骨折大多在正中旁。由于伤时腭部裂开及致伤力的打击，上唇可陷入并被夹于腭部裂开处。表面黏膜有线形瘀斑，骨折线可触知。腭部两半可单独活动，用手指触诊腭部，可感知腭部裂缝或骨台阶。如裂隙较宽，可造成腭黏膜和鼻底黏膜裂开，形成“创伤性腭裂”。

治疗时常采用手法复位后颌间固定。此类骨折如果是从颅底延续下来，常常出现重叠嵌顿，单纯用颌间牵引有时很难复位，可以借助正畸矫治器复位，或直接开放复位。

（三）节段性上颌骨骨折

节段性上颌骨骨折是指上颌骨某一部分的骨折或牙槽骨骨折。查出此类局部的损伤并将其固定有利于恢复功能。视诊及触诊检查常可正确诊断本类骨折。治疗时应先将折断移位的牙槽骨复位并固定。

此类骨折可单独发生。在 Le Fort 型骨折中，约有 1/5 的病例伴有此型骨折。

（四）儿童期的上颌下部骨折

典型的儿童期上颌下部骨折少见，其原因前已述及。较多见者为局部骨折及青枝骨折。诊断较困难，因迅速发生肿胀，不易检查。未萌出的牙齿也使 X 线片上的骨折线不易查出。仔细询问病史及检查有助于诊断。

发生于幼儿的无移位骨折，以绷带或头颏（头帽及颏托）固定即可。

混合牙列期的骨折，如有移位，应在复位后以弓杠或铝丝弓栓结于牙弓或用正畸方法，如儿童能合作并耐受，做颌间固定。否则，可在梨状孔两侧钻孔，以钢丝通过上颌弓形夹板悬吊固定。

三、上颌骨中部及高位骨折

Le Fort 虽将骨折分为 3 型，但典型的骨折线在临床甚为罕见，而较常见者为各型的结合，例如，一侧为Ⅱ型，另一侧为Ⅰ型等。

结合病史、临床及 X 线检查多能确定诊断。患者常有前牙开𬌗，后牙向下移位。严重者因咽部水肿及血肿，以及腭部向后下移位，可发生呼吸道阻塞。

临床检查可发现明显错𬌗、上颌后退、前牙开𬌗，患者有特征性的面部变长。唇颊沟触诊可探出骨折的锐利边缘。表面黏膜有瘀斑、水肿，甚至有撕裂。受累软组织有肿胀或有气肿，表明有腔窦处骨折。

Ⅲ型骨折时，颧骨有移位。Ⅱ型骨折时，眶下缘处可触知骨折部呈阶梯样，并可有眶下神经分布区感觉异常。

应投照 X 线片，包括拍摄各面骨、头颅、颈椎。由于中高位上颌骨骨折常常波及颧骨和眼眶，且结构重叠，采用通常 X 线片很难明确骨折移位方向、移位程度，以及眶底和眶尖的破损情况，所以最好做 CT 检查和 CT 三维重建以便准确指导治疗。

大多上颌骨中高位骨折很难通过闭合方法得到有效复位，而且固定也不稳定。以往的做法是在颌间固定的基础上，增加骨间结扎或钢丝悬吊。实际上，中高位上颌骨骨折或多或少都伴有颅脑损伤，开放固定也要求在全身麻醉下进行，无论伤后或术后都不允许颌间固定。目前做法是更多地采用解剖复位和坚强内固定。复位的同时，应同时复位鼻骨、鼻中隔，并积极探查眶底，及时纠正复视和眼球内陷问题。

对于上颌骨同时伴发下颌骨和颧骨骨折并有移位时，我们主张从两头向中间复位，即先下，复位下颌骨，拼对𬌗关系，通过颌间固定复位上颌骨，使上下颌骨形成一个整体；再上，通过颅骨连接颧额缝，复位颧骨；最后是中，将颧骨和上颌骨自然合拢，在颧牙槽脊、梨状孔处用小型接骨板连接固定。

四、并发症及后遗畸形

面中部骨折愈合不良将带来功能及美观问题，需再次矫正。再矫正畸形及恢复功能是相当困难的，而这些问题，绝大部分是处理失误所致，故在处理过程中应力求正确，并时时检查纠正。由于血运丰富，上颌骨骨折不愈合仅偶尔发生。发生的问题多是复位不准确、固定不稳，因而产生错位愈合。治疗迟延也是原因之一，由于外伤严重，需等待患者情况稳定而使治疗迟延是主要原因。当然，诊断不准确而未及时治疗也是一原因。

治疗中，建立上下颌的咬合关系至关重要，忽视此点将产生咬合紊乱，矫正甚不易。在治疗原则上，应先恢复伤前的咬合关系，再将其悬吊固定(恢复垂直距离关系后)。此原则必须遵循并在治疗过程中定期检查，以纠正发生的问题。

后遗畸形主要来自错位愈合，常见者有错𬌗、鼻部扁平或偏斜、颧部塌陷等，可单独发生，也可混合存在。最严重的是“盘状面”畸形，由于面中部后退引起，由侧面看，面中部凹陷，垂直距离加长，并有Ⅲ类错𬌗畸形。

面中 1/3 骨的后移多由致伤力量引起。面骨与颅底构成角度约为 45°，致伤力使面中 1/3 骨沿颅底平面向后向下，致使面部变长，上颌等后退而面中 1/3 扁平，咬合紊乱。治疗时，必须将此种关系恢复正常。

错𬌗畸形可能为牙源性，即因牙有脱位而未复位，或牙缺失而邻牙移位等引起，矫正较易；或为骨源性，由骨错位愈合而产生。

面中 1/3 骨骼与颅底及咬合面约构成 45°角，由前方而来的致伤力可使面中 1/3 诸骨沿此斜面向后下移位；如发生粉碎性骨折，悬吊法有使面中 1/3 缩短之倾向。

骨源性错𬌗畸形的诊断应依靠上下颌解剖关系的检查、咬合模型研究、牙及面部 X 线片检查、头影测量分析等，应做面形分析，以决定面中部有无因骨错位愈合而产生的畸形。上唇后退、鼻棘突后陷及鼻小柱退缩，提示上颌下部后缩(当然有错𬌗畸形)。Ⅱ型及Ⅲ型骨折后遗畸形为面中部扁平等，已见前述。

错位愈合的矫正必须依靠准确诊断。矫正的主要目的是恢复伤前咬合关系，常需采用正颌外科方法做骨切开术，使上颌骨前移，同时也矫正了面中部的凹陷扁平畸形。

(苗兴强)

第三节 口腔颌面部软组织损伤

一、擦伤

常见于颜面部较突出的部位，如颏部、唇部、颧部、鼻尖、额部等处与粗糙面的物体呈切线方向摩擦，造成表皮层破损或脱落，甚至可深达真皮浅层。

（一）临床特点

创面表浅，常呈点状渗血或散在的小片渗血，有时可见淡黄色血浆渗出；创面常有泥沙或其他不洁物附着；创面如果仅累及表皮层，仅有轻度疼痛。真皮层暴露者，则有明显的灼痛。

（二）治疗原则

主要是尽早彻底清创。彻底清除创面内的泥沙等污染物，创面暴露，保持干燥，数天内可自行愈合。真皮层暴露者，渗血和血浆渗出较多，可在创面覆盖一层凡士林油纱，然后敷料包扎可减少创面感染机会。油纱的凡士林不宜过多，应使网孔有良好的通透性，使创面的渗出物容易渗到外层敷料中，利于创面干燥，避免感染。如果创面已感染，则需用高渗盐水湿敷，湿敷时局部辅以抗生素，有利于控制局部感染。

对擦伤创面污染物的清除，一般使用生理盐水冲洗和擦拭，对泥土、砂粒等容易清除。但煤渣等有色异物被清除后创面有可能被染色，污染时间越久，染色越深，如不在清创中予以清除，则愈合后常遗留皮肤色素，严重影响容貌。对已染色的浅层组织，采用打磨皮肤的金刚砂打磨器磨去染色组织，可减少伤口愈合的色素沉着。如果擦伤创面是非水溶性的油泥等，则需用乙醚、二甲苯、丙酮等有机溶剂，方可去除油腻污染物。

二、挫伤

颌面挫伤多由钝器直接打击或因跌倒撞击于硬物所致的闭合性损伤。表面皮肤完整，但深部皮下组织内小血管、淋巴管破裂，引起深部组织内渗血，形成皮下瘀斑或血肿。严重的挫伤可累及深部的肌肉、骨膜和关节，可伴发骨折。

（一）临床特点

较浅的淤血和血肿可引起皮肤变色、局部肿胀和疼痛。皮下瘀斑早期呈暗红色或青紫色，随着淤血的分解和吸收，皮肤颜色逐渐变为浅黄色，一般在伤后2～3周可恢复正常的肤色。

局部的肿胀和疼痛与挫伤部位的组织质地有关。眼眶周围和面颊、颧部组织疏松，组织肿胀明显，但疼痛较轻；而额部挫伤时，肿胀虽不明显，但胀痛较甚。

口底血肿常使舌根部后移，而出现上呼吸道梗阻，具有高度的危险性。多见于口底软组织挫伤。当口底软组织损伤伤后出现呼吸困难，应高度警惕口底血肿的可能，应尽快作出诊断和处理。

颞颌关节常在下颌骨遭受暴力后出现组织挫伤，引起关节囊内或囊外渗血，可出现关节区压痛、自发痛、张口疼痛、张口受限甚至错𬌗。囊内血肿时，关节区肿胀不明显，但疼痛明显。

(二)血肿的转归

当深部组织内较大血管破裂时,大量血液聚积在局部形成血肿。血肿可以向多个方向转化:①较小的血肿,被组织内吞噬细胞等吞噬、分解,最终被完全吸收,血肿消失。②较大的血肿不容易被完全吸收,周围血管、成纤维细胞长入,血肿机化,最终形成瘢痕结缔组织。③血肿如果长期存留,容易继发感染,形成脓肿。④少数血肿中心液化,发生囊性变。⑤如果是颈部大血管破裂形成的血肿,破裂口不易闭合,可形成假性动脉瘤或动静脉瘘。

(三)治疗原则

早期止血,止痛,预防感染,消除血肿的压迫症状;后期促进血肿吸收和功能恢复。

挫伤后早期应冷敷,使组织内小血管收缩,减少渗血和组织水肿。如有血肿形成,应加压包扎,可压迫止血和使组织内渗血局限化。较大的血肿,多不能自行吸收,应使血肿尽量缩小:可在无菌条件下用粗针穿刺,将血肿内未凝固的血液(多混有淋巴液、组织液)抽出,使血肿变小,利于血肿的分解、吸收。较小的血肿即使不能全部吸收,机化后形成的瘢痕也较小,对功能的影响也较小。抽吸时,负压不宜太大,否则会使栓塞的小血管栓子脱落,再次出血。如果血肿大,为了避免机化后形成大块瘢痕,影响面部表情肌活动或张口,可手术切开、清除血凝块,消除血肿,关闭深部无效腔;口底血肿或颈部大血肿,容易造成呼吸道受压引起窒息,应手术清除血肿;血肿感染,形成脓肿,也应切开引流。

挫伤后期,渗血停止,则宜改用局部热敷、理疗,可促进血液循环,利于血肿的分解、吸收。中医采用活血化瘀、消肿原则,内服外敷,对挫伤有较好的疗效。

颞颌关节的挫伤,如关节囊内积血,一定要抽除积血,防止血肿机化,继发关节强直。如果仅为关节软组织肿胀、疼痛,无明显积血,可佩戴磨牙𬌗垫,或在磨牙区垫 2～3 mm 厚橡皮垫,辅以颅颌弹性绷带,可使髁突下移,达到关节减压、疼痛减轻的目的。张口训练对防止关节囊内血肿继发关节强直,有重要作用。应在伤后 10～15 天,即开始进行张口训练,并配合关节区热敷、理疗,促进关节囊内积血的吸收。

三、挫裂伤

多见于较大力量的钝器打击,引起皮肤和皮下深层组织开裂。

(一)临床特点

创口不整齐,创缘常呈锯齿状。深部创面可有缺血坏死组织。

(二)治疗原则

充分清洗伤口,彻底止血,修剪创缘。剪去已经坏死的组织,分层缝合时,应避免在深部留下无效腔,皮肤创缘准确对位缝合。如伴发骨折,应同时处理。

四、切割伤

由刀或玻璃等锋锐器械造成的开放性创伤。

(一)临床特点

创缘整齐,一般无组织缺损,创面污染较小。可能伤及深部的知名血管,引起大量出血,如果面神经切断,则造成面瘫。

(二)治疗原则

清创后,对位缝合。对切断的知名血管,应予以结扎止血,切断的神经也力争一期吻合。

五、刺伤

(一)临床特点

软组织被尖锐、细长的物品刺入，形成入口小，伤道窄而深的创口。常常是非贯通伤，部分为贯通伤。伤道常与口腔、上颌窦、鼻腔、眼眶相通，甚至可深达颅底。与窦腔相通者，容易继发感染。玻璃、木片等易碎物品，在伤道深部容易折断并残留在组织内。

(二)治疗原则

彻底清除伤道内的污染物，特别留意探查伤道深处有无异物。如有应尽量取出，必要时可扩大创口，取出异物。同时，要避免对邻近重要血管、神经的损伤。

由于伤道深部无效腔不易缝合而消除，应常规放置引流条，防止深部积液，积血，继发感染。

创口缝合后容易造成深部的厌氧环境，利于破伤风杆菌的滋生、繁殖，应常规预防性给予1 500 U的破伤风抗毒素或破伤风免疫球蛋白。

小儿常将筷子、匙子或其他棒状物含于口内，跌倒后造成腭部穿通伤，多见于硬腭后缘的软腭穿通，一般无组织缺损。可在基础麻醉下用粗针、粗线，行软腭全层贯穿缝合，2～4 针即可。

六、螫伤

颌面部处于暴露部位，容易被蜂类、蝎子等昆虫的毒刺刺伤，毒剂携带的毒素使局部红肿明显，疼痛剧烈。

处理方法是取出毒刺，中和毒素，消肿止痛。中和毒素常用 5%～10%氨水涂抹患处。用5%～10%普鲁卡因做螫伤周围环封，有良好的消肿止痛效果。

七、咬伤

见于野生动物(如熊、狼)和家庭宠物如(狗)咬伤，偶也可见于人咬伤。

常造成颌面部大块组织的撕脱和组织缺损，特别是突起部位，如鼻、耳、唇部的缺损。此类伤的创面污染重，容易感染。

处理时，应彻底清创。组织缺损不严重者，应尽量拉拢缝合，缝合时针距宜宽，利于创口分泌物引流，必要时可置放橡皮引流条。组织缺损较大，创面暴露，污染较轻者，可立即游离植皮，覆盖创面；暴露的骨创面或污染重的软组织创面，先用抗生素生理盐水湿敷，控制感染，待新鲜肉芽组织生长后，再植皮。

鼻、唇、外耳等缺损，若无法即刻修复，一般行二期整复。

狗咬伤应预防性注射狂犬疫苗。

八、撕脱伤

多见于工伤中长发辫卷入机器，或车祸中车轮旋转或拖拉，使大块头皮撕脱，严重者连同额部、眉毛、耳朵及部分面颊部组织一并撕脱或撕裂。

撕脱伤的伤情重、出血多、创面广，常伴骨面裸露甚至骨折。容易发生创伤性休克和继发感染。

撕脱伤应尽早清创，防治休克。如果撕脱组织有蒂时，应立即复位、缝合；如果有可供吻合的大血管，完全撕脱的组织也可复位缝合；如果撕脱组织中主要血管挫伤严重，不能吻合，或估计吻合后容易出现栓塞者，在伤后6小时内，将撕脱皮肤保留，修剪成全厚或中厚皮片后再植。如伤口超过6小时，撕脱皮肤不能再植，应在控制感染的基础上，尽早植皮，覆盖创面。

九、热灼伤

颌面部处于暴露状态，容易遭受火焰等烧伤，面部也容易被沸水、高热油等烫伤，偶可见放射线、电流引起的灼伤。

（一）烧伤深度的估计

三度四分法是临床上普遍采用的方法，主要依据组织学层次进行深度划分。

1.Ⅰ度烧伤

Ⅰ度烧伤只伤及表皮中、浅层，主要累及颗粒层及其浅层，有时可伤及棘层，但生发层完好，上皮再生能力强。

Ⅰ度烧伤又称红斑性烧伤，烧伤处皮肤发红、肿胀，但无水疱。局部干燥，有明显的烧灼痛。

通常3～7天后，皮肤的红肿逐渐消退，转为淡褐色。表皮皱缩、脱落，露出红润光滑的上皮面，有时可有浅淡的色素沉着，但在短期内可恢复正常肤色。皮肤去屑后不会留下任何瘢痕。

2.Ⅱ度烧伤

Ⅱ度烧伤伤及真皮。

浅Ⅱ度烧伤仅伤及真皮乳头层。由于生发层大部受累，上皮的再生有赖于残存的生发层及皮肤附件，如毛囊、汗腺管上皮。上皮再生稍慢，但多能在1～2周左右痊愈，不留瘢痕。

浅Ⅱ度烧伤后，很快在患处形成大小不等的水疱，水疱饱满、突起，内含淡黄色清亮液。创面水肿，疼痛剧烈。若无感染，1～2周左右自愈，不留瘢痕，但常有较深的色素沉着，以后逐渐消退。

深Ⅱ度烧伤伤及真皮深层的乳头层全层，仅残留部分真皮和皮肤附件。真皮深层的网状层内残存的毛囊、汗腺、皮脂腺上皮增殖或形成上皮小岛，可再生上皮，不需植皮，创面可自行愈合。但在愈合过程中有部分肉芽组织形成，痊愈后多留有不同程度的瘢痕，但基本保存了皮肤功能。

深Ⅱ度烧伤时，患处肿胀最为明显。因坏死的表层组织较厚，不易形成水疱。形成的水疱也较小，较扁平，表皮白色或棕黄。将坏死表皮去除后，创面微湿红，或白中透红、红白相间。表皮渗液较少，干燥后可见蜘蛛网状血管栓塞。若无感染，3～4周后可自愈。如继发感染，将导致残存的皮肤附件和上皮破坏，创面不能自愈，必须植皮，覆盖创面。

3.Ⅲ度烧伤

Ⅲ度烧伤伤及皮肤全层，真皮和皮肤附件全部毁损，而且可能伤及皮下脂肪、肌肉甚至骨面。皮肤全层及伤及的深部组织坏死、脱水形成焦痂，逐渐与正常组织分离后脱落。裸露的创面已无再生的上皮来源，仅在创面边缘有上皮。如果创面大，仅靠边缘的上皮生长、爬行，覆盖创面，十分缓慢，必须植皮方能愈合。如果创面不消除，大量肉芽组织生长，皮肤由瘢痕取代，将造成面部畸形和功能障碍。

Ⅲ度烧伤又称焦痂性烧伤。患处皮肤坏死呈灰白色、棕黄色，并逐渐脱水炭化。伤处感觉迟钝，疼痛消失。

（二）口腔颌面部热灼伤的特点

（1）口腔颌面部组织疏松，血运丰富，创面肿胀明显，渗出液多。一般在24小时内水肿逐渐加重，48小时达高峰。深度烧伤时，肿胀向深部扩张，可压迫呼吸道引起上呼吸道梗阻；小儿深度烧伤后早期即可引起脑水肿。一些严重烧伤病员，在伤后 2～3 天内为水肿高峰期，此时应高度警惕脑水肿造成的脑疝，病员常因中枢性呼吸、循环功能衰竭而死亡。

(2)颜面部烧伤时，常伴热空气吸入，造成呼吸道热灼伤。呼吸道黏膜水肿，呼吸道变窄，黏膜上皮大量分泌液体，纤毛运动障碍，咳嗽反射减弱或消失，造成分泌物堵塞下呼吸道。如有呼吸困难，应紧急行气管切开术。

(3)颜面部神经丰富，伤后疼痛剧烈，应给予镇痛、镇静药物。

(4)颜面部高低不一，热力作用的强度不一，烧伤的深度常不相同。一般来说，面部较突出的部位受伤较重，如鼻、唇、颧部、外耳等。具体的深度判断应根据临床表现予以鉴别。

(5)颜面部血运丰富，抗感染力强，修复能力强。创面痂壳剥脱分离早，愈合快，即使是深Ⅱ度烧伤，也可获得痂下愈合。

(6)由于毛发及五官分泌物的存在，容易污染，感染机会较大，应加强护理，及时清除分泌物，进食时避免食物污染创口，保持创面清洁，减少污染。

(7)深度的颜面部烧伤后，患处遗留的瘢痕挛缩会造成明显的面部畸形及功能障碍。如小口畸形、唇外翻、睑外翻、张口受限、假性关节强直、颏颈粘连等。因此，面部烧伤不仅要求创面修复，还要最大限度地防止容貌毁损及功能障碍。

(三)烧伤创面的处理

常用的方法主要有早期清创术、暴露疗法、包扎疗法、切痂疗法和植皮术。对治疗方法的选择，应遵循以下几条原则：①能够保护创面，对创面无损伤。②形成一个促进创面愈合的局部环境。③减轻疼痛。④减少细菌污染，防止创面感染。⑤尽早去除创面已失活的组织。

1.清创术

主要清除创面的污染物、异物和失活组织。

现多主张简单清创，因为彻底清创不可能使创面无菌，反而有可能加重局部创伤，甚至促进休克的发生发展。

清创前应先剪去创面周围毛发。用肥皂水或有机溶剂清洗创面周围健康皮肤，再用 1‰新洁尔灭或 0.5‰氯己定反复冲洗创面，冲不掉的污染物可用棉球轻轻擦拭，最后再用生理盐水冲洗创面。

创面的小水疱无需处理，大水疱可用消毒针刺破，行低位引流，保留水疱皮。如果水疱已感染化脓，则应去除水疱皮。

深度烧伤坏死的皮肤，在早期与深部相连，应在 2 周左右时再行切痂术。

2.暴露疗法

将创面直接暴露在空气中，让创面干燥，造成一个不利于细菌生长繁殖的环境。该法可以预防和控制感染，抑制焦痂液化和糜烂。

将伤员置于清洁、空气流通、室温 30 ℃左右的环境内。创面完全暴露，保证创面的清洁、干燥和无感染。应及时清理创面渗液和分泌物。为促进创面干燥可用烤灯照射。创面可涂擦磺胺嘧啶银或吡咯酮碘等不易被创面吸收、抗菌效果好、毒性小的药物。中医学中的虎杖液、紫草油、猪油等具有良好的镇痛、消肿、收敛、干燥创面的作用，可一天涂布数次。

行暴露疗法时，应做好创面与周围环境的消毒、隔离工作。及时更换无菌单，避免交叉感染。

暴露疗法适用于颜面部不易包扎固定部位的各类烧伤，但不适用于不合作的婴幼儿及昏迷病员。

3.包扎疗法

包扎疗法是用敷料对创面进行包扎、封闭、固定的一种方法。它可以保护创面,减少外界对创面的刺激,减少外界细菌对创面的污染和侵袭。包扎和封闭、固定给创面提供了细胞生长的良好环境,有利于创面愈合。常用于烧伤病员的转送、婴幼儿及不合作的烧伤患者、较严重的深度烧伤。

但包扎疗法不适于严重污染的创面,因为封闭的内环境有利于细菌滋生繁殖。

包扎方法:内层敷料可用少油的、网眼适当的凡士林纱布,也可以用抗生素盐水纱布或干纱布。外层敷料要有足够的厚度,应>1 cm,以保证敷料不被渗出液浸透。宽度要超过外缘至少5 cm。包扎压力要适中,应露出口、眼、鼻。

如果外层敷料干燥,创面无感染征象时,可2～5天交换敷料1次。如敷料已浸透后,则应及时更换,如果患者自诉创面跳痛,敷料有臭味,体温升高,白细胞计数升高,提示有创面感染,应及时更换敷料或换用其他疗法。

4.焦痂切除术

就是采用手术的方法切除焦痂。它与植皮术联合应用可缩短疗程,减轻感染,加快创面愈合。Ⅲ度烧伤后,皮肤坏死、脱水形成焦痂,小片的焦痂可自行剥脱,但大片的焦痂剥脱很慢,痂下积聚的分泌物不易清除,容易继发感染,出现痂下积脓,常需手术切除焦痂。切痂术是大面积深度烧伤救治成功的关键。Ⅲ度烧伤的创面,多数不主张早期切痂,因早期深度不易分辨,切痂平面不够清楚,容易造成切除过多,增加组合缺损。加之面部血液循环丰富,出血较多,宜在伤后2周左右行切除术。近年也有人主张早期切痂后植皮,认为这样可减少瘢痕形成和功能障碍。一旦焦痂开始分离,应迅速切痂或剥痂,然后植皮,消灭创面。

5.植皮术

深度烧伤创面,无上皮细胞覆盖时,靠纤维结缔组织增生修复创面,伤后的瘢痕挛缩将导致严重的面部畸形和功能障碍。游离植皮,可从远处提供上皮细胞,加速创面的上皮覆盖,促进创面愈合。而且,暴露的创面植皮后,渗出减少,感染也减少,游离植皮术在烧伤治疗中广泛应用于创面的关闭治疗。

颜面部Ⅲ度烧伤创面的植皮多采用中厚皮片游离移植,可获得较高的存活率,皮肤又能有较好的质地、颜色和功能。

颜面部烧伤伤员应尽快脱离致伤现场,迅速扑灭身上的火焰;迅速把烧伤部位浸入20 ℃左右的水中可减轻热灼伤的损害,并做简单包扎后送医院。

在医院内行简单的清创术后,根据伤情确定进一步治疗方案。创面多采用暴露疗法,并配合镇静、止痛、抗休克、抗感染治疗。

对烧伤病员感染的预防和控制非常重要。如果继发感染即使是浅Ⅱ度烧伤甚至Ⅰ度烧伤,都可能留下瘢痕或明显的色素沉着,影响面部的外形和功能。

颜面部遗留的烧伤瘢痕,一般应在伤后6～12个月时,待瘢痕软化,改建停止后,再进行整复手术。但如果是眼睑外翻者,因角膜长时间暴露易引起暴露性角膜炎,角膜会逐渐混浊,甚至失明。应及早松解瘢痕,保证眼睑闭合。严重的小口畸形影响进食或张口者,也可早期行口裂开大术。

十、化学性灼伤

颜面部处于突出暴露部位，日常纠纷中的毁容事件，屡屡发生，常用酸、碱等高度腐蚀性化学物质，造成颜容毁损和严重口腔、咽部、食物的灼伤。化学工厂的工伤事故也容易造成头颈颜面等暴露部位损伤，高浓度的化学气体经呼吸道吸入会造成口腔黏膜和呼吸道黏膜的灼伤。战争中的化学武器，如芥子气、磷弹等也引起化学性灼伤。

(一)化学性灼伤的致伤机制

按化学物质对组织作用的性质可分为两类：组织凝固性物质和组织溶解性物质。

1.组织凝固性物质

组织凝固性物质主要有酸类，如硫酸、盐酸、硝酸、碳酸、草酸等和重金属盐，如硝酸银、氯化锌等。上述物质使组织蛋白凝固，组织脱水，创面迅速形成一层界限清楚的痂壳。凝固的蛋白限制了致伤物质向深部的侵蚀，因此酸灼伤的深度较碱灼伤浅。

2.组织溶解性物质

组织溶解性物质主要有苛性碱氢氧化钠和氢氧化钾等。碱类与组织蛋白结合，形成可溶性碱性蛋白化合物，与脂肪组织发生皂化反应，使细胞脱水坏死，形成不断向深部侵蚀的持续性损害，并在溶解组织的过程中产热，加重损伤。

化学毒性物质除了引起接触部位局部的损害，还可经损伤部位吸收，引起全身中毒反应和内脏器官(特别是具解毒排毒功能的肝脏、肾脏)的损害。化学灼伤患者的病死率明显高于一般烧伤患者，化学物质的全身毒性反应和内脏器官受损，是其中最重要的原因。尽早使用解毒剂和利尿剂，可减少中毒性肝炎、急性重型肝炎、急性肾衰竭的发生。大剂量给予葡萄糖、维生素 C，可减轻中毒反应。伤后尽早切除焦痂，利于化学物质的清除、减轻中毒反应。

(二)化学性灼伤的临床表现

不同的化学物质、引起的临床表现和全身中毒症状不尽相同，其表现及程度与化学物质的种类、浓度、剂量、接触时间、损伤部位等因素有关。

硫酸灼伤创面为黑色或棕黑色；浓盐酸灼伤创面为棕黄色，口腔黏膜则多呈浅绿色；硝酸灼伤创面多呈棕黄色或褐色。灼伤深度越深，痂色越深。

强碱灼伤创面多呈黏滑或肥皂样焦痂，基底潮红，较深，一般均在深Ⅱ度以上，疼痛剧烈。焦痂脱落后，创面深陷，边缘潜行，创面经久不愈。

(三)化学灼伤的急救

急救原则是尽快脱离致伤物质，立即大量流水冲洗。迅速查明致伤物质的性质，采取相应的措施，积极预防和治疗全身中毒等并发症。

不管是哪类化学物质引起的灼伤，均需在受伤现场使伤员脱离致伤物质，如果头发内和衣服上浸泡了液体，应迅速剪去头发，脱掉衣服，并立即用流动冷水冲洗患处，至少 30 分钟以上，碱性烧伤冲洗时间应更长，有人建议 24 小时冲洗，口腔黏膜冲洗后可用 1%普鲁卡因含漱。伤后的早期冲洗对减轻组织损伤非常关键，故应予以充分冲洗。

颜面部化学灼伤后，应常规检查有无眼部灼伤，并应优先冲洗，并在表面麻醉下仔细检查角膜和结膜表，彻底清除残留物质。

治疗时应查明致伤物质，可根据皮肤或衣服上的残留物予以分辨。仔细询问家属，核对盛装致伤物的容器，对致伤物性质的判明十分有益。另外，可结合创面局部的表现加以诊断。

确定致伤种类后，可选用相应的中和剂。

(1)酸性灼伤时，用1%～2%碳酸氢钠冲洗，或用肥皂水冲洗，中和创面的酸后，再用水冲洗；吞食强酸者，用0.5%～1%的碳酸氢钠冲洗口腔，但切忌吞入，忌用碳酸氢钠洗胃或用催吐剂，以免造成胃穿孔，可口服蛋清、牛奶、豆浆、氢氧化铝、凝胶等，保护食管和胃肠黏膜。

碳酸烧伤时，其腐蚀、穿透力较强，对组织有浸润性破坏。吸收后主要对肾脏产生损害。故抢救时先用大量流动冷水冲洗1小时以上，再用70%乙醇冲洗，或伤后用水或直接用酒精冲洗。伤后早期切痂，可减少局部吸收，减轻全身中毒和肾脏损害。

草酸灼伤后常形成粉白色顽固性溃疡。草酸吸收后与钙结合成草酸钙，使血钙含量下降。局部大量冷水冲洗后，应局部和全身使用钙剂。

(2)碱性灼伤时，可用食醋或2%～5%醋酸，柠檬酸冲洗，中和碱液。吞服强碱者，口腔黏膜灼伤可用较低浓度(0.5%～1%)的弱酸(醋酸、柠檬酸等)冲洗，禁忌洗胃和催吐，以防胃、食管穿孔。

生石灰烧伤时，用水冲洗前，应将石灰粉基本擦净，以免生石灰遇水后产热加重损伤。

磷灼伤常见于化工厂或战争中磷弹灼伤。一方面是由于附着颜面部的磷遇空气或受震动即可自燃；另一方面，磷燃烧生成的五氧化二磷可使组织脱水，而且后者遇水后生成磷酸，并产热使创伤加深。磷和磷化物还可经局部创面，迅速吸收，灼伤数分钟后即可进入血液和肝、肾等内脏器官，引起急性肝、肾衰竭。磷也容易蒸发，经吸入引起呼吸道灼伤。磷灼伤是热烧伤和化学灼伤的复合损伤，并伴广泛的全身器官的损害。

磷烧伤者，除立即用水冲洗外，应迅速清除磷颗粒。残存的磷颗粒遇空气易复燃，应避免与空气接触。未来得及清除的创面部分，不要暴露在空气中，可用数层湿布覆盖，并用湿布遮掩口、鼻腔，减少磷蒸气吸入造成的呼吸道灼伤。

清创时，用1%硫酸铜清洗，可产生磷化铜，呈黑色，便于清除干净。清除完毕后，再用清水冲洗，然后用2%～5%的碳酸氢钠湿敷，中和磷酸。4～6小时后，包扎创面。严禁用油脂类敷料包扎。因为磷在油脂内溶解后可加速其吸收。一般不采用暴露疗法，以防残存磷遇空气自燃。

全身中毒的预防在于局部的尽早尽快和彻底的清创，早期切痂，减少化学毒物的吸收。

对无机磷中毒的抢救，目前尚无较有效的办法，主要是对症治疗：应用大量葡萄糖和各种维生素，以及高热量、高蛋白饮食保护肝脏；及早利尿、碱化尿液，禁用损害肾脏的药物。

十一、冻伤

机体组织的冰点一般为－2.5～－2.2 ℃，依组织的种类和部位有所差异，皮肤开始冻结的温度约为－5 ℃。一般来说，当局部组织的温度降到冰点以下时，即可发生冻伤。冻伤常发生于身体暴露部位，特别是肢端或循环较差的部位，手、脚趾最多见，颜面部、鼻尖、外耳次之。

(一)冻伤的病理过程

1.生理调节阶段

局部低温，使血管收缩，血流减少，散热减少。短期收缩后，继发血管扩张，血流增加，以保障局部组织的血供。血管收缩与扩张，交替发生，每一周期为5～10分钟。如果持续局部低温，则局部血管持续收缩、痉挛，组织缺血，温度明显降低，引起冻结性损伤。

2.组织冷冻阶段

首先是细胞外液的水分结成冰晶体，并以此为晶核，逐渐增大，导致细胞外液电解质浓缩，细胞外高渗压使组织细胞脱水，细胞代谢紊乱，细胞膜破裂，细胞变性、坏死。血管内皮细胞和血管壁的破坏，血栓形成。微循环障碍，从而加剧了局部缺血和组织坏死。

3.复温融化阶段

即使在局部温度回升后，继发的微血管栓塞还会加重局部的微循环障碍，反而加速和加重了冻伤。有人认为，在一定条件下，冻伤组织的40%是组织冻结造成的原慢性损伤，60%是微循环障碍造成的继发性损伤。

（二）冻伤的分级

冻伤深度的划分基本同热灼伤。一般分4类。

Ⅰ度冻伤：仅伤及表皮。皮肤发红、肿胀，皮温升高。局部有麻木感，复温后搔痒、灼痛、无水疱。一般不做特殊处理，5～7天后自愈。

Ⅱ度冻伤：伤及真皮层。皮肤红或暗红，压之变白，继之血管迅速充盈，局部肿胀，疼痛明显。复温后12～24小时出现大小不等的浆液性水疱。5～7天后水疱逐渐吸收、结痂，2～3周后痊愈，可遗留浅瘢痕。

Ⅲ度冻伤：伤及皮下组织。皮肤青紫，明显肿胀，疼痛剧烈，数天后局部组织发黑坏死，缓慢脱落后，遗留明显瘢痕。

Ⅳ度冻伤：伤及肌肉甚至骨骼。同Ⅲ度，但程度更重多伴严重的全身症状。

耳、鼻冻伤时，其软骨对冷的抵抗力弱。在外部皮肤只有很小的损害时，就可能引起内部的软骨坏死，发生慢性软骨膜炎，软骨变形、收缩，导致耳、鼻畸形。

（三）冷冻的治疗应按以下原则进行

（1）迅速脱离寒冷环境，实施保温措施，防止继续受冻。

（2）尽早快速复温，用40 ℃温水打湿毛巾，局部热敷，持续20～30分钟。水温不宜超过43 ℃，严禁火烤、雪搓、冷水浸泡或捶打受冻部位。

（3）改善局部微循环，静脉滴注低分子右旋糖酐500～1 000 mL，持续7～10天。还可配合血管扩张剂，如罂粟碱30 mg，肌内注射，每6小时一次。

（4）局部保暖、涂布冻伤膏，Ⅰ～Ⅱ度冻伤，只做局部清洁和保暖。局部涂布冻伤膏，厚度至少1 mm以上，可起保暖作用。Ⅲ度冻伤时，应在坏死组织分界明显时剥痂，然后尽量在肉芽创面上植皮，缩短愈合时间。

Ⅱ度以上的冻伤，应常规预防性肌内注射破伤风抗毒素。

十二、火器伤

火器伤主要包括枪弹伤和爆炸伤。其伤情视致伤武器、投射距离和速度、弹道部位等不同有所差别。

（一）特点

（1）多为二次性损伤枪弹射入颌面部时，除少数全程穿过软组织外，大部分弹头均易受颌骨和其他面骨，以及牙齿的阻挡，随即发生爆炸。炸裂的骨片、牙碎片向四周散射，引起邻近大片组织损伤。

（2）常累及颌面部多个器官，呈多区域的广泛性损伤；单纯的软组织损伤少见，常伴牙、骨组织损伤。

（3）多为贯通伤，可从颈部穿入口腔，或从一侧穿至对侧面部，从口腔穿通颅脑等。由于二次损伤，伤道常常是入口小，出口大。

(4)组织内的弹道不一定是直线弹头，遇到质地不一的骨质或窦腔，常改变弹道方向。在异物定位和探查时，应注意这种情况。

(5)伤道及周围组织内异物多，弹片及爆炸造成的碎骨片、牙片常嵌入邻近组织中。

(6)火器伤创面污染严重，炸药、泥土的污染，牙碎片的污染，弹片穿过窦腔带入的污染等，均易加重创面污染。

(7)创口不规则、不整齐，常伴组织缺损，弹头爆炸和雷管等爆炸，使创口呈放射状撕裂伤，对位缝合较困难。

(二)治疗

(1)火器伤的伤情均较严重，首先应维持全身情况的稳定，保持呼吸道通畅，止血，抗休克。如果是口底、颈部的广泛损伤，容易出现上呼吸道梗阻，必要时行气管切开术。

(2)细致、彻底清创是关键。彻底冲洗创面，减少局部污染；仔细探查，尽量除尽异物；创缘修整比一般创口要彻底；力争关闭与口腔的通道；暴露的骨面须用周围组织覆盖或碘仿纱布覆盖；软组织缝合不宜过紧过密，应常规放置引流条。

(3)加大抗感染力度。大剂量全身用抗生素。常规注射破伤风抗毒素。

(叶苑珍)

第四章

口腔颌面部炎症

第一节 颌骨骨髓炎

一、病因

(一)牙源性感染

牙源性感染临床上最多见,约占这类骨髓炎的90%,常见在机体抵抗力下降和细菌毒力强时由急性根尖周炎、牙周炎、智齿冠周炎等牙源性感染直接扩散引起。

(二)损伤性感染

因口腔颌面部皮肤和黏膜的损伤,与口内相通的开放性颌骨粉碎性骨折或火器伤伴异物存留均有利于细菌侵入颌骨内,引起颌骨损伤性颌骨骨髓炎。

(三)血源性感染

该类感染多见于儿童,感染经血扩散至颌骨发生的骨髓炎,一般有颌面部或全身其他部位的化脓性病变或败血症史,但有时也可无明显全身病灶史。

二、临床表现

临床上可见四种类型的颌骨骨髓炎症状:急性化脓性、由急性转为慢性、起始即为慢性、非化脓性。下颌骨急性骨髓炎早期通常有下列4个特点:①深部剧烈疼痛;②间歇性高热;③颏神经分布区感觉异常或麻木;④有明显病因。

在开始阶段,牙齿不松动,肿胀也不明显,皮肤无瘘管形成,是真正的骨髓内的骨髓炎。积极的抗生素治疗在此阶段可防止炎症扩散至骨膜。化验检查仅有白细胞轻度增多,X线检查基本为正常。由于此时很难取得标本培养及做药敏试验,可根据经验选择抗生素。

发病后10～14天,患区牙齿开始松动,叩痛,脓自龈沟向外排出或形成黏膜、皮肤瘘管排出。口腔常有臭味。颊部可有蜂窝组织炎或有脓肿形成,颏神经分布区感觉异常。不一定有开口困难,但区域淋巴结有肿大及压痛,患者多有脱水现象。急性期如治疗效果欠佳,则转为慢性。临床可见瘘形成、软组织硬结、压痛。如起始即为慢性,则发病隐匿,仅有轻微疼痛,下颌稍肿大,渐有死骨形成,常无瘘管。

三、诊断

详细询问发病经过及治疗情况，注意与牙齿的关系，查明病原牙。有无积脓波动感，可疑时可作穿刺证实。脓液作细菌培养和抗生素敏感度测定。有无瘘管，用探针等器械探查有无死骨及死骨分离。X线摄片，慢性期查明骨质破坏情况，有无死骨形成。

四、治疗

(一)急性颌骨骨髓炎的治疗

在炎症初期，应采取积极有效的治疗，控制感染的发展。如延误治疗，则常形成广泛的死骨，造成颌骨骨质缺损。治疗原则与一般急性炎症相同，但急性化脓性颌骨骨髓炎一般来势迅猛，病情重，并常有引起血行感染的可能。因此，在治疗过程中应首先注意全身支持及药物治疗，同时应配合必要的外科手术治疗。

1.药物治疗

颌骨骨髓炎的急性期，尤其是中央性颌骨骨髓炎，应根据临床反应，细菌培养及药物敏感试验的结果，给予足量、有效的抗生素，以控制炎症的发展，同时注意全身必要的支持疗法。在急性炎症初期，物理疗法可有一定效果。

2.外科疗法

目的是达到引流排脓及去除病灶。急性中央性颌骨骨髓炎，一旦判定骨髓腔内有化脓性病灶时，应及早拔除病灶牙及相邻的松动牙，使脓液从拔牙窝内排出，既可以防止脓液向骨髓腔内扩散、加重病情，又能通过减压缓解剧烈的疼痛。如经拔牙未能达到引流目的，症状也不减轻时，则应考虑凿去部分骨外板，以达到敞开髓腔充分排脓，迅速解除疼痛的效果。如果颌骨内炎症自行穿破骨板，形成骨膜下脓肿或颌周间隙蜂窝组织炎时，单纯拔牙引流已无效，此时可根据脓肿的部位从低位切开引流。

(二)慢性颌骨骨髓炎的治疗

颌骨骨髓炎进入慢性期有死骨形成时，必须手术去除死骨病灶后方能痊愈。慢性中央性颌骨骨髓炎，常常病变范围广泛并形成较大死骨块，可能一侧颌骨或全下颌骨均变成死骨。病灶清除应以摘除死骨为主，如死骨完全分离则手术较易进行。慢性边缘性颌骨骨髓炎，受累区骨质变软，仅有散在的浅表性死骨形成，故常用刮除方法去除。但感染侵入松质骨时，骨外板可呈腔洞状损害，有的呈单独病灶，有的呈数个病灶相互连通，病灶腔内充满着大量炎性肉芽组织，此时手术应以刮除病理性肉芽组织为主。

(刘合频)

第二节　智齿冠周炎

一、病因

阻生智齿及智齿在萌出过程中，牙冠可部分或全部被龈瓣覆盖，龈瓣与牙冠之间形成较深的盲袋，食物及细菌极易嵌塞于盲袋内；加上冠部牙龈常因咀嚼食物而损伤，形成溃疡。当全身抵抗力下降、局部细菌毒性增强时可引起冠周炎的急性发作。

二、临床表现

(一)慢性冠周炎

慢性冠周炎因症状轻微，患者就诊数不多。盲袋中虽有食物残渣积存及细菌滋生，但引流通畅，若无全身因素、咬伤等影响，常不出现急性发作。在急性发作时，症状即与急性冠周炎相同。慢性者如反复发作，症状可逐渐加重，故应早期拔除阻生牙，以防止发生严重炎症及扩散。

(二)急性局限型冠周炎

阻生牙牙冠上覆盖的龈瓣红肿、压痛。挤压龈瓣时，常有食物残渣或脓性物溢出。龈瓣表面常可见到咬痕。反复发作者，龈瓣可有增生。

(三)急性扩展型冠周炎

局部症状同上，但更严重、明显。有颊部肿胀、开口困难及咽下疼痛。Winter 认为，由于龈瓣中含有颊肌及咽上缩肌纤维，可导致开口困难及吞咽疼痛。Kay 认为开口困难的可能原因：①因局部疼痛而不愿张口。②由于炎症致使咀嚼肌组织张力增大，上颌牙尖在咬合时直接刺激磨牙后区的颞肌腱，引起反射性痉挛而致。③由于炎症时组织水肿的机械阻力使张口受限。耿温琦认为，如果炎症向磨牙后区扩散，可侵犯颞肌腱或翼内肌前缘，引起开口困难。

阻生的下颌第三磨牙多位于升支的前内侧，在升支前下缘与牙之间形成一骨性颊沟，其前下方即为外斜嵴，有颊肌附着。炎症常可沿此向前下方扩散，形成前颊部肿胀(以第一、第二磨牙为中心)。扩散型冠周炎多有明显的全身症状，包括全身不适、畏寒、发热、头痛、食欲减退、便秘，还可有白细胞及体温升高。颌下及颈上淋巴结肿大、压痛。

(四)扩散途径及并发症

炎症可直接蔓延或经由淋巴道扩散。由于炎症中心位于几个间隙的交界处，可引起多个间隙感染。一般先向磨牙后区扩散，再从该处向各间隙扩散。最易向嚼肌下间隙、翼颌间隙、颌下间隙扩散；其次是向咽旁间隙、颊间隙、颞间隙、舌下间隙扩散。严重者可沿血循环引起全身他处的化脓性感染，甚至发生败血症等。磨牙后区的炎症(骨膜炎、骨膜下脓肿)可从嚼肌前缘与颊肌后缘之间的薄弱处，向前方扩散，引起颊间隙感染。嚼肌下间隙的感染可发生于沿淋巴道扩散或直接蔓延。嚼肌内侧面无筋膜覆盖，感染与嚼肌直接接触，引起严重肌痉挛，发生深度张口困难。嚼肌下间隙感染如未及时治疗或成为慢性，可引起下颌升支的边缘性骨炎。炎症向升支内侧扩散，可引起翼颌间隙感染，亦产生严重的开口困难，但程度不及嚼肌下感染引起者。炎症向内侧扩散，可引起咽旁间隙感染或扁桃体周围感染。炎症如向下扩散，可形成颌下间隙或舌下间隙感染。炎症如沿舌侧向后扩散，可形成咽峡前间隙感染。

三、诊断

多发生于青年人，尤其以 18～30 岁多见。有全身诱发因素或反复发作史，重者有发热、周身不适、血中白细胞计数增多。第三磨牙萌出不全，冠周软组织红、肿痛，盲袋溢脓或分泌物，具有不同程度的张口受限或吞咽困难，面颊部肿胀、患侧颌下淋巴结肿痛。慢性者可有龈瘘或面颊瘘，X 线检查见下颌骨外侧骨膜增厚，有牙周骨质的炎性阴影。下颌智齿冠周炎合并面颊瘘或下颌第一磨牙颊侧瘘时，易误诊为下颌第一磨牙的炎症。此外不可将下颌第二磨牙远中颈部龋引起的牙髓炎误诊为冠周炎。

四、治疗

对于慢性冠周炎，应及时拔除阻生牙，不可姑息迁延。因反复多次发作，多形成急性扩展型而带来更多痛苦。对急性冠周炎，应根据患者的身体情况、炎症情况、牙位情况、医师的经验，进行适当治疗。

（一）保守疗法

1.盲袋冲洗、涂药

可用2%的过氧化氢或温热生理盐水，并最好用一弯针头（可将尖部磨去，使之圆钝）深入至盲袋底部，彻底冲洗盲袋。仅在盲袋浅部冲洗则作用甚小。冲洗后用碘甘油或50%的三氯醋酸外涂，后二者有烧灼性，效果更好。涂药时用探针或弯镊导入盲袋底部。

2.温热液含漱

温热液含漱能改善局部血循环，缓解肌肉痉挛，促使炎症消散，使患者感到舒适。用盐水或普通水均可，温度应稍高，每1～2小时含漱1次，每次含4～5分钟。含漱时头应稍向后仰并偏向患侧，使液体作用于患区。但在急性炎症扩散期时，不宜用热含漱。

3.抗生素

根据细菌学研究，细菌以绿色链球菌（甲型溶血性链球菌）为主，此菌对青霉素高度敏感，但使用24小时后即可能产生抗药性。故使用青霉素时，初次剂量应较大。由于厌氧菌在感染中亦起重要作用，故在严重感染时，应考虑使用克林霉素。亦可考虑青霉素类药物与硝基咪唑类药物（甲硝唑或替硝唑）同时应用。

4.中药、针刺治疗

可根据辨证施治原则用药。亦可用成药如牛黄解毒丸之类。面颊部有炎性浸润但未形成脓肿时，可外敷如意金黄散，有安抚、止痛、消炎作用。针刺合谷、下关、颊车等穴位有助于止痛、消炎和开口。

5.支持疗法

因常有上呼吸道感染、疲劳、失眠、精神抑郁等诱因，故应重视全身支持疗法，如适当休息、注意饮食、增加营养等。应注意口腔卫生。应视情况给予镇痛剂、镇静剂等。

（二）盲袋切开

如阻生牙牙冠已大部露出，则不需切开盲袋，只做彻底冲洗上药即可，因此种盲袋，多有通畅引流，保守疗法即可治愈冠周炎症。

如盲袋引流不畅，则必须切开盲袋。在牙冠露出不多或完全未露出、盲袋紧裹牙冠、疼痛严重或有跳痛者，盲袋多引流不畅，切开盲袋再彻底冲洗上药，能迅速消炎止痛并有利于防止炎症扩散。

切开盲袋时应充分麻醉。可将麻药缓慢注入磨牙后三角区深部及颊舌侧黏膜下。用尖刀片（11号刀片）从近中颊侧起，刀刃向上、向后，将盲袋挑开。同时应将盲袋底部的残余牙囊组织切开，使盲袋彻底松弛、减压。但勿剥离冠周的黏骨膜，以免引起颊部肿胀。然后用前法彻底冲洗盲袋后上药。

（三）拔牙

如临床及X线检查，发现为下颌第三磨牙阻生，不能正常萌出，应及早拔除阻生牙，可预防冠周炎发生。如已发生冠周炎,何时拔除阻生牙,意见不一,特别是在急性期时。不少学者主张应待急性期消退后再拔牙,认为急性期拔牙有引起炎症扩散的可能。

近年来,主张在急性期拔牙者颇多,认为此法可迅速消炎、止痛,如适应证选择得当,拔牙可顺利进行,效果良好,不会使炎症扩散。如冠周炎为急性局限型,根据临床及X线检查判断,阻生牙可用简单方法顺利拔除时,应为拔牙的适应证。如为急性扩散型冠周炎,或判断拔除困难(需翻瓣、去骨等),或患者全身情况差,或医者本身的经验不足,则应待急性期后拔牙。

急性期拔牙时,如患者开口困难,可采用高位翼下颌阻滞麻醉,同时在磨牙后稍上方用局麻药行颞肌肌腱处封闭,并在翼内肌前缘处封闭,可增加开口度。拔牙时如有断根,可不必取出,留待急性期过后再取除。很小的断根可不必挖取。总之,创伤越小越好。急性期拔牙时,应在术前、后应用抗生素,术后严密观察。

(四)龈瓣切除

如牙位正常,与对颌牙可形成正常𬌗关系,𬌗面仅为龈瓣覆盖,则可行龈瓣切除。龈瓣切除后,应暴露牙的远中面。但阻生牙因萌出间隙不足,很难露出冠部的远中面,故龈瓣切除术的适应证很少。最好用圈形电灼器切除,此法简便,易操作,出血少,且同时封闭了血管及淋巴管,有利于防止炎症扩散。用刀切除时,宜用小圆刀片,尽量切除远中及颊舌侧,将牙冠全部暴露。远中部可缝合1～2针。

(五)拔除上颌第三磨牙

如下颌阻生牙龈瓣对颌牙有创伤(多可见到牙咬痕),同时上颌第三磨牙也无保留价值(或有错位,或已下垂等),应在治疗冠周炎时同时拔除。但如上颌第三磨牙有保留价值,可调𬌗,使之与下颌阻生牙覆盖之龈瓣脱离接触。

(刘合频)

第三节　口腔颌面部间隙感染

口腔颌面部间隙感染是口腔、颌骨周围、颜面及颈上部肌肉,筋膜、皮下组织中的弥散性急性化脓性炎症,也称为蜂窝组织炎。若感染局限则称为脓肿。其中有眶下、颊、嚼肌、翼颌、咽旁、颞下、颞、颌下、口底等间隙感染。临床表现主要为发热、食欲缺乏、局部红、肿、热、痛及张口受限或吞咽困难、白细胞数增高,可引起脑、肺部等并发症。本病成年人发病率较高,主要为急性炎症表现,感染主要来自牙源性,少数为腺源性或血源性。口底蜂窝组织炎是口腔颌面部最严重的感染,未及时接受治疗可发生败血症、中毒性休克或窒息等严重并发症,因此,早期诊断、早期治疗是关键。

一、眶下间隙感染

(一)病因

眶下间隙位于眼眶下方上颌骨前壁与面部表情肌之间。其上界为眶下缘,下界为上颌骨牙槽突,内界为鼻侧缘,外界为颧界。间隙中有从眶下也穿出之眶下神经、血管及眶下淋巴结。此外尚有走行于肌间的内眦动脉、面前静脉及其与眼静脉、眶下静脉、面深静脉的交通支。眶下间隙感染多来自颌尖牙及第一双尖牙或上颌切牙的根尖化脓性炎症或牙槽脓肿；此外，上颌骨前壁骨髓炎、眶下区皮肤、鼻背及上唇的感染（如疖、痈）也可通过直接播散、静脉交通或淋巴引流致该间隙感染。

（二）临床表现

该间隙蜂窝组织炎主要表现为眶下区，以尖牙窝为中心的红肿，可伴眼睑肿胀，睑裂变窄。眶下神经受累常伴有疼痛。从口腔前庭侧检查可见相当于尖牙及第一双尖牙前庭沟肿胀变平，从前庭沟向尖牙窝方向抽吸，可抽得脓液。有时可在眶下区直接扪及波动。向侧方可向颊间隙播散，引起颊部肿胀，向上播散可引起眶周蜂窝组织炎，如引发内眦静脉、眶静脉血栓性静脉炎时，可造成海绵窦血栓性静脉炎。

（三）诊断

有剧烈疼痛，患侧眶下面部肿胀，鼻唇沟消失。下眼睑及上唇水肿。病牙松动，有叩痛。尖牙及前磨牙前庭沟肿胀，脓肿形成时有波动感。

（四）治疗

脓肿形成后应及时作切开引流，一般在尖牙、第一双尖牙相对应的前庭沟底肿胀中心做与上牙槽突平行的切口，深度应切破尖牙窝骨膜。用盐水冲洗，必要时放置橡皮引流条。橡皮引流条应与尖牙或第一双尖牙栓结固定，以免落入尖牙窝底部。如脓肿主要位于皮下且局限时，也可在下睑下方眶下缘沿皮纹作切口。但一般原则是尽可能采用口内切开引流的方式。急性炎症减轻后应及时治疗病灶牙。

二、颊间隙感染

（一）病因

颊间隙有广义狭义之分。广义的颊间隙系指位于颊部皮肤与颊黏膜之间的间隙。其上界为颧骨下缘；下界为下颌骨下缘；前界从颧骨下缘，经口角至下颌骨下缘的连线；后界浅面相当于嚼肌前缘；深面为颧肌及翼下颌韧带等结构。间隙内除含蜂窝组织、脂肪组织（颊脂垫）外，尚有面神经、颊长神经、颌外动脉、面前静脉通过，以及颊淋巴结、颌上淋巴结等位于其中。狭义的颊间隙系指嚼肌与颊肌之间存在的一个狭小筋膜间隙，颊脂垫正位于其中，此间隙亦称为咬颊间隙。颊间隙借血管、脂肪结缔组织与颞下间隙、颞间隙、嚼肌间隙、翼颌间隙、眶下间隙相通。颊间隙感染可来源于上下颌后牙的根尖感染或牙周感染，尤其是下颌第三磨牙冠周炎可直接波及此间隙，也可从邻近间隙播散而来，其次为颊及上颌淋巴结引起的腺源性感染，颊部皮肤黏膜的创伤、局部炎症也可引起该间隙感染。

（二）临床表现

面部前部肿胀、疼痛，如肿胀中心区接近皮肤或黏膜侧，可引起相应区域皮肤或黏膜的明显肿胀，引起张口受限。脓肿可扪及波动感。该间隙感染易向眶下间隙、颞下间隙、翼颌间隙及嚼肌间隙扩散，也可波及颌下间隙。

（三）诊断

有急性化脓性智齿冠周炎或上下颌磨牙急性根尖周炎史。当脓肿发生在颊黏膜与颊肌之间时，下颌或上颌磨牙区前庭沟红肿，前庭沟变浅呈隆起状，触之剧痛，有波动感，穿刺易抽出脓液，面颊皮肤红肿相对较轻。脓肿发生在皮肤与颊肌之间，特别是颊指垫全面受到炎症累及时，面颊皮肤红肿严重、皮肤肿胀发亮，炎性水肿扩散到颊间隙解剖周界以外，但是红肿压痛中心仍颊肌位置。局部穿刺可抽出脓液。患者发热及白细胞计数增高。

(四)治疗

脓肿接近口腔黏膜时,宜在咬合线下方前庭沟上方作平行于咬合线的切口。如脓肿接近皮肤,较局限时可直接从脓肿下方沿皮纹切开,较广泛时应从颌下 1.5 cm 处做平行于下颌骨下缘的切口,将止血钳从颌骨下缘外侧伸入颊部脓腔。引流条放置时宜加固定,以免落入脓腔中。

三、颞间隙感染

(一)病因

颞间隙位于颧弓上方的颞区。借脂肪结缔组织与颞下间隙、翼下颌间隙、嚼肌间隙和颊间隙相通。主要为牙源性感染,由上颌后磨牙根尖周感染引起。其次可由嚼肌间隙、翼下颌间隙、颞下间隙、颊间隙感染扩散而来直接播散。尚可继发于化脓性中耳炎、颞骨乳突炎,还可由颞部皮肤感染直接引起。该间隙感染可通过板障血管、直接破坏颞骨或通过颞下间隙的颅底诸孔、翼腭窝侵及颅内。患者出现硬脑膜激惹、颅内压升高的症状,如呕吐、昏迷、惊厥。

(二)临床表现

颞间隙临床表现取决于是单纯颞间隙感染还是伴有相邻多间隙感染,因此肿胀范围可仅局限于颞部或同时有腮腺嚼肌区、颊部、眶部、颧部等区广泛肿胀。病变区表现有凹陷性水肿,压痛、咀嚼痛和不同程度的张口受限。颞浅间隙脓肿可触到波动感,颞深间隙则需借助穿刺抽出脓液方能明确。由于颞筋膜坚韧厚实,颞肌强大,疼痛十分剧烈,可伴头痛,张口严重受限。深部脓肿难以自行穿破,脓液长期积存于颞骨表面,可引起骨髓炎。颞骨鱼鳞部骨壁薄,内外骨板间板障少,感染可直接从骨缝或通过进入脑膜的血管蔓延,导管脑膜炎、脑脓肿等并发症。感染可向颞下间隙、翼颌间隙、颊间隙、嚼肌间隙等扩散,伴多间隙感染时,则有相应间隙的症状和体征,并有严重的全身症状。

(三)诊断

有上颌第三磨牙冠周炎、根尖周炎史,上牙槽后神经阻滞麻醉、卵圆孔麻醉、颞下一三叉一交感神经封闭史。颞部或同时有腮腺嚼肌区有凹陷性水肿,压痛、咀嚼痛和不同程度的张口受限,疼痛十分剧烈。

(四)治疗

脓肿形成时,应根据脓肿大小及范围确定切口。颞浅间隙的脓肿可在颞肌表面做放射状切口,切口方向与颞肌纤维方向一致。勿在切开引流过程中横断颞肌,以免引起出血、感染播散。颞深间隙脓肿时,可沿颞肌附着线做弧形切口,从骨膜上翻开肌瓣彻底引流脓腔。颞间隙伴颞下间隙、翼颌间隙感染时可另在升支喙突内侧,上颌前庭沟后作切口,或经颌下做切口,使引流管一端经口内(或颌下)引出,另一端经口外引出建立贯通引流,加快创口愈合。颞间隙感染经久不愈者,应考虑是否发生颞骨骨髓炎,可通过 X 线照片或经伤口探查证实,如有骨质破坏吸收的影像或是骨膜粗糙不平,尽早做颞骨刮治术。

四、颞下间隙感染

(一)病因

颞下间隙位于颞骨下方。前界为上颌结节及上颌颧突后面;后界为茎突及茎突诸肌;内界为蝶骨翼突外板的外侧面;外界为下颌支上份及颧弓;上界为蝶内大翼的颞下面和颞下嵴;下界是翼外肌下缘平面，并与翼下颌间隙分界。该间隙中的脂肪组织、颌内动静脉、翼静脉丛、三叉神经上下颌支的分支分别与颞、翼下颌、咽旁、颊、翼腭等间隙相通；还可借眶下裂、卵圆孔和棘孔分别与眶内、颅内相通。上颌后磨牙根尖周感染，特别是上颌第三磨牙冠周炎可直接引起颞下间隙的感染。也可从相邻的颞间隙、翼颌间隙、嚼肌下间隙染及颊间隙感染引起。深部注射麻醉药液如上牙槽后神经麻醉，圆孔、卵圆孔阻滞麻醉，颞下封闭，如消毒不严密有可能造成该间隙感染。

（二）临床表现

首发症状是面深部疼痛及张口受限，张口型向患侧偏斜。额骨颧突后方，颧弓上方肿胀压痛，口内检查在颧牙槽嵴后方的前庭沟部分可扪及肿胀膨隆，可从此或乙状切迹垂直穿刺抽出脓液。由于本间隙与颞间隙、翼下颌间隙并无解剖结构分隔，往往同时伴有颞间隙及翼下颌间隙感染的症状和体征。颞下间隙感染时，除直接波及颞间隙及翼颌间隙，内上可波及眼眶及翼腭窝，通过颅底孔道、翼静脉丛与颅内血管交通，引起颅内感染。向外可波及嚼肌下间隙，向前下可波及颊间隙引起感染。

（三）诊断

有上颌第三磨牙冠周炎、根尖周炎史，上牙槽后神经阻滞麻醉、卵圆孔麻醉、颞下一三叉一交感神经封闭史也不可忽视。颞下间隙感染早期症状常不明显；脓肿形成后也不易查出波动感。为早诊断，应用穿刺和超声检查帮助诊断。

（四）治疗

应积极应用大剂量抗生素治疗。若症状缓解不明显，经口内（上颌结节外侧）或口外（颧弓与乙状切迹之间）途径穿刺有脓时，应及时切开引流。切开引流途径可由口内或口外进行。口内在上颌结节外侧口前庭黏膜转折处切开，以血管钳沿下颌升支喙突内侧向后上分离至脓腔。口外切开多用沿下颌角下作弧形切口，切断颈阔肌后，通过下颌升支后缘与翼内骨之间进入脓腔。

五、嚼肌间隙感染

（一）病因

嚼肌间隙位于嚼肌与下颌升支外侧骨壁之间。由于嚼肌在下颌支及其角部附着宽广紧密，故潜在性嚼肌间隙存在于下颌升支上段的外侧部位。借脂肪结缔组织与颊、颞下、翼下颌、颞间隙相连。嚼肌间隙为最常见的颌面部间隙感染之一。主要来自下颌智齿冠周炎，下颌磨牙的根尖周炎、牙槽脓肿，也可因相邻间隙，如颞下间隙感染的扩散，偶有化脓性腮腺炎波及引起。

（二）临床表现

以下颌支及下颌角为中心的嚼肌区肿胀、变硬、压痛伴明显张口受限。由于嚼肌肥厚坚实，脓肿难以自行破溃，也不宜触到波动感。若炎症在 1 周以上，压痛点局限或有凹陷性水肿，经穿刺有脓液时，应积极行切开引流，否则容易形成下颌支的边缘性颌骨骨髓炎。

（三）诊断

有急性化脓性下颌智齿冠周炎史。以嚼肌为中心的急性炎性红肿、跳痛、压痛，红肿范围上方超过颧弓，下方达颌下，前到颊部，后至颌后区。深压迫有凹陷性水肿，不易扪到波动感，有严重开口受限。用粗针从红肿中心穿刺，当针尖达骨面时回抽并缓慢退针即可抽到少许黏稠脓液。患者高烧，白细胞总数增高，中性白细胞比例增大。

（四）治疗

嚼肌间隙蜂窝组织炎时除全身应用抗生素外，局部可和物理疗法或外敷中药；一旦脓肿形成应及时引流。嚼肌间隙脓肿切开引流的途径，虽可从口内翼下颌皱襞稍外侧切开，分离进入脓腔引流，但因引流口常在脓腔之前上份，体位引流不畅，炎症不易控制，发生边缘性骨髓炎的机会也相应增加。因此，临床常用口外途径切开引流。口外切口从下颌支后缘绕过下颌角，距下颌下缘2 cm处切开，切口长3～5 cm，逐层切开皮下组织，颈阔肌及嚼肌在下颌角区的部分附着，用骨膜剥离器，由骨面推起嚼肌进入脓腔，引出脓液，冲洗脓腔后填入盐水纱条引流。次日交换敷料时抽去纱条，换橡皮管或橡皮条引流。如有边缘性骨髓炎形成，在脓液减少后应早期施行死骨刮除术，术中除重点清除骨面死骨外，不应忽略嚼肌下骨膜面附着之死骨小碎块及坏死组织，以利创口早期愈合。嚼肌间隙感染缓解或被控制后，应及早对引起感染的病灶牙进行治疗或拔除。

六、翼颌间隙感染

(一)病因

翼颌间隙感染又称翼下颌间隙，位于翼内肌与下颌支之间，其前界为颞肌及下颌骨冠突；后界为下颌支后缘与腮腺；内侧界为翼肌及其筋膜；外侧界为下颌支的内板及颞肌内面；上界为翼外肌；下界为下颌支与翼内肌相贴近的夹缝。间隙内有舌神经、下牙槽神经、下牙槽动、静脉穿行，下牙槽神经阻滞术即将局麻药物注入此间隙内。翼颌间隙感染主要是由牙源性感染引起的，如下颌第三磨牙冠周炎、上下颌磨牙根尖周感染等。也可由注射麻醉药液或其他间隙感染如颞下间隙、颊间隙、咽旁间隙、嚼肌间隙等感染的直接播散。

(二)临床表现

翼颌间隙感染时，突出症状是面深部疼痛及张口受限。可在升支后缘、下颌角下内侧、升支前缘与翼下颌韧带之间扪及组织肿胀，压痛。医源性原因引起者起病慢，症状轻微而不典型，牙源性感染引起或其他毗邻间隙感染播散引起者，则起病急骤。翼下颌间隙感染非常容易向嚼肌间隙、颊间隙、颞下及颞间隙扩散。向其他间隙扩散时，局部及全身都会出现更为严重的炎症反应与毒性反应。可从间隙内抽出脓液，或超声波查见脓液平面。

(三)诊断

有急性下颌智齿冠周炎史或急性扁桃体炎史，或有邻近的翼颌间隙、颊间隙、颌下间隙、舌下间隙感染史。面深部疼痛及张口受限，局部及全身都会出现更为严重的炎症反应与毒性反应，可从间隙内抽出脓液，或超声波查见脓液平面。

(四)治疗

可经口内途径或口外途径建立引流。口内途径是从翼下颌韧带外侧0.5 cm处作纵行切开，在升支前缘内侧分离直达脓腔，或从下颌角下缘下1.5 cm处做平行于下颌角下缘的切口，在保护面神经下颌缘支的条件下，用大弯止血钳从翼内肌下颌骨后缘间分离进入脓腔。感染病史超过2周时，应注意探查升支内侧骨板有无破坏，如有边缘性骨髓炎形成时宜及时处理。

七、舌下间隙感染

(一)病因

舌下间隙位于舌和口底黏膜之下，下颌舌骨肌及舌骨舌肌之上。前界及两侧为下颌体的内侧面；后部止于舌根。由颏舌肌及颏舌骨肌又可将舌下间隙分为左右两部，二者在舌下肉阜深面相连通。舌下间隙后上与咽旁间隙、翼下颌间隙相通，后下通入颌下间隙。舌下间隙感染可能是牙源性感染引起，如下颌切牙根尖周感染可首先引起舌下肉阜间隙炎症，尖牙、前磨牙及第一磨牙根尖周感染可引起颌舌沟间隙炎症，牙源性感染尚可通过淋巴及静脉交通途径引起该间隙的炎症。创伤、异物刺入、颌下腺导管化脓性炎症，舌下腺感染及同侧颌下间隙感染的播散也是可能的感染途径。一侧舌下间隙感染时主要向对侧舌下间隙及同侧颌下间隙播散。

（二）临床表现

舌下肉阜区及颌舌沟部位软组织肿胀、疼痛，黏膜表面可能覆盖纤维渗出膜，患侧舌体肿胀、僵硬、抬高，影响语言及吞咽。同侧颌下区也可能伴有肿胀。波及翼内肌时可出现张口受限。颌舌沟穿刺可抽得脓液。应注意与舌根脓肿鉴别。后者多由局部损伤因素引起舌体或舌根肌肉内感染，引起舌体或舌根肿胀，舌体运动受限，吞咽及呼吸困难。向舌根深部穿刺可抽出脓液。

（三）诊断

根据临床表现和舌下肿胀的部位感染的原因诊断。应与舌根部脓肿鉴别，舌根部脓肿较少见，常因刺伤舌黏膜或舌根部扁桃体的化脓性炎症继发；患者自觉症状有吞咽疼痛和进食困难，随着炎症加重可有声音嘶哑，甚至压迫会厌，出现上呼吸道梗阻症状。全身及局部症状均比舌下间隙感染重。

（四）治疗

应在舌下皱襞外侧作与下颌牙槽突平行的纵切口，略向下分离即可达脓腔，如放置引流条时，其末端应与下牙固定。患者应进流食，勤用盐水及漱口液含漱。诊断为舌根部脓肿时，可从口外舌骨上方做水平切口，应用钝头止血钳从中线向舌根方向钝分离，直到脓腔引流。如有窒息危险时可先行气管切开，再作脓肿引流手术。

八、咽旁间隙感染

（一）病因

咽旁间隙位于咽腔侧方的咽上缩肌与翼内肌和腮腺深叶之间。前为翼下颌韧带及颌下腺上缘；后为椎前筋膜。间隙呈倒立锥体形，底在上为颅底的颞骨和蝶骨，尖向下止于舌骨。由茎突及附着其上诸肌将该间隙分为前、后两部，前部称咽旁前间隙，后部为咽旁后间隙。前间隙小，其中有咽升动脉、静脉及淋巴、蜂窝组织。后间隙大，有出入颅底的颈内动、静脉，第9～12对脑神经及颈深上淋巴结等。咽旁间隙与翼颌、颞下、舌下、颌下及咽后诸间隙相通；血管神经束上通颅内，下连纵隔，可成为感染蔓延的途径。多为牙源性，特别是下颌智齿冠周炎，以及腭扁桃体炎和相邻间隙感染的扩散。偶继发于腮腺炎、耳源性炎症和颈深上淋巴结炎。

（二）临床表现

表现为咽侧壁咽腭弓、舌腭弓乃至软腭肿胀、变红，扁桃体及悬雍垂偏向中线对侧，在翼颌韧带内侧翼内肌与咽上缩肌之间或下颌角后外方上、内、前方翼内肌内侧穿刺可抽得脓液。可伴张口受限、吞咽疼痛。重者可伴颈上份和颌后区肿胀、呼吸困难、声嘶。咽旁间隙感染时可波及翼颌、颞下、舌下及颌下间隙，向上可引起颅内感染，向下可波及纵隔。波及颈动脉可引起出血死亡。

（三）诊断

有急性下颌智齿冠周炎史，或急性扁桃体炎史，或有邻近的翼颌间隙、颊间隙、颌下间隙、舌下间隙感染史。多见于儿童及青少年。除严重全身感染中毒体征外，局部常表现有如下三大特征。①咽征：口腔内一侧咽部红肿、触痛，肿胀范围包括翼下颌韧带区、软腭、悬雍垂移向健侧，患者吞咽疼痛，进食困难。从咽侧红肿最突出部位穿刺可抽出脓液。②颈征：患侧下颌角稍下方的舌骨大角平面肿胀、压痛。③开口受限：由于炎症刺激该间隙外侧界的翼内肌发生痉挛，从而表现为一定程度的开口受限。

（四）治疗

脓肿较局限时，可从口内切开引流。可在翼颌韧带内侧作纵向切口，分开咽肌进入脓腔，切口达黏膜深层即可，止血钳分离脓腔时不能过深，以免伤及深部的大血管。要在有负压抽吸及气管切开抢救设备条件下进行手术，以免脓液突然流出阻塞气管。张口受限或肿胀广泛时，可从口外切开引流，在下颌角下方 1.5 cm 平行于下颌骨下缘切口。因脓肿位置紧邻气道，在治疗过程中应严密观察呼吸情况，有窒息症状时应及时进行气管切开。

九、颌下间隙感染

（一）病因

颌下间隙位于颌下三角内，间隙中包含有颌下腺，颌下淋巴结，并有颌外动脉、面前静脉、舌神经、舌下神经通过。该间隙向上经下颌舌骨肌后缘与舌下间隙相续；向后内毗邻翼下颌间隙、咽旁间隙；向前通颏下间隙；向下借疏松结缔组织与颈动脉三角和颈前间隙相连。因此，颌下间隙感染可蔓延成口底多间隙感染。多见于下颌智齿冠周炎，下颌后牙尖周炎、牙槽脓肿等牙源性炎症的扩散。其次为颌下淋巴结炎的扩散。化脓性颌下腺炎有时亦可继发颌下间隙感染。

（二）临床表现

主要表现为以颌下区为中心的红肿、疼痛，严重者可波及面部及颈部皮肤红肿，患者可能伴有吞咽疼痛及张口困难。脓液形成时易扪及波动感。颌下间隙感染可向舌下间隙、颏下间隙、咽旁间隙及颈动脉三角区扩散。要注意与颌下腺化脓性炎症区别。颌下腺化脓性炎症常有进食后颌下区肿胀历史，双合诊颌下腺及其导管系统肿胀、压痛，挤压颌下腺及导管可见脓液从颌下腺导管口流出。多有相对长期的病史，反复急性发作。而颌下间隙蜂窝组织炎起病急骤，颌下弥漫性肿胀，病情在数天内快速进展。

（三）诊断

常见于成人有下颌磨牙化脓性根尖周炎、下颌智齿冠周炎史，婴幼儿、儿童多能询问出上呼吸道感染继发颌下淋巴结炎病史。颌下三角区炎性红肿、压痛，病初表现为炎性浸润，有压痛；进入化脓期有跳痛、波动感，皮肤潮红；穿刺易抽出脓液。患者有不同程度体温升高、白细胞增多等全身表现。急性化脓性颌下腺炎，常在慢性颌下腺炎的基础上急性发作，表现有颌下三角区红肿压痛及体温升高、白细胞数增加的急性炎症体征，但多不形成颌下脓肿，并有患侧舌下肉阜区、颌下腺导管口红肿，压迫颌下有脓性分泌物自导管口流出。拍摄 X 线口底咬片多能发现颌下腺导管结石。

（四）治疗

颌下间隙形成脓肿时范围较广，脓腔较大，但若为淋巴结炎引起的蜂窝组织炎，脓肿可局限于一个或数个淋巴结内，则切开引流时必须分开形成脓肿的淋巴结包膜始能达到引流的目的。颌下间隙切开引流的切口部位、长度，应参照脓肿部位、皮肤变薄的区域决定。一般在下颌骨体部下缘以下 2 cm 处做与下颌下缘平行之切口；切开皮肤、颈阔肌后，血管钳钝性分离进入脓腔。如是淋巴结内脓肿应分开淋巴结包膜，同时注意多个淋巴结脓肿的可能，术中应仔细检查，予以分别引流。

十、颏下间隙感染

(一)病因

颏下间隙位于舌骨上区,为颏下三角内的单一间隙。间隙内有少量脂肪组织及淋巴结,此间隙借下颌舌骨肌、颏舌骨肌与舌下间隙相隔。两侧与颌下间隙相连,感染易相互扩散。颏下间隙的感染多来自淋巴结炎症。下唇、舌尖、口底、舌下肉阜、下颌前牙及牙周组织的淋巴回流可直接汇于颏下淋巴结,故以上区域的各种炎症、口腔黏膜溃疡、口腔炎等均可引起颏下淋巴结炎,然后继发颏下间隙蜂窝组织炎。

(二)临床表现

由于颏下间隙感染多为淋巴结扩散引起,故一般病情进展缓慢,早期仅局限于淋巴结的肿大,临床症状不明显。当淋巴结炎症扩散至淋巴结外后,才引起间隙蜂窝组织炎,此时肿胀范围扩展至整个颏下三角区,皮肤充血、疼痛。脓肿形成后局部皮肤紫红,按压有凹陷性水肿及波动感染。感染向后波及颌下间隙时,可表现出相应的症状。

(三)诊断

主要根据淋巴结扩散引起的颏下三角区皮肤充血、疼痛。脓肿形成后局部皮肤紫红,按压有凹陷性水肿及波动感染可诊断。

(四)治疗

宜从颏下 1 cm 处作平行于下颌骨下缘的切口,分开皮下组织即达脓腔。

十一、口底蜂窝组织炎

(一)病因

下颌骨下方、舌及舌骨之间有多条肌,其行走又互相交错,在肌与肌之间,肌与颌骨之间充满着疏松结缔组织及淋巴结,因此,口底各间隙之间存在着相互关联关系,一旦由于牙源性及其他原因而发生蜂窝组织炎时,十分容易向各间隙蔓延而引起广泛的蜂窝组织炎。口底多间隙感染一般指双侧颌下、舌下及颏下间隙同时受累。其感染可能是金色葡萄球菌为主引起的化脓性口底蜂窝组织炎;也可能是厌氧菌或腐败坏死性细菌为主引起的腐败坏死性口底蜂窝组织炎,后者又称为卢德维咽峡炎,临床上全身及局部反应均甚严重。口底多间隙感染可来自下颌牙的根尖周炎、牙周脓肿、骨膜下脓肿、冠周炎、颌骨骨髓炎,以及颌下腺炎、淋巴结炎、急性扁桃体炎、口底软组织和颌骨的损伤等。

引起化脓性口底蜂窝组织炎的病原菌,主要是葡萄球菌、链球菌;腐败坏死性口底蜂窝组织炎的病原菌,主要是厌氧性、腐败坏死性细菌。口底多间隙感染的病原菌常常为混合性菌群,除葡萄球菌、链球菌外,还可见产气荚膜杆菌、厌氧链球菌、败血梭形芽孢杆菌、水肿梭形芽孢杆菌、产气梭形芽孢杆菌,以及溶解梭形芽孢杆菌等。

(二)临床表现

化脓性病原菌引起的口底蜂窝组织炎,病变初期肿胀多在一侧颌下间隙或舌下间隙。因此,局部特征与颌下间隙或舌下间隙蜂窝组织炎相似。如炎症继续发展扩散至颌周整个口底间隙时,则双侧颌下、舌下及颏部均有弥漫性肿胀。

腐败坏死性病原菌引起的口底蜂窝组织炎,软组织的副性水肿非常广泛,水肿的范围可上及面颊部,下至颈部锁骨水平;严重的甚至达胸上部。颌周有自发性剧痛,灼热感,皮肤表面略粗糙而红肿坚硬。肿胀区皮肤呈紫红色，压痛，明显凹陷性水肿，无弹性。随着病变发展，深层肌等组织发生坏死、溶解，有液体而出现流动感。皮下因有气体产生，可扪及捻发音。切开后有大量咖啡色、稀薄、恶臭、混有气泡的液体，并可见肌组织呈棕黑色，结缔组织为灰白色，但无明显出血。病情发展过程中，口底黏膜出现水肿，舌体被挤压抬高。由于舌体僵硬、运动受限，常使患者语言不清、吞咽困难，而不能正常进食。如肿胀向舌根发展，则出现呼吸困难，以致患者不能平卧；严重者烦躁不安，呼吸短促，口唇青紫、发绀，甚至出现"三凹征"，此时有发生窒息的危险。个别患者的感染可向纵隔扩散，表现出纵隔炎或纵隔脓肿的相应症状。

全身症状常很严重，多伴有发热、寒战，体温可为 39～40 ℃。但在腐败坏死在蜂窝组织炎时，由于全身机体中毒症状严重，体温反可不升。患者呼吸短浅，脉搏频弱，甚至血压下降，出现休克。

（三）诊断

根据双侧颌下、舌下及颏部均有弥漫性肿胀，颌周有自发性剧痛，皮肤表面红肿坚硬，肿胀区皮肤呈紫红色，压痛，明显凹陷性水肿，无弹性，皮下因有气体产生，可扪及捻发音。患者吞咽困难，而不能正常进食。如肿胀向舌根发展，则出现呼吸困难，甚至出现"三凹征"，此时有发生窒息的危险。全身机体中毒症状严重，体温反可不升。患者呼吸短浅，脉搏频弱，甚至血压下降，出现休克可诊断。

（四）治疗

口底蜂窝组织炎不论是化脓性病原菌引起的感染，还是腐败坏死性病原菌引起的感染，局部及全身症状均很严重。其主要危险是呼吸道的阻塞及全身中毒。在治疗上，除经静脉大量应用广谱抗菌药物，控制炎症的发展外，还应着重进行全身支持疗法，如输液、输血，必要时给以吸氧、维持水电解质平衡等治疗；并应及时行切开减压及引流术。

切开引流时，一般根据肿胀范围或脓肿形成的部位，从口外进行切开。选择皮肤发红、有波动感的部位进行切开较为容易。如局部肿胀呈弥漫性或有副性水肿，而且脓肿在深层组织内很难确定脓肿形成的部位时，也可先进行穿刺，确定脓肿部位后，再行切开。如肿胀已波及整个颌周，或已有呼吸困难现象时，应作广泛性切开。其切口可在双侧颌下，颌下做与下颌骨相平行的"衣领"形或倒"T"形切口。术中除应将口底广泛切开外，还应充分分离口底肌，使口底各个间隙的脓液能得到充分引流。如为腐败坏死性病原菌引起的口底蜂窝组织炎，肿胀一旦波及颈部及胸前区，皮下又触到捻发音时，应按皮纹行多处切开，达到敞开创口，改变厌氧环境和充分引流的目的。然后用 3％的过氧化氢液或 1∶5 000 高锰酸钾溶液反复冲洗，每天 4～6 次，创口内置橡皮管引流。

（刘合频）

第四节　颌面部疖痈

颌面部疖痈是一种常见病，它是皮肤毛囊及皮脂腺周围组织的一种急性化脓性感染。发生在一个毛囊及所属皮脂腺者称疖；相邻多个毛囊及皮脂腺累及者称痈。由于颜面部局部组织松软，血运丰富，静脉缺少瓣膜且与海绵窦相通。如感染处理不当，易扩散逆流入颅内，引起海绵窦血栓性静脉炎、脑膜炎、脑脓肿等并发症。尤其是发生在颌面部的“危险三角区”内更应注意。

一、病因

绝大多数的病原菌为金黄色葡萄球菌,少数为白色葡萄球菌。在通常情况下,人体表面皮肤及毛囊皮脂腺有细菌污染但不致病。当皮肤不洁,抵抗力降低,尤其是某些代谢障碍的疾病,如糖尿病患者,当细菌侵入很易引起感染。

二、临床表现

疖是毛囊及其附件的化脓性炎症,病变局限在皮肤的浅层组织。初期为圆锥形毛囊性炎性皮疹,基底有明显炎性浸润,形成皮肤红、肿、痛的硬结,自觉灼痛和触痛,数天后硬结顶部出现黄白色脓点,周围为红色硬性肿块,患者自觉局部发痒、灼烧感及跳痛,以后发展为坏死性脓栓,脓栓脱去后排出血性脓液,炎症渐渐消退,创口自行愈合。轻微者一般无明显全身症状,重者可出现发热,全身不适及区域性淋巴结肿大。如果处理不当,如随意搔抓或挤压排脓及不适当切开等外科操作,都可促进炎症的扩散,甚至引起败血症。有些菌株在皮肤疖肿消退后还可诱发肾炎。发生于鼻翼两旁和上颌者,因此处为血管及淋巴管丰富的危险三角区,如果搔抓、挤捏或加压,感染可骤然恶化,红肿热痛范围扩大,伴发蜂窝组织炎或演变成痈,因危险三角区的静脉直接与颅内海绵窦相通,细菌可沿血行进入海绵窦形成含菌血栓,并发海绵窦血栓性静脉炎,进而引起颅内感染、败血症或脓毒血症,常可危及生命。疖通常为单个或数个,若病菌在皮肤扩散或经血行转移,便可陆续发生多数疖肿,如果反复出现,经久不愈者,则称为疖病。

痈是多个相邻的毛囊及其所属的皮脂腺或汗腺的急性化脓性感染,由多个疖融合而成,其病变波及皮肤深层毛囊间组织时,可顺筋膜浅面扩散波及皮下脂肪层,造成较大范围的炎性浸润或组织坏死。

痈多发生于成年人,男性多于女性,好发于上唇部(唇痈)、项部(对口疮)及背部(搭背)。感染的范围和组织坏死的深度均较疖为重。当多数毛囊、皮脂腺、汗腺及其周围组织发生急性炎症与坏死时,可形成迅速扩大的紫红色炎性浸润。感染可波及皮下筋膜层及肌组织。初期肿胀的唇部皮肤与黏膜上出现多数的黄白色脓点,破溃后呈蜂窝状,溢出脓血样分泌物,脓头周围组织可出现坏死,坏死组织溶解排出后可形成多数蜂窝状洞腔,严重者中央部坏死、溶解、塌陷,似“火山口”状,内含有脓液或大量坏死组织。痈向周围和深层组织发展,可形成广泛的浸润性水肿。

唇痈除了剧烈的疼痛外,可引起区域淋巴结的肿大和触痛,全身症状明显,如发热,畏寒,头痛及食欲减退,白细胞计数增高,核左移等。唇痈不仅局部症状比疖重,而且容易引起颅内海绵状血栓性静脉炎、败血症、脓毒血症及中毒性休克等,危险性很大。

三、诊断

有全身及局部呈现急性炎症症状,体温升高、白细胞计数升高、多核白细胞数增多、左移。单发性毛囊炎为“疖”,多发性为“痈”。注意疖肿的部位是否位于“危险三角区”,有无挤压、搔抓等有关病史,有无头痛、头晕、眼球突出等海绵窦血栓性静脉炎等征象败血症表现。

四、治疗

(一)局部治疗

尽量保持局部安静,减少表情运动,尽量少说话,进流食等,以减少肌肉运动时对疖肿的挤压刺激,严禁挤压、搔抓、挑刺,忌用热敷、石炭酸或硝酸银烧灼,以防感染扩散。

1.毛囊炎的局部治疗

止痒杀菌,局部保持清洁干燥。可涂2%~2.5%的碘酊,1天数次。毛囊内脓肿成熟后,毛发可自然脱出,少量脓血分泌物溢出或吸收便可痊愈。

2.疖的局部治疗

杀菌消炎,早期促进吸收。早期可外涂2%~2.5%的碘酊,20%~30%的鱼石脂软膏或纯鱼石脂外敷,也可用2%的鱼石脂酊涂布。也可外敷中药,如二味地黄散、玉露散等。如炎症不能自行消退,一般可自行穿孔溢脓。如表面脓栓不能自行脱落,可用镊子轻轻夹除,然后脓液流出,涂碘酊即可。

3.痈的治疗

促使病变局限,防止扩散。用药物控制急性炎症的同时,局部宜用4%的高渗盐水或含抗菌药物的盐水行局部湿敷,以促使痈早期局限、软化及穿破,对已有破溃者有良好的提脓效果,在溃破处可加用少量化腐丹,以促进坏死组织溶解,脓栓液化脱出。对脓栓浓稠,一时难以吸取者,可试用镊子轻轻钳出,但对坏死组织未分离彻底者,不可勉强牵拉,以防感染扩散。此时应继续湿敷至脓液消失,直到创面平复为止。过早停止湿敷,可因阻塞脓道造成肿胀再次加剧。面部疖痈严禁早期使用热敷和按一般原则进行切开引流,以防止感染扩散,引起严重并发症。对已形成明显的皮下脓肿而又久不破溃者,可考虑在脓肿表面中心皮肤变薄或变软的区域,作保守性切开,引出脓液,但严禁分离脓腔。

(二)全身治疗

一般单纯的毛囊炎和疖无并发症时,全身症状较轻,可口服磺胺和青霉素等抗菌药物,患者应适当休息和加强营养。

面部疖合并蜂窝组织炎或面痈应常规全身给予足量的抗菌药物,防止炎症的进一步扩散。有条件者最好从脓头处取脓液进行细菌培养及药物敏感试验,疑有败血症及脓毒血症者应进行血培养。但无论是脓液培养还是血培养,可能因为患者已用过抗菌药物,或因为取材时间和培养技术的影响,培养结果可能为假阴性,药物敏感试验也可能出现偏差。为提高培养结果的阳性率和药物敏感试验的准确性应连续3~5天抽血培养,根据结果用药。如果一时难以确定,可先试用对金黄色葡萄球菌敏感的药物,如青霉素、头孢菌素及红霉素等,待细菌培养和药物敏感试验有确定结果时,再作必要的调整。尽管细菌药物敏感试验结果是抗菌药物选择的重要依据,但由于受体内、体外环境因素的影响,体外药物敏感试验的结果不能完全反映致病细菌对药物的敏感程度。

另一个给药的重要依据是在用药后症状的好转程度,如症状有明显好转,说明用药方案正确,如症状没有好转,或进一步恶化,应及时调整用药方案。此外,在病情的发展过程中,可能出现耐药菌株或新的耐药菌株的参与,所以也应根据药物敏感试验的结果和观察脓液性质及时调整用药方案。败血症和脓毒血症常给予2~3种抗菌药物联合应用,局部和全身症状完全消失后,再维持用药5~7天,以防病情的复发。唇痈伴有败血症和脓毒血症时,可能出现中毒性休克,或出现海绵窦血栓性静脉炎和脑脓肿等严重并发症,应针对具体情况予以积极的全身治疗。

(刘合频)

第五节　面颈部淋巴结炎

一、病因

以继发于牙源性及口腔感染最为多见，也可以来源于面部皮肤的损伤、疖、痈等。小儿大多数由上呼吸道感染及扁桃体炎引起。由化脓性细菌引起的称为化脓性淋巴结炎。由结核杆菌引起的为结核性淋巴结炎。

二、临床表现

（一）急性化脓性淋巴结炎

早期病症轻者仅有淋巴结的肿大、变硬和压痛，有时患者有自觉疼痛的症状，淋巴结的界限清楚，与周围组织无粘连，移动度尚可。当炎症波及淋巴结包膜外时，结周出现蜂窝组织炎，则肿胀弥散，周界不清，表面皮肤发红。全身反应轻微或有低热，体温一般在 38 ℃以下，此期常为患者所忽视而不能及时治疗，如能够及时治疗可以治愈或向慢性淋巴结炎转归。如未有效地控制，可迅速发展成为化脓性，局部疼痛加重，淋巴结化脓溶解。脓肿破溃后，侵及周围软组织，形成广泛的肿胀，皮肤红肿，淋巴结与周围组织粘连，不能移动。脓肿形成后，皮肤表面出现明显压痛点，表面皮肤软化，有凹陷性水肿，可扪及波动感。全身反应加重，高热，寒战，头痛，全身无力，食欲减退，小儿出现烦躁症状，白细胞数急剧上升，达$(20\sim30)\times10^{9}/L$，重者出现核左移。如不及时治疗可并发颌周间隙蜂窝组织炎、静脉炎、败血症，甚至出现中毒性休克。临床上小儿的症状较成人更加严重，反应更加剧烈。

（二）慢性淋巴结炎

慢性淋巴结炎主要表现为慢性增殖性炎症，也可以是急性化脓性炎症经有效控制后的转归过程。淋巴结肿大、变硬，大小不等，与周围组织无粘连，活动度良好，有轻度压痛，无明显全身症状。慢性淋巴结炎可持续很长时间，甚至有些病例在治愈后，因淋巴结内纤维结缔组织增生，在肿大的淋巴结消退到一定程度后，仍有一定硬度，但无任何其他症状。此外，慢性淋巴结炎在遇到新的致病因子的侵袭或机体抵抗力突然下降时，可突然急性发作。

三、诊断

根据病史、临床表现可诊断。急性化脓性淋巴结炎与结核性淋巴结炎形成脓肿后可借抽吸脓液进行鉴别诊断；冷脓肿的脓液稀薄污浊，暗灰色似米汤，夹杂有干酪样坏死物；而化脓性淋巴结炎，抽吸物多呈黄色黏稠脓液。急性化脓性颌下淋巴结炎应与化脓性颌下腺炎相鉴别，后者可因损伤、导管异物或结石阻塞而继发感染。双手触诊检查时颌下腺较颌下淋巴结炎位置深而固定，导管口乳头有红肿炎症，并可挤出脓液。

四、治疗

（一）局部治疗

急性化脓性淋巴结炎在全身用药的同时，早期可采用局部热敷、超短波、氦氖激光、中药外敷等疗法，以促进炎症的吸收，防止炎症扩散。如有脓肿形成，且脓汁较少，或吸收痊愈，或向慢性淋巴结炎转化。若脓汁较多，或已形成颌周蜂窝组织炎时，肿大的淋巴结中心已变软，有波动感，或经局部穿刺抽出脓汁者，应及时切开引流，排出脓液。有的婴幼儿颈部皮下脂肪较厚，对脓肿较小且较为局限者，也可采用穿刺抽脓并注入抗生素的方法治疗。慢性淋巴结炎一般不需要治疗，但淋巴结增大明显经久不能缩小，或有疼痛不适也可采取外科手术方法将肿大淋巴结摘除。急性化脓性淋巴结炎和慢性淋巴结炎都应尽早查明并积极予以治疗原发病灶，如牙槽脓肿、牙周炎、智齿冠周炎、扁桃体炎、疖和痈等。

（二）全身治疗

急性化脓性淋巴结炎，早期常有全身症状，尤其在婴幼儿，常有高热及中毒症状，应给予全身支持疗法及维持水、电解质平衡，患者要安静休息，根据常见病原菌选择抗生素。

（刘合频）

第五章

口腔黏膜疾病

第一节　口腔黏膜溃疡类疾病

一、复发性口疮

复发性口疮又称复发性口腔溃疡、复发性阿弗它性溃疡，是口腔黏膜病中常见疾病。

（一）病因

本病病因复杂，目前尚不十分清楚。可能与病毒感染、细菌感染、胃肠道功能紊乱、内分泌失调、精神神经因素、遗传因素及免疫功能失调有关。

（二）诊断要点

1.发病特点

口腔溃疡具有明显的复发规律性，间歇期不定，每次发作可在1～2周内自行愈合；但腺周口疮愈合缓慢，可长达数月之久。

2.临床类型

(1)轻型口疮：1个或几个小溃疡，直径为0.1～0.5 cm。散在分布于角化较差的被覆黏膜上。

(2)口炎型口疮：损害形态同轻型口疮，但数量多，十几个甚至几十个不等，且多伴有发热、困倦、颌下淋巴结肿大等症状。

(3)腺周口疮：深在性大溃疡，直径约1 cm，边缘不规则隆起，中央凹陷，基底可呈结节状，愈后可留下瘢痕组织。

（三）鉴别诊断

应与白塞综合征鉴别。后者是一种病因不明，全身多个系统受损的疾病。除有反复发作的口腔溃疡外，多同时伴有眼部病变（如眼色素层炎、虹膜睫状体炎和前房积脓、视神经萎缩等）、皮肤病变（如结节性红斑、毛囊炎、疖肿等）、关节肿痛、胃肠道症状、呼吸道症状和发热、肝脾肿大、血管病变，以及颅脑神经损害等病变。

(四)治疗

1.局部治疗

(1)含漱:用0.1%依沙吖啶或0.05%~2%氯己定含漱,口炎型口疮可用2%~5%金霉素水溶液含漱。亦可用银花、野菊花、甘草各适量煎水含漱。

(2)局部吹药:用锡类散、冰硼散、白及粉之类吹患处,日数次。

(3)激素局部注射:用于腺周口疮。地塞米松2 mg加入2%普鲁卡因溶液0.5~1 mL于病变下方注射,每周1~2次,一般5次左右。

(4)超声雾化:用清热解毒、活血化瘀中药制成雾化水剂,每次15分钟,每天1~2次。

2.全身治疗

(1)维生素:口服维生素C、B族维生素。

(2)调整免疫功能药物:①溃疡频繁发作,数目多者,可用泼尼松每天15~30 mg,分3次口服,约5天后逐渐减量,7~10天内停药。②左旋咪唑50 mg,每天3次,每周连服3天,3个月1个疗程。如用药1个月效果不明显即停药,用药1周后观察白细胞数少于4×10^9/L时应停药。③转移因子,每次1 mL,于腋下或腹股沟处做皮下注射,每周1~2次,10次1个疗程。④胎盘球蛋白或丙种球蛋白,每次3 mL,肌内注射,在溃疡急性期注射1次,必要时1周后重复注射1次。⑤厌氧棒菌菌苗,皮下注射,用于严重的腺周口疮患者。开始每次0.5~1 mg,每周1次,如超过1 mg时可行多点注射,连续1~3个月。

(五)预防

(1)注意生活起居规律、保持心情舒畅。

(2)饮食清淡,避免辛辣等刺激。

(3)避免口腔黏膜创伤。

(4)保持大便通畅,有习惯性便秘者,宜常服蜂蜜。

二、白塞病

白塞病又称口、眼、生殖器三联征,以口腔黏膜、外生殖器黏膜和眼的损害为主要特点。

(一)病因

可能与自身免疫或微循环障碍有关。

(二)诊断要点

1.发病特点

具有周期性反复发作的规律。

2.损害特点

(1)口腔:与轻型或口炎型复发性口疮溃疡相似。

(2)眼:结膜炎、虹膜睫状体炎、角膜炎、视网膜出血,晚期可伴前房积脓。

(3)生殖器:外阴或肛周溃疡。

(4)皮肤:结节红斑、毛囊炎、痤疮样皮炎等。有针刺丘疹或脓疱等非特异性皮肤反应。

(5)其他:膝、踝、腕等关节酸痛;脉管炎;发热,肝脾肿大及消化道溃疡、颅脑神经损害等。

如出现以上损害特点(1)~(4)中3个或仅2条,而(5)中亦有2种症状者,即可诊为本病。

(三)治疗

局部与全身治疗参照复发性口疮的治疗。

(四)预防

(1)保持局部清洁。

(2)起居有规律,饮食宜清淡。

(3)保持心情舒畅,避免精神刺激。

三、创伤性溃疡

本病是指由长期的慢性机械创伤所引起的口腔黏膜溃疡性损害,故亦称“压疮”。

(一)病因

(1)口腔内持久的机械性刺激,如不良修复体的卡环、牙托、残冠、残根等。

(2)婴儿舌系带过短,在吸吮、伸舌等动作时与下切缘长期摩擦所致。

(二)诊断要点

(1)口腔溃疡无周期性复发史。

(2)溃疡形态与邻近机械性创伤因子相互契合,病损相应部位有明显的刺激因素存在。

(3)溃疡边缘隆起,中央凹陷。

(4)去除刺激后溃疡即愈合。

(三)鉴别诊断

注意与腺周口疮、癌性溃疡及结核性溃疡相鉴别。

(四)治疗

(1)去除刺激因素,如拔除残冠、残根、修改义齿、调合等。

(2)舌系带损害,应磨改锐利切嵴。舌系带过短者,考虑行舌系带修整术。

(3)局部用0.1%雷弗奴尔、0.05%氯己定或口泰含漱液含漱,再用1%龙胆紫、冰硼散等涂布。

(4)如有继发感染,应用抗生素。

(五)预防

(1)保持口腔卫生,预防继发感染。

(2)及时拔除残冠、残根,修改、去除不良充填、修复体等。

(王　静)

第二节　口腔黏膜大疱类疾病

一、天疱疮

天疱疮是一种危及生命的黏膜皮肤病,较为少见。临床可分寻常型、增殖型、落叶型和红斑型四种。其中寻常型最为多见。

(一)病因

病因不十分清楚,多认为是一种自身免疫性疾病。

(二)诊断要点

(1)寻常型:几乎都有口腔损害。除了唇部有时可见完整的水疱外,口内黏膜仅见破裂的灰白色疱壁。皮肤水疱多向周围扩大而松弛,疱壁塌陷、破裂、剥脱。损害受到摩擦时可发生疼痛。有时可并发多窍性黏膜损害。

(2)增殖型:口腔损害与寻常型相似,但在大疱破裂后剥脱面出现乳头状或疣状增生,形成高低不平的肉芽创面,有疼痛。

(3)落叶型:口腔损害少见,为浅表而小的糜烂。皮肤损害为红斑基础上的水疱,容易剥离成为落叶状的皮炎,好发于颜面及腹部。

(4)红斑型:是落叶型天疱疮的局限型。主要发生在颜面的两颧与跨越鼻梁部分,呈“蝶形”落叶状损害。

(5)取新鲜完整大疱活检,可见大量松解的棘细胞。

(三)治疗

1.全身治疗

(1)首选皮质激素:用泼尼松 60～80 mg/d 或更多,至少服 6 周。症状控制后,逐渐减量至每天 10 mg 左右。疗程长短,视病情而定。

(2)免疫抑制剂:口服环磷酰胺 50 mg 或硫唑嘌呤 50 mg,每天 2 次。

(3)支持疗法:给予维生素 C 和 B 族维生素;进食困难者可输液。

(4)抗生素:继发感染者应用抗生素。

2.局部治疗

(1)含漱:用氯己定、雷弗奴尔、苏打液之类或金霉素液含漱。

(2)止痛:1%～2%普鲁卡因液饭前 10 分钟含漱。

(四)预防

(1)保持口腔清洁。

(2)流质、高蛋白饮食。

(3)坚持治疗,以防病情反复。

二、家族性慢性良性天疱疮

家族性慢性良性天疱疮又称 Hailey-Halley 病(HHD),是一种少见的常染色体显性遗传性大疱性皮肤病。该病由 Halley 兄弟于 1939 年首次报道,男女发病率大致相等,70%的患者有家族史。

(一)病因

已有研究表明,家族性慢性良性天疱疮遗传基因定位于 3q21-24,是编码高尔基体钙离子泵的 ATP2C1 基因发生突变所致。ATP2C1 基因 mRNA 在全身各组织都有表达,角质形成细胞表达量最高。

(二)临床表现

本病多于青春期以后发病,病程缓慢,病情较轻,夏季易加重。主要发病部位为颈、腋窝、腹股沟等易摩擦和创伤的部位。初起病损为红斑基础上的局限性小水疱,疱壁松弛,易破溃形成糜烂及结痂。非典型表现有水疱、丘疹、脓疱、过度角化和疣状增生等。出汗、摩擦、皮肤感染等外界因素可诱发该病或加重病情。口腔较少出现损害,程度较轻,水疱尼氏征可阳性。

(三)组织病理学检查

组织病理学检查显示表皮内棘层松解,基底层上方裂隙及水疱形成,疱内可见棘刺松解细胞,基底层上呈倒塌砖墙样外观。

(四)治疗

本病治疗目前尚无特效方法,保持局部干燥,避免搔抓、摩擦,注意卫生,勤洗澡有助于减轻病情。大部分局部应用激素和抗生素治疗有一定疗效,严重的患者可考虑每天口服泼尼松 20～40 mg,能有效控制病损的扩展。其他药物如氨苯砜与泼尼松、雷公藤和抗生素联合应用能有效地控制病情。

(五)预后

预后较好。有学者分析了 27 例病史超过 20 年的患者,其中病情逐渐改善、无变化、逐渐加重的例数分别为 17 例、7 例和 3 例。

三、大疱性类天疱疮

大疱性类天疱疮(BP)是一种好发于老年人的大疱性皮肤黏膜病,临床以躯干、四肢出现张力性大疱为特点。常见于 60 岁以上老年人,女性略多于男性。预后一般较好。

(一)病因

目前多认为是一种自身免疫病,取患者大疱周围的皮肤做直接免疫荧光检查,在表皮基膜可见连续细带状免疫荧光沉积,有 IgG,部分为 IgM,少量为 IgA、IgD、IgE。约 1/4 患者有 C_3 补体沉积。引起基膜带损伤主要是 IgG,它能激活补体。血清间接免疫荧光检查,显示患者血清中有抗基膜自身抗体存在,约 70%为 IgG 阳性。近年来对 BP 抗原研究显示,BP 存在两个相对分子质量不同的抗原,即 $BPAg_1$ 和 $BPAg_2$。$BPAg_1$ 的相对分子质量为 230 kD,它位于基底细胞内,是构成半桥粒致密斑桥斑蛋白的主要成分。$BPAg_1$ 基因位于染色体 6Pterql5,基因组序列约 20 kb。$BPAg_2$ 相对分子质量为 180 kD,是一个跨膜蛋白,具有典型胶原纤维结构。$BPAg_2$ 基因位于染色体 10q14.3,基因组序列约 21 kb。

(二)临床表现

好发于老年人,发病缓慢,病程较长,口腔损害较少。据报道 13%～33%有口腔黏膜损害。损害程度较类天疱疮轻,疱小且数量少,呈粟粒样,较坚实不易破裂。尼氏征阴性。无周缘扩展现象,糜烂面易愈合。除水疱和糜烂外,常有剥脱性龈炎损害,边缘龈、附着龈呈深红色红斑,表面有薄的白膜剥脱,严重时可并发出血。病程迁延反复发作。皮肤损害开始可有瘙痒,继之红斑发疱,疱大小不等,大疱达 1～2 cm,疱丰满含透明液体,不易破裂,病损可局限或泛发,可发生于身体各部位,胸、腹、四肢较多见。尼氏征阴性。一般无明显全身症状。严重者伴发热、乏力、食欲缺乏等症状。病损愈合后,可遗留色素沉着。

(三)病理表现

口腔损害特点为上皮下疱,无棘层松解。结缔组织中有淋巴细胞、浆细胞、组织细胞和散在多形核白细胞浸润。直接免疫荧光检查,在基膜处有免疫荧光抗体沉积。

(四)诊断与鉴别诊断

1.诊断

本病病程缓慢,口腔黏膜损害较少见,且不严重。黏膜水疱较小而不易破裂,疱壁不易揭去,无周缘扩展现象,尼氏征阴性,破溃后较易愈合。皮肤水疱较大而丰满,伴有瘙痒。多发于老年人，但幼儿也可见。病程迁延反复，预后较好。

2.鉴别诊断

(1)天疱疮：见良性黏膜类天疱疮鉴别诊断。

(2)良性黏膜类天疱疮：口腔黏膜发生水疱、充血、糜烂等损害，以牙龈部位最多见，波及边缘龈和附着龈，类似剥脱性龈炎。口腔损害较天疱疮为轻。软腭、悬雍垂、咽腭弓等处黏膜破溃可形成粘连。眼结膜损害较为多见，可形成睑球粘连、睑缘粘连。约 1/3 的患者可有皮肤损害。组织病理为上皮下疱，无棘层松解现象。

(3)大疱性表皮松解症：为先天性遗传性疾病，水疱多发生于皮肤、黏膜等易受摩擦的部位。口腔黏膜、颊、腭、舌等部位，可发生水疱和糜烂，因摩擦创伤而发生。

(4)多形性红斑：口腔和皮肤损害常见水疱或大疱发生，唇部病损较为多见，颊、舌、口底也可见到，但很少累及牙龈。病理检查上皮表层多有变性改变，棘细胞层可见液化、坏死，但无棘层松解。并多呈急性发作，以中青年多见。

(五)治疗

本病对类固醇皮质激素治疗反应较好。开始时多用较大剂量泼尼松以控制病情，30～60 mg/d，多数患者病情能够缓解。亦可采用短时间氢化可的松静脉滴注，剂量为 100～300 mg/d。

有报告用免疫抑制剂、细胞毒药物治疗本病有一定效果。一般多在泼尼松治疗后，待病情缓解，开始合用硫唑嘌呤或单独用硫唑嘌呤，150 mg/d，逐步减至 50 mg/d，直至最后停药。亦有泼尼松与环磷酰胺合用的报道。

(六)中医辨证

中医辨证论治基本与天疱疮相同。

四、副肿瘤天疱疮

副肿瘤天疱疮(PNP)在 1990 年由 Anhalt 首先报道，是一种特殊类型的天疱疮。它与肿瘤伴发，认为是一种独立性疾病。无论在临床上、病理上都有其特殊表现。

(一)病因

目前认为 PNP 属自身免疫性大疱病。在肿瘤发生时，机体的免疫功能出现异常，从而诱发机体的自身免疫反应。目前已证实 PNP 有多种抗原物质，其中之一为桥斑蛋白。

(二)临床表现

1.口腔病损

约 90%的 PNP 患者有口腔病损，并可为本病的唯一表现。首发的疱性病损较少见，45%的患者仅表现为口腔广泛糜烂、溃疡，炎性充血，大量渗出物。累及颊、舌、腭、龈等多个部位。疼痛明显，影响进食。此外，PNP 患者口腔可具有多种不同的临床表现，如扁平苔藓样病损、多形红斑样、移植物抗宿主样反应等。顽固性口腔炎为其最常见的临床特征。

2.皮肤损害呈多样性

在四肢的屈侧面和躯干部可出现泛发的紫红色斑丘疹，掌趾大片状紫红斑。此外，在四肢远端可见多形红斑样皮损，在红斑基础上出现水疱或大疱。尼氏征可阳性。伴有不同程度的瘙痒。

3.其他黏膜

眼结膜糜烂、眼周皮肤红斑、外阴部糜烂。此外，患者食管、气管也可糜烂。

4.合并有良性或恶性肿瘤

与 PNP 有关的肿瘤依次为非霍奇金淋巴瘤、慢性淋巴细胞白血病、Castleman 病、胸腺瘤、分化不良的肉瘤、Waldenstrom 巨球蛋白血症、炎性纤维肉瘤、支气管鳞状细胞癌等。如为良性肿瘤，将肿瘤切除后 6～18 个月，黏膜皮肤病损可完全消退；若为恶性肿瘤，皮肤黏膜病损呈进行性加重，预后不良。

（三）病理

组织病理上同时具有天疱疮及扁平苔藓的特点。可见松解棘细胞，表皮内可见坏死性角质形成细胞为本病的组织病理特点之一。真皮浅层（或固有层）有致密的淋巴细胞及组织细胞浸润。

（四）免疫病理

（1）直接免疫荧光示棘细胞间有 IgG 沉积。

（2）间接免疫荧光显示患者血清中存有 IgG 自身抗体。

（3）PNP 患者血清抗体与膀胱上皮结合最强，此外还可与呼吸道、小肠及大肠、甲状腺上皮和肾脏、膀胱及肌肉（平滑肌和横纹肌）等多种上皮结合。以大鼠膀胱为底物行间接免疫荧光检查呈强阳性。

（五）诊断

（1）疼痛性黏膜糜烂和多形性皮损。

（2）组织病理示表皮内棘层松解、角质形成细胞坏死等。

（3）直接免疫荧光检查示 IgG 或补体表皮细胞间沉积或补体沉积于基膜带。

（4）间接免疫荧光检查示皮肤或黏膜上皮细胞间阳性染色，尚可结合于移行上皮。

（5）免疫印迹患者血清能结合 250、230、210 和 190 kD 的表皮抗原。

（6）发现相伴的良性或恶性肿瘤。

免疫病理学检查对于副肿瘤性天疱疮的诊断具有重要意义。PNP 患者血清抗体与膀胱上皮结合最强，此外还可与呼吸道、小肠及大肠、甲状腺上皮和肾脏、膀胱及肌肉（平滑肌和横纹肌）等多种上皮结合。以大鼠膀胱为底物行间接免疫荧光检查可作为 PNP 的过筛试验，且可通过滴度的改变监测病情的变化。对怀疑为 PNP 的患者应做全身体检，如胸片、B 超或全身 CT，以寻找相伴的肿瘤。

（六）治疗

首先应积极治疗原发的肿瘤，或手术切除，或放疗、化疗。皮肤黏膜损害视病情轻重，可给予类固醇皮质激素，一般起始量为 40～60 mg/d。

五、瘢痕类天疱疮

瘢痕类天疱疮又称良性黏膜类天疱疮，是类天疱疮中较常见的一型，以水疱为主要临床表现，口腔、眼结膜等体窍黏膜损害多见。口腔可先于其他部位发生，牙龈为好发部位。严重的眼部损害可影响视力，甚至造成失明。中年或中年以上发病率较高，女性多于男性。

（一）病因

一般认为本病为自身免疫性疾病，用直接免疫荧光法检查患者的组织，在基膜区有带状的 IgG 和/或C_3 沉积所致的荧光、ISG 常见的亚型 IgG_4。间接免疫荧光法检测患者血清发现有低滴度的自身抗体存在。近年来对瘢痕性类天疱疮抗原的研究显示，其位于基底细胞外半桥粒的下方，致密斑与透明斑的交界处，为一个由二硫键连接的多肽，分子量165～200 kD。

(二)临床表现

主要侵犯口腔黏膜及眼结膜。发病缓慢，病情迁延。口腔黏膜多首先受累，并可长期局限于口腔。2/3患者有眼损害，受侵严重者，可导致瘢痕粘连，甚至致盲。皮肤损害较少见。口腔黏膜主要表现为类似剥脱性龈炎样损害，牙龈为好发部位。局部充血发红水肿，形成2～6 mm的大疱或小疱，与寻常天疱疮不同，疱壁较厚，色灰白透明清亮，触之有韧性感，不易破裂。其次是疱破溃后无周缘扩展现象，疱壁不易揭起，尼氏征阴性。疱多在红斑基础上发生，疱破裂后形成与疱大小相同的红色糜烂面。如继发感染则形成溃疡基底有黄色假膜的化脓性炎症。疼痛较轻，多不影响进食。疱破溃后糜烂面愈合约需两周左右，愈合后常发生瘢痕粘连。严重的病例可在软腭、扁桃体、悬雍垂、舌腭弓、咽腭弓等处造成黏膜粘连，瘢痕畸形。眼部病变可和口腔黏膜损害一起出现。病变开始时较为隐匿，早期可为单侧或双侧的反复性结膜炎，患者自觉有灼热感、异物感。伴有水疱发生，而无破溃。后结膜发生水肿，在睑、球结膜之间出现纤维粘连。也可在眼睑边缘相互粘连，可导致睑裂狭窄或睑裂消失，甚至睑内翻、倒睫以至角膜受损、角膜翳斑而影响视力。眼部水疱病损可发生糜烂或溃疡，但较少见。随着病情发展，角膜血管受阻，并被不透明肉芽组织和增殖结缔组织遮盖而使视力丧失。泪管阻塞，泪腺分泌减少。其他孔窍如鼻咽部黏膜、食管黏膜及肛门、尿道、阴道等处黏膜也可发生糜烂炎症。皮肤病损较少见，少数患者皮肤可出现红斑水疱，疱壁厚而不易破裂。破裂后呈溃疡面，以后结痂愈合，但愈合时间较长，可遗留瘢痕和色素沉着。

(三)病理

1.组织病理

组织病理为上皮下疱，基底细胞变性，致使上皮全层剥离。结缔组织胶原纤维水肿，有大量淋巴细胞、浆细胞及中性粒细胞浸润。

2.细胞病理

用直接免疫荧光法在基膜区荧光抗体阳性，呈翠绿色的基膜荧光带。

(四)诊断与鉴别诊断

1.诊断依据

口腔黏膜反复发生充血、水疱及上皮剥脱糜烂，牙龈为好发部位。疱壁较厚而不易揭去，尼氏征阴性。损害愈合后，常发生瘢痕粘连。眼可发生睑球粘连，皮肤病损较少见。组织病理检查无棘细胞层松解，有上皮下疱。直接免疫荧光检查，在基膜处可见免疫球蛋白抗体。

2.鉴别诊断

(1)天疱疮：早期常在口腔黏膜出现疱性损害，病损发生广泛。疱破后有红色创面而难愈合，疱壁易揭起，有周缘扩展现象，尼氏征阳性。组织病理检查有棘层细胞松解，有上皮内疱。细胞学涂片检查可见棘层松解细胞，即天疱疮细胞。免疫荧光检查可见抗细胞间抗体阳性，呈渔网状翠绿色的荧光带。

(2)扁平苔藓：有疱性损害或糜烂型扁平苔藓，尤其是发生于牙龈部位的扁平苔藓，与良性黏膜类天疱疮相似。应仔细观察有无扁平苔藓病损的灰白色角化斑纹。必要时应借助组织病理检查。扁平苔藓上皮基底层液化变性，胞核液化，细胞水肿，基膜结构改变。而良性黏膜类天疱疮为上皮下疱，上皮本身完好，基底层通常完整，变性较少。在扁平苔藓有时在固有层可见嗜酸染色小体(胶样小体)。

(3)大疱性类天疱疮：是少见的慢性皮肤黏膜疱性疾病，病程较长。口腔黏膜损害约占1/3病例，疱小而少，不易破溃，症状轻，多不影响进食。尼氏征阴性。本病多发生于老人，皮肤出现大小水疱，不易破裂，预后留有色素沉着。常伴有瘙痒症状。预后较好，可自行缓解(表5-1)。

表5-1 三种大疱类疾病症状对比表

项目	寻常性天疱疮	大疱性类天疱疮	良性黏膜类天疱疮
性别	男性较多见	女性略多于男性	女性较多见、好发
年龄	中老年多发，40岁以上多见	老年多见，60岁以上为多	以老年为多
水疱	较小，疱壁松弛而薄，易破裂	疱较大，丰满，疱壁紧张不易破裂	小疱或大疱，疱壁较厚不易破裂，疱液清亮
好发部位	黏膜多发，可见于任何部位，口腔受损可达100%且严重、常先发于皮肤损害，以头、躯干为多	口腔损害较少见，约占1/3，且较轻。皮肤损害较多见，躯干好发	口腔牙龈好发，似剥脱性龈炎，眼结膜易被累及，黏膜损害易发生瘢痕粘连，约1/3有皮肤损害，发于胸、腋下、四肢屈侧
尼氏征	阳性，有周缘扩展，不易愈合	阴性，多无周缘扩展，易愈合	阴性，无周缘扩展，愈合较慢
组织病理	上皮内疱，有棘层松解	上皮内疱，无棘层松解	上皮内疱，无棘层松解
免疫荧光	抗细胞间抗体阳性，呈渔网状翠绿色荧光带	基膜有免疫荧光带状抗体	基膜抗体阳性，呈翠绿色荧光带
全身状况	可伴有发热、感染，逐渐衰弱	一般较好，可有或无全身不适	良好
预后	不良	较好	好

(五)治疗

本病无特效疗法，主要采取支持疗法，保持口腔、眼等部位清洁，防止继发感染和并发症。对于病情严重患者，全身应用皮质类固醇治疗有时能收到效果。但病损只限于口腔黏膜时，则应避免全身使用皮质激素，因长期大量应用会对全身造成不良影响，并且效果也常不理想。因此常以局部应用为主，如泼尼松龙、曲安奈得、倍他米松、地塞米松等局部注射或外用。局部也可涂养阴生肌散、溃疡散等。同时应用0.12%氯己定溶液、0.1%依沙吖啶溶液含漱，以保持口腔卫生和减少炎症。

(六)中医辨证

中医辨证本病为肝肾阴虚、湿热内蕴。治宜滋补肝肾，清热祛湿，健脾解毒。方药如杞菊地黄汤、五苓散、二妙丸等加减。

(王　静)

第三节　口腔黏膜感染性疾病

一、伪膜性口炎

伪膜性口炎是由几种球菌引起的口腔黏膜急性炎症。在口腔的病损都是以形成假膜为特点，故又称伪膜性口炎。

（一）病因

为金黄色葡萄球菌、溶血性链球菌、肺炎双球菌、草绿色链球菌等。

（二）诊断要点

（1）口腔黏膜糜烂或溃疡，病损表面形成灰白色假膜，范围大小不等，略高出黏膜表面。

（2）局部疼痛明显，无特异口臭。可伴发热、颌下淋巴结肿大等。

（3）假膜涂片或细菌培养。

（三）治疗

1.全身治疗

（1）抗菌消炎：选用广谱抗菌药物，如四环素、磺胺类药物等，或根据药敏培养结果选用合适的抗菌药物。

（2）B族维生素及维生素C，口服。

2.局部治疗

可选用0.25%金霉素液含漱，0.05%氯己定溶液、银花甘草煎水漱口。局部涂抹珠黄散、冰硼散等药物。疼痛明显者可用1%普鲁卡因溶液饭前含漱。

（四）预防

（1）半流质饮食。

（2）保持口腔卫生。

（3）注意休息。

二、单纯疱疹

本病是由单纯疱疹病毒引起的一种全身性疾病而见口腔病损者。病变发生在口腔黏膜时称疱疹性口炎；发生在唇周皮肤或颊部皮肤者，称唇疱疹或颊疱疹。6岁以下儿童好发。

（一）病因

主要为Ⅰ型单纯疱疹病毒，也有少数为Ⅱ型。通过飞沫和接触传染，全身抵抗力降低时发病。

（二）诊断要点

（1）多见于3岁以下的婴幼儿，有骤然发热史，体温逐渐下降后，口腔病情逐渐加重，拒食流涎，区域淋巴结肿大。

（2）唇周皮肤或口腔黏膜可见散在或成簇的透亮小疱疹。

（3）口腔内侧黏膜均可累及，黏膜呈片状充血、疼痛，其上育成簇的小溃疡，有的互相融合成较大的溃疡，边缘不齐，溃疡面覆有黄白色假膜，愈合不留瘢痕。

（4）成年患者全身反应较轻，并可复发。

（三）鉴别诊断

应与疱疹性咽峡炎、多形性红斑、手足口病等区别。疱疹性咽峡炎是柯萨奇病毒A引起的急性疱疹性炎症，但发作较轻，全身症状多不明显，病损分布限于口腔局部，软腭、悬雍垂、扁桃体等处，丛集成簇小水疱，疱破成溃疡，无牙龈损害，病程7天左右。

(四)治疗

1.全身治疗

(1)支持疗法:口服大量多种维生素。病情较重影响进食者,予以输液。

(2)抗病毒治疗:可选用盐酸吗啉胍、板蓝根冲剂之类。

(3)对反复发作者可选用丙种球蛋白 3～6 mL,肌内注射,每周 2 次。

2.局部治疗

(1)含漱:可选用 0.1%雷夫奴尔液或 3%过氧化氢漱口。继发感染者可用 0.25%金霉素溶液含漱。

(2)外涂:唇疱疹可用 0.1%碘苷或炉甘石洗剂。

(五)预防

(1)半流质饮食。

(2)适当休息。

(3)对患儿应予隔离,避免与其他儿童接触。

三、带状疱疹

本病为病毒感染性疾病。特点是剧烈疼痛,沿神经走向发生水疱、溃疡,呈单侧分布。疱疹单独或成簇地排列并呈带状。中年以上多见,无明显性别差异。

(一)病因

致病病毒为带状疱疹病毒,通过唾液飞沫或皮肤接触而进入人体,侵犯神经末梢,潜伏于脊髓神经的后结节或脑神经髓外节、三叉神经节,当机体抵抗力下降时发病。

(二)诊断要点

(1)发病迅速,病前可有发热、全身不适等前驱症状。

(2)患侧皮肤有烧灼感,神经性疼痛,继而出现小水疱,且疼痛与疱疹沿着三叉神经区域分布,损害多为单侧不超过中线。

(3)口内疱疹较易破裂而成糜烂面;皮肤疱疹破裂较缓,逐渐形成黄色结痂脱落,病程 2～5 周,愈合不留瘢痕。

(4)可发生历时较久的类似神经痛的后遗症,本病愈后很少复发。

(三)鉴别诊断

应与单纯疱疹、手足口病、疱疹性咽峡炎等区别。

(四)治疗

1.全身治疗

(1)抗病毒:可肌内注射板蓝根注射液,口服吗啉胍等。

(2)止痛:苯妥英钠 300 mg,或卡马西平 600～800 mg,每天分 3 次服用。

(3)注射:肌内注射维生素 B_1 或维生素 B_2,隔天 1 次。

2.局部治疗

病损局部可涂 1%甲紫,炉甘石溶液可帮助水疱吸收、干燥、脱痂。

(五)预防

(1)保持局部清洁,避免摩擦病损部位。

(2)禁烟、酒,忌食辛辣厚味与发物。

(3)加强锻炼,提高机体免疫功能。

四、口腔念珠菌病

本病是指口腔黏膜广泛的感染呈小点或大片凸起,如凝乳状的假膜。多见于婴幼儿。

(一)病因

(1)婴幼儿患本病主要来自母体的白色念珠菌感染或哺乳器消毒不严所致。

(2)成人患本病多由于体质虚弱或长期大量应用抗生素或免疫抑制剂后使某些微生物与白色念珠菌之间的拮抗失调引起。

(二)诊断要点

(1)多见于婴幼儿,患儿常烦躁不安、低热、拒食,在成年人,自觉症状不明显。

(2)口腔任何部位均可受累,病损为片状白色斑块,周围有散在的白色小点,有如残留的奶块,不易擦去,强行剥离,可见溢血糜烂面。周围黏膜正常或轻度充血。

(3)涂片可查见菌丝或芽孢,培养可查见白色念珠菌。

(三)治疗

1.局部治疗

用2%～4%碳酸氢钠溶液或2%硼砂、0.05%氯己定清洗口腔。病损区涂布1%～2%甲紫,每天3～4次。

2.全身治疗

重症者可口服制霉菌素:小儿5万～10万单位;成人50万～100万单位,每天3次。

(四)预防

(1)注意口腔清洁卫生。

(2)食具定期消毒。

(3)避免长期大量使用广谱抗生素或免疫抑制剂。

五、口腔结核

(一)病因

由结核杆菌通过黏膜或口周皮肤的创伤而感染。

(二)诊断要点

(1)多有全身结核病史或结核病接触史。

(2)口腔黏膜某部位见有结核性溃疡。溃疡面积较大,损害边缘不整齐,似鼠啮状。溃疡面密布粟粒状的紫红色或桑葚样肉芽肿,上覆少量脓性分泌物。

(3)病损位于鼻唇部皮肤见有寻常狼疮。一般无明显的自觉症状,损害为散在分布的数量不等的绿豆至黄豆大小的结节,且不断扩大融合,也可静止或萎缩,破溃后形成溃疡。

(4)进行胸透、血沉、结核菌素试验有助诊断。

(三)治疗

1.抗结核治疗

用异烟肼0.1 g,口服,每天3次;利福平0.45 g,顿服,疗程6个月以上。

2.局部治疗

0.5%达可罗宁涂布,或链霉素0.5 g于局部封闭。

(四)预防

(1)保持口腔清洁卫生,以防继发感染。

(2)及时去除有关的创伤因子。

六、坏疽性口炎

(一)概述

1.病因

螺旋体和梭形杆菌感染,合并产气荚膜杆菌与化脓性细菌的感染。

2.临床表现

单侧颊黏膜上出现紫红色硬结,迅速变黑脱落,遗留边缘微突起的溃疡面,向深扩展,并有大量坏死组织脱离,腐烂脱落导致“穿腮露齿”,有特异性腐败恶臭,称为坏疽性口炎或走马疳。

(二)治疗

局部用1.5%~3%过氧化氢冲洗去除坏死组织;全身抗感染要给予足量广谱抗生素,如青霉素、红霉素等,也可使用甲硝唑、替硝唑等;应给予高维生素、高蛋白饮食,加强营养,必要时可补液、输血。

七、手足口病

(一)概述

手足口病是一种儿童传染病,以手、足和口腔黏膜疱疹或破溃成溃疡为主要临床特征。

1.病因

柯萨奇 A-16 型病毒与肠道病毒 71 型感染。

2.临床表现

潜伏期为 3~4 天,多无前驱期症状,常有 1~3 天的持续低热,口腔和咽喉疼痛。发疹多在第二天,呈离心分布,多见于手指、足趾背面及指甲周围。开始为玫瑰红色斑丘疹,1 天后形成小水疱。发生于口内时极易破溃形成溃疡面,上覆灰黄色假膜。

3.诊断与鉴别诊断

根据临床表现可作出诊断(季节、临床表现、年龄),应与单纯性疱疹性口炎、疱疹性咽峡炎相鉴别。

(二)预防和治疗

1.预防

(1)隔离、消毒:及时发现疫情,隔离患者(1 周)。注意日常用品、玩具的消毒。

(2)增强机体免疫力:有接触史的婴幼儿及时注射 1.5~3 mL 的国产丙种球蛋白。

2.治疗

(1)对症治疗:注意休息和护理。口服维生素 B_1 和维生素 C。

(2)抗病毒治疗:利巴韦林,每次 200 mg,每天 4~6 次,口服;或 5~10 mg/(kg·d),每天 2 次,肌内注射,5 天为 1 个疗程。

(3)中医中药治疗:板蓝根冲剂,每次 1 包,每天 2 次,冲服。

(4)局部用药:主要用于口腔溃疡,如各种糊剂和含片。

(王　静)

第四节 口腔黏膜斑纹类疾病

一、口腔白斑病

(一)病因

不完全明了,可能与吸烟、白色念珠菌感染、缺铁性贫血、维生素 B_{12} 和叶酸缺乏有关。

(二)诊断要点

1.发病特点

(1)口腔黏膜上出现白色角化斑块。

(2)中年以上男性吸烟者易发病。

2.损害特征

(1)斑块状:白或灰白色的较硬的均质斑块,表面粗糙稍隆起。

(2)皱纸状:多见于口底或舌腹,表面高低起伏,似白色皱纹纸,基底柔软,粗糙感明显。

(3)颗粒状:充血的黏膜上有散在分布的乳白色颗粒,高出黏膜面。

(4)疣状:白色斑块或乳白色颗粒上有溃疡或糜烂,触诊微硬,破溃后发生疼痛。

(5)组织学检查:见上皮单纯性或异常增生。

(三)治疗

(1)0.3%维 A 酸软膏局部涂布。

(2)维生素 A 50 000 U,口服,每天 3 次。维生素 E 10~100 mg,口服,每天 3 次。必要时服用制霉菌素。

(3)手术:重度上皮异常增生,保守治疗 3 个月无好转者,应施行手术切除。

(四)预防

(1)保持口腔清洁卫生。

(2)去除刺激因素,戒烟。

(3)术后定期随访观察。

二、口腔扁平苔藓

本病是一种皮肤黏膜慢性表浅性非感染性炎症疾病,临床多见。可在口腔黏膜或皮肤单独发生,也可同时罹患。

(一)病因

病因尚不明确,可能与精神神经功能失调、内分泌变化、免疫功能异常、局部不良刺激,以及感染、微量元素缺乏等有关。

(二)诊断要点

(1)多见于中年以上的妇女。

(2)口腔黏膜任何部位均可发生,但以颊黏膜多见,亦可见于舌、牙龈、上腭、口底黏膜等处。

(3)病损是由白色小丘疹组成的线纹,并互相交织成线条状、网状、环状、斑块状等,多呈对称性。

(4)周围黏膜正常或见充血、糜烂、水疱等，一般无自觉症状，若有糜烂则灼痛。发生在舌背处，病损多表现为白色斑块状，表面光滑；在牙龈则见附着龈水肿、充血，上皮剥脱。

(5)活检可见扁平苔藓组织病理相。

(三)鉴别诊断

应注意与白斑、盘状红斑狼疮鉴别。

(四)治疗

1.全身治疗

(1)维生素:B族维生素、维生素E等。

(2)免疫调节剂:①左旋咪唑50 mg，口服，每天3次。每周服3天，2个月为1个疗程，应用时注意粒细胞及肝功能的检查。②转移因子2 mL，皮下注射，每天1次，20次1个疗程。③磷酸氯喹0.25～0.50 g，每天1次，2～4周1个疗程。

2.局部治疗

(1)清洁口腔:用0.1%雷夫奴尔、0.05%氯己定含漱。

(2)局部用醋酸地塞米松2 mg或5 mg，或醋酸泼尼松混悬液25 mg/mL或15 mg/mL，加2%普鲁卡因溶液1～2 mL行基底封闭，3～7天1次，有助于溃疡愈合。

(五)预防

(1)注意口腔卫生。

(2)忌烟、酒、辛辣等刺激之物。

(3)去除口内不良刺激。

三、盘状红斑狼疮

本病属非特异性结缔组织疾病，以头面部皮肤、口腔黏膜红斑病损为主，可伴其他症状。

(一)病因

病因不十分清楚，一般认为与感染、过度的日光照射、遗传因素、自身免疫、精神创伤等因素有关。

(二)诊断要点

(1)病程较长，青年女性多见。

(2)病损多见于下唇唇红部。早期为暗红色丘疹或斑块，界限清楚。病情发展，损害扩大，呈桃红色，向唇周皮肤蔓延。唇红部损害最易发生糜烂，常有黑色结痂或灰褐色脓痂覆盖，周围可有色素沉着或脱色。

(3)口腔内侧黏膜损害好发于颊、舌、腭等部位，糜烂基底柔软，边缘为白色围线。

(4)发生在颧部或鼻旁蝶形损害，多为对称性，呈棕黄色或桃红色丘疹与红斑，表面粗糙，上覆角质栓或鳞屑。

(5)活检、直接免疫荧光检查有助诊断。

(三)鉴别诊断

注意与多形性红斑、天疱疮区别。天疱疮者病损限于口腔黏膜，发生较广泛，疱性损害，活检可帮助鉴别。

(四)治疗

1.局部治疗

应用激素软膏外涂,如氟轻松、地塞米松、氢化可的松等软膏。也可于病损基底处注射地塞米松 2 mL 或泼尼松混悬液,每周 1 次。

2.全身治疗

常用抗疟药磷酸氯喹,开始剂量每次 0.125～0.25 g,口服,每天 2 次。1 周后改为每天 1 次,可连服 4～6 周。症状明显好转后,逐渐减至最小维持量,每周 0.25～0.5 g 以控制病情。治疗期间定期复查血常规,白细胞数低于 4×10^{9}/L 时应予停药。如病损较广泛其他治疗无效时,可考虑使用小剂量皮质激素,如强的松每天 15～20 mg。

(五)预防

(1)应向患者解释本病属良性过程,预后与系统性红斑狼疮不同,以减少其精神负担和心理压力。

(2)注意避免各种诱发因素,避免日光直接照射。

(3)饮食宜清淡。

四、口腔红斑

(一)概述

口腔红斑是指口腔黏膜上出现的鲜红色天鹅绒样改变,是癌前病变。

1.病因

口腔红斑病因不明。

2.临床表现

(1)均质型:病变较软,鲜红色,表面光滑,无颗粒。表层无角化,红色光亮,状似"无皮"。损害平坦或微隆起,边缘清楚,范围常为黄豆或蚕豆大。红斑区内也可包含外观正常的黏膜。

(2)间杂型:红斑的基底上有散在的白色斑点,临床上见到红白相间,类似扁平苔藓。

(3)颗粒型:在天鹅绒样区域内或外周可见散在的点状或斑块状白色角化区(此型也即颗粒型白斑),稍高于黏膜表面,有颗粒样微小的结节,似桑葚状或颗粒肉芽状表面,微小结节为红色或白色。这一型往往是原位癌或早期鳞癌。

3.诊断

组织病理学检查即可确诊。

(二)治疗

一旦确诊,应立即做根治术。

五、口腔黏膜下纤维化

(一)概述

口腔黏膜下纤维化或口腔黏膜下纤维变性是一种慢性进行性疾病。

1.病因

不明,可能与下列因素有关:咀嚼槟榔,食用辣椒,维生素缺乏,免疫力低下。

2.临床表现

有灼痛、疼痛及舌、唇麻木,口干等自觉症状。严重时张口受限,吞咽困难。初为起小水疱→

溃疡→形成瘢痕。①软腭苍白或白色斑块,条索状形成,软腭缩短。②两颊黏膜灰白色,形成斑块状。③舌背及舌缘苍白,舌前伸受限,光滑舌。④唇黏膜苍白,扪及纤维条索。

3.诊断

根据生活史及口腔黏膜发白、条索状瘢痕等特征诊断。

(二)治疗

1.维 A 酸

有 13-顺式视黄酸、芳香维 A 酸等药物可使用,以减轻症状。

2.手术

切断纤维条索,创面植皮,适用于严重张口受限者。

3.免疫制剂

雷公藤多苷片 10 mg,每天 3 次,口服。

4.维生素 E

维生素 E 100 mg,每天 2 次,口服。

5.中药

活血化瘀,主药用当归、丹参、红花、川芎、赤芍药等。

6.去除致病因素

戒除嚼槟榔习惯,避免辛辣食物。

六、口腔白色角化病

(一)概述

1.病因

黏膜长期受到明显的机械性或化学性刺激。

2.临床表现

灰白色、浅白或乳白色、边界不清的斑块。可发生于口腔黏膜任何部位,以唇、颊、舌多见。病损不高出于黏膜,柔软而无任何症状。烟碱性白色角化病(烟碱性口炎),上腭因吸烟呈灰白色或浅白色损害,其间有腭腺开口而呈小红点状。

3.诊断与鉴别诊断

去除刺激因素后病变消失,病理变化为上皮过度角化或部分不全角化。应与白色水肿、颊白线、灼伤鉴别。

(二)治疗

主要去除局部刺激因素,角化严重者局部可用维 A 酸涂布。

(王　静)

第五节　口腔黏膜变态反应性疾病

一、多形性红斑

本病为黏膜与皮肤急性渗出性炎症病变。病损以多形性红斑、丘疹、水疱、糜烂、结痂等多种形式出现。多见于青少年。病因复杂，以变态反应为多见，有一定自限性。

(一)病因

一般认为与变态反应因素有关。发病前常有服药史，或食用异性蛋白、接触化妆品等。与季节气候因素、寒冷、灰尘、日光或微生物感染、精神情绪应激反应等亦有关。

(二)诊断要点

(1)口腔黏膜表现为红斑、水疱，破溃后常融合成片状表浅糜烂，形状不规则，疼痛明显。可伴唇部水疱渗出、结痂或脓痂。

(2)皮肤可有散在丘疹、红斑、水疱，对称性分布于颜面、耳郭、四肢与躯干等部位。典型红斑呈虹膜样(在红斑中心发生水疱而状似虹膜)或环状(在红斑边缘部分发生水疱而似环状)。

(3)发病急骤，病程短，可以复发。

(三)鉴别诊断

应注意与药物过敏性口炎、白塞综合征、天疱疮、疱疹性龈口炎等鉴别。

(四)治疗

1.全身治疗

(1)抗组织胺类药物，用苯海拉明、氯苯那敏、阿司咪唑之类，可配合10%葡萄糖酸钙加维生素C静脉注射。

(2)皮质激素：病重者，用泼尼松30 mg，口服，每天1次，3～5天后减量至5 mg，每天1次。或静脉滴注氢化可的松。

(3)支持治疗：给予多种维生素。必要时给予输液。

2.局部治疗

(1)消炎止痛：用雷弗奴尔、氯己定或多贝氏液及1%～2%普鲁卡因含漱。

(2)皮肤病损可用5%硫黄炉甘石洗剂。

(五)预防

(1)保持口腔卫生。

(2)避免和停止可能引起变态反应的药物及食物。

二、药物性口炎

本病属Ⅳ型变态反应性疾病，病损可单独或同时见于口腔与皮肤。若有口腔病损者，根据病因不同又称接触性口炎或药物性口炎。

(一)病因

由于口腔黏膜反复接触某种物质，如牙托材料、食物、银汞合金、牙膏、唇膏等所致；或使用某些药物，如磺胺类、巴比妥类、抗生素类、镇静剂等发生变态反应所致。

(二)诊断要点

(1)有明显的病因接触史。

(2)接触性口炎潜伏期不超过2天。口腔黏膜充血水肿，出现水疱，糜烂渗出，上覆假膜，局部灼热疼痛。

(3)药物性口炎潜伏期初次发作稍长，随着反复发作可缩短至数小时或数分钟。口腔黏膜灼热发胀或发痒，充血水肿，渗出糜烂甚至坏死。也可合并全身皮肤损害或局限固定性色素斑即固定性药疹。

(三)治疗

1.局部治疗

(1)消炎含漱剂:氯己定、口泰、雷弗奴尔等溶液含漱。

(2)止痛:0.5%~1%普鲁卡因液,于饭前10分钟含漱。

2.全身治疗

(1)抗组织胺类药物:口服苯海拉明、氯苯那敏、阿司咪唑之类。

(2)10%葡萄糖酸钙溶液20 mL加维生素C 1 g,静脉注射,每天1次。

(3)病情严重者可酌情使用泼尼松、地塞米松等皮质激素。

(4)给予大量维生素C。

(四)预防

(1)保持口腔卫生,防止继发感染。

(2)及时去除和避免过敏原因。

三、血管神经性水肿

(一)病因

血管神经性水肿属于Ⅰ型变态反应。引起变态反应的物质如食物、药物、寒冷、情绪、感染、外伤等。

(二)诊断要点

(1)好发于口唇周围的疏松组织,上唇多于下唇。

(2)肿胀发展迅速,一般在10分钟内已明显,水肿区光亮潮红或接近正常色泽。

(3)局部有灼热、瘙痒感。触诊微硬而有弹性,无压痛。

(三)治疗

(1)寻找变应原,并停止接触。

(2)抗组织胺类药物,如苯海拉明、氯苯那敏、阿司咪唑等。必要时使用皮质类固醇。

(3)局部涂用炉甘石洗剂止痒。

四、接触性口炎

(一)概述

过敏性接触性口炎是过敏体质者于局部接触药物后,发生变态反应引起的一种炎症性疾病。

1.病因

迟发型变态反应。

2.临床表现

接触部位轻者黏膜肿胀发红或形成红斑;重者糜烂和溃疡,甚至坏死。在接触区外,也可向邻近组织扩张。

3.诊断

根据病史及发现局部变应原,除去病因后症状很快消失。

(二)治疗

除去变应原,药物治疗见过敏性口炎。

(郎义玲)

第六节 口腔黏膜理化性损害

口腔黏膜的理化性损害是指由于机械性、化学性及物理性刺激等明确的原因而引起的口腔黏膜病损。

一、创伤性血疱及溃疡

(一)病因

由于机械性刺激因素对口腔黏膜的损伤可形成创伤性血疱或创伤性溃疡,按刺激时间不同又可分为持久性及非持久性刺激因素。持久性机械刺激如口腔内龋齿破坏后的残冠、残根、尖锐的牙尖、经磨耗后的牙齿锐缘、不良修复体的卡环、义齿的牙托等均是长期存留在口腔内可以引起创伤性损害的因素。非持久性机械刺激如脆、硬食物的刺激,咀嚼不慎时的咬伤、刷牙时用力不当、口腔科医师使用器械操作不当等均可对黏膜造成损伤,而成为非持久性的刺激因素。

(二)临床表现

由于机械性刺激因素的力量大小和受刺激的时间长短不同,机体对刺激的反应亦不完全相同,故形成各有特点的病损。

1.压疮性溃疡

一种由持久性机械刺激引起的口腔黏膜深溃疡。多见于成年人,尤其是老年人。病损多发生在刺激物的邻近或与刺激物接触的部位。早期受刺激处黏膜发红,有轻度的肿胀和疼痛,如及时除去刺激,黏膜可恢复正常,否则形成溃疡,溃疡外形与刺激物形状一致。因为黏膜长期受刺激,故溃疡可波及黏膜下层形成深溃疡。溃疡边缘轻微隆起,中央凹陷。如有继发感染则溃疡表面有淡黄或灰白色假膜。局部淋巴结可触及。

儿童乳牙的慢性根尖炎,当牙槽骨已遭受破坏,再加以恒牙萌出时的压力,有时可使乳牙根尖部由牙槽骨的破坏部位穿破牙龈表面黏膜而暴露在口腔内,形成对黏膜的刺激,引起压疮性溃疡。牙根尖部往往直插入溃疡当中,此种情况以上唇及颊黏膜多见。

因为形成压疮性溃疡的刺激是缓和而长期的,故溃疡表面多为炎性肉芽组织而缺少神经纤维,所以疼痛不很明显,但有继发感染时疼痛可加重。

2.Riga 病或称 Riga-Fede 溃疡

Riga-Fede 溃疡是专指婴儿舌系带由于创伤而产生的增殖性溃疡。多见于舌系带短的婴儿。因为舌系带较短,初萌出的下切牙切缘又较锐,所以当吸吮、咳嗽或伸舌时,舌系带易受下切牙切缘刺激。因长时间的摩擦就可形成溃疡。开始时在舌系带处充血、发红、肿胀,久之,上皮破溃即形成溃疡。由于持续不断的摩擦,溃疡面渐扩大,长久得不到治疗即可转变为增殖性、炎症性、肉芽肿性溃疡。触之较坚韧,因此影响舌的运动,患儿啼哭不安。

3.增殖性病损

增殖性病损多见于老年人。由于义齿的牙托边缘不合适引起的长期而缓和的慢性刺激,使组织产生增殖性炎症病变。常见于腭部及龈颊移行部。黏膜呈坚韧的肉芽肿性增生,有时伴有小面积溃疡。有时仅有炎症性增生而无溃疡面。患者一般无明显的疼痛症状。

4.Bednar 口疮

Bednar 口疮专指婴儿硬腭后部由于创伤引起的擦伤。如婴儿吮吸拇指或吮较硬的人工奶头，或大人给婴儿清洗口腔时力量太大，可造成对上腭的擦伤，形成浅溃疡。病损多为双侧对称分布。婴儿常哭闹不安。

5.自伤性溃疡

自伤性溃疡好发于青少年，性情好动，常用铅笔尖捅刺黏膜。右利手者，溃疡好发于左颊脂垫尖或磨牙后垫处；左利手者，反之。咬唇颊者，溃疡好发于下唇、双颊或口角处。溃疡深在，基底略硬或有肉芽组织，疼痛不明显。

6.黏膜血疱

黏膜血疱常因咀嚼时不慎咬伤或脆硬食物的重力摩擦而引起。咬伤者多见于颊及口角和舌黏膜，形成的血疱较小。而食物摩擦引起者多见于软腭或咽部黏膜，形成的血疱较大，且易破裂。血疱破裂后可形成溃疡，比较疼痛。小血疱不易破。如将疱中血液吸出且无继发感染，1～2 天即可愈合。

(三)病理

创伤性溃疡的组织病理变化为非特异性溃疡。可见上皮破坏，溃疡区凹陷。结缔组织中有多形核白细胞、淋巴细胞及浆细胞浸润。增殖性病损可见慢性炎症肉芽组织增生。

(四)诊断

(1)在病损附近或对䶮可发现机械性刺激因素。如为溃疡，则溃疡外形往往同刺激物的形态一致。且在上、下颌静止或运动状态时，溃疡与刺激物的摩擦部位有相对应关系。

(2)如未发现刺激物，可仔细询问患者，往往有受创伤的病史，而无溃疡反复发作史。

(3)除去刺激因素，局部用药后，溃疡在 1～2 周内即可愈合。如果仍不愈合，溃疡又较深大，或基底有硬结等要考虑做活检，以便进一步明确诊断，除外特殊性病损。

(五)鉴别诊断

需与一些不易愈合的特异性深溃疡相鉴别。

1.复发性坏死性黏膜腺周围炎

(1)口腔内无机械刺激因素，亦无创伤史，但有较长期的口腔溃疡反复发作史。

(2)溃疡深大，但常为多发性，多时为 1 个或 2 个深大溃疡，同时可伴有数个小溃疡。

(3)疼痛明显，溃疡持续数周以上不易愈合。往往在口腔内能见到愈合后遗留的瘢痕。

2.癌性溃疡

癌性溃疡是口腔常见的恶性病变，其以溃疡形式表现的又最多，所以应注意其特征，做到早诊断早治疗。其特点如下。

(1)口腔内虽然有深溃疡但无刺激因素，无创伤史，亦无口腔溃疡反复发作史。

(2)溃疡深大，呈弹坑样，溃疡底有细颗粒状突起，似菜花样，或有人形容像天鹅绒样。溃疡边缘翻卷高起，并发硬。周围组织迅速被浸润，基底有较广泛的硬结。溃疡持久不愈。如无继发感染，疼痛不明显。

(3)病变进展迅速，病程无自限性，没有组织修复现象。

(4)病变初起时淋巴结无明显改变，但很快病变相应部位淋巴结肿大，触之较硬，早期能推动，晚期则和周围组织粘连不能推动。

(5)用甲苯胺蓝染色法做筛选试验为阳性的部位取活检，易见癌的组织病理变化。

（六）治疗

1.除去刺激因素

如拔除残冠、残根，调磨尖锐牙尖、牙缘，修改不合适的义齿等。轻度的创伤只要除去刺激因素，甚至不需药物治疗，几天内即可愈合。

2.局部治疗

局部治疗以预防继发感染、促进溃疡愈合为原则。用0.1%依沙吖啶溶液含漱。局部用养阴生肌散或收敛性药物如1%甲紫溶液，或抗菌消炎的药膏均可。

3.继发感染

如局部淋巴结肿大、疼痛等，要根据情况给予抗生素。

4.对 Riga 病的治疗

亦按压疮性溃疡治疗。首先消除刺激，改变吮奶方式，暂时用勺喂奶，以免吸吮时牙齿切缘刺激舌系带。对增生性溃疡有人主张局部用5%～10%硝酸银溶液烧灼，如溃疡表面有坏死时可考虑使用，以除去表面的坏死组织。用药时应隔离好唾液。用药次数不宜太多，1～2次即可。溃疡愈合患儿稍大时可结合手术治疗，矫正舌系带过短。

二、化学性灼伤

（一）病因

某些苛性化学物质，如强酸、强碱等，误入口腔；或口腔治疗用药不慎，将酚、硝酸银、三氧化二砷等药物接触了正常口腔黏膜，可使黏膜发生灼伤。

（二）临床表现

化学物质引起损伤的特点是使组织坏死，在病损表面形成一层易碎的白色坏死的薄膜。如拭去此坏死层即露出出血的红色糜烂面。病损不深，但非常疼痛。

（三）治疗

首先要用大量清水冲洗病损处，尽量稀释和洗净致伤的化学物质。因病损往往为大面积的浅溃疡或糜烂，故非常疼痛，局部可使用表面麻醉药，如0.5%达克罗宁液或1%～2%利多卡因液等含漱止痛。病损处涂抗菌药物或收敛性药物。如无继发感染，1周左右可痊愈。

三、热损伤

（一）病因

口腔黏膜的热损伤并不多见。偶因饮料、茶水或食物过烫时引起黏膜的烫伤。

（二）临床表现

轻度烫伤仅见黏膜发红，有轻微疼痛或麻木感，并不形成糜烂或溃疡。但热损伤严重时可形成疱疹。疱破溃后变为糜烂或浅溃疡，疼痛明显。

（三）治疗

病损仅发红未糜烂时，一般局部不需用药，数小时内症状可渐缓解。如有疱疹或已糜烂则局部应用抗菌消炎药物。最初1～2天疼痛较重时，局部可用0.5%达克罗宁液或1%～2%利多卡因液含漱止痛。如无继发感染，一般在1周左右可痊愈。

四、放射线损伤

放射性口炎又称放射性黏膜炎，是因放射线电离辐射引起的口腔黏膜损伤，多为头颈部恶性肿瘤用放射线治疗的患者。根据X线照射剂量、患者年龄和健康状况等不同，可发生程度不同的口腔黏膜损伤。一般可分为急性损害和慢性损害。

(一)病因

各种电离辐射(X线，α、β、γ射线及电子、核子和质子)作用于人体，细胞核的DNA吸收辐射能，导致可逆或不可逆DNA合成和细胞分化方面的变化，破坏了细胞正常代谢，引起细胞基因突变，导致细胞组织和器官发生一系列反应和损伤。放射线在杀死癌细胞的同时，也不同程度地损伤了正常组织。放射性口腔炎是头颈部放疗最常见的并发症。

(二)临床表现

放射性口腔损害的程度和过程取决于电离辐射的性质、照射剂量及其面积和总疗程、个体差异等。放射线照射后短时间内的黏膜变化称为“急性损害”，照射后2年以上出现的症状及变化称为“慢性损害”。

一般在照射后第2周，当剂量达到10 Gy左右时可出现黏膜反应。急性放射性口炎主要表现为口腔黏膜充血、水肿糜烂、白膜形成、溃疡、疼痛、进食困难，甚至影响到放射治疗的正常进行及治疗效果。口腔黏膜急性放射性损伤依据照射剂量不同可分为4级。Ⅰ级，口腔黏膜充血水肿，轻度疼痛；Ⅱ级，口腔黏膜充血水肿，点状溃疡及散在白膜，中度疼痛；Ⅲ级，口腔黏膜充血水肿，片状溃疡及融合白膜，疼痛严重并影响进食；Ⅳ级，口腔黏膜大面积溃疡，剧痛，不能进食。

慢性放射性口炎以唾液腺破坏、口腔干燥为主要症状。口干症状能长时期存在，并伴有烧灼痛。白假丝酵母菌感染是常见的并发症。

(三)病理

急性放射线损害可见组织水肿、毛细血管扩张、黏膜上皮细胞坏死、纤维素渗出等。慢性放射线损害可见上皮连续性破坏、炎细胞浸润、毛细血管扩张、黏膜下小唾液腺萎缩等。

(四)诊断

头颈部肿瘤接受放射治疗的患者接触射线后短期内或较长时间后出现口腔黏膜损伤。

(五)预防

1.保持口腔卫生

应嘱患者使用含氟牙膏，保持口腔卫生，养成餐后刷牙漱口的习惯，使用波浪形软毛牙刷，有效清洁牙齿和牙间隙，保持口腔清洁。

2.多喝水

患者开始放疗的当天起，每天要饮水＞2 500 mL，也可用金银花、麦冬泡水喝，以保持口腔湿润。应多嚼口香糖，多做咀嚼运动，可减轻张口困难。

3.放疗前的口腔检查

放疗前先去口腔科做详细检查，如有口腔溃疡、脓肿、龋齿、牙周炎等，治疗后再行放疗。如有不合适的义齿，应先矫正，尽量避免对口腔黏膜的不良刺激。

4.放疗期间饮食

放疗期间，加强营养，给予高蛋白、高维生素、高热量的饮食，勿食过冷、过热、过硬及油炸食物，忌辛辣刺激性的食物。遵医嘱用淡盐水或多贝尔溶液漱口，预防口腔感染。淡盐水的配制方法是在500 mL温开水中加盐3～4 g(约小半匙)即可；如发生真菌感染，选用2%～4%碳酸氢钠溶液漱口，并含化制霉菌素。

5.中药漱口液

中药漱口液有清热解毒之功效，作用缓和且口感好，不但可以预防口腔感染，而且对上呼吸道感染也有一定的预防作用。

(六)治疗

以对症治疗为主。

1.急性放射性损害的治疗

可根据口腔内 pH 选择正确的漱口液，给予超声雾化吸入，每天 2 次，可减轻黏膜水肿、稀释分泌物、促进溃疡愈合、减少疼痛。溃疡处可用锡类散或口腔溃疡膜等贴敷。疼痛剧烈可用局麻药 1%利多卡因饭前含漱，可起到镇痛、消炎、消肿的作用。

2.慢性放射性损害的治疗

有真菌感染者，可用制霉菌素或氟康唑片。但长期使用抗真菌药应注意肝肾功能。口干症状明显者可用人工唾液或促进唾液分泌的药物，如胆碱受体激动剂或采用中药活血生津冲剂等。

3.全身支持治疗

加强营养，给予高蛋白、高维生素、高热量的饮食。不能进食者给予营养支持，必要时可给鼻饲饮食。

(刘合频)

第六章

唇舌疾病

第一节　唇部疾病

皮肤及黏膜共同构成唇，从解剖上看唇红缘是从皮肤到黏膜的过渡，有人称其为半黏膜，因此虽然黏膜皮肤病均可发生于唇，但临床表现有其自身的特点。唇在面部及患者心理中占特殊重要的位置，唇暴露在外，易受外界物理化学刺激而发病。检查时应注意其形态、颜色，有无水肿、皲裂、脱屑、糜烂、色素、质地、结节、压痕和运动情况。

一、慢性唇炎

慢性唇炎为唇病中常见的慢性非特异性炎症性疾病。

(一)病因

有时原因不明，多与各种慢性长期持续刺激有关，如气候干燥、风吹、寒冷，以及机械、化学、温度、药物等因素，或嗜好烟酒、舔唇、咬唇等不良习惯。有人观察由舔唇、咬唇等不良习惯引起的“人工性唇炎”，可能与患者心理障碍有关，病情反复发作，在唇部形成干燥、皲裂、渗出、结痂等慢性损害。

(二)临床表现

病情特点为反复发作、时轻时重、寒冷干燥季节易发，唇部干燥、灼热或疼痛。唇肿胀、充血，唇红部脱屑、皲裂，表面渗出结痂。有的糜烂、脓肿或血性痂皮，疼痛明显。这些症状贯穿整个病程。部分患者唇周皮肤亦可受累。慢性反复发作时，肿胀渗出、炎症浸润，可引起持久的淋巴回流障碍，致使唇部长期肿胀，局部淋巴组织可因反复慢性感染而增生。下唇为好发部位，有时局部干、胀、发痒，患者常伸舌舔唇，试图用唾液湿润干唇。发痒时用手揉搓唇，用牙咬唇，唇部出现脱屑时用手撕扯屑皮，使唇破溃裂口、出血渗出，继发感染后唇部充血肿胀明显，甚至影响唇部的活动。

(三)病理

黏膜上皮部分有剥脱缺损及角化不全，上皮内层细胞水肿。固有层有炎症细胞浸润，以淋巴细胞、浆细胞等为主，血管充血。

(四)诊断

本病根据反复发作、时轻时重、寒冷干燥季节易发，唇部干燥脱屑、灼热或胀痒、疼痛等特点不难做出诊断。严重者可有水肿渗出结痂。

(五)治疗

首先应除去一切刺激因素，改变舔唇、咬唇等不良习惯。避免风吹、寒冷等刺激，忌食辛辣食物。对有心理障碍者应进行心理治疗。干燥、脱屑、皲裂损害，可涂以抗炎软膏或激素类软膏，亦可用维生素 A、维生素 B_6 及鱼肝油类软膏，以改善上皮代谢，减少鳞屑干裂症状。有急性渗出肿胀、糜烂结痂等损害时，可用0.1%依沙吖啶溶液湿敷，也可用金霉素液或金霉素甘油涂擦。在炎症较重时，可酌情给予抗生素以控制感染，或局部注射泼尼松龙混悬液等，以消除炎症、促进愈合。

二、腺性唇炎

腺性唇炎比较少见。特征是下唇肿胀，偶为上唇或上下唇同时发病。

(一)病因

病因尚不明了，一般认为有先天遗传及后天性两种可能。后天性可与龈炎、牙周炎、梅毒等口腔病灶或局部因素长期慢性刺激有关，如牙膏、吸烟、辛辣刺激及某些局部药物等。

(二)临床表现

1.单纯型

以唇黏液腺增生为主，临床最常见。唇部肿胀增厚，自觉有紧胀感，唇红缘及唇内黏膜可见散在的针头大小紫色斑点，中心有凹陷的黏液腺导管口，边缘清晰，用手触之，黏膜下有多个粟粒大小硬韧结节，为肿大的唇腺，挤压或轻轻向外牵拉患唇，可见露珠样黏液由导管口流出。由于黏液不断分泌，在唇部常形成胶性薄膜，睡眠时，唇部运动减少，唾液分泌降低，常使上下唇互相粘连。表面可有干燥脱屑，糜烂结痂。

2.化脓型

由单纯型继发感染而来，又称脓肿性腺性唇炎。感染表浅时局部形成浅溃疡、表面结痂、痂下有脓液、疼痛明显。感染较深时，可有脓肿和窦道形成。挤压唇部，有脓性分泌物从导管口排出。病程持久时可形成巨唇。

(三)病理

黏液腺体明显增生，腺管肥厚变大，黏膜深层有异位黏液腺，在黏液腺体及小叶内导管的周围有淋巴样细胞、组织细胞、浆细胞浸润。唾液腺导管扩张，并含有嗜伊红物质。部分有纤维化。在脓肿性腺性唇炎，除上皮结缔组织有较多的炎症细胞浸润，部分有小脓肿形成。

(四)诊断

本病依据临床表现，唇部肿胀、增厚，黏液腺体增大，有黏稠或脓性液体从腺导管口溢出，黏膜表面常有痂膜附着可以诊断。

(五)治疗

目前无满意的治疗方法，首先应去除诱因，治疗口腔病灶，保持口腔卫生。每次口服10%碘化钾 10 mL，每天 2 次。化脓感染时，用抗生素消除感染控制炎症。局部可注射激素或涂氟轻松软膏、金霉素甘油等。因本病多为慢性非特异性炎症，一般抗感染治疗多不理想。另外，去除诱发因素及不良刺激也很必要。

对唇肿明显外翻，疑有癌变可能时，应及时切除作活检，唇肿明显外翻时，可考虑手术成形，亦可考虑放疗。

三、肉芽肿性唇炎

肉芽肿性唇炎特征是单发于上唇或下唇，而以上唇多见，上下唇也可同时受累。慢性反复性肿胀肥厚，最后形成巨唇或硬结。有认为此病与结节病有关但未能证实。男性较多见，但性别无明显差异。20～40 岁发病较多，但也可见于儿童或老年人，一般多在青春期后发病。

（一）病因

病因不明确，有人认为与根尖炎、冠周炎、扁桃体炎有关，可能是对病灶、脂膜炎特发性迟发型变态反应，或对组织变性特别是皮下脂肪变性的一种异物反应。与局部血管运动性障碍及局部淋巴管系统闭塞性炎症有关。有人认为是结核或结节病，因为病理表现相似，但动物接种、细菌培养、结核菌素试验均未能证实。有人认为是硅肉芽肿，推测是由于使用含二氧化硅的牙膏或创伤时沾染含硅的污物，有人用偏光检查肉芽肿性唇炎的组织，发现其中有水晶样微粒，但若要确定矽引起该病还缺少证据。亦有人认为是克罗恩病的局部表现。有人观察病损局部主要是 T 辅助淋巴细胞浸润和 IgM 沉积，推测局部有细胞免疫反应增加伴体液免疫参与，为免疫调节治疗提供依据。有人在患者血清中发现抗伯氏疏螺旋体抗体、BB 抗体，认为与螺旋体感染有关。

（二）临床表现

多在青春期后发生，先从一侧开始，唇肿发展较快，但病程缓慢持久。呈弥散性肿胀，肥厚而有弹性。早期触之柔软无压痛，亦无可凹性水肿，不出现糜烂溃疡。自觉厚胀感，可有轻微发痒。早期皮肤呈淡红色，日久呈暗红色，唇红部可有纵行裂沟，左右对称呈瓦楞状。可有渗出结痂，扪诊可触及颗粒样结节。病情时轻时重，早期多能恢复正常，多次反复发作则难恢复。若持续肿胀，可从一侧扩展至另一侧，发展成不同程度的巨唇。如同时伴有舌裂及面神经麻痹，应考虑为梅-罗综合征。如除口唇肿胀外，在前额、颏部、颊部、硬腭、眼睑或舌黏膜发生肿胀，称为复发性水肿性结节性肉芽肿症。

（三）病理

为非特异性炎症，上皮下肉芽肿，上皮细胞形成的结节及朗格汉斯细胞，间质水肿及血管炎，血管周围上皮细胞、淋巴细胞、浆细胞形成结节样聚集。

（四）诊断

根据临床症状，上唇多见，外翘突起增厚，初起色红，炎症明显，并伴有沟裂，反复肿胀，不能完全恢复正常，色呈暗红，无可凹性水肿，不难诊断。

（五）治疗

无特效疗法，去除可能的诱因，如口腔内及口腔周围各种慢性炎症病灶，治疗龋齿、牙周炎，拔除残根，给予适当的抗生素治疗，如甲硝唑、青霉素、四环素。可酌情应用 X 线浅层照射，类固醇皮质激素口服或局部注射，亦有采用氯喹治疗的报道。亦可采取唇整形术。

四、梅-罗综合征

梅-罗综合征又称唇肿-面瘫-舌裂三联征、肉芽肿性唇炎综合征等。本征最早因由瑞士医师 Melkersson 与德国医师 Rosenthal 所报告而命名。有些学者认为肉芽肿性唇炎是梅-罗综合征不全型，也有认为梅-罗综合征可能是结节病的变异型。这三者具有共同的发病因素及性质，组织病理学表现相似。

梅-罗综合征病因不明，青春期以后发病较多，男性略多于女性。唇肿、面瘫、舌裂病损多不同时出现,可相隔较长时间。唇部呈弥漫性肿胀,单侧或双侧,呈棕红色,触之有弹性,无凹陷,也无触压痛。可有沟裂但无溃烂结痂,唇周皮肤正常。颊、腭、牙龈也可发生肿胀。舌表面有深沟裂纹,使舌呈皱褶状。面神经麻痹多在青春期前后突然发生,属于外周性麻痹,与周围性面神经炎所致麻痹难以区别。麻痹可为部分或全部,也可为双侧,开始可为间歇性,以后则呈永久性。面瘫与唇肿可不在同侧。还可出现嗅神经、听神经、舌咽神经和舌下神经麻痹的症状,以及嗅觉异常、头痛头晕等。

组织病理表现上皮增厚,结缔组织明显水肿,胶原纤维紊乱断裂,血管周围有淋巴细胞浸润,在肌层可见孤立性肉芽肿。

三大症状俱全诊断为完全型,有两项症状诊断为不完全型,但唇肿为多数具备的症状。

可口服皮质激素,或泼尼松龙混悬液加普鲁卡因局部注射。也有应用 X 线照射或物理治疗取得疗效者。

五、光化性唇炎

光化性唇炎是因过多接受日光照射而引起的唇黏膜损害,又称日光性唇炎。

(一)病因

本病为对紫外线过敏所致。正常人经受一定强度日光照射吸收紫外线后,皮肤暴露部位可变黑产生晒斑,颈、颧、鼻及下唇都可发生。少数人对紫外线具有特殊敏感性而发生本病。夏季多发,下唇多见。

卟啉对紫外线具有高度敏感性,植物中含的叶绿素为卟啉衍生物,故食用一些蔬菜、生药等,可影响卟啉代谢,增强对日光敏感性而致病。肝脏疾病也可引起卟啉代谢障碍,使对日光敏感性增加。

有人认为,日光照射的最初时,细胞中的 DNA、RNA 与蛋白质合成及有丝分裂均被抑制,24 小时后逐渐恢复。细胞功能加速进行,有丝分裂明显增加,长期反复的照射可不断促进 DNA 合成和分裂,造成棘层肥厚以致癌变。

(二)临床表现

以下唇红部黏膜损害多见。按其发作程度分为急性和慢性两种类型。

1.急性型

突然发作,整个唇红部水肿充血明显,灼热刺痛。有散在或成簇的小水疱,疱破溃形成表浅糜烂面,渗出结痂,并易于破裂出血,使加剧疼痛。损害重而深者,预后留有瘢痕。轻而表浅者,预后可留有色素沉着。

2.慢性型

反复持久日光照射,唇部反复持续损害,症状逐渐加重。表现为干燥脱屑,充血肿胀,皲裂,血管扩张。唇红部不断出现灰白色秕糠状鳞屑,较少瘙痒和结痂。时间久之,口周皮肤可脱色,或有灰白色角化条纹和肿胀。

(三)病理

急性者表现为细胞内及上皮细胞间水肿和水疱形成,慢性者表现有不全角化、棘层增厚、基底细胞空泡变性,突出表现是胶原纤维嗜碱性变。在地衣红染色下,呈弹性纤维状结构。有人发现偶有异型核和异常有丝分裂区域存在,这部分最终导致浸润鳞癌。

(四)诊断

依据临床表现,结合病史可以诊断。除唇部肿胀水疱、糜烂结痂损害外,结合皮损及日光照射史可明确诊断。慢性则表现为黏膜增厚脱落,口周粗糙等特点。

(五)治疗

有人认为,由于光化性唇炎可能转变成鳞癌,因此,要尽快制订治疗方案。

(1)物理性遮光:避免日光直接照射,采取避光遮阳措施,如戴帽遮光和戴口罩等。

(2)化学性遮光:涂避光软膏,如5%奎宁软膏、50%二氧化钛软膏或20%水杨酸软膏等。立即停止食用诱发本病的蔬菜和药物。

(3)渗出水肿明显者应用1%依沙吖啶溶液湿敷,去除痂膜,涂以激素类软膏及抗生素软膏。口服氯喹,氯喹能吸收280～350 nm紫外线,稳定溶酶体膜,与体内外卟啉结合迅速排出体外,减轻光敏作用。避免长期直接的紫外线照射。其次是涂液状、胶状、防水、防光物品对唇部起到保护作用。含有对氨基苯甲酸及其脂类物作用较好。5%奎宁软膏、50%二氧化钛软膏、20%水杨酸软膏。

(4)立即停用可能使卟啉代谢障碍的食物、药物,服用氯喹。

(5)渗出结痂时用0.1%依沙吖啶溶液湿敷去痂,涂激素软膏或抗生素软膏。

(6)光化性唇炎的治疗重点之一是防止鳞癌的发生。氟尿嘧啶通过抑制胸腺嘧啶合成酶,在DNA合成方面起到抗代谢作用,用于有白色角化处。亦可用冷冻、CO_2激光治疗。

六、口角炎

口角炎是上、下唇联合处口角区发生的各种炎症的总称。可单侧或双侧对称性发生,病损多由口角黏膜皮肤连接处向外扩散发生。如无明显充血水肿炎症,称为口角症。

(一)病因

口角炎发病因素较为复杂,如营养不良、维生素缺乏、感染,尤其是白假丝酵母菌感染、创伤、变态反应,主要是接触药物、化学物质,以及牙齿磨耗或缺牙过多,而造成颌间垂直距离过短、口角流涎等,均可成为发病因素。其致病因素不同,临床表现和治疗也有差别。

(二)临床表现

上下唇联合处潮红充血、干燥脱屑、皲裂糜烂、渗出结痂,张口裂开,可有出血,可伴继发感染,引起灼热疼痛。一般1～3周愈合,损害重者可留有灰色瘢痕。

1.营养不良或维生素缺乏性口角炎

两侧口角皮肤黏膜区呈对称性非特异性炎症。有湿白糜烂、平行横纹皲裂,糜烂面覆以灰黄色或黄褐色黏痂。多无明显自发性疼痛。维生素B_2缺乏者还同时伴有唇炎、舌炎等症状。

2.颌间垂直距离过短性口角炎

由于牙齿重度磨耗、牙齿大部分缺失或义齿修复不良等,造成颌间垂直距离过短,两侧口角凹陷下垂,常有唾液溢出,刺激局部组织发生炎症。局部浸软和潮红、干燥脱屑、充血渗出,可有横纹或向外下裂口和糜烂,伴有灼痛,在进食时更为明显。

3.细菌、真菌感染性口角炎

这种感染性口角炎主要为链球菌、葡萄球菌和白假丝酵母菌感染,在两侧口角区出现红色炎症，上皮发白状如被浸软化，局部皮肤黏膜变厚，伴有细小横行或放射状裂纹，覆以薄的结痂，疼痛不重，可长期不愈。

4.反应性口角炎

可由于变态性或毒性反应而发生的口角炎。局部炎症明显，充血水肿、糜烂渗出均较为突出，发病迅速，疼痛明显。

(三)诊断

依据临床病损特点，结合口腔和全身情况，以及病史过程，有无接触变应原、有无造成营养不良的客观条件或全身有营养不良的表现、是否曾长期服用抗生素或免疫抑制剂、是否有多牙缺失。亦可进行细菌、真菌涂片镜检或培养，或采用除外法试探性治疗以明确诊断。

(四)治疗

主要针对发病原因进行治疗。去除局部刺激因素和对症处理。如给予多种维生素，尤其是维生素 B_2；修改修复体，矫正过短垂直距离，恢复正常颌间高度。

口角局部用0.1%依沙吖啶溶液湿敷，小檗碱软膏外涂；亦可外用抗生素软膏。在渗出皲裂结痂时，可于湿敷后涂以甲紫。

七、血管神经性水肿

血管神经性水肿亦称巨型荨麻疹或Quincke水肿，是变态反应的一种，属Ⅰ型变态反应局部反应型。特点是突然发作、局限性水肿，消退也较迅速。

(一)病因

引起发作的因素，如食物、肠道寄生虫、药物、寒冷刺激、感染、外伤、情绪波动等，都是致病诱发因素。某些抗原或半抗原物质第一次进入机体后作用于浆细胞，产生IgE(反应素)，这些抗体附着于黏膜下方微血管壁附近肥大细胞表面。当相同抗原第二次进入机体时，则立即与附着在肥大细胞表面的IgE相结合并发生反应，引起肥大细胞脱颗粒，释放出组胺、慢反应物质(SRS-A)、激肽等，使血管扩张通透性增加，引起水肿等相应症状。

(二)临床表现

多发于面部疏松组织，唇部好发，尤以上唇多见，表现为肥厚翘突，可波及鼻翼和颧部，反复发作则可形成巨唇。可发生于下唇，或上下唇同时受累。可发生于眼睑、耳垂、阴囊、舌、咽等组织疏松部位，手足也可发生。舌部肿胀如巨舌，影响饮食说话及吞咽活动。局部表现广泛弹性水肿，光亮如蜡，扪之有韧性，无凹陷性水肿。边界不清，皮肤颜色正常或微红，有灼热微痒或无不适。全身多无明显症状，偶有头晕乏力。肿胀常突然发生，亦可缓慢发作，持续数小时或半天以上，逐渐消退。一般消退较快，不留痕迹，但也可持续较长时间。慢性者往往在同一部位反复发作，持续更长时间，并难以恢复正常状态。

(三)病理

血管及淋巴管扩张，充血渗出，形成局限性水肿，伴有炎性细胞浸润，病理改变可波及皮下组织。

(四)诊断

发病突然，好发于面部疏松组织，水肿而有弹性，色泽正常或微红，无压痛。根据病史及临床症状不难诊断。

(五)治疗

寻找变应原,避免接触,但有相当数量的患者难以找到变应原。可用肾上腺素、激素、抗组胺等药物治疗。

咽喉发生水肿而窒息者,则需进行气管插管或气管切开手术,以保证呼吸道通畅。

(于　倩)

第二节　舌部疾病

舌是构成口腔的重要器官之一,也是口腔黏膜病最易发生的部位,它有着随意活动的肌群。舌的血管神经丰富,故能十分灵敏地反映机体的很多变化,并有感觉、触觉、温度觉及特殊的味觉。

一、地图舌

地图舌是一种非感染性炎症性疾病,损害具有不定性和游走性,舌乳头在不同部位出现萎缩和恢复,故又称游走性舌炎。

(一)病因

尚不清楚,部分患者有遗传倾向,有认为与遗传因素有关。因儿童患病较多,由于患儿神经系统尚不健全稳定;或发作与情绪波动有关,因此,有人认为本病的发生与精神、神经因素有关。另外也有人认为发病与体质因素、寄生虫、月经周期、面部炎症刺激等有一定联系。

(二)临床表现

病变主要发生于舌背部,也可发生于舌尖和舌侧缘。病损特征为丝状乳头萎缩,留下圆或椭圆形红色光滑凹陷剥脱区,周围有丝状乳头增厚黄白色的边缘,相互衔接呈弧形边缘,丝状乳头角化并伸长。正常与病变区形成轮廓鲜明的地图形状,故称地图舌。损害形状大小不一,可单独或多个存在,可相互融合遍及整个舌背。一般多无明显的自觉症状,多为偶然发现,少数患者可有轻度烧灼及痒感。损害可突然出现,可持续多日或几周而无改变,也可一昼夜即发生变化,不断改变其位置和形状,因而常呈现恢复消失和新生萎缩的交替状态,所以又称游走性舌炎。本病有自限性,有间隔缓解期,舌黏膜表面能完全恢复正常。临床50%以上病例合并裂纹舌。

(三)病理

为非特异性炎症,萎缩区上皮变性,乳头消失,基底细胞层无改变,结缔组织有淋巴细胞、浆细胞及组织细胞浸润,损害边缘呈过度角化及角化不全,有上皮细胞碎屑及坏死物质。

(四)诊断

依据病损特征,轮廓形态及位置不断改变,不难做出诊断。有时与舌扁平苔藓不好区分,可借助病理检查确诊。

(五)治疗

无特效治疗方法,一般不需治疗,向患者进行解释和定期观察即可。主要是消除不良刺激因素,去除口腔病灶,注意饮食及消化功能,保持口腔卫生。可用弱碱性溶液含漱,如2%碳酸氢钠液、2%硼酸钠液含漱。有炎症感染疼痛者,可用金霉素溶液含漱,局部涂金霉素甘油或其他抗生素软膏。还可给予B族维生素药物如烟酰胺等。合并念珠菌感染,口含制霉菌素或其混悬液外涂。必要时口服氟康唑。

二、沟纹舌

沟纹舌又称阴囊舌、裂纹舌或皱褶舌。

(一)病因

目前尚无一致肯定的意见。过去多认为是先天性舌发育异常所致。舌上纵肌发育异常,舌黏膜随舌肌发育的裂隙出现沟纹。不少患者有家族发育倾向,所以认为与遗传因素有关。但通过对患者细胞遗传学分析,未发现患者染色体数目、结构方面有特异性改变和染色体畸变率异常增高现象。也有人认为可能是遗传因素和环境因素共同作用所致。现也不排除后天因素,如地理环境、饮食营养等因素影响。因本病可见地区性发作,常为后天发现,也有人认为病毒感染、迟发性变态反应、自主神经功能紊乱等,可能为其致病因素。

(二)临床表现

特征为舌背表面出现不同形态的裂隙,裂纹大小、数目、形态及深度不一。有时需舌伸出向下卷曲或用牙轻咬才能看得清晰。舌背中央呈前后向深纵形脉纹裂隙,两旁分叉若干但较浅,对称排列,支脉裂隙伸向两旁舌缘,有如叶脉状。脑纹舌沟纹则迂回舌背如大脑沟回。舌裂隙内上皮完整,乳头大部存在,多无明显不适,如上皮受到损伤破坏,经微生物感染,则发生炎症,可有敏感症状。沟纹舌的舌体较肥大,可形成巨舌。本病病程发展缓慢,发病可随年龄增长而增加,在性别上无明显差异。

(三)病理

沟纹可深达黏膜下层或肌层,沟纹表面上皮增生角化,上皮钉突增长,形状不规则。炎症时可见淋巴细胞、浆细胞及毛细血管扩张和组织水肿。扫描电镜检查可见丝状乳头、菌状乳头明显改变,乳头呈半球状或矮柱状,形成机制可能是由于上皮细胞内折成裂隙,裂隙逐渐加深增宽和延长。

(四)治疗

应向患者解释,消除恐惧癌症的疑虑。平时应保持口腔卫生,以避免裂沟内存在食物残屑和细菌并滋生感染。有继发感染可涂以甲紫或抗生素软膏,也可外用养阴生肌散。有报道采取广泛切除裂沟病灶恢复外形,在舌背前2/3,从边缘向中央呈W形切口。

三、正中菱形舌

正中菱形舌炎为一种先天性发育异常。

(一)病因

正中菱形舌是舌部发育不全的遗迹,为胚胎奇结节留存。正常时舌在发育中邻近的侧突生长超过奇结节,使之陷入舌体内不露出,而两侧突在中线连接起来。假如两侧突联合不全时,则奇结节在舌盲孔前露出舌面,而形成正中菱形舌炎样改变。也有认为系良性炎症反应的结果。

(二)临床表现

1.光滑型

临床以光滑型为多,在舌背人字沟前方,形成界限清楚色泽深红的椭圆形病损,其前后径大于左右径，大小约 2 cm×1.5 cm，质软、表面光滑。病损区乳头缺失、无硬结，不影响舌的功能，多无自觉症状。成年男性较多见。

2.结节型

表现在菱形病损表面，出现大小不等，由粟粒到绿豆大小的暗红色或浅灰白色突起结节或乳头，一般为数个紧密排列，触之稍有坚韧感，基底无硬结，无功能障碍和明显症状。对结节型正中菱形舌炎应予追踪，如基底出现硬结或其他症状，应及时做活检。有人认为结节型有癌前损害倾向。

沟纹舌、地图舌、正中菱形舌患者，常诉有舌痛症状，应注意与频繁吐舌伸舌、对镜反复自检观察，造成舌肌筋膜劳损而引起舌钝痛、灼痛区别。如精神紧张、疑虑加重，则症状更趋明显。

(三)病理

光滑型病损表面乳头消失，上皮萎缩，细胞形态无改变，固有层有少量炎症细胞浸润。结节型上皮有不同程度增生和不全角化，棘层增殖，上皮钉突伸长。有的上皮有异常增生，或伴有白假丝酵母菌感染。

(四)治疗

无症状者一般不需治疗。局部应保持清洁。若合并感染，局部可涂抗生素软膏或硼酸软膏、养阴生肌散等。如合并白假丝酵母菌感染，可涂克霉唑软膏，口含制霉菌素。如病损基底变硬，应做活检明确诊断。也可试用电凝烧灼或液氮冷冻。对患者应予以解释病情，并嘱避免伸舌吐舌及自检，避免精神过度紧张。有人认为对结节型要追踪观察，因此型有发生癌变的可能。

四、毛舌

毛舌是舌背人字沟前方丝状乳头密集区域，丝状乳头过度伸长形成丝毛状改变，呈黑色或黑褐色称黑毛舌，如为白色称为白毛舌。

(一)病因

一般认为与口腔局部环境改变有关，如口腔卫生不良、过度吸烟、长期应用抗生素或某些含漱剂等，影响角蛋白酶的功能而延缓丝状乳头角化上皮细胞的脱落，上皮增生成毛状。唾液 pH 降低偏酸也有利于真菌生长繁殖。最常见的是黑根霉菌，由黑根霉菌孢子产生黑色素，将丝状乳头染成黑色，使舌背呈黑色绒毛状。吸烟过多或食用含有色素的食物，可加重色素沉着。有人认为与化学因素刺激有关，如长期使用发氧剂可诱发本病。如牙膏、含漱剂等内含过氧化氢、过硼酸钠、高锰酸钾等药物，因刺激舌而发生微小损伤，使口内硫化氢与血液结合，产生硫化物形成沉积着色。

此外某些全身疾病，如发热、慢性炎症、放线菌病、贫血、糖尿病、放射治疗等，都会导致黑毛舌的发生。

(二)临床表现

在舌背中部和后部，可见丝状乳头伸长呈丛毛状，颜色呈黑或黑褐色，越接近中心颜色越深。用探针可拔开伸长的乳头，有如麦浪倒伏，如乳头过度增生伸长，可刺激软腭或腭垂，引起恶心不适。病损由后向前逐渐向中央发展，汇合于中线，多呈三角形，可波及全舌，靠近边缘则丛毛物减少。毛长由数毫米到 1 cm 以上，表面可有食物残渣停留而显污秽。多无自觉症状，也可伴有口臭、口干和口苦等。如只有黑色积滞而无长的丛毛，则称黑舌。少数患者毛舌呈黄、绿、白等色丛毛，但以黑色毛舌最多。

（三）病理

舌丝状乳头角质细胞明显伸长，乳头之间有细菌和真菌团块及剥脱角质和其他残渣，上皮钉突显著伸长，固有层有淋巴细胞和浆细胞浸润，为非特异性炎症。

（四）诊断

根据临床表现，舌背丝状乳头呈毛状伸长，不难诊断。

（五）治疗

应找出诱发因素，采取相应措施，避免与之接触。停止吸烟与进食可疑食物或药物，加强口腔卫生，毛舌可逐渐恢复正常。亦可用5%水杨酸乙醇溶液涂布局部以溶解角质。还可用1%鬼臼树脂（足叶树脂）丙酮乙醇溶液涂擦后冲洗。或涂以4%尿素溶液后漱口刷牙。如为真菌感染，可用制霉菌素含化或混悬液外涂。

五、舌乳头炎

舌背有4种乳头，即丝状、菌状、轮廓、叶状乳头。当乳头受到刺激可发生炎症，并产生不同程度的疼痛和不适。

（一）病因

引起舌乳头产生炎症的以全身因素较为多见，如营养不良、维生素缺乏、内分泌失调、月经周期影响、贫血、血液疾病及真菌感染、滥用抗生素等。局部因素如锐利牙尖边缘、不良修复体、不良习惯及其他外界刺激因素。

（二）临床表现

舌乳头炎为一组疾病，发病部位和致病因素各有不同，因之其临床表现也有差别。

1.光滑舌

光滑舌为慢性舌乳头萎缩性炎症，多系全身疾病的口腔表现。可见于贫血（缺铁性贫血、恶性贫血）、B族维生素缺乏、营养吸收障碍、绝经期、妊娠期，以及真菌感染、大量使用抗生素等。丝状乳头萎缩、上皮变薄，舌背呈火红色、有浅沟裂隙。菌状乳头可无萎缩，并可显得突出，晚期菌状乳头也可萎缩而成光滑舌。可伴有口干、麻木、灼痛、遇刺激食物可激惹疼痛。

2.菌状乳头炎

菌状乳头分布于舌前及舌尖部，因有痛觉感受器，故对疼痛较敏感。发炎时表现为红肿光亮、上皮薄而呈深红充血状，与贫血、维生素缺乏有关。局部刺激因素如牙石、不良修复体、锐利的牙缘，以及辛辣食物、烟酒、牙膏等刺激均可引起本病。

3.叶状乳头炎

叶状乳头位于舌两侧缘后部，在舌根部较明显，呈上下垂直排列的皱褶，因接近咽部、富于淋巴样组织，因此，咽部炎症可波及此处。局部刺激亦可激惹和加重炎症。发炎时叶状乳头明显充血肿大，伴有轻度疼痛。如炎症长期不退、局部破溃长期不愈，则应取活检，明确诊断。

4.轮廓乳头较少发炎肿大，多无明显不适

因有味觉功能，在其受损发炎时，可有味觉障碍。部分患者常因偶然发现而误认为肿物而来就诊，应予检查除外后给予解释以消除顾虑。

（三）治疗

主要针对其发病原因进行对症治疗，给予维生素。炎症明显时，给予抗生素。要去除各种局部刺激因素，保持口腔清洁。

六、舌痛症

舌灼痛引起的原因很多，有全身因素和局部因素，表现症状和轻重程度不一。

（一）病因

舌痛原因是多方面的，可由系统病引起，如贫血、糖尿病、肝病、硬皮病、营养不良、维生素缺乏、慢性乙醇中毒、肿瘤等；局部性因素如牙齿锐利边缘、不良修复体、长期伸吐舌自检、微生物感染及牙膏、药物等刺激因素；神经、精神因素如三叉神经舌支及舌咽神经痛引起的舌痛；还有主诉舌痛，而无客观检查指标的，如Costen综合征舌痛，围绝经期妇女常见的舌灼痛等。

（二）临床表现

全身系统性疾病引起的舌痛，除有全身症状外，局部可见某些表征，如舌干质红少津、舌乳头萎缩，上皮变薄、充血发红，或上皮浅层剥脱等。局部因素引起的，多见于舌某些部位表现充血水肿、糜烂溃疡等炎症。神经性因素引起的则可有阵发性短暂的剧烈疼痛，说话、进食等动作可激发疼痛，病史较长，可用局部麻醉法确定诊断。由颞下颌关节功能紊乱和咀嚼功能障碍引起的舌痛，从临床检查、X线片、肌电图等可确诊。精神因素舌痛，以更年期妇女多见，但舌部多无任何异常可见。有灼痛、钝痛或刺痛，短暂或持续性。发作时间、部位可固定也可不固定，多不影响进食和睡眠。舌部无触痛和味觉异常，舌体运动自如，局部无刺激因素。全身可有兴奋性增高或情绪抑郁、失眠忧虑及恐癌心理。严重者可有奇特感觉异常、游走性舌痛，常固执认为有严重躯体疾病，影响正常生活。

（三）治疗

主要针对不同病因，进行相应处理。去除局部刺激因素，停用可能致敏药物、牙膏、含漱剂及刺激性食物。精神因素性舌痛，应进行心理治疗，消除悲观恐癌心理，适当应用调整神经功能和镇静药物，如谷维素，维生素 B_1、维生素 B_6 等，以及维生素 B_{12}、烟酰胺、罗通定等。亦可用0.5%～1%普鲁卡因或加维生素 B_{12} 局部或舌神经封闭。

（于　倩）

第七章

牙体疾病

第一节 龋 病

一、病因

龋病是以细菌为主的多因素综合作用的结果，主要致病因素包括细菌和牙菌斑生物膜、食物和蔗糖、宿主对龋病的敏感性等。

1890年著名的口腔微生物学家W.D.Miller第一次提出龋病与细菌有关，即著名的化学细菌学说。该学说认为龋病发生是口腔细菌产酸引起牙体组织脱矿的结果。口腔微生物通过合成代谢酶，分解口腔中碳水化合物，形成有机酸，造成牙体硬组织脱钙。在蛋白水解酶的作用下，牙齿中的有机质分解，牙体组织崩解，形成龋洞。化学细菌学说的基本观点认为，龋病发生首先是牙体硬组织的脱矿溶解，再出现有机质的破坏崩解。Miller学说是现代龋病病因学研究的基础，阐明了口腔细菌利用碳水化合物产酸、溶解矿物质、分解蛋白质的生物化学过程。

Miller实验：

牙齿 ＋ 面包（碳水化合物）＋ 唾液——脱矿

牙齿 ＋ 脂肪（肉类）＋ 唾液——无脱矿

牙齿 ＋ 面包（碳水化合物）＋ 煮热唾液——无脱矿

Miller实验第一次清楚地说明，细菌是龋病发生的根本原因，细菌、食物、牙齿是龋病发生的共同因素。对细菌在口腔的存在形式没有说明，也未能分离出致龋菌。

1947年，Gottlieb提出蛋白溶解学说（proteolysis theory）。认为龋病的早期损害首先发生在有机物较多的牙体组织部位，如釉板、釉柱鞘、釉丛和牙本质小管，这些部位含有大量的有机物质。牙齿表面微生物产生的蛋白水解酶使有机质分解和液化，晶体分离，结构崩解，形成细菌侵入的通道。细菌再利用环境中的碳水化合物产生有机酸，溶解牙体硬组织。龋病是牙组织中有机质先发生溶解性破坏，再出现细菌产酸溶解无机物脱矿的结果。该学说未证实哪些细菌能产生蛋白水解酶，动物实验未能证明蛋白水解酶的致龋作用。

1955年，Schatz提出了蛋白溶解螯合学说（proteolysis chelation theory）。认为龋病的早期是从牙面上的细菌和酶对釉质基质的蛋白溶解作用开始，通过蛋白溶解释放出各种螯合物质包括酸根阴离子、氨基、氨基酸、肽和有机酸等，这些螯合剂通过配位键作用与牙体中的钙形成具有环状结构的可溶性螯合物，溶解牙体硬组织的羟磷灰石，形成龋样损害。螯合过程在酸性、中性及碱性环境下都可以发生，该学说未证实引起病变的螯合物和蛋白水解酶。蛋白溶解学说和蛋白溶解螯合学说的一个共同问题是在自然情况下，釉质的有机质含量低于 1%，如此少的有机质要使 90%以上的矿物质溶解而引起龋病，该学说缺乏实验性证据。

Miller 化学细菌学说和 Schatz 蛋白溶解螯合学说的支持者们在随后的几十年里展开了激烈的争论，化学细菌学说在很长一段时间占据了主流地位。近六十年来在龋病研究领域的相关基础和临床研究均主要围绕细菌产酸导致牙体硬组织脱矿而展开，龋病病因研究进入了“酸幕时代”时期。

随着近年来对牙菌斑生物膜致病机制的研究进展，特别是对牙周生物膜细菌引起的宿主固有免疫系统失衡进而引起牙周病发生的分子机制的深入研究，人们重新认识到蛋白溶解过程在龋病的发生发展过程中的重要作用。目前认为，细菌酸性代谢产物或环境其他酸性物质引起釉质的溶解后，通过刺激牙本质小管，在牙本质层引起类似炎症的宿主反应过程，继而引起牙本质崩解。值得注意的是牙本质蛋白的溶解和牙本质结构的崩解并不是由“蛋白溶解学说”或“蛋白溶解螯合学说”中所提到的细菌蛋白酶所造成，而是由宿主自身的内源性金属基质蛋白酶（MMPs），如胶原酶所引起。这种观点认为龋病是系统炎症性疾病，龋病和机体其他部位的慢性感染性疾病具有一定的相似性，即龋病是由外源性刺激因素，如细菌的各种致龋毒力因子诱导宿主固有免疫系统失衡，造成组织破坏，牙体硬组织崩解。

随着现代科学技术的发展，大量的新研究方法、新技术和新设备用于口腔医学基础研究，证实龋病确是一种慢性细菌性疾病，在龋病的发生过程中，细菌、牙菌斑生物膜、食物、宿主及时间都起了十分重要的作用，即四联因素学说（图 7-1）。该学说认为，龋病的发生必须是细菌、食物、宿主三因素在一定的时间和适当的空间、部位内共同作用的结果，龋病的发生要求有敏感的宿主、致病的细菌、适宜的食物及足够的时间。由于龋病是发生在牙体硬组织上，从细菌在牙齿表面的黏附，形成牙菌斑，到出现临床可见的龋齿，一般需要 6～12 个月的时间。特殊龋除外，如放射治疗后的猖獗龋。因此，时间因素在龋病病因中有着十分重要的意义，有足够的时间开展龋病的早期发现、早期治疗。四联因素学说对龋病的发生机制作了较全面的解释，被认为是龋病病因的现代学说，被全世界所公认。

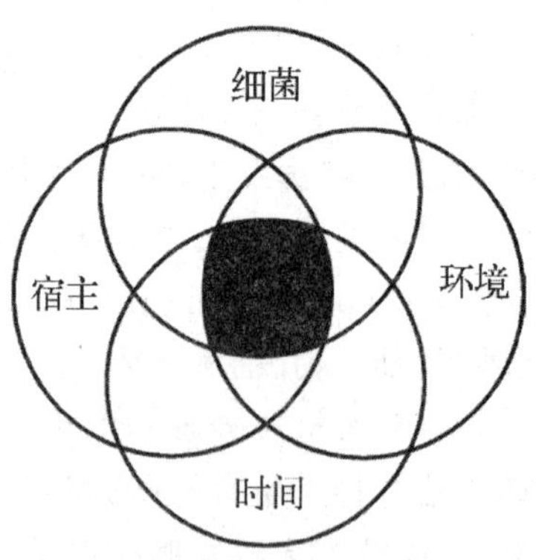

图 7-1　**龋病发生的四联因素**

（一）细菌因素

龋病是一种细菌性疾病，细菌是龋病发生的最关键因素，大量的研究证明没有细菌就没有龋病。无菌动物实验发现，在无菌条件下饲养的动物不产生龋，使用抗生素能减少龋的发生。由龋损部位分离出的致病菌接种于动物，能引起动物龋或离体牙人工龋损。临床上也发现未萌出的牙不发生龋，一旦暴露在口腔中与细菌接触就可能发生龋。

口腔中的细菌有500余种，与龋病发生关系密切的细菌必须具备较强的产酸力、耐酸力；能利用糖类产生细胞内外多糖；对牙齿表面有强的黏附能力；合成蛋白溶解酶等生物学特性，目前认为变异链球菌、乳酸杆菌、放线菌等与人龋病发生有着密切的关系。

细菌致龋的首要条件是必须定植在牙齿表面，克服机械、化学、物理、免疫的排异作用，细菌产生的有机酸需对抗口腔中强大的缓冲系统，常难以使牙体组织脱矿。只有在牙菌斑生物膜特定微环境条件下，细菌产生有机酸聚积，造成牙齿表面pH下降，矿物质重新分布，出现牙体硬组织脱矿产生龋。因此，牙菌斑生物膜是龋病发生的重要因素。

（二）牙菌斑生物膜

20世纪70年代以后，随着科学技术的发展，对细菌致病有了新的认识。1978年美国学者Bill Costerton率先进行了细菌生物膜的研究，并提出了生物膜理论。随后细菌生物膜真正作为一门独立学科而发展起来，其研究涉及微生物学、免疫学、分子生物学、材料学和数学等多学科。20世纪90年代后，美国微生物学者们确立了“细菌生物膜”这个名词，将其定义为附着于有生命和无生命物体表面被细菌胞外大分子包裹的有组织的细菌群体。这一概念认为在自然界、工业生产环境（如发酵工业和废水处理）及人和动物体内外，绝大多数细菌是附着在有生命或无生命的表面，以细菌生物膜的方式生长，而不是以浮游方式生长。细菌生物膜是细菌在各种物体表面形成的高度组织化的多细胞结构，细菌在生物膜状态下的生物表型与其在浮游状态下具有显著差异。

人类第一次借助显微镜观察到的细菌生物膜就是人牙菌斑生物膜。通过激光共聚焦显微镜（confocal scanning laser microscopy，CSLM）结合各种荧光染色技术对牙菌斑生物膜进行了深入研究，证明牙菌斑生物膜是口腔微生物的天然物膜。口腔为其提供营养、氧、适宜的温度、湿度和pH。牙菌斑生物膜是黏附在牙齿表面以微生物为主体的微生态环境，微生物在其中生长代谢、繁殖衰亡，细菌的代谢产物，如酸和脂多糖等，对牙齿和牙周组织产生破坏。牙菌斑生物膜主要由细菌和基质组成，基质中的有机质主要有不可溶性多糖、蛋白质、脂肪等，无机质包含钙、磷、氟等。

牙菌斑生物膜的基本结构包括基底层获得性膜，中间层和表层（图7-2）。唾液中的糖蛋白选择性地吸附在牙齿表面形成获得性膜，为细菌黏附与定植提供结合位点。细菌黏附定植到牙菌斑生物膜表面形成成熟的生物膜一般需要5～7天时间。对牙菌斑生物膜的结构研究发现，菌斑成熟的重要标志是在牙菌斑生物膜的中间层形成丝状菌成束排列，球菌和短杆菌黏附其表面的栅栏状结构，在表层形成以丝状菌为中心，球菌或短杆菌黏附表面的谷穗状结构（图7-3）。

牙菌斑生物膜一经形成，紧密附着于牙齿表面，通过常用的口腔卫生措施如刷牙并不能有效消除。紧靠牙齿表面的牙菌斑生物膜的深层由于处于缺氧状态，非常有利于厌氧菌的生长代谢，细菌利用糖类进行无氧代谢，产生大量的有机酸，堆积在牙菌斑生物膜与牙齿表面之间的界面，使界面pH下降，出现脱矿导致龋病。牙菌斑生物膜是龋病发生的必要条件，没有菌斑就没有龋病。动物实验和流行病学调查研究表明控制菌斑能有效地减少龋病发生。

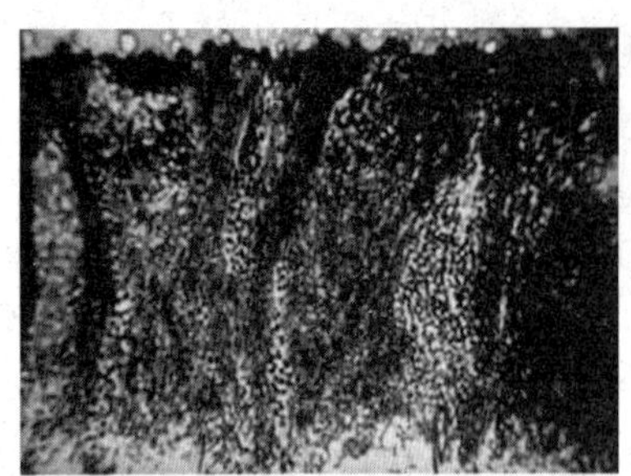

图 7-2 牙菌斑生物膜的基本结构

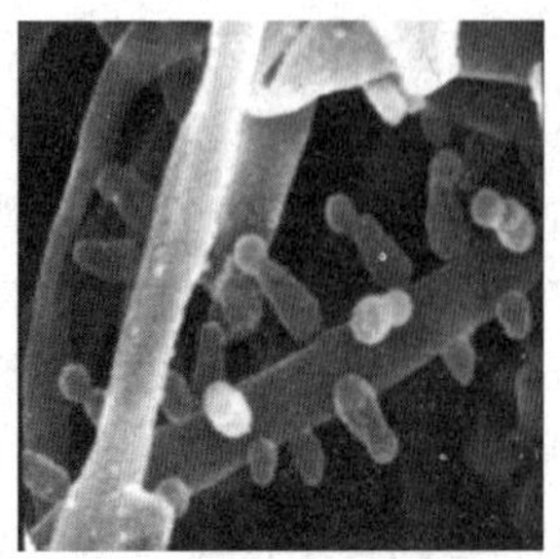

图 7-3 谷穗状结构

关于牙菌斑生物膜的致龋机制有三种主流学说。

1.非特异性菌斑学说

龋病不是口腔或牙菌斑生物膜中特殊微生物所致，而是牙菌斑生物膜中细菌共同作用的结果，细菌所产生的致病性产物超过了机体的防卫能力，导致龋病。

2.特异性菌斑学说

龋病是由牙菌斑生物膜中的特殊细菌引起的，这些特殊细菌就是与龋病发生关系密切的致龋菌。研究已经证实，牙菌斑生物膜中与龋病发生关系密切的致龋菌都是口腔常驻微生物群，非致龋菌在条件适宜时也可以引起龋病。

3.生态菌斑学说

牙菌斑生物膜致龋的最新学说，认为牙菌斑生物膜内微生物之间、微生物与宿主之间处于动态的生态平衡，不发生疾病；一旦条件改变，如摄入大量的糖类食物、口腔内局部条件的改变、机体的抵抗力下降等，正常口腔微生态失调，正常口腔或牙菌斑生物膜细菌的生理性组合变为病理性组合，一些常驻菌成为条件致病菌，产生大量的致病物质，如酸性代谢产物，导致其他非耐酸细菌生长被抑制，产酸耐酸菌过度生长，最终引起牙体硬组织脱矿，发生龋病。根据生态菌斑学说的基本观点，龋病有效防治的重点应该是设法将口腔细菌的病理性组合恢复为生理性的生态平衡。

(三)食物因素

食物是细菌致龋的重要物质基础。食物尤其是碳水化合物通过细菌代谢作用于牙表面，引起龋病。

碳水化合物是诱导龋病最重要的食物，尤其是蔗糖。糖进入牙菌斑生物膜后，被细菌利用产生细胞外多糖，参与牙菌斑生物膜基质的构成，介导细菌对牙齿表面的黏附、定植。合成的细胞内多糖是细菌能量的储存形式，保持牙菌斑生物膜持续代谢。糖进入牙菌斑生物膜的外层，氧含量较高，糖进行有氧氧化，产生能量供细菌生长、代谢。牙菌斑生物膜的深层紧贴牙齿表面，由于缺氧或需氧菌的耗氧，进行糖无氧酵解，产生大量的有机酸并堆积在牙齿与牙菌斑生物膜之间的界面内，不易被唾液稀释，菌斑 pH 下降，脱矿致龋。

细菌产生的有机酸有乳酸、甲酸、丁酸、琥珀酸，其中乳酸量最多。糖的致龋作用与糖的种类、糖的化学结构与黏度、进糖时间与频率等有十分密切的关系。葡萄糖、麦芽糖、果糖、蔗糖可以使菌斑 pH 下降到 4.0 或更低；乳糖、半乳糖使菌斑 pH 下降到 5.0；糖醇类，如山梨醇、甘露醇不被细菌利用代谢产酸，不降低菌斑 pH。淀粉因相对分子质量大，不易扩散入生物膜结构中，不易被细菌利用。含蔗糖的淀粉食物则使菌斑 pH 下降更低，且持续更长的时间。糖的致龋性能大致可以排列为蔗糖＞葡萄糖＞麦芽糖、乳糖、果糖＞山梨糖醇＞木糖醇。蔗糖的致龋力与其分子结构中单糖部分共价键的高度水解性有关。

龋病“系统炎症性学说”认为，碳水化合物除了为产酸细菌提供代谢底物产酸，以及介导细菌生物膜的黏附外，其致龋的另一重要机制是通过抑制下丘脑对腮腺内分泌系统的控制信号。腮腺除了具有外分泌功能(唾液的分泌)外，还具有内分泌功能，可控制牙本质小管内液体的流动方向。正常情况下，在下丘脑-腮腺系统的精密控制下，牙本质小管内液体由髓腔向釉质表面流动，有利于牙体硬组织营养成分的供给和牙齿表面堆积的酸性物质的清除。研究发现，高浓度碳水化合物可能通过升高血液中氧自由基的量，抑制下丘脑对腮腺内分泌功能的调节。腮腺内分泌功能的抑制将导致牙本质小管内液体流动停滞甚至逆转，进而使牙体组织更容易受到细菌产酸的破坏。由于牙本质小管液体的流动还与牙本质发育密切相关，对于牙本质尚未发育完成的年轻人群，高浓度碳水化合物对牙本质小管液体流动方向的影响还可能直接影响其牙本质的发育和矿化，该理论一定程度上科学解释10岁以下年龄组常处于龋病高发年龄段这一流行病学调查结果。

食物中的营养成分有助于牙发育。牙齿萌出前，蛋白质能影响牙齿形态、矿化程度，提高牙齿自身的抗龋能力。纤维性食物如蔬菜、水果等不易黏附在牙齿表面，有一定的清洁作用，能减少龋病的发生。根据“系统炎症性学说”，龋病的发生与细菌代谢产物刺激产生的大量氧自由基与机体内源性抗氧自由基失衡进而导致牙体组织的炎性破坏有关。因此，通过进食水果、蔬菜可获取外源性抗氧化剂中和氧自由基的促炎作用，对维持牙体硬组织的健康具有潜在作用。

(四)宿主因素

不同个体对龋病的敏感性是不同的，宿主对龋的敏感性包括唾液成分、唾液流量、牙齿形态结构，以及机体的全身状况等。

1.牙齿

牙齿的形态、结构、排列和组成受到遗传、环境等因素的影响。牙体硬组织矿化程度、化学组成、微量元素等直接关系到牙齿的抗龋力。牙齿点隙窝沟是龋病的好发部位，牙齿排列不整齐、拥挤、重叠等易造成食物嵌塞，产生龋病。

2.唾液

唾液在龋病发展中起着十分重要的作用。唾液是牙齿的外环境，影响牙发育。唾液又是口腔微生物的天然培养基，影响细菌的黏附、定植、牙菌斑生物膜的形成。唾液的质和量、缓冲能力、抗菌能力及免疫能力与龋病的发生有密切关系，唾液的物理、化学、生物特性的个体差异也是龋病发生个体差异的原因之一。

唾液钙、磷酸盐及钾、钠、氟等无机离子参与牙齿生物矿化，维持牙体硬组织的完整性，促进萌出后牙体硬组织的成熟，也可促进脱矿组织的再矿化。重碳酸盐是唾液重要的缓冲物质，能稀释和缓冲细菌产生的有机酸，有明显的抗龋效应。唾液缓冲能力的大小取决于重碳酸盐的浓度。

唾液蛋白质在龋病的发展中起重要的作用。唾液黏蛋白是特殊类型的糖蛋白，吸附在口腔黏膜表面形成一种保护膜，阻止有害物质侵入体内。黏蛋白能凝集细菌，减少对牙齿表面的黏附。唾液糖蛋白能选择性地吸附在牙齿表面形成获得性膜，为细菌黏附提供了有利条件，是牙菌斑生物膜形成的第一步，获得性膜又称为牙菌斑生物膜的基底层，也可以阻止细菌有机酸对牙齿的破坏。富脯蛋白、富酪蛋白、多肽等能与羟磷灰石结合，在维护牙完整性、获得性膜的形成、细菌的黏附定植中起重要的作用，唾液免疫球蛋白还能阻止细菌在牙齿表面的黏附。

3.遗传因素

遗传因素对宿主龋易感性也具有一定的影响。早在20世纪30年代就有学者对龋病发生与宿主遗传因素的关联进行了调查研究分析。直到近年来随着全基因组关联分析(genome wide association study,GWAS)在人类慢性疾病研究领域的盛行,学者们逐渐开始试图通过基因多形性分析定位与人类龋病发生相关的基因位点。已发现个别与唾液分泌、淋巴组织增生、釉质发育等相关基因位点的突变与宿主龋病易感性相关,由于龋病的发生还受到细菌生化反应及众多不可预知环境变量因素的影响,关于龋病全基因组关联分析研究的数量还较少,目前尚不能对宿主基因层面的遗传因素和龋病易感性的相关性做出明确的结论。作为困扰人类健康最重要的口腔慢性疾病,宿主与口腔微生物间的相互作用和进化关系,将导致宿主遗传因素在龋病的发生过程中起到重要的作用。

(五)时间因素

龋病是发生在牙体硬组织的慢性破坏性疾病,在龋病发生的每一个阶段都需要一定的时间才能完成。从唾液糖蛋白选择性吸附在牙齿表面形成获得性膜、细菌黏附定植到牙菌斑生物膜的形成,从糖类食物进入口腔被细菌利用产生有机酸到牙齿脱矿等均需要时间。从牙菌斑生物膜的形成到龋病的发生一般需要6～12个月的时间。在此期间,对龋病的早期诊断、早期干预和预防能有效地降低龋病的发生。因此,时间因素在龋病发生、发展过程和龋病的预防工作领域具有十分重要的意义。

值得注意的是,四联因素必须在特定的环境中才易导致龋病,这个特定的环境往往是牙上的点隙裂沟和邻面触点龈方非自洁区。这些部位是龋病的好发区,而在光滑牙面上很难发生龋病。在龋病的好发区,牙菌斑生物膜容易长期停留,为细菌的生长繁殖、致病创造了条件。同时,这些好发区多为一个半封闭的生态环境,在这样一个环境内,营养物、细菌等容易进入,使环境内产生的有害物质不易被清除,好发区的氧化还原电势相对较低,有利于厌氧菌及兼性厌氧菌的生长和糖酵解产酸代谢的发生,细菌酸性代谢产物在牙菌斑生物膜内堆积,将抑制非耐酸细菌的生长,导致产酸耐酸菌的过度生长,最终导致牙菌斑生物膜生态失衡,形成龋病。

(六)与龋病发生相关的其他环境因素

流行病学研究显示,环境因素,如宿主的行为习惯、饮食习惯等与龋病的发生显著相关。宿主的社会经济地位(socio economical status,SES)与龋病的发生也有密切关系。较低的社会经济地位与宿主的受教育程度,对自身健康状态的关注度和认知度,日常生活方式、饮食结构及获取口腔医疗的难易程度密切相关。上述各种因素结合在一起,在龋病发生和发展过程中扮演了重要地位。进一步研究发现,口腔卫生习惯与社会经济地位及受教育程度也密切相关,而刷牙的频率对于龋病的发生和发展程度有显著的影响,宿主居住环境的饮用水是否含氟对龋病的发生也有一定的影响。家庭成员的多少与龋病的发生也有密切关系,流行病学调查显示,来自具有较多家庭成员家庭的宿主往往具有较高的DMFT指数。

二、临床表现

龋病的破坏过程是牙体组织内脱矿与再矿化交替进行的过程,当脱矿速度大于再矿化,龋病发生。随着牙体组织的无机成分溶解脱矿,有机组织崩解,病损扩大,从釉质进展到牙本质。在这个病变过程中,牙体组织出现色、质、形的改变。

(一)牙齿光泽与颜色改变

龋病硬组织首先累及釉质，釉柱和柱间羟磷灰石微晶体脱矿溶解，牙体组织的折光率发生变化。病变区失去半透明而成为无光泽的白垩色；脱矿的釉质表层孔隙增大，易于吸附外来食物色素，患区即可能呈现棕色、褐色斑。龋坏牙本质也出现颜色改变，呈现灰白、黄褐甚至棕黑色。龋洞暴露时间愈长，进展愈慢，颜色愈深。外来色素、细菌代谢色素产物，牙本质蛋白质的分解变色物质，共同造成了龋坏区的变色。

(二)牙体组织缺损

龋病由于不断地脱矿和溶解而逐步发展，随时间的推移，出现由表及里的组织缺损。早期龋在釉质表现为微小表层损害，逐步沿釉柱方向推进，并在锐兹线上横向扩展，形成锥状病变区。由于釉柱排列的方向，在光滑牙面呈放射状，在点隙裂沟区呈聚合状，光滑牙面上锥形龋损的顶部位于深层，点隙裂沟内锥形龋损的顶部位于表层(图 7-4)。

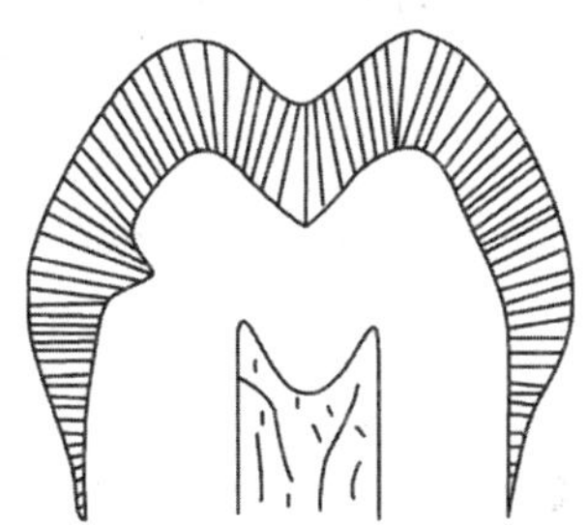

图 7-4　龋损的锥形病变

牙本质内矿物质含量较少，龋病侵入牙本质后，破坏速度加快，并易沿釉牙本质界及向深层扩展，牙本质发生龋损时，由于顺着釉牙本质界扩展，可以使部分釉质失去正常牙本质支持成为无基釉。无基釉性脆，咀嚼过程中不能承受咬合力时，会碎裂、破损，最终形成龋洞。

(三)牙齿光滑度和硬度改变

釉质、牙骨质或牙本质脱矿后都会出现硬度下降。临床上使用探针检查龋坏变色区有粗糙感，失去原有的光滑度。龋坏使牙体组织脱矿溶解后，硬度下降更为明显，呈质地软化的龋坏组织用手工器械即可除去。

(四)进行性破坏

牙齿一旦患龋病，就会不断地、逐渐地被破坏，由浅入深，由小而大，牙体组织被腐蚀，成为残冠、残根。牙体组织破坏的同时，牙髓组织受到侵犯，引起牙髓炎症，甚至牙髓坏死，引起根尖周病变。这一过程可能因机体反应的不同，持续时间的长短有所差异。牙体硬组织一旦出现缺损，若不经过治疗，或龋病发生部位的环境不变，病变过程将不断发展，难以自动停止，缺失的牙体硬组织不能自行修复愈合。

(五)好发部位

龋病的发生，必然首先要在坚硬的牙齿表面上出现一处因脱矿而破坏了完整性的突破点，这个突破点位于牙菌斑生物膜——牙齿表面的界面处。如果牙菌斑生物膜存在一个短时期就被清除，如咀嚼或刷洗，脱矿作用中断，已出现的脱矿区可由于口腔环境的再矿化作用得以修复。

牙齿表面一些细菌易于藏匿而不易被清除的隐蔽区就成为牙菌斑生物膜能长期存留而引起龋病的好发部位。临床上将这些部位称为牙齿表面滞留区，常见的有点隙裂沟的凹部、两牙邻接面触点的区域、颊(唇)面近牙龈的颈部(图 7-5)。牙面自洁区指咀嚼运动中，借助于颊(唇)肌和舌部运动、纤维类食物的摩擦及唾液易于清洗的牙齿表面。在这些部位细菌不易定居，故不易形成牙菌斑生物膜，龋病也就不易发生。自洁区是牙尖、牙嵴、牙面轴角和光滑面部位。

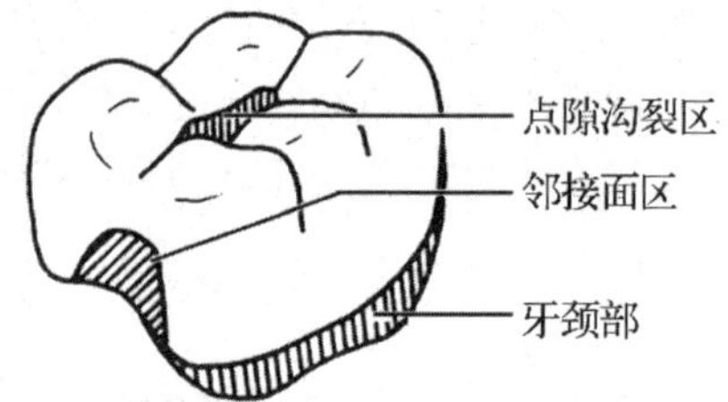

图 7-5　牙齿表面滞留区

1.好发牙

由于不同牙的解剖形态及其生长部位的特点有别，龋病在不同牙的发生率也不同。流行病学调查资料表明，乳牙列中以下颌第二乳磨牙患龋最多，顺次为上颌第二乳磨牙、第一乳磨牙、乳上前牙，患龋最少的是乳下前牙(图 7-6)。在恒牙列中，患龋最多的是下颌第一磨牙，顺次为下颌第二磨牙、上颌第一磨牙、上颌第二磨牙、前磨牙、第三磨牙、上前牙，最少为下前牙(图 7-7)。

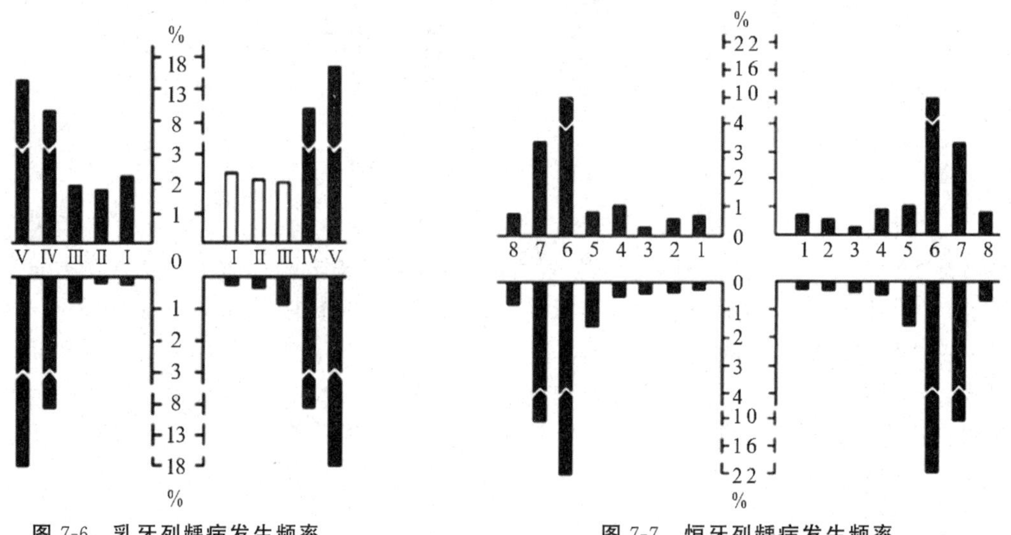

图 7-6　乳牙列龋病发生频率

图 7-7　恒牙列龋病发生频率

从不同牙的患龋率情况来看，牙面滞留区多的牙，如点隙沟最多的下颌第一磨牙和形态酷似它的第二乳磨牙，其患龋率最高；牙面滞留区最少的下前牙，龋病发生最少。下颌前牙舌侧因有下颌下腺和舌下腺在口底的开口，唾液的清洗作用使其不易患龋病。

2.好发牙面

同一个牙上龋病发病最多的部位是咬合面，其次是邻面、颊(唇)面，最后是舌(腭)面。

面是点隙裂沟滞留区最多的牙面，其患龋也最多，特别是青少年中。邻面触点区在接触紧密，龈乳突正常时，龋病不易发生。但随着年龄增长，触点磨损，牙龈乳突萎缩或牙周疾病导致邻面间隙暴露，形成的滞留区中食物碎屑和细菌均易于堆积隐藏，难于自洁，也不易人工刷洗，龋病发生频率增加。

唇颊面是牙齿的光滑面，有一定的自洁作用，也易于牙刷清洁，后牙的颊沟，近牙龈的颈部是滞留区，龋病易发生。在舌腭面既有舌部的摩擦清洁，滞留区又少，很少发生龋齿。在某些特殊情况下，如牙齿错位、扭转、阻生、排列拥挤时，可以在除邻面以外的其他牙面形成滞留区，牙菌斑生物膜长期存留，发生龋病。

3.牙面的好发部位

第一和第二恒磨牙龋病最先发生的部位以中央点隙为最多，其次为𬌗面的远中沟、近中沟、颊沟和近中点隙。在点隙裂沟内，龋损最早发生于沟底部在沟的两侧壁，随着病变扩展，才在沟裂底部融合。在牙的邻接面上，龋损最早发生的部位在触点的龈方。该部位的菌斑极易长期存留，而不易被清除（图 7-8）。

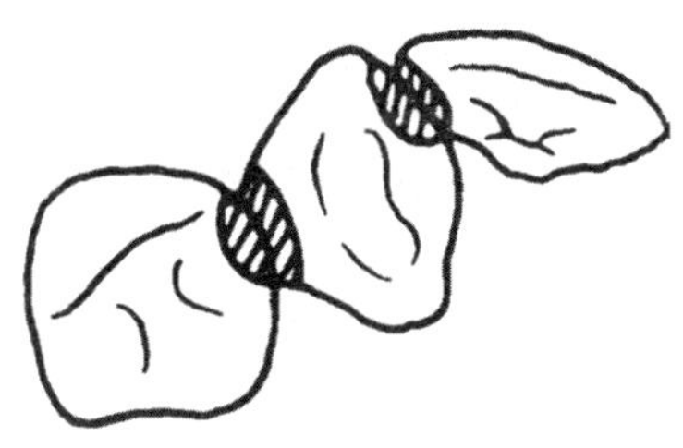

图 7-8　龋病好发部位

三、临床分类

根据龋病的临床损害模式，临床上，龋病可以根据破坏进展的速度，龋损发生在牙面的解剖学部位，以及龋损破坏的深度进行分类。

（一）按龋损破坏的进展速度分类

1.急性龋

急性龋多见于儿童或青年人。病变进展速度较快，病变组织颜色较浅，呈浅棕色，质地较软而且湿润，很容易用挖器剔除，又称湿性龋。急性龋病变进展较快，修复性牙本质尚未形成，或者形成较少，容易波及牙髓组织，产生牙髓病变。

2.猖獗龋

猖獗龋是一种特殊龋病，破坏速度快，多数牙在短期内同时患龋，常见于颌面部及颈部接受放射治疗的患者，又称放射性龋。Sjgren 综合征患者，一些有严重全身性疾病的患者中，由于唾液缺乏或未注意口腔卫生，亦可能发生猖獗龋。

冰毒（甲基苯丙胺）吸食者口腔也常见猖獗龋，俗称“冰毒嘴”，可能与冰毒在体内产生大量氧自由基，破坏下丘脑细胞线粒体功能，抑制下丘脑-腮腺内分泌系统对牙本质小管液体正常流动速度和方向的调控相关。

3.慢性龋

慢性龋临床上多见，牙体组织破坏速度慢，龋坏组织染色深，呈黑褐色，病变组织较干硬，又称干性龋。

4.静止龋

静止龋是由于在龋病发展过程中环境发生变化，隐蔽部位变得开放，原有致病条件发生了变化，龋病不再继续进行，但损害仍保持原状，处于停止状态。邻面龋损由于相邻牙被拔除，受损的表面容易清洁，牙齿容易受到唾液缓冲作用和冲洗力的影响，龋病病变进程自行停止，咬合面的龋损害，由于咀嚼作用，可能将龋病损害部分磨平，菌斑不易堆积，病变因而停止，成为静止龋。

(二)按龋损发生在牙面上的解剖部位分类

根据牙齿的解剖形态,龋病可以分为两类,一是窝沟龋,二是光滑面龋,包括邻面和近颈缘或近龈缘的牙面。

1.窝沟龋

牙齿的咬合面窝沟是釉质的深盲道,不同个体牙面上窝沟的形态差异较大。形态学上窝沟可以分为很多类型:V 型,窝沟的顶部较宽,底部逐渐狭窄;U 型,从顶到底部窝沟的宽度相近;I 型,窝沟呈一非常狭窄的裂缝;IK 型,窝沟呈狭窄裂缝带底部宽的间隙。关于牙发育过程中窝沟的形成及不同个体、不同牙齿,窝沟的形态差异是牙发育生物学研究的重要领域。

窝沟的形态和窝沟口牙斜面的夹角大小与龋病发病和进展速度密切相关。窝沟宽浅者较深窄者不易发生龋损,窝沟口斜面夹角小者比夹角大者易于产生龋损。在窝沟发生龋病时,损害从窝沟基底部位窝沟侧壁产生损害,最后扩散到基底,龋损沿着釉柱方向发展而加深,达到牙本质,沿釉牙本质界扩散(图 7-9)。

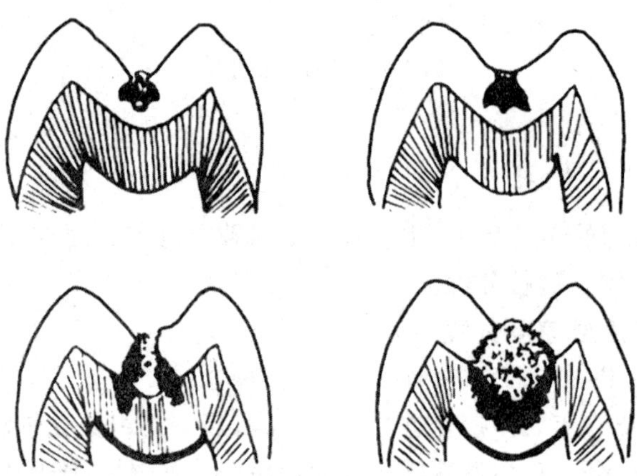

图 7-9　窝沟龋的发展过程

窝沟龋损可呈锥形破坏,锥形的底部朝牙本质,尖向釉质表面,狭而深的窝沟处损害更为严重,龋病早期釉质表面没有明显破坏,这类龋损又称潜行性龋。

2.平滑面龋

平滑面龋是发生在点隙窝沟的龋损,分为邻面龋和颈部龋。邻面龋是发生于近远中触点处的损害,颈部龋则发生于牙颊面或舌面,靠近釉牙骨质界处。釉质平滑面龋病损害呈三角形,其底朝釉质表面,尖向牙本质。当损害达到釉牙本质界时,损害沿釉牙本质界向侧方扩散,在正常釉质下方逐渐发生潜行性破坏。

3.牙根面龋

由于牙颈部的暴露,龋病会在牙根面发生,可以从牙骨质或直接从牙本质表面形成牙根面龋。这种类型的龋病损害主要发生于牙龈退缩、根面外露的老年人牙列。由于牙骨质和牙本质的有机成分多于釉质,龋损的破坏速度快。现代人群中的根面龋,最常发生于牙根的颊面和舌面。

4.线形釉质龋

线形釉质龋是一种非典型性龋病损害,常见于拉丁美洲和亚洲的儿童乳牙列。这种损害主要发生于上颌前牙唇面的新生线处或更确切地说是新生带。新生带代表出生前和出生后形成的釉质的界限，是所有乳牙具有的组织学特征。乳上颌前牙釉质表面的新生带部位产生的龋病损害呈星月形，其后续牙对龋病的易感性也较强。

(三)按龋损破坏的深度分类

根据病变深度龋病可以分为浅龋、中龋和深龋。这种分类方法在临床上最为常用。

1.浅龋

浅龋指牙冠部釉质龋和牙根部牙骨质龋。龋损涉及釉质或牙骨质浅层，患者一般无症状，釉质出现黄褐色、黑棕色改变，没有形态和质地的改变。

2.中龋

龋病从釉质发展到了牙本质浅层，称为中龋。牙本质的成分中矿物质含量明显少于釉质，结构上也因牙本质小管的存在，易于被细菌侵入，龋病横向沿牙釉本质界迅速扩展，纵向顺牙本质小管深入，脱矿的牙本质变软变色，使龋坏部位上方形成无基釉，随着龋损不断扩展，无基釉不胜咀嚼负荷而折裂、崩塌，暴露出下方已龋坏的牙本质，形成龋洞。

患中龋时，牙本质受到病损破坏，细菌及其代谢产物和口腔内各种刺激，均作用于牙本质-牙髓复合体，令暴露的牙本质部位产生死区和钙化区，相关的牙髓部位形成修复性牙本质，可起到一定减缓刺激及保护牙髓的作用。

3.深龋

深龋是指牙本质深层龋。龋病在牙本质深层易于扩散而形成较深的开放龋洞。深龋牙本质暴露较多，深洞底仅余薄层牙本质，病变区已接近牙髓，外界刺激通过牙本质-牙髓复合体的传导和反应，可能出现牙髓组织的病变。

牙本质-牙髓复合体反应与龋病类型有关。急性深龋的修复性反应较少，脱矿性破坏区较宽，再矿化牙本质修复区很窄，微生物一般存在于外层的腐败区，牙髓组织有明显的反应，修复性牙本质缺乏。反之，慢性深龋的修复性反应强，脱矿破坏区较窄，再矿化牙本质修复区较宽，但微生物有可能存在脱矿区或再矿化区内，牙髓组织轻度病变，有修复性牙本质形成。

(四)按龋损发生与牙体修复治疗的关系分类

1.原发龋

未经治疗的龋损称为原发龋。

2.继发龋

龋病经充填治疗后，在充填区再度发生的龋损称为继发龋。常发生于充填物边缘或窝洞周围牙体组织上，也可因备洞时龋坏组织未除净，以后发展而成。继发龋又分为洞缘继发龋和洞壁继发龋，常需重新充填。

3.余留龋

余留龋是手术者在治疗深龋时，为防止穿通牙髓，于洞底有意保留下来的少量软龋，经过药物特殊处理，龋坏不再发展，这和继发龋有所不同。

(五)其他龋病分类

临床上按照龋损破坏的牙面数可以分为单面龋；复面龋；多面龋是指一颗牙上有两个以上的牙面发生龋损，但不联结在一起；复杂龋指龋损累及 3 个及 3 个以上牙面。复面龋或复杂龋的各面损害可以相互连接，也可相互不连接。

四、诊断

龋病是一种慢性进行性、破坏性疾病。从细菌开始在牙齿表面的黏附与定植，形成牙菌斑生物膜，到引起临床上肉眼可见的龋损发生，一般需要 6～12 个月的时间。对龋病的早期诊断、早期治疗、早期预防有着十分重要的意义，它能有效地阻止龋病的进一步发展。一般情况下，用常规检查器械即可做出正确诊断，对某些疑难病例，可以采用 X 线照片或其他的特殊检查方法。

(一)常规诊断方法

1.视诊

对患者主诉区龋病好发部位的牙齿进行仔细检查，注意点隙裂沟区有无变色发黑，周围有无呈白垩色或灰褐色釉质，有无龋洞形成；邻面边缘嵴区有无釉质下的墨渍变色，有无可见的龋洞。对牙冠颈缘区的观察应拉开颊部，充分暴露后牙颊面，以免漏诊。视诊应对龋损是否存在，损害涉及的范围程度，得出初步印象。

2.探诊

运用尖锐探针对龋损部位及可疑部位进行检查。检查时应注意针尖部能否插入点隙裂沟及横向加力能否钩挂在点隙中。如龋洞已经形成，则应探查洞的深度及范围，软龋质的硬度和量的多少。怀疑邻面龋洞存在又无法通过视诊发现时，主要利用探针检查邻面是否有明显的洞边缘存在，有无钩挂探针的现象。

探诊也可用作机械刺激，探查龋洞壁及釉牙本质界和洞底，观察患者有无酸痛反应。深龋时，应用探针仔细检查龋洞底、髓角部位，有无明显探痛点及有无穿通髓腔，以判断牙髓状态及龋洞底与牙髓的关系。在进行深龋探察时，为了弄清病变范围，有时还必须作诊断性备洞。

3.叩诊

无论是浅、中、深龋，叩诊都应呈阴性反应。就龋病本身而言，并不引起牙周组织和根尖周围组织的病变，故叩诊反应为阴性。若龋病牙出现叩痛，应考虑并发症出现。

(二)特殊诊断方法

1.温度诊法

龋病的温度诊主要用冷诊检查。采用氯乙烷棉球或细冰棍置于被检牙面，反应敏锐且定位准确，效果较好；也可用乙醇棉球或冷水刺激检查患牙。以刺激是否迅速引起尖锐疼痛，刺激去除后，疼痛是立即消失抑或是持续存在一段时间来判断病情。

热诊则可用烤热的牙胶条进行。温度诊应用恰当，对龋病的诊断，尤其是深龋很有帮助。采用冰水或冷水刺激时，应注意水的流动性影响龋损的定位，并与牙颈部其他原因所致牙本质暴露过敏相鉴别。

2.牙线检查

邻面触点区的龋坏或较小龋洞，不易直接视诊，探针判定有时也有困难，可用牙线从牙相邻面间隙穿入，在横过邻面可疑区时，仔细做水平向拉锯式运动，以体会有无粗糙感，有无龋洞边缘挂线感；牙线从牙颈部间隙拉出后，观察有无发毛、断裂痕等予以判断。注意应与牙石作鉴别。

3.X 线检查

隐蔽的龋损，在不能直接视诊，探诊也有困难时，可通过 X 线片检查辅助诊断，如邻面龋、潜行龋和充填物底壁及周缘的继发龋。龋损区因脱矿而在牙体硬组织显示出透射度增大的阴影，确定诊断。临床上，邻面龋诊断很困难，必须通过拍片检查，如根尖片和咬翼片。

邻面龋应与牙颈部正常的三角形低密度区鉴别：龋损表现为形态不一、大小不定的低密度透射区；釉质向颈部移行逐渐变薄形成的三角形密度减低区形态较规则，相邻牙颈部的近、远中面对称出现。

继发龋应与窝洞底低密度的垫底材料相区别:后者边缘锐利,与正常组织分界明显。此外,X线片还可以判断深龋洞底与牙髓腔的关系:可根据二者是否接近、髓角是否由尖锐变得低平模糊、根尖周骨硬板是否消失及有无透射区,间接了解牙髓炎症程度,与深龋鉴别。应当注意X线片是立体物体的平面投影,存在影像重叠,变形失真。当早期龋损局限于釉质或范围很小时,照片难于表现,对龋髓关系的判断,必须结合临床检查。

4.诊断性备洞

诊断性备洞是指在未麻醉的条件下,通过钻磨牙体,根据患者是否感到酸痛,来判断患牙是否有牙髓活力。诊断性备洞是判断牙髓活力最可靠的检查方法,但由于钻磨时要去除牙体组织或破坏修复体,该方法的使用只有在其他方法都不能判定牙髓状况时才考虑采用。

(三)诊断新技术

龋病是牙体组织的慢性进行性细菌性疾病,可发生于牙的任何部位,主要特征是牙齿色、形、质的改变,这种典型的病理改变对龋病的临床诊断有重要参考价值。目前临床上主要靠临床检查和X线片检查来诊断龋病,但对隐匿区域发生的龋坏和早期龋的临床诊断比较困难,随着科学技术的高速发展,一些新的技术和方法被用于龋病的诊断,进而大大提高了龋病诊断的准确性和灵敏性。

1.光导纤维透照技术

光导纤维透照技术(FOTI)是利用光导纤维透照系统对可疑龋坏组织进行诊断,其原理是基于龋坏组织对光的透照指数低于正常组织,因而显示为较周围正常组织色暗的影像。

FOTI技术的具体使用方法是在检查前让患者漱口以清除牙面的食物残渣,如有大块牙石也应清除,然后将光导纤维探针放在所要检查的牙邻面触点以下,颊、舌侧均可,通过𬌗面利用口镜的反光作用来观察牙面的透射情况。起初,FOTI技术诊断灵敏性不高的原因是通过光导纤维所发散出来的光束过于分散,所显示牙面的每个细节不那么清楚,而导致漏诊。新近使用的光导纤维系统是采用装有石英光圈灯的光源和一个变阻器,前者可发散出一定强度的光,后者则可使光的强度达到最大。检查时需要口镜、光导纤维探针,探针的直径在0.5 mm左右,以便能放入内宽外窄的牙间隙中并产生一道窄的透照光。

FOTI技术诊断邻面牙本质龋具有重复性好,使用方便,无特殊技术要求,患者无不适感,对医患均无放射线污染、无重影、无伪影等优点,使之日益成为诊断邻面龋的好方法之一。FOTI技术作为一项新的诊断邻面龋的技术,较X线片更为优越,随着研究的进一步深入,通过对光导纤维系统的改进,如光束强度、发散系数及探针的大小,一定会日臻完善。

2.电阻抗技术

点隙裂沟是龋病最好发的部位之一,一般来说临床上依其色、形、质的改变,凭借肉眼和探针是可以诊断的,对咬合面点隙裂沟潜行性龋,仅靠肉眼和探针易漏诊,电阻抗技术主要用于在咬合面点隙裂沟龋的诊断,方法简单、灵敏、稳定。

电阻抗技术是利用电位差测定牙的电阻来诊断龋病的一种方法。该技术通过特制的探针测量牙的电阻,探针头可发出较小的电流,通过釉质、牙本质、髓腔后由手柄返回该仪器。研究表明,釉质的电阻最高,随着龋病的发展,电阻逐渐下降。操作者将探针尖放在所检查牙的某几个部位上,仪器上便可显示出数据来说明该部位是正常的或是脱矿及脱矿程度,同时做出永久性的数据记录。

3.超声波技术

超声波技术是用超声波照射到牙齿表面，通过测量回音的强弱来判断是否有龋病及其损害程度的一种方法，目前常用的超声波是中心频率为 18 MHz 的超声波。

假设完整釉质的含矿率为 100%，有一恒定的超声回音，脱矿釉质或釉牙本质界处的回音率则大不相同，它们回音率的大小与龋坏组织中含矿物质量的多少有着明显的关系，只要所含矿物质量有很小的变化，超声回音将有很大的改变，进一步的研究还在进行中，超声波对龋病的诊断，特别是早期龋病的发现上将有很大的推进作用。

4.弹性模具分离技术

弹性模具分离技术是从暂时牙分离技术发展起来的一种新的龋病诊断技术。主要原理是利用物体的楔力将紧密接触的相邻牙暂时分开，以达到诊断牙邻面龋并加以治疗的一种方法。

弹性分离模具主要由一圆形的富有弹性的橡皮圈和一带有鸟嘴的钳子组成。使用时将橡皮圈安装在钳子上，轻而缓慢地打开钳子，这时圆形的橡皮圈变成长椭圆形，将其下半部分缓缓放进牙齿之间的接触区内，然后取出钳子，让橡皮圈留在牙间隙内；一周以后，两颗原来紧密接触的牙间将出现一 0.5～1.0 mm 大小的间隙，观察者即可从口内直接观察牙接触区域内的病变情况。观察或治疗完毕，取出模具，牙之间的间隙将在 48 小时内关闭。

弹性模具分离技术可用来诊断临床检查和 X 线片不能确诊的根部邻面龋；使预防性制剂直接作用于邻面；便于观察龋坏的发展和邻面龋的充填。该技术的优点是能明确判断邻面有无龋坏；提供一个从颊舌向进入邻面龋坏组织的新途径；无放射线污染；患者可耐受，迅速，有效，耗费低；广泛用于成人、儿童的前、后牙邻面。对于邻面中龋洞形的制备，采用该方法后可不破坏边缘嵴，可避免充填物悬突的产生。该技术存在的主要问题是增加患者就诊次数；可出现咬合不适；如果弹性模具脱落，将导致诊断和治疗的失败；可能会给牙龈组织带来不必要的损伤等。

弹性模具分离技术给邻面龋的诊断和治疗带来了方便，它不但避免了 X 线片在诊断邻面龋时的重叠、伪影现象，减少了污染，而且使邻面龋的诊断更为直接、准确。

5.染色技术

染色技术为使用染料对可疑龋坏组织染色，通过观察正常组织与病变组织不同的着色诊断龋病。通常用 1%的碱性品红染色，有病变的组织着色从而可助鉴别。

临床上将龋坏组织分为不可再矿化层和可再矿化层，这两层的化学组成不同，可通过它们对染料的染色特性来诊断龋病的有无及程度。

6.定量激光荧光法

定量激光荧光法(quantitative laser fluorescence，QLF)是对釉质脱矿的定量分析，成为一种探察早期龋的非创伤性的敏感方法。其原理是运用蓝绿范围的可见激光作为光源，激发牙产生激光，根据脱矿釉质与周围健康釉质荧光强度的差异来定量诊断早期龋。由氩离子激光器发出的蓝绿光激发荧光，用高透过的滤过镜观察釉质在黄色区域发出的荧光，可滤过牙的散射蓝光，脱矿的区域呈黑色。临床研究表明 QLF 能提高平滑面龋、沟裂龋早期诊断的准确性及敏感性，还能在一定时期内对龋损的氟化物治疗进行追踪观察了解病变的再矿化情况。QLF 对龋病的早期诊断、早期预防及早期治疗都有积极的意义。随着研究的不断深入，人们在寻求便捷的光源、适合的荧光染色剂、准确可靠的数据分析方法。相关的新技术有：染色增强激光荧光(dye-enhance laser fluorescence，DELF)、定量光导荧光、光散射、激光共聚焦扫描微镜等。

7.其他新兴技术

增加视野的方法，如白光内镜技术、光性龋病监测器、紫外光诱导的荧光技术、龋坏组织碳化等放大技术、不可见光影像技术、数字根尖摄影技术、数字咬翼摄影技术、放射屏幕影像技术(radio visio graphy，RVG)等。

龋病诊断方法很多，传统的口镜探针检查法，X 线片检查法及各种新技术均有一定的价值，每种方法都有其优缺点，没有任何一种方法可以对所有牙位、牙面的龋坏做出明确诊断。FOTI 技术主要用于邻面龋的诊断，电阻抗技术多用于𬌗面沟裂龋的诊断，超声波技术主要用于早期龋的诊断，而弹性模具分离技术则主要用于邻接面隐匿龋的诊断等。因此尚需研究和开发新的龋诊断技术和诊断设备，使之趋于更加准确和完善。

(四)鉴别诊断

点隙裂沟浅龋因其部位独特，较易判断。光滑面浅龋，在早期牙体缺损不明显阶段，只有光泽和色斑状改变，与非龋性牙体硬组织疾病有相似之处。

1.釉质钙化不全

牙发育期间，釉质在钙化阶段受到某些因素干扰，造成釉质钙化不全，表现为釉质局部呈现不规则的不透明、白垩色斑块，无牙体硬组织缺损。

2.釉质发育不全

牙发育过程中，釉质基质的形成阶段受到某些因素的影响造成釉质发育不全。表现为釉质表面有点状或带条状凹陷牙质缺损区，有白垩色、黄色或褐色的改变。

3.氟斑牙

牙发育期间，摄取过多氟，造成慢性氟中毒，引起氟斑牙又称斑釉症。依据摄氟的浓度、时间，影响釉质发育的阶段和程度，以及个体差异，而显现不同程度的釉质钙化不良，甚至合并釉质发育不全。釉质表现白垩色横线或斑状，多数显现黄褐色变，重症合并有牙体硬组织的凹陷缺损。以上三种牙体硬组织疾病与龋病的主要鉴别诊断要点如下。

(1)光泽度与光滑度：发育性釉质病虽有颜色改变，但一般仍有釉质光泽，且表面光滑坚硬。龋病系牙萌出后的脱矿病变，牙齿颜色出现白垩色、黄褐色，同时也失去釉质的光泽，探查有粗糙感。

(2)病损的易发部位：发育性疾病遵循牙发育矿化规律，从牙尖开始向颈部推进，随障碍出现时间不同，病变表现在不同的平面区带。龋病则在牙面上有其典型的好发部位，如点隙裂沟内、邻面区、唇(颊)舌(腭)面牙颈部，一般不发生在牙尖、牙嵴、光滑面的自洁区。

(3)病变牙对称性的差别：发育性疾病绝大多数是全身性因素的影响，在同一时期发育的牙胚，均受连累，表现出左右同名牙病变程度和部位的严格对称性。龋病有对称性发生趋势，只是基于左右同名牙解剖形态相同，好发部位近似，就个体而言，其病变程度和部位，并不同时出现严格的对称性。

(4)病变进展性的差别：发育性疾病是既成的发育障碍结果，牙齿萌出于口腔后，病变呈现静止状，不再继续进展，也不会消失。龋病则可持续发展，色泽由浅变深，质地由硬变软，牙体硬组织由完整到缺失，病损由小变大，由浅变深。若菌斑被除净，早期白斑状龋损也有可能因再矿化作用而消除。

中龋一般较易做出诊断，患者有对甜、酸类及过冷过热刺激出现酸痛感，刺激去除后痛感立即消失的症状；检查时患牙有中等深度的龋洞，探针检查洞壁有探痛，冷诊有敏感反应；必要时可照 X 线片予以确诊。中龋的症状源于龋洞内牙本质的暴露，与非龋性的牙本质暴露所表现的过敏症状是类似的。

牙本质过敏症是指由非龋性原因，引起牙本质暴露于口腔环境所表现的症状和体征。多见于咬合面和牙颈部，由于咀嚼或刷牙的磨耗，失去釉质，暴露出光滑平整的牙本质。病变区的颜色、光泽和硬度，均相似于正常牙本质。用探针检查牙本质暴露区，患者有明显的酸痛感，这与中龋的缺损成洞，颜色变深，质地软化病变，易于区别。

五、非手术治疗

龋病是一种进行性疾病，在一般情况下，不经过治疗不会停止其破坏过程，而治疗不当也易再次发病。龋病引起的牙体组织破坏所致组织缺损，不可能自行修复，必须用人工材料修复替代。由于牙体组织与牙髓组织关系十分密切，治疗过程中，必须尽量少损伤正常牙体组织，以保护牙髓-牙本质复合体。

龋病的治疗方法较多，不同程度的龋损，可以有所选择。早期釉质龋可采用非手术治疗以终止发展，或使龋损消失。出现牙体组织缺损的龋病，应采用手术治疗，即充填术治疗，是龋病治疗使用最多的方法。深龋近髓，应采取保护牙髓的措施，再进行牙体修复术。

龋病的非手术治疗是指用药物、渗透树脂或再矿化法进行的治疗，不采用牙钻或其他器械备洞。

(一)适应证

早期釉质龋，尚未形成龋洞者，损害表面不承受咀嚼压力。邻面龋病变深度至釉质或牙本质的外 1/3 范围内，尚未形成龋洞者。静止龋，致龋的环境已经消失，如咬合面磨损，已将点隙磨掉；邻面龋由于邻接牙已被拔除，龋损面容易清洁，不再有菌斑堆积。

对于龋病已经造成实质性损害，且已破坏牙体形态的完整，此种牙在口腔内保留的时间不长，如将在一年内被恒牙替换的乳牙。患者同意或拔除患牙或做非手术治疗，暂留待其自然脱落。

(二)常用方法

先用器械将损害面的菌斑去除，再用细砂石尖将病损牙面磨光，然后用药物处理牙齿表面。

1.氟化物

75%氟化钠甘油、8%氟化亚锡液或单氟磷酸钠液等氟化物中的氟离子能取代羟磷灰石中的羟基形成氟磷灰石，促进釉质脱矿区再矿化，增加牙体组织的抗酸能力，阻止细菌生长、抑制细菌代谢产酸的作用，减少菌斑形成。因此，可以终止病变，恢复矿化。氟化物对软组织无腐蚀刺激，不使牙变色，使用安全有效。

2.硝酸银

10%的硝酸银液或硝酸铵银液均有很强的腐蚀、杀菌和收敛作用。使用时用丁香油或 10%甲醛溶液作还原剂，生成黑色还原银，若用 2.5%碘酊则生成灰白色碘化银。两者都有凝固蛋白质、杀灭细菌、渗透沉积并堵塞釉质孔隙和牙本质小管的作用，可封闭病变区，终止龋病发展。硝酸银对软组织有腐蚀凝固作用，并使牙体组织变黑，一般只用于乳牙或恒牙后牙，不得用于牙颈部病损。

釉质发育不良继发的大面积浅碟状龋可以适当磨除边缘脆弱釉质。光滑面浅龋也可视情况稍加磨除。

3.渗透树脂

渗透树脂是具有较高渗透系数(penetration coefficient,PC)>100 cm/s 的低黏度光固化树脂,这种树脂在较短的作用时间内可以迅速地渗透入脱矿釉质的微孔中,经过固化以后可以阻止病变进展,并有效地抵抗口腔环境的脱矿作用,增强树脂渗透病变区的强度。

通过低黏度光固化树脂取代邻面龋白垩色病变区的脱矿物质,并在病变体部形成屏障,从而终止病变进展,主要适用于邻面龋病变深度至釉质或牙本质的外 1/3 范围内,尚未形成龋洞者。

4.再矿化治疗

对脱矿而硬度下降的早期釉质龋,用特配的再矿化液治疗使钙盐重新沉积,进行再矿化,恢复硬度,从而消除龋病。这是近年来治疗早期龋的新疗法,有一定的临床效果。

主要适用于位于光滑面(颊、舌、腭或邻面)的白垩斑。以青少年效果更佳,对龋病活跃的患者,也可作预防用。

再矿化液有单组分和复合组分两类。近期更趋向用复合组分,主要为氟盐、钙盐和磷酸盐类,以下介绍两种。①单组分:氟化钠 0.2 g;蒸馏水 1 000 mL。②复合组分:氯化钠 8.9 g;磷酸二氢钾 6.6 g;氯化钾 11.1 g;氟化钾 0.2 g;蒸馏水 1 000 mL。用作含漱剂,每天含漱。用作局部涂擦,暴露釉质白斑区,清洗刮治干净、隔湿、干燥,用小棉球饱浸药液放置白斑处。药液对组织无损伤,患者也可自行使用。

六、充填修复治疗

龋病充填治疗又称手术治疗,主要步骤是制备洞形,去除病变组织,按一定要求将洞制作成合理的形状,再将修复材料填入洞内,恢复牙的功能与外形,其性质与一般外科手术相似,称为牙体外科。

(一)龋洞的分类

在临床中,根据龋病发生的部位和程度,将龋洞进行分类,常用的有根据部位的简单分类和广泛使用的 Black 分类法,随着牙体修复技术和材料的发展,出现了一些新的分类方法。

1.根据部位分类

通常也把仅包括一个牙面的窝洞称为单面洞。如窝洞位于𬌗面者称为𬌗面洞,位于近中邻面者称为近中邻面洞,以此类推还有远中邻面洞、颊(舌)面洞等。若窝洞同时包括两个或两个以上牙面时,以所在牙面联合命名,如近中邻𬌗洞、远中邻𬌗洞、颊𬌗洞等,通常称为双面洞或复杂洞。为方便记录,通常使用英语字首简写,如 M(mesial)代表近中邻面,D(distal)代表远中邻面,O(occlusal)代表𬌗面,B(buccal)代表颊面,L(Lingual)代表舌面,La(Labial)代表唇面。复杂洞记录时可将颊𬌗洞写作 BO,近远中邻𬌗洞写作 MOD,依此类推。

2.Black 分类法

Black 分类法是根据龋洞发生的部位和破坏,将制备的窝洞进行分类,这种分类法在临床上广泛使用。

(1)Ⅰ类洞:发生在所有牙齿表面发育点隙裂沟的龋损所备成的窝洞称为Ⅰ类洞,包括磨牙和前磨牙咬合面的点隙裂沟洞,下磨牙颊面和上磨牙腭面的沟、切牙舌面窝内的洞(图 7-10)。

(2)Ⅱ类洞:发生在后牙邻面的龋损所备的窝洞称为Ⅱ类洞,包括磨牙和前磨牙的邻面洞、邻颊面洞、邻舌面洞和邻邻洞。如邻面龋损破坏到咬合面,也属于Ⅱ类洞(图 7-11)。

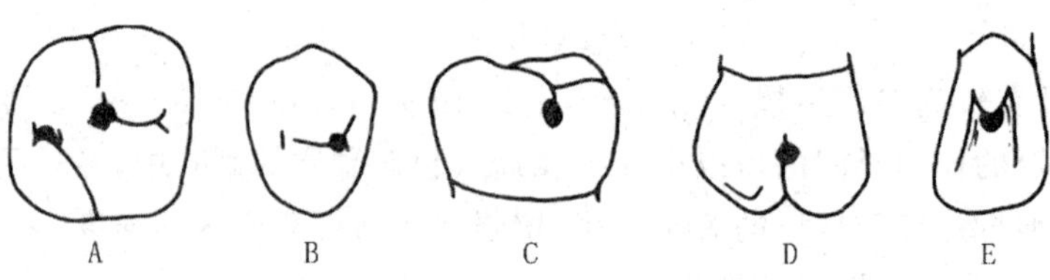

图 7-10　点隙裂沟龋洞、Ⅰ类洞形

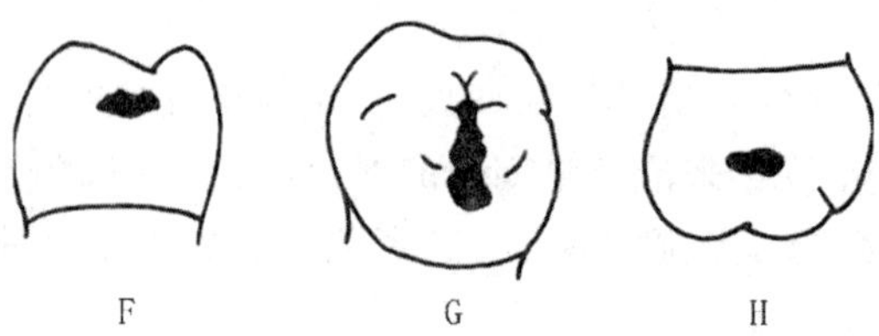

图 7-11　后牙邻面龋、Ⅱ类洞形

(3)Ⅲ类洞:前牙邻面未累及切角的龋损所备成的窝洞,包括切牙和尖牙的邻面洞、邻舌面和邻唇面洞。如果病变扩大到舌面或唇面,也属于此类洞。

(4)Ⅳ类洞:前牙邻面累及切角的龋损所备成的窝洞称为Ⅳ类洞。

(5)Ⅴ类洞:所有牙的颊(唇)舌面颈 1/3 处的龋损所备成的窝洞,包括前牙和后牙颊舌面的颈 1/3 洞,但未累及该面的点隙裂沟者,统称Ⅴ类洞。

由于龋损部位的多样化,Black 分类法已不能满足临床的需要,有学者将前牙切嵴上或后牙牙尖上发生的龋洞制备的窝洞又列为一类,称为"Ⅵ类洞"。也有人将前磨牙和磨牙的近中面-𬌗面-远中面洞叫做"Ⅵ类洞"者。

3.根据龋病发生的部位和程度分类

随着粘接修复技术和含氟材料再矿化应用的发展,现代龋病治疗提倡最大程度保留牙体硬组织,根据龋病发生的部位和程度,将龋洞分为以下类型。

(1)龋洞发生的 3 个部位。①部位 1:后牙𬌗面或其他光滑牙面点隙裂沟龋洞。②部位 2:邻面触点以下龋洞。③部位 3:牙冠颈部 1/3 龋洞或者牙龈退缩后根面暴露发生的龋洞。

(2)龋洞的 4 种程度。①程度 1:龋坏仅少量侵及牙本质浅层,但不可通过再矿化治疗恢复。②程度 2:龋坏侵及牙本质中层,洞形预备后余留釉质完整并有牙本质支持,承受正常咬合力时不会折裂,剩余牙体硬组织有足够的强度支持充填修复体。③程度 3:龋坏扩大并超过了牙本质中层,余留牙体硬组织支持力减弱,在正常𬌗力时可能导致牙尖或牙嵴折裂,洞形预备需要扩大使修复体能为余留牙体硬组织提供足够的支持和保护。④程度 4:龋坏已造成大量的牙体硬组织缺损。

这种洞形分类方法弥补了 Black 分类法的不足,如发生在邻面仅侵及牙本质浅层的龋洞(部位 1,程度 1,简写为 1-1)。

(二)洞形的基本结构

为了使充填修复术达到恢复牙齿外形和生理性功能,使充填修复体承受咀嚼压力并不脱落,必须将病变的龋洞制备成一定形状结构。

1.洞壁

经过制备具特定形状的洞形,由洞内壁所构成。内壁又分为侧壁和髓壁。侧壁与牙齿表面相垂直的洞壁，平而直。在冠部由釉质壁和牙本质壁所组成，在根部由牙骨质壁和牙本质壁所组成。髓壁为位于洞底，被覆于牙髓，与侧壁相垂直的洞壁。洞壁可以按其内壁相邻近的牙面命名，如一个殆面洞具有 4 个侧壁：颊壁、近中壁、舌壁、远中壁，位于洞底的髓壁，位于轴面洞底的为轴壁。牙轴面洞近牙颈的侧壁称为颈壁。

2.洞角

内壁与内壁相交处，形成洞角。两个内壁相交成为线角，三个内壁相交成为点角，线角与点角都位于牙本质。

3.洞缘角

洞侧壁与牙齿表面的交接线为洞缘角，又称洞面角。

4.线角

线角是依其相交接的 2 个内壁而定。点角依其相交接的 3 内壁而定。以邻殆面洞的轴面洞为例，有颊轴线角、舌轴线角、龈轴线角。还有颊龈轴点角和舌龈轴点角。在洞底轴髓壁和殆髓壁的交接处，称轴髓线角。

(三)抗力形

抗力形是使充填修复体和余留牙能够承受咬合力而不会破裂的特定形状，充填修复体承受咬合力后与余留牙体组织之间内应力的展现。如果应力集中，反复作用而达到相当程度时，充填修复材料或者牙体组织可能破裂会导致充填失败。抗力形的设计，应使应力得以均匀地分布于充填修复体和牙体组织上，减少应力的集中。抗力形的基本结构有以下 3 种。

1.洞形深度

洞形达到一定深度时，充填修复体才能获得一定的厚度和强度，使充填体稳固在洞内。洞底必须建立在牙本质上，才能保证一定的深度，同时牙本质具有弹性可更好地传递应力。若将洞底建立在釉质上，深度不够，受力后充填修复体可能脆裂。

洞的深度随充填修复材料强度的改进，已有减少，后牙洞深以达到釉牙本质界下 0.2～0.5 mm为宜。前牙受力小，牙体组织薄，可达到釉牙本质界的牙本质面。龋坏超过上述深度，制洞后以垫底材料恢复时，至少应留出上述深度的洞形，以容纳足够厚度的充填材料。

2.箱状结构

箱状洞形的特征是，洞底平壁直，侧壁与洞底相垂直，各侧壁之间相互平行(图 7-12)。箱状洞形不产生如龋损圆弧状洞底的应力集中，平坦的洞底与殆力方向垂直，内应力能均匀分布。箱状洞形充填修复体的厚度基本一致，不会出现圆弧洞形逐渐减薄的边缘，薄缘常因强度不足，受力后易折断。厚度均匀一致的充填修复体，可以更好地显现材料抗压性能。箱状洞形锋锐的点、线角，受力时会出现应力集中，洞底与侧壁的交角应明确而圆钝，使应力不集中，减少破裂。

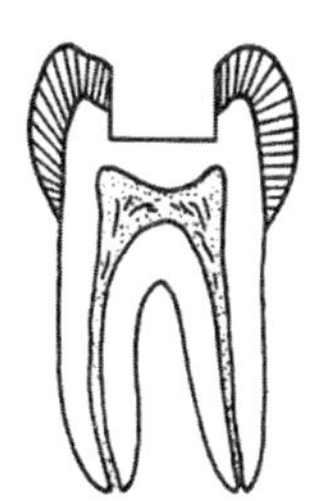

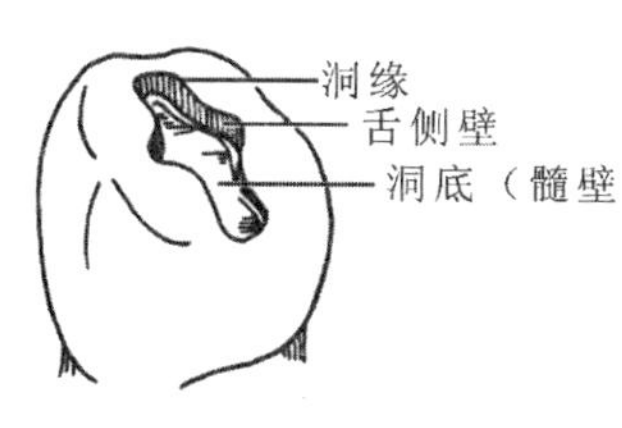

图 7-12　箱状结构

3.梯形结构

双面洞的洞底应形成阶梯以均匀分担咬合力，梯形结构的组成包括龈壁、轴壁、髓壁、近/远中侧壁(图 7-13)。其中龈壁与髓壁平行，轴壁与近、远中侧壁平行，各壁交接呈直角，点、线角圆钝，特别是洞底轴壁与髓壁相交的轴髓线角，不应锋锐。梯形设计可均匀分布㓝力，主要由龈壁和髓壁承担。

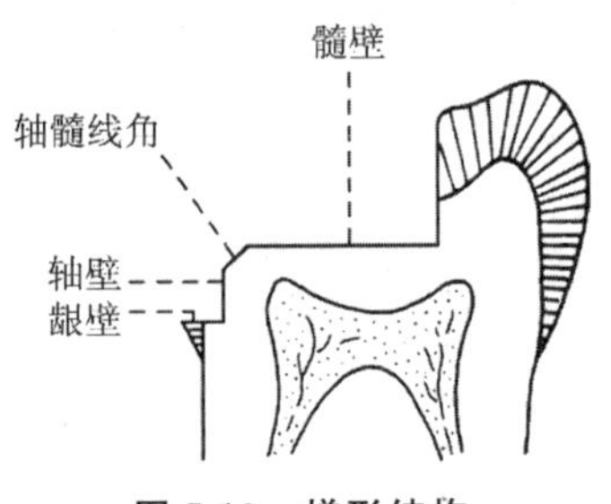

图 7-13 梯形结构

牙体硬组织的抗力设计：①去除无基釉，无基釉是缺乏牙本质支撑的釉质，侧壁的釉质壁，位于洞缘，如失去下方牙本质，承力后易出现崩裂，使充填修复体和牙齿的交接缘产生裂缝，导致充填失败。龋洞缘已有的无基釉应去除净，在洞形制备过程中也应避免产生新的无基釉。应运用牙体解剖组织学的知识，掌握牙齿各部位釉柱排列的方向，制备釉质壁时，与其方向顺应。②去除脆弱牙体组织，应尽量保留承力区的牙尖和牙嵴。组织被磨除越多，余留的牙体组织越少，承担咬合力的能力越低。龋坏过大，受到损伤而变得脆弱的牙尖和牙嵴，应修整以降低高度，减轻㓝力负担，防止破裂和折断。③洞缘外形线要求为圆钝曲线，也含有使应力沿弧形向牙体分散均匀传递的作用。转折处若成锐角，则使向牙体的应力在锐角处集中，长期作用，牙体组织易于破裂。

抗力形的设计应结合充填修复体是否承受㓝力和承力的大小来考虑，如㓝面洞、邻㓝洞的抗力形制备应严格按要求进行，颊、唇面的Ⅴ类洞对抗力形要求不高。

(四)固位形

固位形使充填修复体能保留于洞内，承受力后不移位、不脱落的特定形状，在充填修复材料与牙体硬组织间，不具有粘接性时，充填修复体留在洞内主要靠密合的摩擦力和洞口小于洞底的机械榫合力。

1.侧壁固位

侧壁固位是相互平行并具一定深度的侧壁，借助于洞壁和充填修复体的密合摩擦，有着固位作用。从固位的角度考虑，洞底也与抗力形一样要求建立在牙本质，其弹性有利于固着充填修复体。盒状洞形的结构，包含相互平行并具一定深度的侧壁，可以避免洞底呈弧形时充填修复体在受力后出现的滑动松脱。可见盒状洞形既满足了抗力形的要求，也为固位形所需要。

2.倒凹固位

倒凹是在侧髓线角区平洞底向侧壁做出的凹入小区，可使洞的底部有突出的部位，充填修复体获得洞底部略大于洞口部的形状而能固位。倒凹固位形可以防止充填修复体从与洞底呈垂直方向的脱出(图 7-14)。

倒凹可制备在牙尖的下方，牙尖为厚实坚固的部位，但其下方深层，正是牙髓髓角所在，故应留意洞的深度。洞底在釉牙本质界 0.5 mm 以内者，可直接制备：洞底超过规定深度后，最好先垫铺基底再制备倒凹。

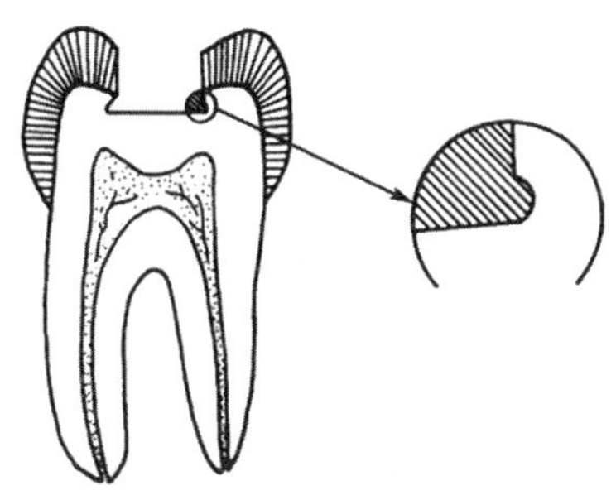

图 7-14　倒凹固位

3.鸠尾固位

鸠尾固位是用于复面洞的一种固位形，形似鸠的尾部，由鸠尾峡部和鸠尾所构成(图 7-15)。借助于峡部缩窄的锁扣作用，可以防止充填修复体与洞底呈水平方向的脱出。后牙邻面龋累及咬合面边缘嵴，可在𬌗面制备鸠尾固位形，成为邻𬌗面洞。

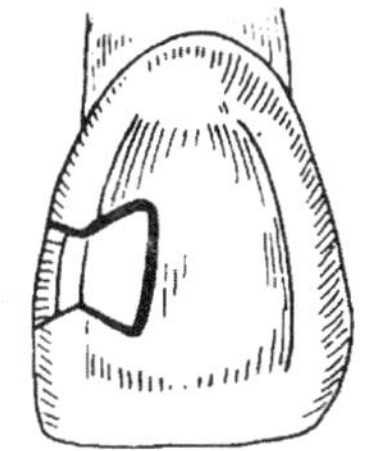

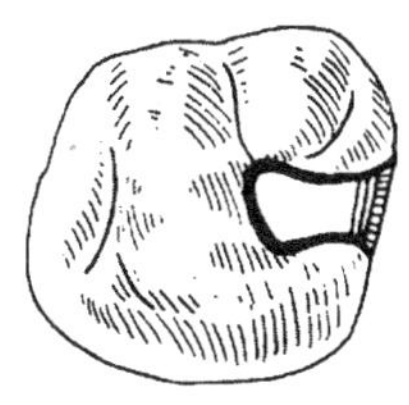

图 7-15　鸠尾固位形

鸠尾固位形的大小，与原发龋范围相适应，不宜过大或过小，深度应按规定要求，特别在峡部必须具有一定深度。鸠尾峡的宽度设计很重要，过宽固位不良，过窄充填修复体易在峡部折断，后牙一般为颊舌牙尖间距的 1/3～1/2，有 2～3 mm 宽。峡部的位置应在洞底轴髓线角的靠中线侧，不应与其相重叠。鸠尾的宽度必须大于小峡部才能起到水平固位作用。

4.梯形固位

梯形固位为复面洞所采用的固位形。邻𬌗面洞的邻面洞设计为颈侧大于𬌗侧的梯形，可防止充填修复体与梯形底呈垂直方向的脱出(图 7-16)。梯形洞的大小依据龋损的范围再进行预防性扩展而确定。侧壁应扩大到接触区外的自洁区，并向中线倾斜，形成颈侧大于𬌗侧的外形。梯形洞的底为龈壁，宜平行于龈缘，龈壁与侧壁连接角处应圆钝。梯形洞的深度，居釉牙本质界下 0.2～0.5 mm，同常规要求，龋损过深应于轴壁垫底。梯形洞的两侧壁在𬌗面边缘嵴中间部分与洞形的𬌗面部相连接。梯形固位还可用于邻颊(唇)面洞、邻舌(腭)面洞和磨牙的颊𬌗面洞和舌𬌗面洞的轴面部分。

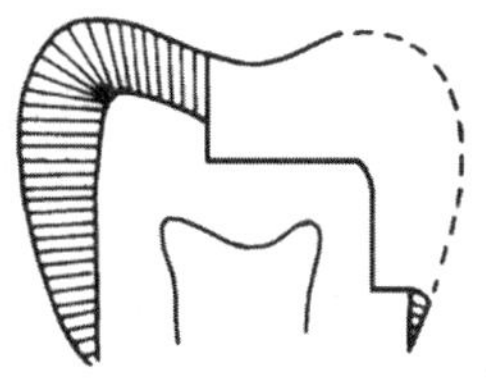

图 7-16　后牙邻

洞的梯形固位:固位形的设计与洞形涉及的牙面数有关。单面洞的充填修复体可能从一个方向脱出,即从与洞底呈垂直方向的脱出。复面洞的充填修复体则可能从洞底呈垂直向或水平向的两个方向脱出。包括邻面的三面洞充填修复体可从一个垂直方向脱出,如近中𬌗远中面洞充填修复体;也可能从垂直向或水平向两个方位脱出,如越过邻颊轴角的邻𬌗颊面洞充填修复体。在设计固位形时,应针对具体情况有所选择。

(五)洞形设计与制备

洞的外形设计根据病变的范围来决定,基本原则是去除龋坏组织,保留更多的健康牙体组织,洞的外形可以根据龋损的大小、累及的牙面设计,有时因预防和临床操作需要,洞的外形需扩展到健康的牙齿表面。洞的外形制备时应尽量保留牙尖、牙嵴,包括边缘嵴、横嵴、斜嵴、三角嵴等牙的自洁部位。

洞的外形线呈圆钝的曲线,圆钝的转角要尽量减少应力的集中(图 7-17)。

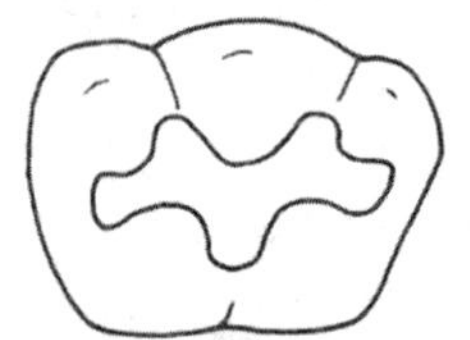
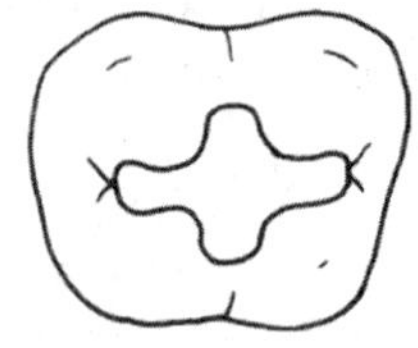

图 7-17　洞的外形曲线

1.洞形制备的基本原则

在龋病治疗过程中,洞的制备(简称备洞)是非常重要的,直接关系到治疗的成败。洞形制备的基本原则如下。

(1)局部与全身的关系:充分认识备洞是在生活的器官——牙上进行手术,与全身有密切的联系,即使无髓或死髓牙也是如此。如同外科性手术治疗,必须遵循一般的手术原则。切割或磨除牙体硬组织时,切割或磨除过程产生的机械、压力和热刺激,均可对牙体硬组织、牙髓甚至身体造成不良影响。这些影响有的使牙或机体产生立即的反应,有的则产生延缓的反应。因此,主张在备洞时采用间断操作,必要时应用麻醉术辅助进行。

(2)尽量去除病变组织:备洞时将所有病变组织去除干净,对治疗效果非常重要。如果遗留一点病变组织,将会继续发生龋病病变,而且这种继续发展的病变位于充填修复体下面,不易被察觉,危害更大。病变组织指的是坏死崩溃的和感染的牙体组织,不包括脱矿而无感染的牙本质,后者可以适当保留。

(3)保护牙髓和牙周组织:备洞时术者应充分了解牙体硬组织、牙周组织的结构、性质、形态;组织的厚度、硬度、髓腔的形态、髓角的位置和高低;不同年龄时期产生的牙体生理性变化,如磨损、牙髓、继发性牙本质形成、修复性牙本质的形成、髓腔形态的变化、牙髓组织的增龄性变化等特点。注意保护牙髓和牙周组织,不能对它们造成意外的损伤。

(4)尽量保留健康牙体组织:在切割磨钻病变组织时,必须尽可能保留更多的健康组织,这对维持牙齿的坚硬度,恢复牙的功能有很重要的关系。牙体组织一经破坏不易恢复原来的性能。洞形制作时,还应该注意患者的全身健康和精神神经状态,对患某些慢性病,如结核病、心血管疾病、神经衰弱等患者或女性患者、儿童及老年患者,手术时间不宜过长,动作更要敏捷轻柔。由于备洞是一种手术,所以现代口腔医学非常重视治疗环境的优化和手术器械的改进。

2.洞形制备

(1)打开洞口查清病变:这一点非常重要,只有查清病变情况才能拟定良好的治疗方案。龋洞洞口开放者,比较容易查清;龋洞洞口小或位于较隐蔽的牙面,则必须将洞口扩开,否则无法查清病变范围、洞的深浅等情况,位于𬌗面的点隙裂沟龋就属于这种情况。

临床上经常见邻面龋洞,如靠近龋洞的邻面边缘嵴和洞的颊、舌侧均完整,就必须将𬌗面邻近龋洞的边缘嵴钻掉一部分,才能使洞敞开,以便进一步查清病变范围和深度,以及有无髓腔穿通情况。从𬌗面去除一部分边缘嵴然后进入洞内比从颊面或舌面进入的效果好,这样可以保留更多的健康牙体组织。

后牙邻面牙颈部的洞,可以从颊面(下后牙)或腭侧(上后牙)进入洞内,不从咬合面进入。前牙邻面洞从何方进入,可以根据洞靠近何方来定,靠近颊面者从颊方进入,靠近舌面者从舌方进入。

(2)去除龋坏组织:只有将龋坏的组织去除干净才能查清病变范围和深度。原则上已经龋坏软化的牙本质应彻底去除,以免引起继发龋。侧壁的龋坏,应全部切削净,直至形成由健康釉质和牙本质组成的平直侧壁。髓壁和轴壁的龋坏组织,在中龋洞内,也应彻底去净,建立健康牙本质的洞底。

深龋洞内,在不穿通牙髓的前提下应将软龋去净,但若彻底去净有可能导致牙髓暴露时,应保留极近髓角或髓室区的少许软龋,并按余留龋先进行治疗(如抗生素、非腐蚀性消毒药等)几天后再继续治疗。通常用挖器剔挖病变组织最好,在剔挖病变组织时,应当注意将着力点从洞周围往中央剔挖,不能将着力点放在洞底中央。一般情况下,洞底中央是薄弱的部分,稍不注意就会将髓腔穿破;而且这里也容易将剔挖时所施的压力传递到髓腔,刺激牙髓组织,产生疼痛。

当不易判断龋坏组织是否去除干净时,可以用1%碱性品红染色洞底,若还留有感染的病变组织,被染成红色,再用挖器去除,不能去尽,可用大一点的球形钻针在慢速转动下将病变组织轻轻钻掉。

牙本质龋去净的临床判断,可以根据洞内牙本质的硬度和颜色变化来确定。龋坏牙本质一般呈深褐色、质软、探针易刺入,去除净后,洞内牙本质应接近正常色泽,质地坚硬。慢性龋进展慢、修复性牙本质形成作用较强,龋坏的前锋区可以因细菌代谢产物作用而脱矿变色,随着再矿化修复,牙体硬组织重新变硬,这种再矿化的牙本质通常较正常牙本质颜色深。因此,慢性龋可允许洞底牙本质颜色略深,只要硬度已近正常,牙钻磨削时,牙本质呈粉状,可不必除去。

(3)制备洞的外形:查清龋洞内的病变情况和去净坏变组织,根据龋洞的形状设计制备洞的外形。将一切病变部分和可疑病变部分包括进去,一些邻近的可被探针插入的点隙沟虽未产生病变也应包括进去。保留牙体组织,特别是边缘嵴和牙尖,可保证牙的坚牢性,不致在修复后承受咀嚼压力时将牙体咬破。

外形的边缘必须建立在牙刷易清洁和唾液易于冲洗的表面。如邻面洞的颊侧和舌侧边缘必须设计在触点(面)以外的牙面上。在𬌗面,不能把洞的边缘作在点隙裂沟内。外形必须建立在有健康牙本质支撑的部位上,特别是承受咀嚼压力的部位。外形必须是圆缓的曲线,不能有狭窄的区域,否则不易充填或修复,即使充填或修复了,修复物也容易折裂。

(4)制备抗力形和固位形:抗力形是指将洞形制备成可以承受咀嚼压力的形状,使充填修复材料或牙体硬组织不会在咀嚼食物时发生破裂、脱位或变形。固位形则是指这种形状可将充填修复体稳固地保留在洞内不致脱落。

制备抗力形时,应注意洞底壁直,各壁互相平行,洞口略向外张开。箱状洞形中,洞底周围的线角要清楚,略微圆钝。洞底线角尖锐的修复物的锋锐边缘在咀嚼压力下会像刀刃一样切割洞壁,使洞壁破裂。

去尽洞口的无基釉,以免洞口的釉质在承受咀嚼压力时破裂,产生缝隙,产生继发龋。邻𬌗洞或邻舌(颊)洞,应在邻面洞与舌面洞或 面洞交界处的洞底作梯形结构,这样可以保护牙髓,也对承受咀嚼压力有帮助。制备梯形时要使梯两侧的髓壁和轴壁互相垂直,线角要圆钝。

邻𬌗洞邻面部分的龈壁,在后牙(前磨牙和磨牙)上应制备得垂直于牙的长轴,也就是与轴壁互相交成直角,切忌作成斜向龈方的斜面。

邻𬌗洞或邻舌洞的鸠尾峡应做在𬌗面洞或舌面洞的上方,不能做在邻面洞内,否则充填修复体容易崩裂。制备鸠尾固位形时鸠尾和邻面洞相连接的鸠尾峡应当比鸠尾窄一些,这样才能起到固位的作用。鸠尾峡不宜过宽也不宜过窄,对于准备用银汞合金充填的洞,应有鸠尾峡所在的颊、舌尖距离的 1/3,对于用复合树脂充填的洞则只要 1/4 就行了。

保留尽可能多的健康牙体组织,注意对𬌗牙的牙尖高度和锋锐度。如𬌗补牙的𬌗牙尖高而锋锐,则在咀嚼食物时易将修复牙上的修复体咬碎咬破。因此,在备洞时应将对 牙上过高过尖的牙尖磨短磨圆一些,但不要破坏正常咬合关系。

制备固位形时,应注意洞必须具有一定深度,浅洞的固位力很小,稍一承受咀嚼压力,充填修复体就会脱落出来,或者松动。但也不能认为洞越深越好,洞太深会破坏更多的牙体组织并刺激牙髓,同时也减弱洞的抗力形。过去主张洞的深度应在中央窝下方釉牙本质界下 1 mm 左右。临床上,洞的深度还要取决于原有病变的深度。

洞形备好后,用倒锥形钻针在近牙尖部的底端,向外轻轻钻一倒凹,将来填进去的修复物硬固后,就像倒钩一样把修复体固定在洞内,一个𬌗面洞一般只需做四个倒凹。

倒凹一般做在牙尖的下面,牙尖的硬组织较厚,应当注意越是靠髓角很近的部位,倒凹做在牙尖下釉牙本质界下面不要太深。较深的洞,可以不做倒凹,靠洞的深度来固位。采用粘接性强修复材料修复时,也可以不做倒凹固位形。此外,用暂时性修复材料封洞时,也不必制作倒凹固位形。

洞壁与充填修复材料的密合也是一种固位形。在洞形制备上必须将洞壁制备得平滑,不要有过于狭窄的部分。洞周围与牙长轴平行的壁(对Ⅰ、Ⅱ类洞而言),要互相平行,这对修复材料与洞壁的密合也有帮助,不能将洞制备成底小口大的形状。

特殊情况下,为解决预备洞形时的困难,需要将洞壁扩大,以利于工具的使用、医师技术操作上的方便,这种洞形的改变称为便利形。上下颌前磨牙及磨牙邻接面的窝洞,充填修复操作困难,为了便利操作,可将窝洞扩展至咬合面。洞形制作最初阶段首先将无基釉去除,以便于观察龋坏范围,确定洞缘最后位置等,也属于便利形范畴。

3.清理洞形完成备洞

按照洞形设计原则,从生物学观点出发,对经过上述步骤制备的洞形,做全面复查,看洞形是否达到设计要求,有无制备的失误,以减少失败,提高成功率。

将洞清洗干净,用锐探针从洞缘到洞底作探查,检查龋坏组织是否去净;可疑深窝沟是否已扩展而消除;外形线是否位于自洁区;盒状洞形是否标准,固位形是否合理;髓壁是否完整,有无小的穿髓孔;无基釉和脆弱牙尖是否已修整。龋洞经洞形制备后成为可以修复治疗的窝洞。窝洞的基本特征是没有龋坏组织,有一定的抗力形和固位形结构,修复治疗后既恢复牙的外形又能承担一定的咬合力量。

根据患者对冷水喷洗时的敏感反应，探针检查洞壁洞底时的酸痛程度，结合制洞磨削过程的疼痛感，判断牙髓的状态，为已选定的治疗方法做最后的审定。经过洞的清洗、检查，一切合乎要求，制洞过程即告完成，进入进一步的治疗。

（六）各类洞形的制备要点

1.Ⅰ类洞

Ⅰ类洞多是单面洞，上磨牙腭沟和下磨牙颊沟内的龋洞，需备成包括𬌗面在内的双面洞。在制备后牙𬌗面的Ⅰ类洞时，如果𬌗面具有两个点隙或沟发生龋病，相距较远，中间有较厚的健康牙体硬组织，宜备成两个小洞形；如两个龋洞相距较近，可将两个洞合并制备。

颊面洞未累及𬌗面时，可以备成颊面单面洞。不承受咀嚼压力，对抗力形的要求不高，以固位形为主，应做倒凹。一般把倒凹做在𬌗壁和颈壁的中央。如果颊沟内的病变已累及咬合面，需制成双面洞𬌗补面洞做成鸠尾形，洞底髓壁和轴壁交界处，做成梯形。上颌磨牙远中舌沟内的龋洞一般多已累及𬌗面，也应将它做成双面洞，将𬌗面部分做成鸠尾形。

在制备下颌第一前磨牙𬌗面的Ⅰ类洞时，由于此牙面向舌侧倾斜。洞底不能制成水平，必须与𬌗面一致，向舌侧倾斜，否则容易钻穿髓腔。

制备上颌前牙腭面龋洞时，洞底不能做平，同时切壁和颈壁都应做成与腭面部呈垂直的形状，洞的外形呈圆形。

2.Ⅱ类洞

Ⅱ类洞一般均备成双面洞。制备此类洞时，如靠近龋坏面上的边缘嵴尚好，则宜先用小石尖将边缘嵴磨到牙本质，用裂钻往病变区钻，向颊侧和舌侧扩大，使病变范围暴露清楚，再用挖器挖尽病变组织；再根据邻面破坏大小和范围设计𬌗面的鸠尾形使鸠尾部的大小与局部保持平衡。如果邻面病变已经累及𬌗面，则用裂钻将洞口稍加扩大，再用挖器去除病变组织。病变组织去除干净后，就着手设计洞形并制备洞。

邻面洞应当将颊侧壁和舌侧或腭侧壁做成向牙间隙开扩的形状，两壁的洞缘角应在邻面的敞开部位，但不能扩到颊面或舌面上。

𬌗面破坏的龋洞，按Ⅰ类洞制备法将𬌗面洞备好，向邻面扩展。注意不要伤害髓角，去尽病变组织，修整洞形。应特别注意邻面洞的颊、舌或腭侧壁和龈壁。

对病变位于触点龈方的邻面洞，触点未被破坏，可将鸠尾制作在颊面或腭面。鸠尾不能做得过大，以免影响固位。备洞时，若有足够的空间容纳器械进入，则可将洞做成单面洞。

当后牙的两个邻面均患龋病，牙体硬组织破坏较大，可制备邻𬌗邻洞。这一类洞也属于Ⅱ类洞。制备方法与上述双面Ⅱ类洞相似，只是要在𬌗面做一个共同的鸠尾。应特别注意保留更多的健康牙体硬组织。

Ⅱ类洞修复时多采用银汞合金，该材料抗压强度高，抗张强度低，牙体硬组织自身的抗压强度较好，抗剪切度较低。为了抗衡负荷，Ⅱ类洞设计制时必须以承受压力为主，尽量减少张力和剪切力。

3.Ⅲ类洞

Ⅲ类洞制备时，前牙邻面洞备洞时一般都要把洞扩大到舌面，如果龋洞靠近唇面，洞舌侧的边缘嵴很厚实，则可将洞扩展到唇面，但不能太大。邻面龋未破坏接触点，不宜因备洞破坏邻面接触点的完整性。

Ⅲ类洞的修复以美观为主，洞形承受的负荷也不大，洞缘的无基釉可以适当保留。所保留的无基釉是全厚层釉质，无龋坏，未变色，无断纹隐裂，不直接承受压力，其下方的龋坏牙本质可以去除。

备洞时先将洞的舌或腭侧壁用球形钻或裂钻钻掉，然后用裂钻往切嵴和牙颈方向扩展一点，使洞充分暴露；用挖器将坏变组织去除干净，再根据龋洞大小，在舌或腭面设计与之相应的鸠尾固位形。可用倒锥钻自邻面洞的轴壁下牙釉本质界平齐往舌或腭面扩展，在舌或腭面备好鸠尾，仔细在舌或腭面与邻面之间做一梯，注意将梯的角做圆钝。可以先在舌或腭面制备鸠尾固位形，再向邻面扩展。舌或腭面鸠尾固位形备好后，用球形钻轻轻将邻面洞内的坏变组织去尽，用裂钻将唇、舌和龈壁修整好。

龋病损害在邻面完全敞开，器械容易进入，则将洞做成单面洞。

Ⅲ类洞的倒凹固位形一般做在靠近切嵴和龈壁与颊侧壁、舌或腭侧壁交界的点角底部。当洞同时涉及邻舌或腭面，应注意使鸠尾部的洞底与牙原来的舌或腭面平行。

4.Ⅳ类洞

Ⅳ类洞是开放性的洞，不易制备固位形和抗力形，去尽坏变组织后，在近切嵴处和龈壁上制作针道，安放金属固位丝或固位钉，行高黏性复合树脂修复。

5.Ⅴ类洞

Ⅴ类洞是牙冠颊或舌面近牙颈1/3区的洞形，多为单面洞。该类洞不直接承受咀嚼压力，对抗力形的要求不高，洞形制备以洞的外形和固位形为主。一般多将Ⅴ类洞做成肾形或半圆形，洞的龈壁凸向龈方，切壁平直，但均要做光滑，与洞底垂直，洞底略呈凸的弧面，要有一定深度，用小倒锥钻或球形钻在靠近洞底面的切壁（或𬌗壁）和龈壁上做倒凹固位形。

（七）洞形隔湿、消毒、干燥

洞形制备完成，为了使修复材料与牙体组织紧密的贴合，减少继发龋的发生，需对窝洞进行隔湿、消毒、干燥处理，力求达到更好的修复效果。

1.手术区的隔离

在备洞后，准备修复前，应当隔离手术区并消毒洞。所谓隔离手术区就是将准备修复的牙隔离起来，不要让唾液或其他液体进入洞内，以免污染洞壁和患牙，影响修复效果或修复材料的性质。最好是备洞前就隔离手术区，但应具备四手操作条件。

（1）简易隔离法：用消毒棉卷放在即将修复牙齿的颊侧和舌侧，上颌牙放在唇侧、颊侧。下颌牙可以用棉卷压器将棉卷压住，以免舌或颊部肌肉活动时将棉卷挤开。用小的消毒棉球或气枪干燥洞内。在使用综合治疗台治疗时，可将吸唾管置于口底，将积于口底的唾液或冲洗药液吸走。现代治疗用手术椅上装有吸唾管，每次使用时，均应更换经过消毒的吸唾管，以免交叉感染。

（2）吸唾器：利用抽气或水流产生的负压，吸出口腔内唾液。吸唾器套上吸唾弯管后放入患者下颌舌侧口底部。弯管最好采用一次性使用的塑料制品。吸唾器常配合橡皮障或棉卷隔湿使用，还可配合颊面隔湿片使用。隔湿片为医用硬泡沫塑料制成，状如圆角的三角形，患者张口时放入颊面的上下前庭穹隆，配合使用，可收到简单实用的效果。

（3）橡皮障隔离法：该方法的隔湿效果较好，能有效地将手术区与口腔环境隔离起来，达到干燥、视野清晰、防止唾液侵入的目的，并能防止器械的吸入。

2.窝洞消毒

窝洞消毒目的是去除或杀灭残留在洞壁或牙本质小管内的细菌，减少继发龋的发生，由于洞底多位于牙本质中层或深层，对消毒药物的要求较高。具有一定的消毒杀菌能力，对牙髓的刺激性要小；能渗透到牙本质小管内，不引起牙体组织着色。

在备洞时就应当把感染的牙体组织去除干净，以后再经适当的冲洗，洞内的细菌就基本上被清除干净了。许多窝洞消毒药物，如酚类、硝酸银等均对牙髓有刺激性，故不主张使用药物消毒。准备修复前，对洞进行消毒还是必要的。但是应注意选用消毒力较强而刺激性较小，且不使牙变色的药物，特别是深龋洞的消毒。

常用的洞消毒药有氢氧化钙糊剂或液，50%苯酚甘油溶液，20%麝香草酚乙醇溶液，樟脑酚（含樟脑6.0 g、苯酚 3.0 g、95%乙醇 1.0 mL），丁香酚（商品），还可用 75%乙醇。

3.干燥窝洞

窝洞在充填修复前的最后一个环节是干燥洞形，这是为了使充填修复材料或其他衬底材料能充分接触牙体，不被水分隔阻而出现空隙，也避免因洞内壁的水分而影响材料性能。窝洞的干燥对充填修复的质量十分重要。使用的工具为牙科综合治疗台上接有压缩空气的气吹或是接橡皮球的手用气吹。

（八）窝洞垫底

垫底是采用绝缘的无刺激性材料，铺垫于洞底，保护牙髓，避免充填材料的物理或化学因素刺激。

垫底多用于超过常规深度、近髓的窝洞。去净牙本质软龋后，洞底不平者，应用材料垫平。洞虽不深，但选用的充填修复材料对牙髓有刺激性。要求作衬底以阻隔刺激。经过牙髓治疗的无髓牙，充填修复材料前，应以垫底方法做出基底，以使洞形更符合生物力学要求，同时也可节约修复材料。

垫底所用材料要求对牙髓无刺激性，最好具有安抚镇痛、促进修复性牙本质生成的作用。应有一定的机械强度以间接承受𬌗力，并具有良好的绝缘性，不传导温度和电流。

1.单层垫底

单层垫底用于窝洞虽超过常规深度，但不太近髓时。后牙多选用磷酸锌粘固粉或聚丙烯酸锌粘固粉。前牙用复合树脂充填窝洞时，材料对牙髓有一定刺激性，多用氢氧化钙粘固粉垫底。

2.双层垫底

双层垫底用于洞深近髓的情况，磷酸锌粘固粉本身对牙髓也有轻度刺激，在其下先铺垫薄层具护髓性的材料。氧化锌丁香油粘固粉或氢氧化钙粘固粉这类材料却又因密度偏低，不宜在后牙承力洞形单独使用。因此，采用双层垫底方式。丙烯酸锌粘固粉强度好，不刺激牙髓可用于深洞垫底而不必再做双层基，但不具促进修复性牙本质生成的性能，尚不能代替护髓剂氢氧化钙粘固粉。

垫底的部位，在𬌗面洞为髓壁，在轴面洞为轴壁，不应置于侧壁和龈壁的釉质壁部分，以免垫底材料溶于唾液后产生边缘缝隙，日久出现继发龋。

洞漆和洞衬剂涂布于切削后新鲜暴露的牙体组织表面，封闭牙本质小管，阻止充填修复材料中的有害物质如银汞合金中的金属离子、磷酸锌粘固粉的磷酸，向深层牙本质渗透，还可以增强充填体与洞壁间的密合性，防止两者界面因出现缝隙发生微渗漏。所有材料为溶于有机溶剂氯仿或乙醇的天然树脂如松香，或合成树脂如硝酸纤维素，呈清漆状。洞漆可涂于釉质壁和牙本质壁，厚度为 5～10 μm。洞衬剂加有具疗效的物质如氧化锌、氢氧化钙或单氟磷酸钠等，稠于洞漆，通常用于牙本质壁，厚度可达 25 μm。

七、深龋治疗

深龋的病变已到达牙本质深层并接近牙髓，牙体组织破坏较大。由于接近牙髓、细菌毒素等刺激物可通过牙本质小管渗透进入牙髓，再加上其他物理、化学刺激的结果，牙髓往往已有一定的炎症反应，属于可逆性质。如果诊断和治疗不当，会引起牙髓的反应。因此，深龋治疗中准确判断牙髓的状况，选择恰当的治疗方案尤为重要。

(一)深龋诊断的要点

深龋发生在牙本质深层，患者自诉过冷过热刺激或食物嵌入患牙洞内引起明显的疼痛；检查发现龋洞洞深接近牙髓，洞壁有探痛，温度检查时冷刺激可引起激发性疼痛，但无穿髓孔和自发性疼痛。为了诊断，有时需要辅助牙髓电测试和 X 线检查。临床上，有时看似深的龋洞，可能只是中龋，或是伴有慢性牙髓炎症或已穿髓的深龋。深龋的诊断很大程度上是依靠患者对刺激出现疼痛的主观感觉，疼痛的程度与患者的年龄、性别、个体耐受力等有密切的关系。

诊断深龋最重要的是必须判明深龋底部与牙髓的关系，明确是近髓或是穿髓。如果查见穿髓孔，需要判明牙髓的状况和疼痛的性质，是明显的探痛或是深入髓腔才出现疼痛或是无探痛。

对深龋时间较长，无主观感觉，探诊无疼痛的病例诊断要格外注意，必须辅助牙髓电测试及放射诊断。做牙髓电测试时，应与邻牙或对侧同名牙作对比，若为阳性，且较对照牙敏感，一般表示为有活力，且可能伴有牙髓的急性变化。如较对照牙迟钝，则可能是有修复性牙本质形成或者是假阳性，假阳性者比如部分坏死或新近坏死的牙髓，髓腔内充满炎性渗出物与脓液，是电的良导体，就会出现假阳性。阴性结果一般为无活力，但也应防止有假阴性结果。做放射诊断时，可显示龋坏与牙髓腔的接近程度，牙本质的有效厚度。但需要注意的是，X 线片上所显示的龋坏深度通常均稍小于病变实际范围；当发现髓腔内或髓腔四周有钙化影像时，表示髓腔的缩小或牙髓恢复能力的减弱，髓腔越小，恢复能力越差。

诊断时需准确判断深龋是否伴有牙髓充血，牙髓充血是可复性牙髓炎症，主要特点是激发性疼痛，温度检查产生尖锐的疼痛，去除刺激疼痛立刻消失，不再延续，临床上大多数深龋都伴有可复性牙髓炎。应注意是否伴有慢性溃疡性牙髓炎，后者属于无症状不可复性牙髓炎，刺激诱发牙髓剧烈疼痛，去除后疼痛持续一段时间，患者无自发疼痛，检查发现牙髓已穿通，穿髓孔有明显的探痛。

(二)深龋洞形的制备

深龋使牙体组织破坏严重，洞口较大，器械易进入。洞形制备时，需去除洞缘的龋坏组织和无基釉，充分暴露洞内壁，在清楚的视野下进行洞形的制备。

为了保护牙髓，有时在去除大部分洞侧壁和髓壁的龋坏组织后，在髓壁或轴壁的近牙髓部位可保留部分余留龋坏牙本质，其余洞内壁为正常牙体组织。应对余留龋坏牙本质是软化牙本质或修复性牙本质进行区别，以决定其去留。软化牙本质表现为染色较浅、质软而无光泽，用牙钻去除时互相粘连呈锯末状。修复性牙本质则多系棕褐色，质地较硬而有光泽，钻出物为白色粉末，且不粘连，必要时可以通过染色法协助鉴别。对承受咬合力的牙尖、牙嵴等牙体组织脆弱部位要做修整，适当降低高度。洞形的抗力形设计要求洞底随髓室顶呈弧形或圆弧形，洞壁直为箱状，固位形设计需按洞形制备原则进行。

(三)深龋治疗

深龋治疗原则是在尽可能去除龋坏组织的同时，设法消除牙髓的早期炎症，保护牙髓组织的活力，恢复牙髓功能。要求在治疗的每一步需避免物理、机械、化学等刺激，如机械损伤、温度激惹、摩擦产热、药物刺激、充填刺激等。

1.深龋治疗前必须判明的情况

（1）牙本质-牙髓复合体的反应：龋病刺激牙本质-牙髓复合体，出现明显的病理改变，口腔微生物的种类、数量、毒力强弱、牙本质的结构、矿化程度、微量元素含量等因素都会影响修复性牙本质的形成。修复性牙本质的形成与牙本质-牙髓的有效厚度有关。牙本质-牙髓有效厚度在2 mm以上，牙髓可产生完全正常的修复性牙本质；有效厚度为0.8～2.0 mm时，牙髓产生不完全的修复性牙本质；有效厚度为0.3～0.8 mm时，牙髓功能严重破坏，无或仅少量修复性牙本质形成。牙本质-牙髓复合体的反应还与患者的年龄、牙龄、髓腔及根管内牙髓组织细胞和微循环状况有关。

（2）洞内龋坏组织能否去干净：循证医学研究结果提示，对于无牙髓症状的乳牙和恒牙，部分去除龋坏可降低牙髓暴露的风险，不会对患者的牙髓症状产生不利影响。在深龋治疗中，为了降低露髓的风险，最好选用部分去龋的方式，在洞底近髓处允许留少许余留龋。

（3）洞底是否与牙髓腔穿通，牙髓是否暴露：穿髓孔很小时，需仔细判断，减少失误。若穿髓点较小如针尖大，周围是健康牙本质，无渗血，一般多为牙髓无炎症或仅有局限于暴露部位的轻度炎症，治疗后可恢复。若穿髓点四周有龋坏牙本质，或者探诊时有大量出血或炎性渗出物，表示牙髓已经出现一定程度的炎症或破坏，治疗已不能恢复牙髓活力。

2.治疗方法

（1）垫底充填法：当深龋不伴有上述激发病症状，牙髓活力正常时，选用双层垫底充填法，一次性完成治疗。保护牙髓可采用丁香油粘固粉均匀垫于洞底，固化后再用磷酸锌粘固粉作第二层垫底，垫平髓底，再做永久性充填修复。

（2）安抚治疗：安抚治疗是一种临时性治疗方法。深龋出现明显的症状，或温度、化学刺激引起较重的激发痛，可选择安抚疗法，先用消炎镇痛药物，常用丁香油小药棉球放入洞底，丁香油粘固粉封闭窝洞，观察1～2周，临床症状消除，再做进一步治疗。

（3）间接盖髓术：主要用于深龋洞为了保护牙髓，软龋不去净，髓壁留有少量的余留龋，牙本质-牙髓反应能力较好。为促进牙本质-牙髓复合体的修复反应，牙体组织的再矿化可选用此法。间接盖髓术分两次进行。洞形制备完成，第一次治疗是在髓底均匀垫置盖髓剂，常用有氢氧化钙盖髓剂，丁香油粘固粉和磷酸锌粘固粉作双层封洞。3～6个月的观察，患者无症状，牙髓活力良好，X线检查正常，第二次复诊，去除部分封洞材料，再行永久性充填修复治疗。

（牟晓娜）

第二节　牙体慢性损伤

一、牙体磨损

单纯的机械摩擦作用造成牙体硬组织缓慢、渐进性地丧失称为磨损。在正常咀嚼过程中，随年龄的增长，牙齿𬌗面和邻面由于咬合而发生的均衡的磨耗称为生理性磨损，牙齿组织磨耗的程度与年龄是相称的。临床上，常由正常咀嚼以外的某种因素引起个别牙或一组牙，甚至全口牙齿的磨损不均或过度磨损，称为病理性磨损。

(一)病因

1.牙齿硬组织结构不完善

发育和矿化不良的釉质与牙本质易出现磨损。

2.𬌗关系不良，𬌗力负担过重

无颌关系的牙齿不发生磨损，甚至没有磨耗；深覆颌、对刃𬌗或有𬌗干扰的牙齿磨损重。缺失牙齿过多或牙齿排列紊乱可造成个别牙或一组牙负担过重而发生磨损。

3.硬食习惯

多吃粗糙、坚硬食物的人，如古代人、一些少数民族，全口牙齿磨损较重。

4.不良习惯

工作时咬紧牙或以牙咬物等习惯可造成局部或全口牙齿的严重磨损或牙齿特定部位的过度磨损。

5.全身性疾病

如胃肠功能紊乱、神经官能症或内分泌紊乱等，导致的咀嚼肌功能失调而造成牙齿磨损过度；唾液内黏蛋白含量减少，降低了其对牙面的润滑作用而使牙齿磨损增加。

(二)病理

因磨损而暴露的牙本质小管内成牙本质细胞突逐渐变性，形成死区或透明层，相应部位近髓端有修复性牙本质形成，牙髓发生营养不良性变化。修复性牙本质形成的量，依牙本质暴露的面积、时间和牙髓的反应而定。

(三)临床表现及其并发症

1.磨损指数

测定牙齿磨损指数已提出多种，其中较完善和适合临床应用的是 Smith BGN 和 Knight JK (1984)提出的，包括牙齿的𬌗、颊(唇)、舌面、切缘及牙颈部的磨损程度在内的牙齿磨损指数(5 度)。

0 度：釉面特点未丧失，牙颈部外形无改变。

1 度：釉面特点丧失，牙颈部外形丧失极少量。

2 度：釉质丧失，牙本质暴露少于表面积的 1/3，切缘釉质丧失，刚暴露牙本质，牙颈部缺损深度在1 mm以内。

3 度：釉质丧失，牙本质暴露多于牙面的 1/3，切缘釉质和牙本质丧失，但尚未暴露牙髓和继发牙本质，牙颈部缺损深达 1～2 mm。

4 度：釉质完全丧失，牙髓暴露或继发牙本质暴露，切缘的牙髓或继发牙本质暴露，牙颈部缺损深度＞2 mm。

2.临床表现和并发症

随着磨损程度的增加，可出现不同的症状。

(1)釉质部分磨损：露出黄色牙本质或出现小凹面。一些磨损快、牙本质暴露迅速的病例可出现牙本质过敏症。

(2)当釉质全部磨损后：𬌗面除了周围环以半透明的釉质外，均为黄色光亮的牙本质(图 7-18)。牙髓可因长期受刺激而发生渐进性坏死或髓腔闭锁；亦可因磨损不均而形成锐利的釉质边缘和高陡牙尖，如上颌磨牙颊尖和下颌磨牙舌尖，使牙齿在咀嚼时受到过大的侧方𬌗力产生𬌗创伤；

或因充填式牙尖造成食物嵌塞，发生龈乳头炎，甚至牙周炎；过锐的牙尖和边缘还可能刺激颊、舌黏膜，形成黏膜白斑或褥疮性溃疡。

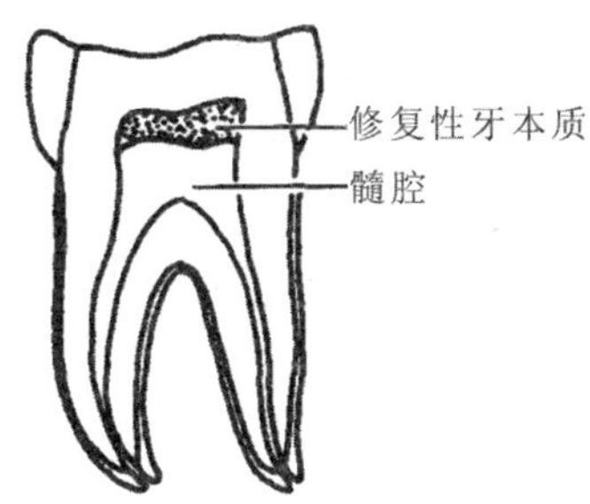

图 7-18 殆面釉质磨损

(3)牙本质继续迅速磨损，可使髓腔暴露，引起牙髓病和根尖周病。

(4)全口牙齿磨损严重，牙冠明显变短，颌间距离过短可导致颞下颌关节病变和关节后压迫症状。

(四)防治原则

(1)去除病因：如改正不良习惯、调殆、修复缺失牙及治疗引起磨损的全身疾病等。

(2)对症治疗：磨损引起的牙本质过敏症可行脱敏治疗。

(3)个别牙齿重度磨损与对殆牙之间有空隙的，深的小凹面用充填法治疗；牙齿组织缺损严重者可在牙髓治疗后用高嵌体或全冠修复。

(4)多个牙齿重度磨损可用殆垫适当抬高颌间距离。

二、磨牙症

睡眠时有习惯性磨牙或清醒时有无意识的磨牙习惯称为磨牙症。

(一)病因

磨牙症的病因虽然至今尚未明确，但与下列因素有关。

1.精神因素

口腔具有表示紧张情绪的功能。患者的惧怕、愤怒、敌对、抵触等情绪，若因某种原因难以表现出来，这些精神因素，特别是焦虑、压抑、情绪不稳等可能是磨牙症病因的重要因素之一。

2.殆因素

神经紧张的个体中，任何殆干扰均可能是磨牙症的触发因素。磨牙症患者的殆因素多为正中殆早接触，即牙尖交错位殆干扰，以及侧方殆时非工作侧的早接触。临床上用调殆的方法也能成功地治愈部分磨牙症。殆因素是口腔健康的重要因素，但是否为引起磨牙症的媒介尚有争议。

3.中枢神经机制

目前有趋势认为磨牙与梦游、遗尿、噩梦一样，是睡眠中大脑部分唤醒的症状，一种与白天情绪有关的中枢源性的睡眠紊乱，由内部或外部的、心理或生理的睡眠干扰刺激所触发。

4.全身其他因素

与寄生虫有关的胃肠功能紊乱、儿童营养缺乏、血糖血钙浓度、内分泌紊乱、变态反应等都可能成为磨牙症的发病因素。有些病例表现有遗传因素。

5.职业因素

汽车驾驶员、运动员,要求精确性较高的工作,如钟表工,均有发生磨牙症的倾向。

(二)临床表现

患者在睡眠时或清醒时下意识地作典型的磨牙动作,可伴有“嘎嘎”响声。磨牙症可引起牙齿𬌗面和邻面的严重磨损,可出现牙磨损并发的各种病症。顽固性磨牙症会导致牙周组织破坏、牙齿松动或移位、牙龈退缩、牙槽骨丧失。磨牙症还能引起颞下颌关节功能紊乱症、颌骨或咀嚼肌的疲劳或疼痛、面痛、头痛并向耳部、颈部放散。疼痛为压迫性和钝性,早晨起床时尤为显著。

(三)治疗原则

1.除去致病因素

心理治疗,调𬌗,治疗与磨牙症发病有关的全身疾病等。

2.对症治疗

治疗因磨损引起的并发症。

3.其他治疗

对顽固性病例应制作𬌗垫,定期复查。

三、楔状缺损

牙齿的唇、颊或舌面牙颈部的硬组织在某些因素长期作用下逐渐丧失,形成楔状缺损。

(一)病因

楔状缺损的发生和发展与下列因素有关。

1.不恰当的刷牙方法

唇(颊)侧牙面的横刷法是导致楔状缺损的主要因素之一。其根据:①此病不见于动物;②少发生在牙的舌面;③不刷牙者很少发生楔状缺损;④离体实验横刷牙颈部可以制造典型的楔状缺损,且为旋转法刷牙所造成牙体组织磨损量的 2 倍以上。

2.牙颈部结构

牙颈部釉牙骨质交界处是整个牙齿中釉质和牙骨质覆盖量最少或无覆盖的部位,为牙体结构的薄弱环节,加之牙龈在该处易发生炎症和萎缩,故该部位耐磨损力最低。

3.酸的作用

龈沟内的酸性环境可使牙颈部硬组织脱矿,受摩擦后易缺损。唾液腺的酸性分泌物、喜吃酸食、唾液 pH 的变化、胃病返酸等均与缺损的发生有关。

4.应力疲劳

牙齿萌出至建立咬合关系后,即开始承受咀嚼压力。根据断裂力学理论,牙齿硬组织中长期应力集中的部位可以产生应力疲劳微裂,导致硬组织的损伤甚至断裂。已有生物力学研究证实,当给牙齿与牙长轴成 45°角方向的载荷时,颊侧颈部应力集中系数最大;模拟𬌗力疲劳的人牙离体实验已证明在实验牙颊舌向纵剖面的颊半侧颈部牙本质中,用扫描电镜见到多条方向一致的细微裂纹,而其他处无类似发现;该实验还表明横刷牙、酸蚀和𬌗力疲劳三因素作用的积累与协同导致了实验性楔状缺损的发生,其中𬌗力因素对楔形缺损的形成和加深起了重要的作用。临床研究结果证实楔状缺损的患病与咬合力的增加和积累关系密切,与患牙承受水平𬌗力和创伤𬌗力关系密切。

(二)临床表现

(1)多见于中年以上患者的前磨牙区,其次是第一磨牙和尖牙。有时范围涉及第二恒磨牙以前的全部牙齿,常见邻近数个牙齿,且缺损程度可不相同。偶见年轻患者单个牙齿的楔状缺损,均伴有该患牙的颌干扰。中老年人中,该病的发病率可达 60%~90%。

(2)缺损多发生在颊、唇侧,少见于舌侧。调查资料表明老年人中,舌侧缺损的患病率达15.2%,好发牙位是第一、第二磨牙。

(3)楔状缺损由浅凹形逐渐加深,表面光滑、边缘整齐,为牙齿本色。

(4)楔状缺损达牙本质后,可出现牙本质过敏症,深及牙髓时可引起牙髓和根尖周病。缺损过多可导致牙冠折断。

(三)防治原则

1.消除病因

检查𬌗干扰并行调整,改正刷牙方法。

2.纠正环境

纠正口腔内的酸性环境改变饮食习惯,治疗胃病,用弱碱性含漱液漱口,如 2%小苏打溶液。

3.修复缺损

患牙出现缺损必须进行修复,黏结修复效果好。

4.对症治疗

出现其他病症应进行相应的治疗。

四、酸蚀症

酸蚀症是牙齿受酸侵蚀,硬组织发生进行性丧失的一种疾病。20 世纪,酸蚀症主要指长期与酸雾或酸酐接触的工作人员的一种职业病。随着社会进步和劳动条件的改善,这种职业病明显减少。近十几年来,饮食习惯导致的酸蚀症上升,由饮食酸引起的青少年患病率增高已引起了人们的重视。反酸的胃病患者,牙齿亦可发生类似损害。

(一)病因

酸蚀症的致病因素主要是酸性物质对牙组织的脱矿作用,而宿主的因素可以影响酸性物质导致酸蚀症的作用。有发病情况的调查研究发现无论饮食结构如何,酸蚀症仅发生于易感人群。

1.酸性物质

(1)饮食酸:酸性饮料(如果汁和碳酸饮料)的频繁食用,尤其青少年饮用软饮料日趋增加。饮食酸包括果酸、柠檬酸、碳酸、乳酸、醋酸、抗坏血酸和磷酸等弱酸。酸性饮料 pH 常低于5.5,由于饮用频繁,牙面与酸性物质直接接触时间增加导致酸蚀症。

(2)职业相关酸性物质:工业性酸蚀症曾经发生在某些工厂,如化工、电池、电镀、化肥等工厂空气中的酸雾或酸酐浓度超过规定标准,致使酸与工人牙面直接接触导致职业性酸蚀症。盐酸、硫酸和硝酸是对牙齿危害最大的三类酸。其他酸,如磷酸、醋酸、柠檬酸等,酸蚀作用较弱,主要集聚在唇侧龈缘下釉牙骨质交界处或牙骨质上。接触的时间愈长,牙齿破坏愈严重。与职业相关的酸蚀症,如游泳运动员在氯气处理的游泳池中游泳,因为 Cl_2 遇水产生 HClO 和 HCl;可发生牙酸蚀症,还如职业品酒员因频繁接触葡萄酒(pH 3~3.5)发生酸蚀症等。

(3)酸性药物:口服药物,如补铁药、口嚼维生素 C、口嚼型阿司匹林及患胃酸缺乏症的患者用的替代性盐酸等的长期服用均可造成酸蚀症。某种防牙石的漱口液(含 EDTA)也可能使牙釉质表面发生酸蚀。

(4)胃酸:消化期胃液含0.4%盐酸。胃病长期返酸、呕吐及慢性乙醇中毒者的胃炎和反胃均可形成后牙舌面和腭面的酸蚀症,有时呈小点状凹陷。

2.宿主因素

(1)唾液因素:口腔环境中,正常分泌的唾液和流量对牙表面的酸性物质有缓冲和冲刷作用。如果这种作用能够阻止牙表面 pH 下降到 5.5 以下,可以阻止牙酸蚀症发生。如果唾液流率和缓冲能力降低,如头颈部放疗、唾液腺功能异常或长期服用镇静药、抗组胺药等,则牙面接触酸性物质发生酸蚀症的可能性就更大。

(2)生活方式的改变:酸性饮食增多的生活习惯,尤其在儿童时期就建立的习惯,或临睡前喝酸性饮料的习惯是酸蚀症发生的主要危险因素。剧烈的体育运动导致脱水和唾液流率下降,加上饮用酸性饮料可对牙造成双重损害。

(3)刷牙因素:刷牙的机械摩擦作用加速了牙面因酸脱矿的牙硬组织缺损,是酸蚀症形成的因素之一。对口腔卫生的过分关注,如频繁刷牙,尤其是饭后立即刷牙,可能加速酸蚀症的进展。

(4)其他因素:咬硬物习惯或夜磨牙等与酸性物质同时作用,可加重酸蚀症。

(二)临床表现

前牙唇面釉质的病变缺损(以酸性饮料引起的酸蚀症为例)可分为 5 度(图 7-19)。

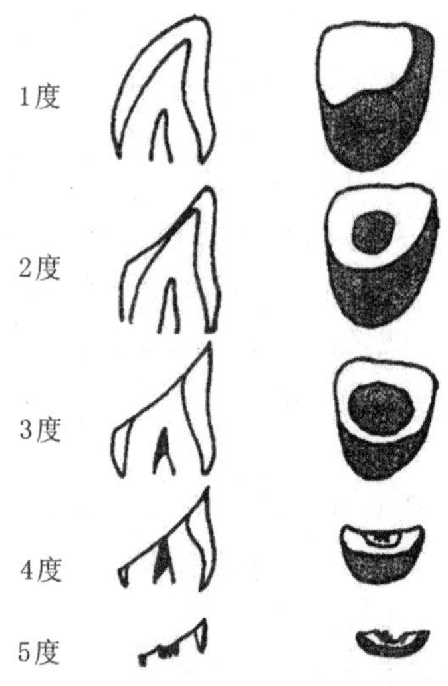

图 7-19　酸蚀症的程度

(1)1 度:仅牙釉质受累。唇、腭面釉质表面横纹消失,牙面异样平滑、呈熔融状、吹干后色泽晦暗;切端釉质外表熔融状,咬合面牙尖圆钝、外表熔融状、无明显实质缺失。

(2)2 度:仅牙釉质丧失。唇、腭面牙釉质丧失、牙表面凹陷、凹陷宽度明显大于深度;切端沟槽样病损;咬合面牙尖或沟窝的杯口状病损。

(3)3 度:牙釉质和牙本质丧失,牙本质丧失面积小于牙表面积的 1/2。唇、腭面牙釉质牙本质丧失、切端沟槽样病损明显、唇面观切端透明;咬合面牙尖或沟窝的杯口状病损明显或呈弹坑状病损。

(4)4 度:牙釉质和牙本质丧失,牙本质丧失面积大于牙表面积的 1/2。各牙面的表现同 3 度所描述,范围扩大加深,但尚未暴露继发牙本质和牙髓。

(5)5 度:①釉质大部丧失,牙本质丧失至继发牙本质暴露或牙髓暴露,牙髓受累。②酸蚀患牙对冷、热和酸刺激敏感。③酸蚀 3～4 度已近髓腔或牙髓暴露,可继发牙髓炎和根尖周病。④与职业有关的严重患者,牙感觉发木、发酸,并可伴有其他口腔症状,如牙龈出血、牙齿咀嚼无力、味觉减退,以及出现全身症状,如结膜充血、流泪、畏光、皮炎、呼吸道炎症、嗅觉减退、食欲缺乏、消化障碍。

(三)防治原则

1.对因治疗

改变不良的生活习惯、改善劳动条件、治疗有关的全身疾病。

2.个人防护

与职业有关的患者使用防酸口罩,定期用 3%的小苏打溶液漱口,用防酸牙膏刷牙。

3.对症治疗

对牙齿敏感症、牙髓炎和根尖周病的治疗。

4.牙体缺损

牙体缺损可用复合树脂修复或桩冠修复。

五、牙隐裂

未经治疗的牙齿硬组织由于物理因素的长期作用而出现的临床不易发现的细微裂纹,称为牙微裂,习惯上称牙隐裂。牙隐裂是导致成年人牙齿劈裂,继而牙齿丧失的一种主要疾病。

(一)病因

1.牙齿结构的薄弱环节

正常人牙齿结构中的窝沟和釉板均为牙齿发育遗留的缺陷区,不仅本身的抗裂强度最低,而且是牙齿承受正常颌力时应力集中的部位,因此是牙隐裂发生的内在条件。

2.牙尖斜面牙齿

在正常情况下,即使受到应力值最小的 0°轴向力时,由于牙尖斜面的存在,在窝沟底部同时受到两个方向相反的水平分力作用,即劈裂力的作用。牙尖斜度愈大,所产生的水平分力愈大。因此,承受力部位的牙尖斜面是隐裂发生的易感因素。

3.创伤性𬌗力

随着年龄的增长,可由于牙齿磨损不均出现高陡牙尖,正常的咀嚼力则变为创伤性𬌗力。原来就存在的窝沟底部劈裂力量明显增大,致使窝沟底部的釉板可向牙本质方向加深加宽,这是微裂纹的开始。在𬌗力的继续作用下,裂纹逐渐向牙髓方向加深。创伤性𬌗力是牙隐裂发生的重要致裂因素。

4.温度作用

釉质和牙本质的膨胀系数不同,在长期的冷热温度循环下,可使釉质出现裂纹。这点可解释与咬合力关系较小的牙面上微裂的发生。

(二)病理

隐裂起自窝沟底或其下方的釉板,随𬌗力作用逐渐加深。牙本质中微裂壁呈底朝𬌗面的三角形,其上牙本质小管呈多向性折断,有外来色素与荧光物质沉积。该陈旧断面在微裂牙完全劈裂后的裂面上,可与周围的新鲜断面明显区分。断面及其周边常可见牙本质暴露和并发龋损。

(三)临床表现

(1)牙隐裂好发于中老年患者的磨牙殆面,以上颌第一磨牙最多见。

(2)最常见的主诉为较长时间的咀嚼不适或咬合痛,病史长达数月甚至数年。有时咬在某一特殊部位可引起剧烈疼痛。

(3)隐裂的位置磨牙和前磨牙殆面细微微裂与窝沟重叠,如磨牙和前磨牙的中央窝沟,上颌磨牙的舌沟,向一侧或两侧延伸,越过边缘嵴。微裂方向多为殆面的近远中走行,或沿一主要承受颌力的牙尖,如上颌磨牙近中舌尖附近的窝沟走行。

(4)检查所见患牙多有明显磨损和高陡牙尖,与对颌牙咬合紧密,叩诊不适,侧向叩诊反应明显。不松动但功能动度大。

(5)并发疾病微裂纹达牙本质并逐渐加深的过程,可延续数年,并出现牙本质过敏症、根周膜炎、牙髓炎和根尖周病。微裂达根分歧部或牙根尖部时,还可引起牙髓.牙周联合症,最终可导致牙齿完全劈裂。

(6)患者全口殆力分布不均,患牙长期殆力负担过重,即其他部位有缺失牙-未治疗的患牙或不良修复体等。

(7)X线片可见到某部位的牙周膜间隙增宽,相应的硬骨板增宽或牙槽骨出现X线透射区,也可以无任何异常表现。

(四)诊断

1.病史和早期症状

较长期的咬合不适和咬在某一特殊部位时的剧烈疼痛。

2.叩诊

分别各个牙尖和各个方向的叩诊可以帮助患牙定位,叩痛显著处则为微裂所在位置。

3.温度试验

当患牙对冷敏感时,以微裂纹处最显著。

4.裂纹的染色检查

2%~5%碘酊溶液或其他染料类药物可使已有的裂纹清晰可见。

5.咬楔法

将韧性物,如棉签或小橡皮轮,放在可疑微裂处作咀嚼运动时,可以引起疼痛。

(五)防治原则

1.对因治疗

调整创伤性殆力,调磨过陡的牙尖。注意全口的殆力分布,要尽早治疗和处理其他部位的问题,如修复缺失牙等。

2.早期微裂的处理

微裂仅限于釉质或继发龋齿时,如牙髓尚未波及,应作间接盖髓后复合树脂充填,调殆并定期观察。

3.对症治疗

出现牙髓病、根尖周病时应作相应处理。

4.防止劈裂

在作牙髓治疗的同时,应该大量调磨牙尖斜面,永久充填体选用复合树脂为宜。如果微裂为近远中贯通型,应同时作钢丝结扎或戴环冠,防止牙髓治疗过程中牙冠劈裂。多数微裂牙单用调殆不能消除劈裂性的力量，所以在对症治疗之后，必须及时作全冠保护。

六、牙根纵裂

牙根纵裂是指未经牙髓治疗的牙齿根部硬组织在某些因素作用下发生与牙长轴方向一致的、沟通牙髓腔和牙周膜间隙的纵向裂缝。该病首先由我国报告。

(一)病因

本病病因尚不完全清楚，其发病与以下因素密切相关。

1.创伤性颌力及应力疲劳

临床资料表明，患牙均有长期负担过重史，大多数根纵裂患者的牙齿磨损程度较正常人群严重，颌面多有深凹存在。加上邻牙或对侧牙缺失，使患牙较长时期受到创伤性颌力的作用；根纵裂患者光殆分析结果证实，患牙在正中殆时承受的接触殆力明显大于其他牙；含根管系统的下颌第一磨牙三维有限元应力分析表明，牙齿受偏离生理中心的力作用时，其近中根尖处产生较大的拉应力，且集中于近中根管壁的颊舌面中线处。长期应力集中部位的牙本质可以发生应力疲劳微裂，临床根纵裂最多发生的部位正是下颌第一磨牙拉应力集中的这个特殊部位。

2.牙根部发育缺陷及解剖因素

临床有25％～30％的患者根纵裂发生在双侧同名牙的对称部位，仅有程度的不同。提示了有某种发育上的因素。上颌第一磨牙近中颊根和下颌第一磨牙近中根均为磨牙承担殆力较重而牙根解剖结构又相对薄弱的部位，故为根纵裂的好发牙根。

3.牙周组织局部的慢性炎症

临床资料表明，牙根纵裂患者多患成人牙周炎，虽然患者牙周炎程度与患牙根纵裂程度无相关关系，但患牙牙周组织破坏最重处正是根纵裂所在的位点。大多数纵裂根一侧有深及根尖部的狭窄牙周袋，表明患牙牙周组织长期存在的炎症对根纵裂的发生、发展及并发牙髓和根尖周的炎症可能有关系。长期的颌创伤和慢性炎症均可使根尖部的牙周膜和牙髓组织变为充血的肉芽组织，使根部的硬组织-牙本质和牙骨质发生吸收。而且受损的牙根在创伤性殆力持续作用下，在根尖部应力集中的部位，沿结构薄弱部位可以发生微裂，产生根纵裂。

(二)病理

裂隙由根尖部向冠方延伸，常通过根管。在根尖部，牙根完全裂开，近牙颈部则多为不全裂或无裂隙。根尖部裂隙附近的根管壁前期牙本质消失，牙本质和牙骨质面上均可见不规则的吸收陷窝，偶见牙骨质沉积或菌斑形成。牙髓表现为慢性炎症、有化脓灶或坏死。裂隙附近的根周膜变为炎症性肉芽组织，长入并充满裂隙内。裂隙的冠端常见到嗜伊红物质充满在裂隙内。

(三)临床表现

(1)牙根纵裂多发生于中、老年人的磨牙，其中以下第一磨牙的近中根最多见。其次为上磨牙的近中颊根。可单发或双侧对称发生，少数病例有2个以上的患牙。

(2)患牙有较长期的咬合不适或疼痛，就诊时也可有牙髓病和/或牙周炎的自觉症状。

(3)患牙牙冠完整，无牙体疾病，颌面磨损3度以上，可有高陡牙尖和殆面深凹，叩诊根裂侧为浊音，对温度诊的反应视并发的牙髓疾病不同而变化。

(4)患牙与根裂相应处的牙龈可有红肿扪痛，可探到深达根尖部的细窄牙周袋，早期可无深袋；常有根分歧暴露和牙龈退缩，牙齿松动度视牙周炎和殆创伤的程度而不同。

(5)患者全口牙殆力分布不均，多有磨牙缺失，长期未修复。患牙在症状发生前曾是承担殆力的主要牙齿。

(四)X 线片表现

1.纵裂根的根管影像

均匀增宽,增宽部分无论多长均起自根尖部。有四种表现(图 7-20):①根管影像仅在根尖 1/3 处增宽;②根管影像近 1/2～2/3 增宽;③根管影像全长增宽;④纵裂片横断分离。

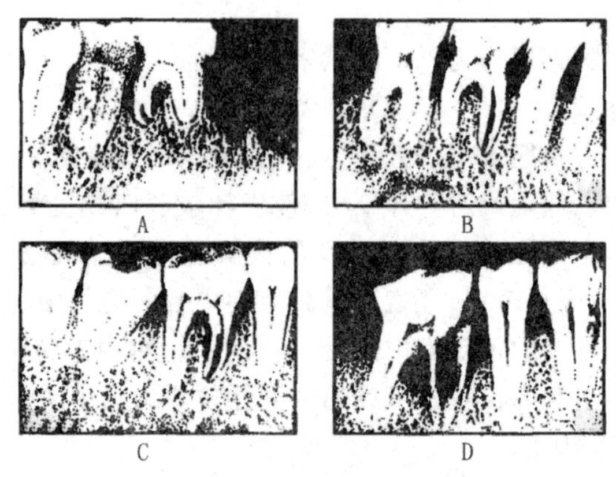

图 7-20 根纵裂的 X 线表现

A.患根的根管影像仅在根尖 1/3 处增宽;B.患根根管影像在 1/2～2/3 处增宽;C.患根根管影像全长增宽;D.患根纵裂片横断分离,增宽部分无论多长均起自根尖部

2.牙周组织表现

可有患根周围局部性骨质致密,牙周膜间隙增宽,根分歧部骨质丧失及患根周围的牙槽骨垂直吸收或水平吸收。

(五)诊断

(1)中老年人牙冠完整的磨牙,有长期咬合痛,并出现牙髓、牙周炎症状,应考虑除外根纵裂。

(2)磨牙一侧有叩痛,叩诊浊音,有深及根尖的细窄牙周袋。

(3)患牙根髓腔特有的 X 线片表现是诊断牙根纵裂的主要依据。如 X 线片上根髓腔不清可改变投照角度。

(4)注意对照同名牙的检查与诊断。

(六)鉴别诊断

(1)牙根纵裂发生于未经牙髓治疗的活髓牙齿,可与根管治疗后发生的牙根纵裂鉴别。

(2)牙根纵裂 X 线片显示起自根尖部的呈窄条增宽的根管影像可与因牙髓肉芽性变造成的内吸收相鉴别,后者 X 线片表现为髓室或根管某部位呈圆形、卵圆形或不规则膨大的透射区。

(3)牙根纵裂患牙牙冠完整无任何裂损,可与牙冠劈裂导致的冠根纵劈裂相区别。

(七)治疗原则

(1)解除𬌗干扰,修复牙体形态,充填𬌗面深凹。

(2)对症治疗,并发牙髓根尖周病、牙周炎时,作相应的牙髓、牙周治疗。

(3)如健根牙周组织正常,可行患根的截根术或半切除术,除去纵裂患根,尽量保留部分患牙。

(4)全口牙列的检查、设计治疗,使全口𬌗力负担均衡。

七、𬌗牙创伤性磨牙根横折

磨牙，尤其是第一、第二恒磨牙是人类口腔中承担𬌗力的主要牙齿，其中承受应力较大的牙根在创伤性𬌗力作用下有可能发生折断，并导致一系列并发症。国内学者首先报道了这类𬌗创伤性磨牙根横折病例。

(一)病因

1.患牙长期承受过重的𬌗力和创伤性𬌗力

患者口内有多个缺失牙长期未修复，有不良修复体或其他患牙未治疗，根折患牙在出现症状前是承担咀嚼力的主要牙齿，而且侧方𬌗时尤其在非工作侧有明显的𬌗干扰。

2.磨牙应力集中的解剖部位

生物力学实验证实多根牙因其解剖特点，在受力时各根的应力分布是不均衡的，如上第一磨牙，牙根分叉显著，在正中咬合时，腭根受力最大。当侧方𬌗非工作侧有𬌗干扰时，腭根颈1/3与中1/3交界处应力值最大，牙齿硬组织长期应力集中部位可以产生应力疲劳微裂。在牙体和牙周组织健康的磨牙，该部位是创伤性𬌗力导致根横折的易感区。

3.突然的咬合外伤

如吃饭时小砂子、不慎误咬筷子等。这种外力不同于一般的外伤力量，它选择性地作用在患牙咬合时承受压力最大的牙根特定部位，造成折断。

(二)临床表现

好发于中、老年人无牙体疾病的上磨牙腭根，其次是远中颊根。

(1)患牙长期咬合不适或痛，可有急性咬合外伤史。

(2)牙冠完整，叩诊不适或痛，根折侧叩诊浊音。

(3)可并发牙髓病、根尖周病及患根的牙周疾病。

(4)患牙可有1～2度松动，功能性动度2～3度。

(5)侧方𬌗干扰以非工作侧为主，全口𬌗力分布不均衡。

(三)X线片表现

患牙的某一根有X线透射的横折线(图7-21)，还可有牙周膜间隙增宽，偶见折断的根尖移位。

(四)诊断

除考虑临床表现之外，X线片表现是主要诊断指征。开髓后患根在折断线处的异常，探诊可协助诊断。

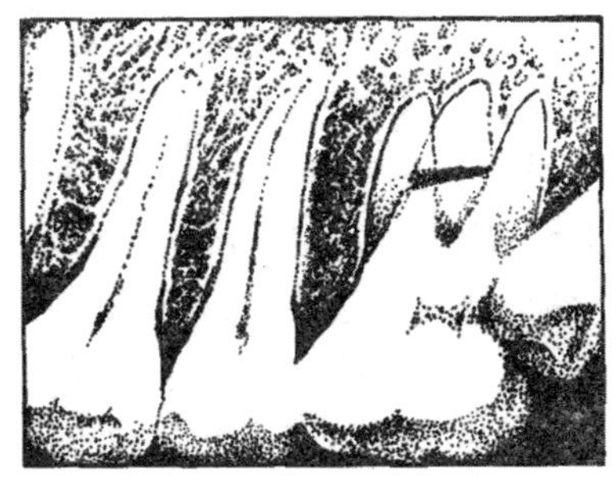

图7-21　上磨牙腭侧根创伤性横折X线片

(五)治疗原则

1.调整咬合

去除患牙非工作侧𬌗干扰,注意均衡全口𬌗力负担。

2.对症治疗

牙髓活力正常且患根牙周组织正常者,可不作牙髓治疗,定期观察。已并发牙髓、根尖周病者作相应治疗。

3.折断根处理

折断的部位如不与龈袋相通,可行保守治疗(根管治疗);如果相通,则行手术治疗(根尖手术、截根术或半根切除术)。

(牟晓娜)

第三节　牙　外　伤

牙外伤(TDI)是指牙齿受急剧创伤,特别是打击或撞击所引起的牙体硬组织、牙髓组织和牙周支持组织的损伤。这些损伤可单独发生,亦可同时出现,损伤的形式和程度具有多样性和复杂性。本节将根据 WHO 临床分类法对常见牙外伤的临床特点、诊断和治疗要点进行分别叙述。

一、牙齿硬组织和牙髓损伤

(一)冠折

1.临床分类

冠折的分类是建立在解剖学、治疗方法和预后等因素基础上进行的(图 7-22)。在恒牙外伤中,冠折构成比例占 26%~76%。

(1)釉质损伤:釉质不完全折断(裂纹),没有牙齿的实质性缺损。

(2)釉质折断:冠折局限在釉质,有牙齿的实质性缺损(简单冠折)。

(3)釉质-牙本质折断:冠折包括釉质和牙本质,有牙齿的实质性缺损,没有牙髓暴露(简单冠折)。

(4)复杂冠折:冠折包括釉质和牙本质,有牙齿的实质性缺损,牙髓暴露。

2.诊断

(1)症状:包括釉质损伤、釉质折断、釉质-牙本质折断和复杂冠折。①釉质损伤:又称釉质裂纹,没有缺损,在牙外伤中很常见但易被忽视,患者无不适症状。②釉质折断:多发于单颗前牙,特别是上颌中切牙的近、远中切角,没有暴露牙本质,一般无自觉症状,有时粗糙断面会划伤唇、舌黏膜。③釉质-牙本质折断:属于没有露髓的简单冠折,可见牙本质暴露,常出现对温度改变和咀嚼刺激的敏感症状,有时可见近髓处透红。④复杂冠折:冠折处牙髓暴露,可有少量出血,探诊和温度刺激时敏感。如未及时处理,露髓处可出现牙髓增生或发生牙髓炎。

(2)检查:包括光源照射检查、牙髓活力检测及影像学检查。①光源照射检查:用垂直于牙体长轴的光源照射检查,易于发现釉质裂纹的位置和走向。②牙髓活力检测:使用牙髓活力电测试(EPT)仪或激光多普勒流量学(LDF)测试仪检测牙髓是否受损。③影像学检查:根尖 X 线片是常用的辅助检查手段，可帮助明确冠折部位与髓腔的毗邻关系，牙齿髓腔大小和牙根发育情况等影响治疗方案选择的信息，以及诊断牙根和牙周支持组织的损伤状况（图 7-23）。

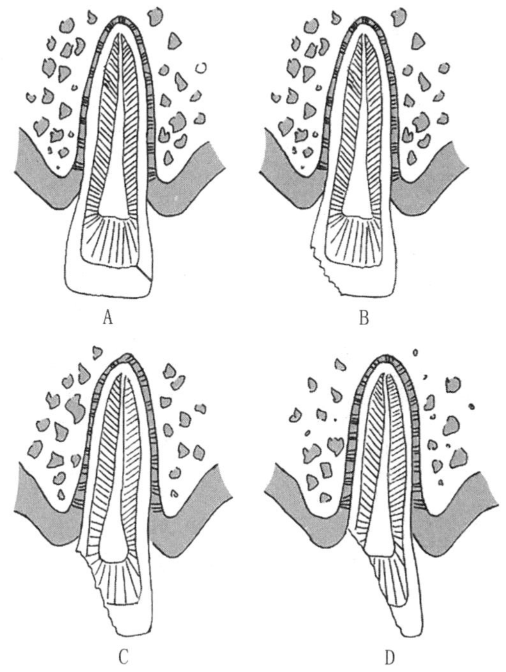

图 7-22　冠折的不同类型示意

A.釉质损伤；B.釉质折断；C.釉质-牙本质折断；D.复杂冠折

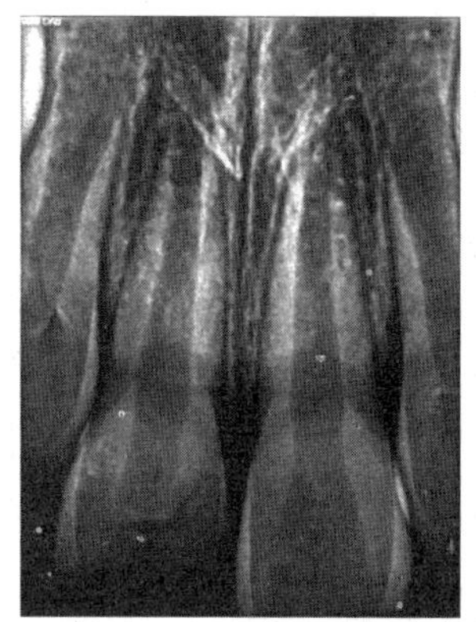

图 7-23　前牙复杂冠折

3.治疗

（1）釉质损伤：常不需特殊处理，多发性釉质裂纹可使用酸蚀技术及复合树脂黏结剂封闭釉质表面，以防着色。

（2）釉质折断：缺损小不影响美观的患牙，仅需少量调磨锐利边缘至无异物感；折断形状或程度难以通过调磨修整外形时，需采用光固化复合树脂修复治疗。

（3）釉质-牙本质折断：牙本质少量折断者，断面用光固化复合树脂修复或断冠即刻粘接复位；折断近髓者，年轻恒牙用氢氧化钙间接盖髓，观察 6～8 周行光固化复合树脂修复；成人患牙可酌情做间接盖髓或根管治疗。

(4)复杂冠折:视露髓孔大小、清洁程度、露髓时间及牙齿发育状况等选择合适的牙髓治疗,其中年轻恒牙应做直接盖髓或活髓切断术,待根尖形成后再做根管治疗或牙冠修复;成年人做根管治疗后进行牙冠修复。

(二)冠根折

1.临床分类

冠根折为外伤造成釉质、牙本质和牙骨质的折断。根据是否累及牙髓,分为简单冠根折和复杂冠根折(图 7-24)。冠根折的病例占恒牙外伤的 5%。

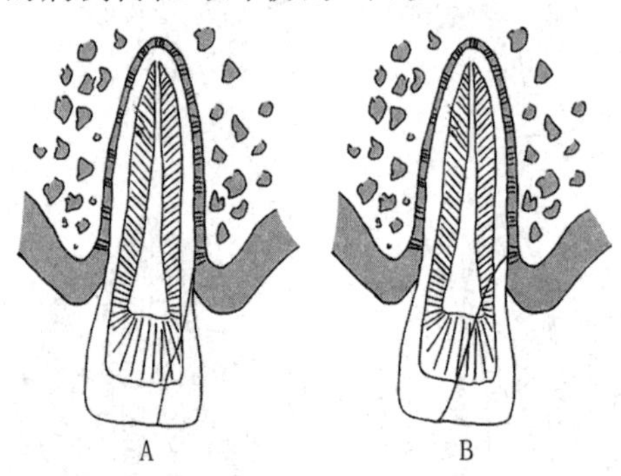

图 7-24 冠根折示意

A.简单冠根折;B.复杂冠根折

2.诊断

(1)症状:①冠根折通常只有单一折线,折断线常自唇侧切缘几毫米处延伸至龈缘,斜行至舌侧龈沟下方。②因舌侧牙周韧带纤维和牙髓的牵拉作用,冠根折牙齿折断片多与牙龈相连,冠方断端的移位通常较轻微,尤其后牙区的冠根折容易被忽视。③完全萌出的前牙通常发生复杂冠根折,而部分萌出的前牙通常发生简单冠根折。④冠根折患牙即使牙髓暴露,临床症状通常也较轻微,可出现咬合或叩诊时局部疼痛。

(2)影像学检查:包括根尖 X 线片、CBCT 扫描重建技术。①根尖 X 线片:由于根方的斜向折断线几乎垂直于投照光线(图 7-25A),因此,常规 X 线检查折断线显示不清时,应采用多角度投照技术;X 线检查常见清晰的唇侧折断线,而舌侧折断线显示并不明显(图 7-25B);发生在唇舌向的垂直冠根折,折断线在 X 线片上清晰可见;而近远中向的垂直冠根折则很少能显示。②CBCT扫描重建技术可准确观测和诊断各种不同方位的冠根折。

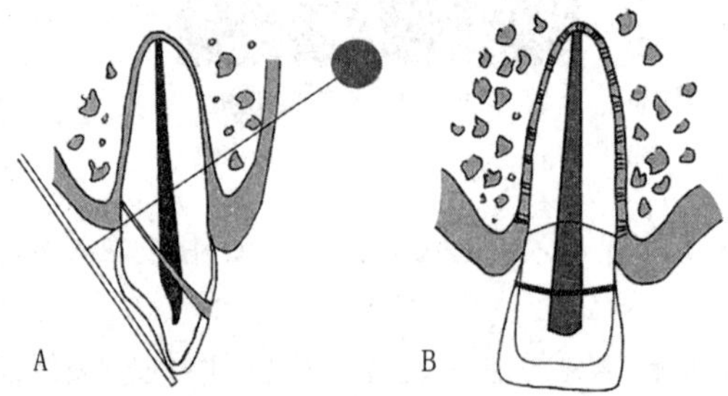

图 7-25 复杂冠根折拍摄 X 线片的示意图

A.常规 X 线投照角度几乎垂直于折断面;B.X 线上唇侧折断线影像清晰可见,而舌侧折断线则不明显

3.治疗

(1)急诊应急处理:前牙冠根折可用树脂夹板和邻牙固定断片,但须在外伤后几天内尽快进行根管治疗;后牙简单冠根折的暂时性治疗可先拔除冠方折断片,再用玻璃子水门汀保护暴露牙本质。

(2)表浅的简单冠根折可拔除冠方断片,采用酸蚀和树脂粘接技术进行断冠粘接复位或进行全冠修复。

(3)折断面位于腭侧不影响美观的冠根折,可拔除折断片并行牙龈切除术,暴露冠根的断端,再根据牙髓活力状况选择永久性治疗和修复方式。

(4)垂直冠根折通常需要拔除;未完全贯通的年轻恒切牙垂直冠根折可采用正畸牵引的方法,将断根牵引到合适位置,再进行盖髓和修复治疗。

(三)根折

1.临床分类

根折可累及牙本质、牙骨质和牙髓,在牙外伤中相对比较少,占恒牙外伤的0.5%~7%。按其部位可分为根颈1/3根折、根中1/3根折和根尖1/3根折,其中,根尖1/3最为常见(图7-26)。

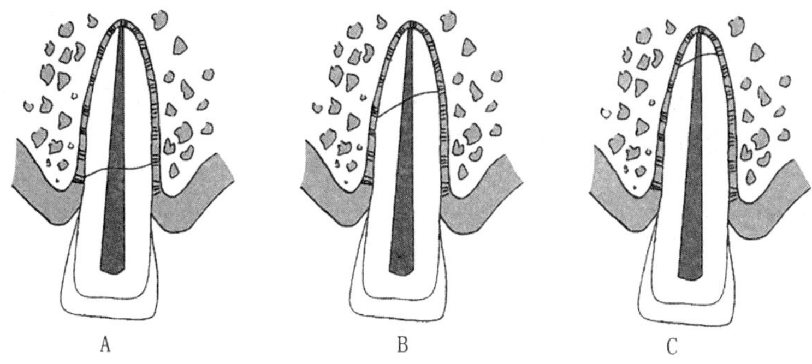

图7-26 根折示意

A.根颈1/3根折;B.根中1/3根折;C.根尖1/3根折

2.诊断

(1)症状:①多见于牙根完全形成的成人患牙,因为年轻恒牙的支持组织不如牙根形成后牢固,外伤时常易被撕脱或脱位,一般不致引起根折。②根据根折部位不同,患牙松动度和叩痛亦不同。近根颈1/3和根中1/3根折,叩痛明显,松动Ⅱ度至Ⅲ度;近根尖1/3根折,仅有轻度叩痛,轻度松动或不松动。③牙髓活力测试结果不一,一些患者可出现牙髓“休克”,6~8周后逐渐恢复活力反应。

(2)影像学检查:X线检查是诊断根折的重要依据(图7-27)。投照时应保持中心射线与根折平面一致或平行,角度在15°~20°范围内,根折线显示最清晰。

少数根折早期无明显影像学改变,数日后才会出现清晰的根折影像。

3.治疗

治疗原则为使断端复位并固定患牙,注意消除咬合创伤,关注牙髓状态。具体的治疗方法依据根折部位不同而有所差别。

(1)根颈1/3根折:如果残留牙根长度和强度不足以支持桩冠修复,需拔除该牙,行义齿修复;或为避免过早的牙槽骨塌陷,可对残留牙根行根管治疗,保留无感染的牙根于牙槽骨内,待牙龈组织愈合后在上方行覆盖义齿修复;如折断线在龈下 1～4 mm,断根不短于同名牙的冠长,牙周情况良好者可选用根管治疗术联合正畸根牵引术,或辅以冠延长术后进行桩冠修复。

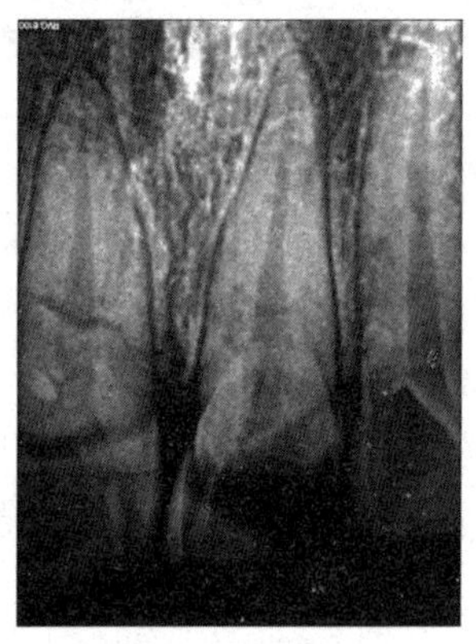

图 7-27 冠根折

(2)根中 1/3 根折:复位,夹板固定患牙,检查咬合利用调𬌗或全牙列𬌗垫消除咬合创伤,弹性固定 2～3 个月。每月定期复查,观察牙髓状况,必要时根管治疗。

(3)根尖 1/3 根折:如果无明显松动且无明显咬合创伤可不用处理,只需嘱患者不要用受伤部位咀嚼,定期进行追踪复查。如有明显松动并伴有咬合创伤时,应对患牙进行固定,定期复查观察牙髓牙周组织状态和断面愈合情况。

二、牙周支持组织损伤

(一)牙震荡

牙周膜的轻度损伤,通常不伴牙体组织的缺损(图 7-28)。创伤发生率占恒牙外伤的 23%。

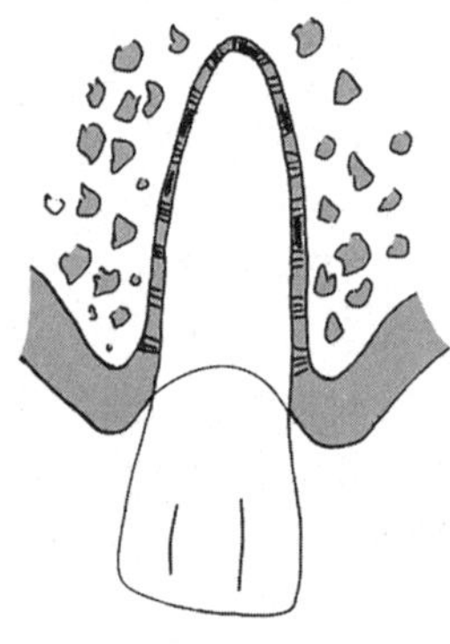

图 7-28 牙震荡

1.诊断

(1)症状:①患牙有伸长感,咬合明显不适。②垂直和水平向叩诊敏感,患牙不松动,无移位。③牙髓活力测试通常有反应。

(2)影像学检查:X 线片表现根尖牙周膜间隙正常或略有增宽。

2.治疗

(1)降低对𬌗牙咬合高度,减轻患牙的𬌗力负担。

(2)受伤后 1、3、6、12 个月应定期复查,观测牙髓活力,若发生牙髓坏死应进一步行根管治疗术。须记住,年轻恒牙的活力可在受伤1年后才丧失。

(二)牙脱位

1.临床分类

牙受外力作用而脱离牙槽窝者称为牙脱位。由于外力的大小和方向不同,牙脱位的表现和程度亦不相同(表7-1,图7-29)。

表7-1 牙脱位的分类

类型	定义
亚脱位	牙周膜的重度损伤,牙齿有异常松动,但没有牙齿移位
半脱位	牙齿自牙槽窝部分脱出
侧方脱位	牙齿偏离长轴向侧方移位,并伴有牙槽窝碎裂或骨折
嵌入性脱位	牙齿向牙槽骨内移位,并伴有牙槽窝碎裂或骨折
全脱位	牙齿完全脱出牙槽窝外

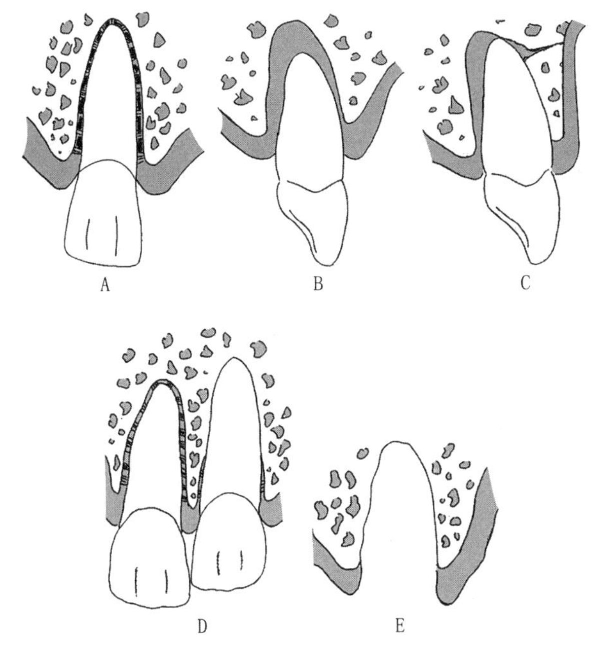

图7-29 牙脱位的不同类型

A.亚脱位;B.半脱位;C.侧方脱位;D.嵌入性脱位;E.全脱位

2.诊断

(1)症状包括以下内容。①亚脱位:牙齿没有移位,但有水平向的松动,有叩痛和咬合痛。有龈沟渗血,牙髓活力测试通常有反应。②半脱位:患牙明显伸长,松动Ⅲ度,常见牙周膜出血,叩诊反应迟钝。③侧方脱位:牙冠常向舌侧移位,通常伴有牙槽窝侧壁折断和牙龈裂伤。④嵌入性脱位:患牙牙冠明显短于正常邻牙,嵌入牙槽窝中,伴有牙槽骨壁的折断。叩诊不敏感,可出现高调金属音,龈沟出血。⑤全脱位:常见萌出期的上颌中切牙,患牙从牙槽窝中脱出,可伴有牙槽窝骨壁骨折和唇部软组织损伤。

(2)影像学检查包括以下内容。①亚脱位:可见牙周膜间隙轻度增宽。②半脱位:咬合片和正位片均可见根尖区牙周膜间隙明显增宽。③侧方脱位:咬合片可见一侧根尖区牙周膜间隙明显显增宽，常规投照的牙片几乎不能发现牙齿的移位。④嵌入性脱位：可见牙周膜间隙部分或全部消失。与正常邻牙相比，患牙釉牙骨质界偏向根尖。

3.治疗

(1)亚脱位：调𬌗，固定松动患牙，嘱勿咬硬物，定期复诊观测牙髓活力。

(2)半脱位：局麻下尽快复位患牙，结扎固定 4 周。术后 3 个月、6 个月和 12 个月进行复查，若发现牙髓已坏死，应及时做根管治疗。

(3)侧方脱位：局麻下复位患牙，应注意先用手指向切端推出移位牙根，解除牙根的骨锁结，再行牙齿复位。患牙复位后需按压唇腭侧牙槽骨板以保证完全复位促进牙周组织的愈合。同时，复位并缝合撕裂的牙龈，最后，对患牙进行固定，定期复诊观察。

(4)嵌入性脱位：年轻恒牙不必强行拉出复位，应选择自然再萌出的治疗方法，完全萌出大约需要 6 个月；根尖发育完成的可采用正畸牵引或局麻下外科复位，夹板固定 6～8 周，定期复查。复位后两周应做根管治疗术，因为这些牙通常伴有牙髓坏死，而且容易发生牙根吸收。

(5)完全脱位：即刻再植是全脱出牙齿最好的治疗方法。半小时内进行再植，90%患牙可避免牙根吸收。因此，牙脱位后，应立即将牙放入原位，如牙已落地污染，应迅速捡起脱落的牙齿，手持牙冠部用生理盐水或无菌水冲洗，然后放入原位。如果不能即刻复位，可将患牙置于患者的舌下或口腔前庭处，也可保存在牛奶、生理盐水或唾液中并尽快到医院就诊，切忌干藏。

即刻再植操作流程(图 7-30)。

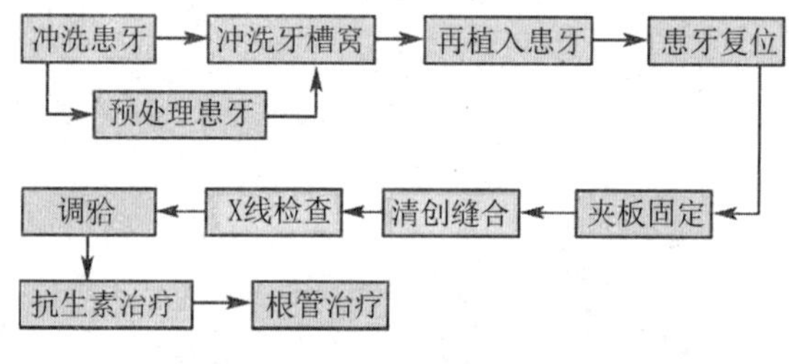

图 7-30　即刻再植操作流程

即刻再植步骤：①清洗患牙。再植前用生理盐水冲洗患牙至可见污染物被清除，严重污染部位用盐水纱布小心去除，但不要消毒。②若为根尖孔开放的年轻恒牙，用 1%多西环素溶液浸泡 5 分钟，可以消毒根尖组织并显著提高牙髓血管再灌注发生的概率。③盐水冲洗牙槽窝，检查其完整性，如果有牙槽骨骨折，可使用口镜末端进行复位。④夹持牙冠，再植入牙槽窝，以手指力量轻柔的将其完全复位。⑤酸蚀树脂粘接夹板固位再植牙 10～14 天。⑥缝合牙龈/唇部撕裂伤。⑦通过 X 片确定牙齿位置。⑧若有𬌗创伤需调𬌗或使用全牙列𬌗垫。⑨给予抗生素和破伤风抗毒素治疗：氯己定漱口两周，每天两次。8 岁以上，口服多西环素；8 岁以下，口服青霉素。如距离破伤风毒素注射大于 5 年，需再次行破伤风毒素注射。⑩牙齿根尖封闭的恒牙，再植后 7～10 天在夹板拆除前进行根管治疗；根尖孔粗大的，随访观察 1 年，若有炎症或吸收表现，立即进行根管治疗。

牙周膜无活力牙齿再植：口外保存时间超过 60 分钟或更长者，用氟化钠溶液处理牙根面后再植。①刮除患牙根面坏死牙周膜，去除牙髓。②将患牙置于 2.4%的氟化钠溶液(pH 5.5)浸泡 20 分钟。③根管治疗。④3 周牙槽窝愈合后，牙槽窝成形，再植患牙。⑤夹板固定 6 周，影像学检查随诊 3 年，直至没有进展性骨强直发生。

(牟晓娜)

第四节　牙齿变色

正常牙齿为有光泽的黄白色，因身体和/或牙齿内发生改变所致的颜色或色泽的变化称为牙齿变色，又称为内源性牙齿着色。

牙齿变色包括局部因素造成的个别牙齿变色和全身因素引起的多数牙或全口牙齿的变色，如四环素牙、氟斑牙等。下面仅讨论个别牙齿变色问题。

一、病因、病理和临床表现

（一）牙髓出血

牙齿外伤或使用砷剂失活牙髓时牙髓血管破裂，或因拔髓时出血过多，血液渗入牙本质小管，血红蛋白分解为有色化合物使牙齿变色。血液渗入牙本质小管的深度和血红蛋白分解的程度直接影响牙齿变色的程度。外伤牙髓出血近期，牙冠呈现粉红色，随血红蛋白分解逐渐变成棕黄色；如果血液仅渗入髓腔壁牙本质浅层，日后牙冠呈现浅灰色；若已渗入牙本质的外层，则牙冠呈浅棕或灰棕色。

（二）牙髓组织分解

这是牙齿变色最常见的原因。坏死牙髓产生硫化氢，与血红蛋白作用形成黑色的硫化铁。黑色素也可来自产色素的病原菌。黑色物质缓慢渗入牙本质小管，牙齿呈灰黑色或黑色。

（三）食物在髓腔内堆积和/或在产色素细菌作用

产生有色物质进入牙本质使牙齿变色。

（四）窝洞和根管内用的药物和充填材料

如碘化物、金霉素，可使牙齿变为浅黄色、浅褐色或灰褐色；银汞合金和铜汞合金可使充填体周围的牙齿变黑色；酚醛树脂使牙齿呈红棕色等。

（五）牙本质脱水

无髓牙失去来自牙髓的营养，牙本质脱水致使牙齿表面失去原有的半透明光泽而呈现晦暗灰色。

二、鉴别诊断

(1)潜行龋患牙冠部可呈墨浸状，看似牙齿变色，但去净龋坏腐质后，牙齿组织色泽正常。

(2)严重牙内吸收患牙的牙冠呈粉红色，并非牙齿变色，而是因髓腔扩大，硬组织被吸收变薄，透出牙髓组织颜色所致。

三、防治原则

（一）牙体牙髓病治疗过程中预防牙齿变色

除净牙髓，尤其是髓角处的牙髓；前牙禁用失活剂失活牙髓；牙髓治疗时，在拔髓后彻底清洗髓腔，尽快封闭髓腔，选用不使牙齿变色的药物和材料等。

(二)已治疗的无髓牙变色

用30%过氧化氢溶液从髓腔内漂白脱色。

(三)脱色效果不佳者

用复合树脂直接贴面或做桩冠修复。

(牟晓娜)

第五节　牙本质过敏症

牙本质过敏症是指牙齿上暴露的牙本质部分受到机械、化学或温度刺激时,产生一种特殊的酸、软、疼痛的症状。

一、病因与机制

(一)牙本质的迅速暴露

因磨损、酸蚀、楔状缺损、牙周刮治及外伤等原因导致牙本质迅速暴露,而修复性牙本质尚未形成。此时,由于牙髓神经末梢穿过前期牙本质层分布在牙本质中,直达釉牙本质界;牙本质内的造牙本质的细胞突亦从牙髓直达釉牙本质界,并可延伸到釉质内部,形成釉梭;当牙本质暴露后,外界刺激经由神经传导或牙本质小管内的流体动力传导,可立即引起疼痛症状,故牙齿出现对机械、化学、温度刺激后的特殊敏感症状。牙本质过敏症状可自行缓解。

(二)全身应激性增高

当患者身体处于特殊状况时,如神经官能症患者、妇女的月经期和妊娠后期或抵抗力降低时,神经末梢的敏感性增高,使原来一些不足以引起疼痛的刺激亦引起牙齿过敏症;当身体情况恢复正常之后,敏感症状消失。

二、临床表现

主要表现为激发痛,刺激除去后,疼痛立即消失,其中以机械刺激最为显著。诊断时可用探针尖在牙面上寻找1个或数个敏感点或敏感区,引起患者特殊的酸、软、痛症状。敏感点可发现在1个牙或多个牙上。在𬌗面牙本质界或牙颈部釉牙骨质界处最多见。

牙本质敏感指数,根据机械探测和冷刺激敏感部位的疼痛程度分为4度:0度,无痛;1度,轻微痛;2度,可忍受的痛;3度,难以忍受的痛。

三、治疗原则

(1)治疗相应的牙体疾病,覆盖暴露的牙本质。

(2)调磨过高的牙尖。

(3)敏感部位的脱敏治疗:①𬌗面个别敏感点用麝香草酚熨热脱敏;②𬌗面多个敏感点或区,用碘化银、氨硝酸银或酚醛树脂脱敏;③牙颈部敏感区用含氟糊剂,如75%氟化钠甘油糊剂涂擦脱敏;④全口多个牙𬌗面或牙颈部敏感,可用氟离子和钙离子导入法脱敏。也可嘱患者自行咀嚼茶叶、生核桃仁或大蒜,前两者中含大量鞣酸,可使牙本质小管中的蛋白质凝固,从而起脱敏作用。或用含氟牙膏涂擦，均可收到一定脱敏效果。近年来，激光脱敏也已取得一定疗效。

(4)全身应激性增高引起的牙灰质过敏症，除局部处理外，可用耳穴刺激疗法。选用喉、牙、肾、神门、交感、心、皮质下等穴位。

(牟晓娜)

第六节 牙齿外源性着色

牙颜色的改变指由各种外因和内因造成的牙齿颜色的改变，即牙齿外源性着色和牙齿变色。进入口腔的外来色素或口腔中细菌产生的色素、沉积在牙面称为牙齿外源性着色。

一、病因及临床表现

(一)饮食中的色素

如长期喝茶、吸烟或嚼槟榔的人，牙齿表面，特别是舌面有褐色或黑褐色着色，刷牙不能除去。牙齿的窝沟和表面粗糙处也易有着色。

(二)口腔卫生不良

外来色素首先沉着于牙面的黏液膜和菌斑中。口腔卫生不良者，菌斑滞留处易有色素沉着，如近龈缘处、邻接面是经常着色的部位。随着菌斑下方牙面的脱矿，色素也可渗入牙体组织内。

(三)药物

长期用氯己定或高锰酸钾溶液漱口或用药物牙膏，如氯己定牙膏，可在牙面形成浅褐或深褐色着色；牙齿局部氨硝酸银浸镀治疗后，相应部位变成黑色。

(四)职业性接触某些矿物质

如接触铁、硫等，牙齿可着褐色；接触铜、镍、铬等，牙面易出现绿色沉着物。

(五)其他因素

唾液的黏稠度、酸碱度及口腔内产色素细菌的生长，均与外来色素沉积有关。

二、防治原则

(1)保持口腔卫生，每天早晚两次正确刷牙，注意要刷净各个牙面。

(2)已有色素沉积的牙面用洁治术清除，注意术后的磨光。

(牟晓娜)

第八章

牙　髓　病

第一节　病　　因

牙髓位于牙齿内部，周围被矿化程度较高的牙本质所包围，外界刺激不能进入牙髓腔，引起牙髓病变，只有在刺激强度极大时，才可能使牙髓受到损害。牙髓组织通过一或数个窄小的根尖孔与根尖周组织密切联系，牙髓中的病变产物和细菌很容易通过极尖孔向根尖周组织扩散，使根尖周组织发生病变。

在大多数情况下，牙髓的病变是在牙釉质、牙骨质和牙本质被破坏后产生的。牙髓的感染多由细菌引起，这些细菌都来自口腔，多数是来自深龋洞中，深龋洞是一个相当缺氧的环境，这些地方有利于厌氧菌的生长繁殖，当龋洞接近牙髓或已经穿通牙髓时，细菌或其产生的毒素可进入髓腔引起牙髓炎。其他一些近牙髓的牙体硬组织非龋性疾病，如外伤所致的牙折，楔状缺损过深使牙髓暴露，畸形中央尖，磨损后露髓，畸形舌侧窝，隐裂，严重的磨损等也可引起牙髓炎。牙齿患牙周病时，深达根尖的牙周袋可以使感染通过根尖孔或侧支根管进入髓腔，引起逆行性牙髓炎。另外菌血症或脓血症时，细菌可随血液循环进入牙髓，引起牙髓炎。除感染外，一些不当的刺激也会引起牙髓炎，如温度骤然改变，骤冷骤热便会引起牙髓充血，甚至转化为牙髓炎；治疗龋病时，某些充填材料含刺激性物质，会引起牙髓病变；消毒窝洞的药物刺激性过强，牙髓失活剂使用不当，备洞时操作不当产热过多等。

（郎义玲）

第二节　分类及临床表现

牙髓病是临床上常见的口腔疾病，可以表现为急性或慢性的过程，也可以互相转变，牙髓炎是牙髓病中发病率最高的一种疾病。牙髓病是指牙齿受到细菌感染、创伤、温度或电流等外来物理及化学刺激作用时，牙髓组织发生一系列病变的疾病。在组织病理学上一般将牙髓分为正常牙髓和各种不同类型的病变牙髓。由于它们常存在着移行阶段和重叠现象，所以采用组织病理学的方法，有时要将牙髓状况的各段准确地分类也很困难，对于临床医师来说，重要的是需要判断患牙的牙髓是否通过实施一些临床保护措施而得以保留其生活状态且不出现临床症状。因此，根据牙髓的临床表现和治疗预后可分为可复性牙髓炎、不可复性牙髓炎、牙髓坏死、牙髓钙化和牙内吸收。其中不可复性牙髓炎又分为急性牙髓炎、慢性牙髓炎、残髓炎、逆行性牙髓炎。现将常见的牙髓病表现介绍如下。

可复性牙髓炎是一种病变较轻的牙髓炎，受到温度刺激时，产生快而锐的酸痛或疼痛，但不严重，刺激去除后，疼痛立即消失，每次痛的时间短暂，不拖延。检查可见无穿髓孔。如果致病时刺激因子被消除，牙髓可恢复正常，如果刺激继续存在，炎症继续发展，成为不可复性牙髓炎。

有症状不可复性牙髓炎是有间断或持续的自发痛，骤然的温度可诱发长时间疼痛。患者身体姿势发生改变时也引起疼痛，如弯腰或躺卧，这是由于体位改变使牙髓腔内压力增加所致。疼痛可以是锐痛，也可以是钝痛，但多数人不能指出患牙的确切位置，有时疼痛呈放散性，有时呈反射性。如果炎症渗出物得到引流，炎症可以消退，疼痛缓解。如得不到引流，刺激继续存在，则炎症加重而使牙髓坏死。

逆行性牙髓炎是牙周病患牙当牙周组织破坏后，使根尖孔或侧支根尖孔外露，感染由此进入牙髓，引起牙髓炎症。表现为锐痛，近颈部牙面的破坏和根分歧处外露的孔所引起的炎症，多为局限性，疼痛不很剧烈。牙周袋深达根尖或接近根尖，冷热刺激可引起疼痛。

残髓炎是指经过牙髓治疗后，仍有残存的少量根髓，并发生炎症时。如干髓治疗的牙齿，经常发生残髓炎。常表现为自发性钝痛，放散到头面部，每天发作一两次，疼痛持续时间较短，温度刺激痛明显，有咬合不适感或有轻微咬合痛，有牙髓治疗史。

牙髓坏死是指牙髓组织因缺氧而死亡的病变，经常是由于不可复性牙髓炎继续发展的结果，也可能由于化学药物的刺激产生的，也可能由于牙齿受到外伤或牙周炎破坏达根尖区，根尖周组织和根管内组织发生栓塞而使牙髓坏死，牙冠可变为黄色或暗灰色，冷热刺激时都无反应。如不及时治疗，则病变可向根尖周组织扩展，引起根尖周炎。

（郎义玲）

第三节　治疗措施

一、年轻恒牙的治疗特点

乳牙脱落后新萌出的恒牙牙根未发育完成，仍处在继续生长发育阶段，此阶段的恒牙称为年轻恒牙。年轻恒牙髓腔大，根管粗，牙本质薄，牙本质小管粗大，所以外来刺激易波及牙髓；年轻恒牙的牙根在萌出 3～5 年才能完全形成，年轻恒牙的牙髓组织与乳牙相似，因根尖开口较大，髓腔内血液供给丰富，发生炎症时，感染容易扩散，如得到及时控制，也可能恢复。

年轻恒牙牙髓组织不仅具有对牙有营养和感觉的功能，而且与牙齿的发育有密切关系。因此，牙髓炎的治疗以保存生活牙髓为首选治疗。年轻恒牙萌出后 2～3 年牙根才达到应有的长度，3～5 年根尖才发育完成。所以，年轻恒牙牙髓炎应尽力保存活髓组织，如不能保存全部活髓，也应保存根部活髓，如不能保存根部活髓，也应保存患牙。治疗中常常选择盖髓术和活髓切断术，对根尖敞开，牙根未发育完全的死髓牙应采用促使根尖继续形成的治疗方法，即根尖诱导形成术。

二、恒牙髓腔解剖特点及开髓方法

(一)上颌前牙

1.髓腔解剖特点

一般为单根管，髓室与髓腔无明显界限，根管粗大，近远中纵剖面可见进远中髓角突向切方，唇舌向纵剖面可见髓室近舌隆突部膨大，根管在牙颈部横断面呈圆三角形。

2.开髓方法

在舌面舌隆突上方垂直与舌面钻入，逐层深入，钻针应向四周稍微扩展，以免折断。当有落空感时，调整车针方向与牙体长轴方向一致进入髓腔，改用提拉动作揭去髓室顶，形成一顶向根方的三角形窝洞。

(二)下颌前牙

1.髓腔解剖特点

与上颌前牙基本相同，只是牙体积小，髓腔细小。

2.开髓方法

开髓时车针一定要局限于舌隆突处，勿偏向近远中，开髓外形呈椭圆形，进入髓腔方向要与根管长轴一致，避免近远中侧穿。

(三)上颌前磨牙

1.髓腔解剖特点

髓室呈立方形，颊舌径大于近远中径，有 2 个细而突的髓角分别伸入颊舌尖内，分为颊舌两个根管，根分歧部比较接近根尖 1/3 部，从洞口很难看到髓室底，上颌第 1 前磨牙多为两个根管，上颌第 2 前磨牙可为一个根管，约 40％为双根管。

2.开髓方法

在颌面作成颊舌向的椭圆形窝洞，先穿通颊舌两髓角，不要将刚穿通的两个髓角误认为根管口，插入裂钻向颊舌方向推磨，把颊舌两髓角连通，便可揭开髓室顶。

(四)下颌前磨牙

1.髓腔解剖特点

单根管，髓室和根管的颊舌径较大，髓室和根管无明显界限，牙冠向舌侧倾斜，髓腔顶偏向颊侧。

2.开髓方法

在颌面偏颊尖处钻入，切勿磨穿近远中壁和颊舌侧壁，始终保持车针与牙体长轴一致。

(五)上颌磨牙

1.髓腔解剖特点

髓腔形态与牙体外形相似，颊舌径宽，髓角突入相应牙尖内，其中近中颊髓角最高，颊侧有近远中 2 个根管，根管口距离较近，腭侧有一粗大的根管，上颌第 2 磨牙可出现 2 个颊根融合为一个较大的颊根。

2.开髓方法

开髓洞形要和牙根颈部横断面根管口连线一致，做成颊舌径长，近远中径短的圆三角形，三角形的顶在腭侧，底在颊侧，其中一边在斜嵴的近中侧与斜嵴平行，另一边与近中边缘嵴平行。

(六)下颌磨牙

1.髓腔解剖特点

髓腔呈近远中大于颊舌径的长方体。牙冠向舌侧倾斜，髓室偏向颊侧。髓室在颈缘下2 mm，髓室顶至底的距离为2 mm，一般有近中、远中两根，下颌第1磨牙有时有3根，近中根分为颊舌两根管，远中根可为一粗大的根管，也可分为颊舌两根管。下颌第2磨牙有时近远中两根在颊侧融合，根管也在颊侧融合，根管横断面呈"C"形。

2.开髓方法

在颌面近远中径的中1/3偏颊侧钻入。开髓洞形为近远中边稍长，远中边稍短，颊侧洞缘在颊尖的舌斜面上，舌侧洞缘在中央沟处.开髓洞形的位置应在颊舌向中线的颊侧，可避免造成舌侧颈部侧穿和髓底台阶。

三、髓腔和根管口的解剖规律

(1)髓室底的水平相当于釉牙骨质界的水平，继发牙本质的形成不会改变这个规律，所以，釉牙骨质界可以作为寻找和确认髓室底的固定解剖标志。

(2)在釉牙骨质界水平的牙齿横截面上，髓腔形状与牙齿断面形状相同，并且位于断面的中央，就是说，髓室底的各个边界距离牙齿外表面是等距离的。

(3)继发性牙本质形成有固定的位置和模式，在髓腔的近远中颊舌4个侧壁，髓室顶和髓室底表面成球面状形成。

(4)颜色规律:①髓室底的颜色比髓腔壁的颜色深，即髓室底的颜色发黑，髓腔壁的颜色发白，黑白交界处就是髓室底的边界;②继发性牙本质比原发性牙本质颜色浅，即继发性牙本质是白色的，原发性牙本质是黑色的。

(5)沟裂标志:根管口之间有深色的沟裂相连，沟裂内有时会有牙髓组织。当根管口被重重地钙化物覆盖时，沿着沟裂的走向去除钙化物，在沟裂的尽头就能找到根管，这是相当快速而安全的技巧。

(6)根管口一定位于髓腔侧壁与髓室底交界处。

(7)根管口一定位于髓室底的拐角处。

(8)根管口分布对称性规律:除了上颌磨牙之外的多根牙，在髓室底画一条近远中方向的中央线，根管口即分布在颊舌两侧，并且对称性排列。就是说，颊舌根管口距离中央线的距离相等，如果只有一个根管口，则该根管口一定位于中线上或其附近不会偏离很大。根据这个规律可以快速地判断下磨牙是否存在远中舌根管。

四、寻找根管口的几种方法

(1)多根管牙常因增龄性变化或修复性牙本质的沉积，或髓石，或髓腔钙化，或根管形态变异等情况，而使根管口不易查找时，可借助于牙齿的三维立体解剖形态，从各个方向和位置来理解和看牙髓腔的解剖形态;并采用多种角度投照法所拍摄的X线片来了解和指出牙根和根管的数目、形状、位置、方向和弯曲情况;牙根对牙冠的关系;牙根及根管解剖形态的各种可能的变异情况等。

(2)除去磨牙髓腔内牙颈部位的遮拦根管口的牙本质领圈，以便充分暴露髓室底的根管口。

(3)采用能溶解和除去髓腔内坏死组织的根管冲洗剂,以彻底清理髓室后,根管口就很可能被察觉出来。

(4)探测根管口时,应注意选择髓室底较暗处的覆盖在牙骨质上方的牙本质和修复性牙本质上做彻底地探查。并且还应注意按照根管的方向进行探查。

(5)髓室底有几条发育沟,都与根管的开口方向有关,即沿髓室底的发育沟移行到根管口。所以应用非常锐利的根管探针沿着发育沟搔刮,可望打开较紧的根管口。

(6)当已经指出一个根管时,可估计其余根管的可能位置,必要时可用小球钻在其根管可能或预期所在的发育沟部位除去少量牙本质,然后使用锐利探针试图刺穿钙化区,以找出根管口,除去牙颈部的牙本质领圈以暴露根管口的位置。注意钻磨发育沟时不要过分地加深或磨平发育沟,以免失去这些自然标志而向侧方磨削或穿刺根分叉区。

(7)在髓室底涂碘酊,然后用稍干的酒精棉球擦过髓底以去碘,着色较深的地方常为根管口或发育沟。

(8)透照法:使用光导纤维诊断仪的光源透照颊舌侧牙冠部之硬组织,光线通过牙釉质和牙本质进入髓腔,可以看到根管口是个黑点;而将光源从软组织靠近牙根突出处进行透照,光线通过软组织、牙骨质和牙本质进入髓腔,则显示出根管口比附近之髓底部要亮些。

五、看牙要用橡皮障

对于大多数患者来说,橡皮障是个非常陌生的概念。其实在欧美很多发达国家橡皮障已经被广泛使用,甚至在一些口腔治疗过程中,不使用橡皮障是违反医疗相关法规的。在国内,橡皮障也正逐步被一些高档诊所及口腔医院的特诊科采纳,使得口腔治疗更专业、更无菌、更安全、更舒适。

什么是橡皮障呢?简单地说,橡皮障是在齿科治疗中用来隔离需要治疗的牙齿的软性橡皮片。当然,橡皮障系统还需要有不同类型的夹子及面弓来固定。橡皮障的优点在于它提供了一个干燥清洁的工作区域,即强力隔湿,同时防止口腔内细菌向牙髓扩散,避免伤害口腔内舌、黏膜等软组织。橡皮障还能减少血液、唾液的飞溅,做好艾滋病、肝炎等相关传染病的普遍防护,减少交叉感染。对于患者,橡皮障可以提供安全、舒适的保障,这样在治疗过程中就不必注意要持续张口或者担心自己的舌头,也不必担心会有碎片或者小的口腔器械掉到食管或者气管里,营造一个更轻松的术野。

从专业角度来讲,橡皮障技术的必要性更毋庸置疑。例如,目前齿科最常见的根管治疗应该像外科手术一样在无菌环境下,如果不采用橡皮障,就不能保证治疗区域处于无菌环境,这样根管感染及再感染的可能性将会大大提高。因此,我们常说有效控制感染是根管治疗成功的关键,而使用橡皮障是最重要的手段之一,它可以有效地避免手术过程中口腔环境对根管系统的再污染。此外,橡皮障技术可以更好地配合大量的根管冲洗,避免冲洗液对口腔黏膜的刺激,节约消毒隔离时间,减少诊间疼痛和提高疗效。正是由于橡皮障在根管治疗中如此的重要性,因此在美国,口腔根管治疗中不采用橡皮障是非法的。其实,橡皮障最早使用应该是在齿科的粘连修复中。国外目前流行的观点:如果没有橡皮障,最好就不要进行粘连修复。因为在粘连修复中,无论酸蚀前后都需要空气干燥,强力隔湿,这样才能避免水蒸气、唾液等污染。橡皮障的应用明显提高粘连的强度,减少微渗。尽管放置橡皮障不是治疗,但它却是提高治疗效果的有效手段。当然在国内,作为一个较新的技术,牙医们还需要投入一定时间来熟悉新的材料和学习新的操作要求，这样才能达到掌握必要技术来有效率地应用产品。但是，毫无疑问，一旦条件成熟，大多数患者都将享受到橡皮障技术带来的安全舒适。

六、开髓治疗

当牙病发展到牙髓炎时，治疗起来很复杂。首先要备洞开髓引流，牙髓坏死的一次即可清除冠髓和根髓，而牙髓有活力的，开髓引流后，还需牙髓失活，即人们常说的“杀神经”，然后才能清除患病牙髓。经过局部清洗，暂封消炎药等步骤，牙髓炎症清除后，才能最后充填。

患者常常抱怨，治一颗牙，却需多次去医院。有些人误认为牙痛是龋洞引起的，把洞一次补上，牙就不疼了。单纯的龋病一次就可以治疗完毕，但牙髓炎就不同了，如果仅单纯将牙充填只会使牙髓炎症渗出增多，髓腔压力增高，疼痛加重。所以牙髓炎必须经过治疗后才能充填。无论是采用干髓术还是塑化术或根管治疗，都要经过牙髓失活或局麻下拔髓，局部消炎、充填等步骤。牙髓失活和消炎封药要经过一定的时间，一次不能完成，所以，发现了龋病，一定要尽早治疗，一旦发展到牙髓炎，到医院就诊的次数就多了，一次治不完。

为了减轻髓腔的压力，消除或减少牙髓组织所受到的刺激，缓解剧烈疼痛，医师常常在龋洞的底部或患牙的咬合面上，用牙钻钻开一个孔通到牙髓腔内，使髓腔内的渗出物或脓液排出，冲洗髓腔后，龋洞内放入樟脑酚棉球，它有安抚镇痛的作用。

人们经常对开髓有恐惧心理，认为开髓十分疼痛，因而牙痛也不肯去医院。开髓时的疼痛程度取决于牙髓的状态。牙髓已经坏死的，牙神经失去了活力，开髓时患者根本就没有疼痛感。当牙髓部分坏死或化脓时，在钻针穿通髓腔的瞬间，患者有疼痛感，但一般都能耐受。在牙髓活力正常而敏感时，患者会感到锐痛难忍，这种情况医师会使用局部麻醉剂，达到抑制痛觉的作用，即使出现疼痛，也很轻微且持续时间短。

开髓时，患者应尽力与医师配合。首先应张大口，按医师要求摆好头部姿势，让医师在最佳视野，体位下操作。其次，开髓时医师一般使用高速涡轮钻磨牙，钻针锋利，转速每分钟可高达25万～50万转，切割力很强，患者在医师操作时，切忌随便乱动，以免损伤软组织。若想吐口水或有其他不适，可举手或出声示意，待医师把机头从口中取出后再吐口水或说话。如果在磨牙时，患者突然移动头部或推医师手臂是十分危险的。

七、常用治疗方法

(一)牙髓失活术

牙髓失活术即“杀神经”是用化学药物使发炎的牙髓组织(牙神经)失去活力，发生化学性坏死。多用于急、慢性牙髓炎牙齿的治疗。失活药物分为快失活剂和慢失活剂两种。临床上采用亚砷酸、金属砷和多聚甲醛等药物。亚砷酸为快失活剂，封药时间为24～48小时；金属砷为慢失活剂，封药时间为5～7天；多聚甲醛作用更加缓慢温和，一般封药需2周左右。

封失活剂时穿髓孔应足够大，药物应准确放在穿髓孔处，否则起不到失活效果，邻面洞的失活剂必须用暂封物将洞口严密封闭，以防失活剂损伤牙周组织。封药期间，应避免用患牙咀嚼，以防对髓腔产生过大的压力引起疼痛，由于失活剂具有毒性，因此应根据医师嘱咐的时间按时复诊，时间过短，失活不全，给复诊时治疗造成困难，时间过长，药物可能通过根尖孔损伤根尖周组织。封药后可能有暂时的疼痛，但可自行消失，如果疼痛不止且逐渐加重，应及时复诊除去失活剂，敞开窝洞，待症状有所缓解后再行失活。

(1)拔髓通常使用拔髓针。拔髓针有1个“0”、2个“0”和3个“0”之分,根管粗大时选择1个“0”的拔髓针,根管细小时,选择3个“0”的拔髓针。根据我们临床经验,选择拔髓针时,应细一号,也就是说,如根管直径应该使用2个“0”的拔髓针,实际上应使用3个“0”的拔髓针。这样使用,可防止拔髓针折断在根管内。特别是弯根管更要注意,以防断针。

(2)活髓牙应在局麻下或采用牙髓失活法去髓。为避免拔髓不净,原则上应术前拍片,了解根管的结构,尽量使用新的拔髓针。基本的拔髓操作步骤:拔髓针插入根管深约2/3处,轻轻旋转使根髓绕在拔髓针上,然后抽出。牙髓颜色和结构,因病变程度而不同,正常牙髓拔出呈条索状,有韧性,色粉红;牙髓坏色者则呈苍白色,或呈瘀血的红褐色,如为厌氧性细菌感染则有恶臭。

(3)对于慢性炎症的牙髓,组织较糟脆,很难完整拔出,未拔净的牙髓可用拔髓针或10号K形挫插入根管内,轻轻振动,然后用3%过氧化氢和生理盐水反复交替冲洗,使炎症物质与新生态氧形成的泡沫一起冲出根管。

(4)正常情况下,对于外伤露髓或意外穿髓的前牙可以将拔髓针插到牙根2/3以下,尽量接近根尖孔,旋转180°将牙髓拔出。对于根管特别粗大的前牙,还可以考虑双针术拔髓。

双针术:先用75%的乙醇消毒洞口及根管口,参照牙根实际长度,先用光滑髓针,沿远中根管侧壁,慢慢插入根尖1/3部,稍加晃动,使牙髓与根管壁稍有分离,给倒钩髓针造一通路。同法在近中制造通路,然后用两根倒钩髓针在近远中沿通路插至根尖1/3部,中途如有阻力,不可勉强深入,两针柄交叉同时旋转180°,钩住根髓拔除。操作时避免粗暴动作,以免断于根管内,不易取出。双针术在临床实践中能够较好地固定牙髓组织,完整拔除牙髓组织的成功率更高,避免将牙髓组织撕碎造成拔髓不全,不失为值得推广的一种好方法。

(5)后牙根管仅使用拔髓针很难完全拔净牙髓,尤其是后牙处在牙髓炎晚期,牙髓组织朽坏,拔髓后往往容易残留根尖部牙髓组织。这会引起术后疼痛,影响疗效。具体处理方法是:用小号挫(15到20号的,建议不要超过25号的),稍加力,反复提拉(注意是提拉)。这样反复几次,如果根管不是很弯(<30°),一般都能到达根尖,再用2个“0”或3个“0”的拔髓针,插到无法深入处,轻轻旋转,再拉出来,通常能看到拔髓针尖端有很小很小的牙髓组织。

(6)如根管内有残髓,可将干髓液(对苯二酚的乙醇饱和液)棉捻在根管内封5～7天(根内失活法),再行下一步处置。

(7)EDTA作用广泛,是近年来比较推崇的一种口内用药。拔髓前在根管内滴加少许EDTA,可起到润滑作用,使牙髓更容易的从根管中完整拔出。这是一种特别有效的方法,应贯穿在所有复杂的拔髓操作中。润滑作用仅仅是EDTA的作用之一,EDTA有许多其他的作用:①与Ca螯合使根管内壁的硬组织脱钙软化,有溶解牙本质的作用。既可节省机械预备的时间,又可协助扩大狭窄和阻塞的根管,具有清洁作用,最佳效能时间15分钟。②具有明显的抗微生物性能。③对软组织中度刺激,无毒,也可用作根管冲洗。④对器械无腐蚀。⑤使牙本质小管管口开放,增加药物对牙本质的渗透。

如果临床复诊中不可避免地出现因残髓而致的根管探痛,应在髓腔内注射碧兰麻,然后将残髓彻底拔除干净。

最后补充一点就是,拔髓针拔完牙髓后很难将拔髓针清洗干净,有一种很快的方法也很简单,也许大家都会,具体操作:右手拿一根牙刷左手拿拔髓针,用牙刷从针尖向柄刷,同时用水冲。最多两下就可以洗干净。如果不行,左手就拿针顺时针旋转两下,不会对拔髓针有损坏。

(8)砷剂外漏导致牙龈大面积烧伤的处理方法:在局麻下切除烧伤的组织直至出现新鲜血再

用碘仿加牙周塞止血，一般临床普遍用此法，使用碘仿纱条时应注意要多次换药，这样效果才会好一点。

防止封砷剂外漏的方法：止血；尽可能地去净腐质；一定要注意隔湿，吹干；丁氧膏不要太硬；棉球不要太大。注意尽可能不用砷剂，用砷剂封药后应嘱患者，如出现牙龈瘙痒应尽快复诊以免出现不良的后果。医师应电话随访，以随时了解情况。

(二)盖髓术

盖髓术是保存活髓的方法，即在接近牙髓的牙本质表面或已经露髓的牙髓创面上，覆盖具有使牙髓病变恢复效应的制剂，隔离外界刺激，促使牙髓形成牙本质桥，以保护牙髓，消除病变。盖髓术又分为直接盖髓术和间接盖髓术。常用的盖髓剂有氢氧化钙制剂，氧化锌丁香油糊剂等。

做盖髓术时，注意要把盖髓剂放在即将暴露或已暴露的牙髓的部位，然后用氧化锌丁香油糊剂暂时充填牙洞。作间接盖髓术需要观察两周，如果两周后牙髓无异常，可将氧化锌去除部分后行永久充填；若出现牙髓症状，有加重的激发痛或出现自发痛，应进行牙髓治疗。作直接盖髓术时，术后应每半年复查 1 次，至少观察两年，复诊要了解有无疼痛，牙髓活动情况，叩诊是否疼痛，X 线片表现，若无异常就可以认为治疗成功。

当年轻人的恒牙不慎受到外伤致使牙髓暴露，以及单纯龋洞治疗时意外穿髓(穿髓直径不超过0.5 mm)可将盖髓剂盖在牙髓暴露处再充填，这是直接盖髓术。当外伤深龋去净腐质后接近牙髓时，可将盖髓剂放至近髓处，用氧化锌丁香油黏固剂暂封，观察 1～2 周后若无症状再做永久性充填，这是间接盖髓术。

无明显自发痛，龋洞很深，去净腐质又未见明显穿髓点时，可采取间接盖髓术作为诊断性治疗，若充填后出现疼痛，则可诊断为慢性牙髓炎，进行牙髓治疗，盖髓术成功的病例，表现为无疼痛不适，已恢复咀嚼功能，牙髓活力正常，X 线片示有钙化牙本质桥形成，根尖未完成的牙齿，根尖继续钙化。但应注意的是，老年人的患牙若出现了意外穿髓，不宜行直接盖髓术，可酌情选择塑化治疗或根管治疗。

直接盖髓术的操作步骤有以下几点。

(1)局部麻醉，用橡皮障将治疗牙齿与其他牙齿分隔，用麻醉剂或灭菌生理盐水冲洗暴露的牙髓。

(2)如有出血，用灭菌小棉球压迫，直至出血停止。

(3)用氢氧化钙覆盖暴露的牙髓，可用已经配制好的氢氧化钙，也可用当时调配的氢氧化钙(纯氢氧化钙与灭菌水、盐水或麻醉剂混合)。

(4)轻轻地冲洗。

(5)用树脂改良型玻璃离子保护氢氧化钙，进一步加强封闭作用。

(6)用牙釉质/牙本质黏结系统充填备好的窝洞。

(7)定期检查患者的牙髓活力，并拍摄 X 线片。

(三)活髓切断术

活髓切断术是指在局麻下将牙冠部位的牙髓切断并去除，用盖髓剂覆盖于牙髓断面，保留正常牙髓组织的方法。切除冠髓后，断髓创面覆盖盖髓剂，形成修复性牙本质，可隔绝外界刺激，根髓得以保存正常的功能。根尖尚未发育完成的牙齿，术后仍继续钙化完成根尖发育。较之全部牙髓去除疗法。疗效更为理想，也比直接盖髓术更易成功，但疗效并不持久，一般都在根尖孔形成后，再作根管治疗。

根据盖髓剂的不同，可分为氢氧化钙牙髓切断术和甲醛甲酚牙髓切断术。年轻恒牙的活髓切断术与乳牙活髓切断术有所不同，年轻恒牙是禁止用甲醛甲酚类药物的，术后要定期复查，术后3个月、半年、1年、2年复查X线片。观察牙根继续发育情况，成功标准为无自觉症状，牙髓活力正常，X线片有牙本质桥形成，根尖继续钙化，无根管内壁吸收或根尖周病变。

活髓切断术适用于感染局限于冠部牙髓，根部无感染的乳牙和年轻恒牙。深龋去腐质时意外露髓，年轻恒牙可疑为慢性牙髓炎，但无临床症状，年轻恒牙外伤露髓，但牙髓健康；畸形中央尖等适合做活髓切断术。病变发生越早，活髓切断术成功率越高。儿童的身体健康状况也影响治疗效果，所以医师选择病例时，不仅要注意患牙情况，还要观察全身状况。

1.牙髓切断术的操作步骤

牙髓切断术是指切除炎症牙髓组织，以盖髓剂覆盖于牙髓断面，保留正常牙髓组织的方法。其操作步骤为无菌操作、除去龋坏组织、揭髓室顶、髓腔入口的部位、切除冠髓、放盖髓剂、永久充填。在这里重点讲髓腔入口的部位。为了避免破坏过多的牙体组织，应注意各类牙齿进入髓腔的部位：①切牙和尖牙龋多发生于邻面，但要揭开髓顶，应现在舌面备洞。用小球钻或裂钻从舌面中央钻入，方向与舌面垂直，钻过釉质后，可以感到阻力突然减小，此时即改变牙钻方向，使之与牙长轴方向一致，以进入髓腔。用球钻在洞内提拉，扩大和修复洞口，以充分暴露近、远中髓角，使髓室顶全部揭去。②上颌前磨牙的牙冠近、远中径在颈部缩窄，备洞时可由颌面中央钻入，进入牙本质深层后，向颊、舌尖方向扩展，即可暴露颊舌髓角，揭出髓室顶。注意备洞时近远中径不能扩展过宽，以免造成髓腔侧穿。③下颌前磨牙的牙冠向舌侧倾斜，髓室不在颌面正中央下方，而是偏向颊尖处。颊尖大，颊髓线角粗而明显，钻针进入的位置应偏向颊尖。④上颌磨牙近中颊、舌牙尖较大，其下方的髓角也较为突出。牙冠的近远中径在牙颈部缩窄，牙钻在颌面备洞应形成一个颊舌径长，颊侧近、远中径短的类似三角形。揭髓室顶应从近中舌尖处髓角进入，然后扩向颊侧近远中髓角，注意颊侧两根管口位置较为接近。⑤下颌磨牙牙冠向舌侧倾斜，髓室偏向颊侧，颊髓角突出明显，备洞应在合面偏向颊侧近颊尖尖顶处，窝洞的舌侧壁略超过中央窝。揭髓室顶也应先进入近中颊侧髓角，以免造成髓腔。

2.活髓切断术的应用指征和疗效

临床上根髓的状况可根据断髓面的情况来判断。如断面出血情况，出血是否在短时间内可以止住。另外从龋齿的深度，患儿有没有自发症状等情况辅助你判断。疗效方面，我个人感觉成功率比较高，对乳牙来说，因为要替换，所以效果还可以。但是恒牙治疗远期会引起根管钙化，增加日后根管治疗的难度。所以，如果根尖发育已经完成的患牙，我建议还是做根管治疗。如果根尖发育未完成，可以先做活切，待根尖发育完成后改做根管治疗，这样可以减轻钙化程度。

乳牙牙髓感染，长处于持续状态，易成为慢性牙髓炎。本来牙髓病的临床与病理诊断符合率差别较大。又因乳牙牙髓神经分布稀疏，神经纤维少，反应不如恒牙敏感，加上患儿主诉不清，使得临床上很难提出较可靠的牙髓病诊断。因此在处理乳牙牙髓病时，不宜采取过于保守的态度。临床明确诊断为深龋的乳牙，其冠髓组织病理学表现和牙髓血常规表示，分别有82.4%和78.4%的冠髓已有慢性炎症表现，因此也提出采用冠髓切断术治疗乳牙近髓深龋，较有实效。

3.常用的用于活髓切断术的盖髓剂

常用FC、戊二醛和氢氧化钙。①FC断髓术：FC法用于乳牙有较高的成功率，虽然与氢氧化钙断髓法的临床效果基本相似，但在X片上相比时，发现FC断髓法的成功率超过氢氧化钙断髓法。采用氢氧化钙的乳牙牙根吸收是失败的主要原因，而FC法可使牙根接近正常吸收而脱落。

②戊二醛断髓术：近年来发表了一些甲醛甲酚有危害性的报道，认为FC对牙髓组织有刺激性，从生物学的观点看不太适宜。且有报道称成功率只有40%，内吸收的发生与氢氧化钙无明显差异。因此提出用戊二醛做活髓切断的盖髓药物。认为它的细胞毒性小，能固定组织不向根尖扩散，且抗原性弱，成功率近90%。③氢氧化钙断髓术：以往认为有根内吸收的现象，但近年来用氢氧化钙或氢氧化钙碘仿做活髓切断术的动物试验和临床观察，都取得了较好的结果，也是应用最广泛的药物。

（四）干髓术

用药物使牙髓失活后，磨掉髓腔上方的牙体组织，除去感染的冠髓，在无感染的根髓表面覆盖干髓剂，使牙髓无菌干化成为无害物质，作为天然的根充材料隔离外界的刺激，根尖孔得以闭锁，根尖周组织得以维持正常的功能，患牙得以保留。这种治疗牙髓炎的方法叫干髓术。常用的干髓剂多为含甲醛的制剂，如三聚甲醛、多聚甲醛等。

做干髓术时要注意将干髓剂放在根管口处，切勿放在髓室底处，尤其是乳磨牙，以免药物刺激根分叉的牙周组织。一般干髓术后观察2年，患牙症状及相关阳性体征，X线片未见根尖病变者方可认为成功。

干髓术的远期疗较差，但是操作简便，经济，在我国尤其是在基层仍被广泛应用。干髓术适用于炎症局限于冠髓的牙齿，但临床上不易判断牙髓的病变程度，所以容易失败。成人后牙的早期牙髓炎或意外穿髓的患牙；牙根已形成，尚未发生牙根吸收的乳磨牙牙髓炎患牙；有些牙做根管治疗或塑化治疗时不易操作，如上颌第3磨牙，或老年人张口受限时，可考虑做干髓术。

由于各种原因引起的后牙冠髓未全部坏死的各种牙髓病可行干髓术。干髓术操作简便，便于开展，尤其是在医疗条件落后地区。随着我国口腔事业的发展，干髓术能否作为一种牙髓治疗方法而继续应用存在很大的争议。干髓术后随着时间延长疗效呈下降趋势，因我们对干髓剂严格要求，操作严格，分析原因。

(1)严格控制适应证，干髓术后易变色，仅适用于后牙且不伴尖周炎，故对严重的牙周炎、根髓已有病变的患牙、年轻恒牙根尖未发育完成者禁用。

(2)配制有效的干髓剂，用以尽可能保证治疗效果，不随意扩大治疗范围。

(3)严格操作规程，对失活剂用量、时间及干髓剂的用量、放置位置均严格要求。

(4)术后适当降𬌗，严重缺损的可行冠保护。

（五）牙髓息肉

慢性牙髓炎的患牙，穿髓孔大，血运丰富，使炎症呈息肉样增生并自髓腔突出，称为牙髓息肉。牙髓炎息肉呈红色肉芽状，触之无痛但易出血，是慢性牙髓炎的一种表现，可将息肉切除后按治疗牙髓炎的方法保留患牙。

当查及患牙深洞有息肉时，还要与牙龈息肉和牙周膜息肉相鉴别。牙龈息肉多是牙龈乳头向龋洞增生所致。牙周膜息肉发生于多根牙的龋损发展过程中，不但髓腔被穿通，而且髓室底也遭到破坏，外界刺激使根分叉处的牙周膜反应性增生，息肉状肉芽组织穿过髓室底穿孔处进入髓腔，外观极像息肉。在临床上进行鉴别时。可用探针探察息肉的蒂部以判断息肉的来源，当怀疑是息肉时，可自蒂部将其切除，见出血部位在患牙邻面龋洞龈壁外侧的龈乳头位置即可证实判断。当怀疑是牙周膜息肉时，应仔细探察髓室底的完整性，摄X线片可辅助诊断，一旦诊断是牙周膜息肉，应拔除患牙。

八、C 形根管系统的形态、诊断和治疗

(一)C 形根管系统的形态与分类

C 形根管系统可出现于人类上、下颌磨牙中,但以下颌第 2 磨牙多见。下颌第 2 磨牙 C 形根管系统的发生率在不同人种之间差异较大,在混合人群中为 8%,而在中国人中则高达 31.5%。双侧下颌可能同时出现 C 形根管系统,Sabala 等对 501 例患者的全口曲面断层片进行了回顾性研究,结果显示在下颌第二磨牙出现的 C 形根管中有 73.9%呈现对称性。

C 形牙根一般表现为在锥形或方形融合牙根的颊侧或舌侧有一深度不一的冠根向纵沟,该纵沟的存在使牙根的横断面呈 C 形。一般认为,Hertwig 上皮根鞘未能在牙根舌侧融合可导致牙根舌侧冠根向纵沟的出现。从人类进化的角度讲,下颌骨的退化使牙列位置空间不足,下颌第 2 磨牙的近远中根趋于融合而形成 C 形牙根。C 形牙根中的根管系统为 C 形根管系统。C 形根管最主要的解剖学特征是存在一个连接近远中根管的峡区,该峡区很不规则,可能连续也可能断开。峡区的存在使整个根管口的形态呈现 180°弧形带状外观。

Melton 基于 C 形牙根横断面的研究,发现 C 形根管系统从根管口到根尖的形态可发生明显变化,同时提出了一种分类模式,将所有 C 形根管分为 3 型:C1 型表现为连续的 C 形,近舌和远中根管口通常为圆形,而近颊根管口呈连续的条带状连接在它们之间,呈现 180°弧形带状外观或 C 形外观;C2 型表现为分号样,近颊根管与近舌根管相连而呈扁长形,同时牙本质将近颊与远中根管分离,远中根管为独立圆形;C3 型表现为 2 个或 3 个独立的根管。范兵等对具有融合根的下颌第 2 磨牙根管系统进行研究,结果显示 C 形根管从根管口到根尖的数目和形态可发生明显变化。

(二)C 形根管系统的诊断

成功治疗 C 形根管系统的前提是正确诊断 C 形根管系统,即判断 C 形根管系统是否存在及其大致解剖形态。仅仅从临床牙冠的形态很难判断是否存在 C 形根管系统,常规开、拔髓之后可以探清根管口的形态。敞开根管口后,用小号锉进行仔细探查可更准确地了解 C 形根管口的特点。手术显微镜下,增强的光源和放大的视野使 C 形根管口的形态更清晰,诊断更容易、准确。

Cooke 和 Cox 认为通过术前 X 线片很难诊断 C 形根管,所报道的 3 例 C 形根管的 X 线片均表现为近远中独立的牙根。第 1 例 C 形根管是在根管治疗失败后进行意向再植时诊断的,第 2 和第 3 例则是因为根管预备过程中持续的出血和疼痛类似第 1 例而诊断。最近的研究表明可以通过下颌第 2 磨牙术前 X 线表现诊断 C 形根管的存在和了解整个根管系统的大致形态。具有 C 形根管系统的牙根多为从冠方向根方具有连续锥度的锥形或方形融合根。少数情况下由于连接近远中两根的牙本质峡区过于狭窄,C 形根管的 X 线影像表现为近远中分离的 2 个独立牙根。将锉置于近颊根管内所摄的 X 线片似有根分叉区的穿孔,这种 X 线特征在 C1 型 C 形根管中更多见。

(三)C 形根管系统的治疗

C 形根管系统的近舌及远中根管可以进行常规根管预备,峡区的预备则不可超过 25 号,否则会发生带状穿孔。GG 钻也不能用来预备近颊根管及峡区。由于峡区存在大量坏死组织和牙本质碎屑,单纯机械预备很难清理干净,使用小号锉及大量 5.25%的次氯酸钠结合超声冲洗是彻底清理峡区的关键。在手术显微镜的直视下,医师可以看清根管壁及峡区内残留的软组织和异

物，检查根管清理的效果。

C形根管系统中，近舌及远中根管可以进行常规充填。放置牙胶以前应在根管壁上涂布一层封闭剂，采用超声根管锉输送技术比手工输送技术使封闭剂在根管壁上的分布更均匀。为避免穿孔的发生，C形根管的峡区在预备时不可能足够敞开，侧方加压针也不易进入到峡区很深的位置，采用侧方加压充填技术往往很难致密充填根管的峡区，用热牙胶进行充填更合适。热牙胶垂直加压充填可以使大量的牙胶进入根管系统，对峡区和不规则区的充填比侧方加压和机械挤压效果好。Liewehr等采用热侧方加压法充填C形根管取得了较好的效果。手术显微镜下，医师可以清楚地观察到加压充填过程中牙胶与根管壁之间的密合度，有利于提高根管充填的质量。因此，要有效治疗C形根管系统需采用热牙胶和超声封闭剂输送技术。

C形根管系统治疗后进行充填修复时，可以将根管口下方的牙胶去除2～4 mm，将银汞充入髓室和根管形成银汞桩核；也可以在充填银汞前在根管壁上涂布黏结剂以增加固位力和减少冠面微渗漏的发生。如果要预备桩腔，最好在根管充填完成后行即刻桩腔预备，以减少根管微渗漏的发生。桩腔预备后，根管壁的厚度应不<1 mm以防根折，根尖区至少保留4～5 mm的牙胶。桩钉应置入呈管状的远中根管，因为桩钉与根管壁之间的适应性，以及应力的分布更合理，而在近舌或近颊根管中置入桩钉可能导致根管壁穿孔。所选用桩钉的宽度应尽可能小，以最大限度保存牙本质和增加牙根的强度。

(四)C形根管系统的治疗预后

严格按照生物机械原则进行根管预备、充填和修复，C形根管的治疗预后与一般磨牙没有差别。随访时除观察患牙的临床症状和进行局部检查外，应摄X线片观察根分叉区有无病变发生，因为该区很难充填，而且常常有穿孔的危险。由于C形牙根根分叉区形态的特殊性，常规根管治疗失败后无法采用牙半切除术或截根术等外科方法进行治疗。可以视具体情况选择根管再治疗或意向再植术。

九、牙髓-牙周联合病变的治疗

(一)原发性牙髓病变继发牙周感染

由牙髓病变引起牙周病变的患牙，牙髓多已坏死或大部坏死，应尽早进行根管治疗。病程短者，单纯进行根管治疗，牙周病变既可完全愈合。若病程长久，牙周袋已存在当时，则应在根管治疗后，观察3个月，必要时再行常规的牙周治疗。

(二)原发性牙周病变继发牙髓感染

原发性牙周病继发牙髓感染的患牙能否保留，主要取决于该牙周病变的程度和牙周治疗的预后。如果牙周袋能消除或变浅，病变能得到控制，则可做根管治疗，同时开始牙周病的一系列治疗。如果多根牙只有一个牙根有深牙周袋而引起牙髓炎，且患牙不太松动，则可在根管治疗和牙周炎控制后，将患根截除，保留患牙。如牙周病已十分严重则可直接拔除。

(三)牙髓病变和牙周病变并存

对于根尖周病变与牙周病变并存，X线片显示广泛病变的牙，在进行根管治疗与牙周基础治疗中，应观察半年以上，以待根尖病变修复；若半年后骨质仍未修复，或牙周炎症不能控制，则再行进一步的牙周治疗，如翻瓣术等。总之，应尽量查清病源，以确定治疗的主次。在不能确定的情况下，死髓牙先做根管治疗，配合一般的牙周治疗，活髓牙则先做牙周治疗和调颌，若疗效不佳，再视情况行根管治疗。

在牙髓-牙周联合病变的病例中，普遍存在着继发性咬合创伤，纠正咬合创伤在治疗中是一个重要环节，不能期待一个有严重骨质破坏的牙，在功能负担很重的情况下发生骨再生和再附着。

牙髓-牙周联合病变的疗效基本令人满意，尤其是第一类，具有相当高的治愈率，而第二类和第3类，其疗效则远不如前者。

十、急性牙髓炎开髓后仍然剧烈疼痛的原因

急性牙髓炎疼痛机制可分为外源性和内源性两个方面。急性牙髓炎时，由于血管通透性增加，血管内血浆蛋白和中性粒细胞渗出到组织中引起局部肿胀，从而机械压迫该处的神经纤维引起疼痛。这就是引起疼痛的外源性因素。另一方面渗出物中各种化学介质如5-羟色胺、组织胺、缓激肽和前列腺素在发炎牙髓中都能被检出。这些炎性介质是引起疼痛的内源性因素。据报道有牙髓炎症状时其牙髓内炎性介质浓度高于无症状患者牙髓内浓度。

急性牙髓炎时行开髓引流术能降低髓腔内压力而缓解疼痛，但不能完全去除炎性介质，加上开髓时物理刺激和开放髓腔后牙髓组织受污染，有些患者术后疼痛加重。本组研究急性牙髓炎开髓引流术疼痛缓解率为78.2%，术后疼痛加重率为21.8%。

急性牙髓炎时采用封髓失活法，甲醛甲酚具有止痛作用，并能使血管壁麻痹，血管扩张出血形成血栓引起血运障碍而使牙髓无菌性坏死。暂封剂中丁香油也有安抚止痛作用。154例急性牙髓炎行封髓失活疗法疼痛缓解率为92.2%，疼痛加重率为7.8%，与开髓引流比较有显著差异（$P<0.01$）。剧烈疼痛患者一般服用镇静止痛药后疼痛缓解。剧痛一般在术后24小时内出现，持续2小时左右，其后疼痛逐渐消退。本组研究观察到急性牙髓炎时采用封髓疗法完成牙髓治疗总次数少于开髓引流术组（$P<0.01$）。该结果与Weine结果相近。急性牙髓炎现最好治疗方法是行根管治疗术，但由于受国情所限，对部分有干髓适应证患者行干髓治疗术。

十一、牙髓炎治疗过程中可能出现的并发症

治疗牙髓炎可采用干髓术、塑化术、根管治疗等方法，治疗过程中可能出现一些并发症。

（一）封入失活剂后疼痛

封入失活剂后一般情况下可出现疼痛，但较轻可以忍受，数小时即可消失。有些患牙因牙髓急性炎症未得缓解，暂封物填压穿髓孔处太紧而出现剧烈疼痛。此时应去除暂封药物，以生理盐水或蒸馏水充分冲洗窝洞，开放安抚后再重新封入失活剂或改用麻醉方法去除牙髓。

（二）失活剂引起牙周坏死

当失活剂放于邻面龋洞时，由于封闭不严，药物渗漏，造成龈乳头及深部组织坏死。

（三）失活剂引起药物性根尖周炎

主要是由于失活剂封药时间过长造成的患牙有明显的咬合痛、伸长感、松动，应立即去除全部牙髓，用生理盐水冲洗，根管内封入碘制剂。因而使用失活剂时，应控制封药时间，交代患者按时复诊。

（四）髓腔穿孔

由于髓腔的形态有变异，术者对髓腔解剖形态不熟悉，或开髓的方向与深度掌握失误，根管扩大操作不当等原因造成的。探入穿孔时出血疼痛，新鲜穿孔可在用生理盐水冲洗、吸干后，用氢氧化钙糊剂或磷酸锌黏固粉充填。

(五)残髓炎

干髓术后数周或数年,又出现牙髓炎的症状,可诊断为残髓炎,这是由于根髓失活不全所致,是干髓术常见的并发症。塑化治疗的患牙也可出现残髓炎,是由于塑化不全,根尖部尚存残髓未被塑化或有遗漏根管未做处理。若出现残髓炎,则应重新治疗。

(六)塑化剂烧伤

牙髓塑化过程中,塑化液不慎滴到黏膜上,可烧伤黏膜,出现糜烂、溃疡,患者感觉局部灼痛。

(七)术后疼痛、肿胀

由于操作过程中器械穿出根尖孔或塑化液等药物刺激所致根尖周炎症反应所致。

(八)器械折断于根管内

在扩大根管时使用器械不当,器械原有损伤或质量不佳;或当医师进行操作时患者突然扭转头等原因,可导致器械折断于根管内。

(九)牙体折裂

经过牙髓治疗后的患牙,牙体硬组织失去了来自牙髓的营养和修复功能,牙体组织相对薄弱,开髓制洞时要磨去髓腔上方的牙齿组织,咀嚼硬物时易致牙折裂,所以在治疗时要注意调整咬合,并防止切割牙体组织过多。必要时做全冠保护,并嘱患者不要咬过硬的食物。

十二、牙体牙髓病患者的心理护理

(一)治疗前的心理护理

首先为患者提供方便、快捷、舒适的就医环境,贯彻“一切以患者为中心,将患者的利益放在首位”的服务宗旨,热情接待患者,以简洁的语言向患者介绍诊疗环境、手术医师和护士的姓名、资历、治疗过程、术中配合及注意事项,以高度的责任心和同情心与患者交谈,耐心解答患者所担心的问题,通过交谈了解病情及病因,根据患者的病情及要求,讲明治疗的必要性,不同材料的优缺点,治疗全过程所需费用及疗效。对经济条件差的患者,尽量提供经济实用的充填材料。其次美学修复可以改变牙齿的外观,在一定程度上可以改善牙齿的颜色和形态,但无法达到与自然牙一致。因此对美学修复方面要求较高的患者,应注意调整患者对手术的期望值,治疗前向患者讲明手术的相对性、局限性,慎重选择,避免出现治疗后医师满意而患者不满意的情况,提高患者对术后效果的承受力,必要时向他们展示以治疗患者的前后照片,使其增强自信心。这样在治疗前使患者对治疗全过程及所需费用,有了充分的了解和心理准备,以最佳的心理状态接受治疗。

(二)治疗中的心理护理

临床发现80%以上的患者均有不同程度的畏惧心理,主要是害怕疼痛。对精神过于紧张,年老体弱、儿童允许家属守护在旁,对于老年人应耐心细致解释治疗中可能出现的情况,由于不同的人疼痛阈值不同,不能横向比较,说伤害患者自尊心的话、而对于儿童在治疗过程中多与儿童有身体接触,给以安全感,但不要帮助儿童下治疗椅,减少其依赖性,树立自信心,不必和儿童解释牙科治疗问题,与儿童讨论一些他们所感兴趣的问题,对患者的配合给予鼓励。无家属者护士守护在旁,减轻对“钻牙”的恐惧,医护人员操作要轻,尽量减少噪声,在钻牙、开髓术中,如患者感到疼痛难忍或有疑问,嘱其先举手示意,以免发生意外,同时应密切观察患者的脉搏、血压,轻声告知治疗进程,随时提醒放松的方法,使医、护、患、配合默契,顺利地实施治疗。根据患者治疗进程,告知患者下次复诊时间,在根备或根充后可能会出现疼痛反应,多数是正常反应。如果疼痛严重、伴有局部肿胀和全身反应,应及时复诊,酌情进一步治疗。

（三）治疗后的心理护理

患者治疗结束后，征求患者意见，交代注意事项，稳定患者情绪。牙髓治疗后的牙齿抗折断能力降低，易劈裂，治疗后嘱患者避免使用患牙咀嚼硬物或遵医嘱及时行全冠或桩核修复。美学修复可以改变牙齿的外观，但不会改变牙齿的抵抗疾病的能力，因此术后更要注重口腔保健的方法和效率。教给患者口腔保健知识，养成良好的口腔卫生习惯，有条件者应定期口腔检查、洁牙，防止龋病和牙周病的发生，以求从根本上解决问题。

（郎义玲）

第九章

根尖周病

第一节 根尖周炎

一、根尖周炎是如何发生的

根尖周组织是牙根尖周围的牙周膜和牙槽骨，都是结缔组织。牙髓组织通过一个或数个窄小的根尖孔与根尖周组织密切联系，若牙髓炎不及时治疗时，牙髓组织大部分或全部坏死，根管内的感染物质通过根尖孔作用于根尖组织，引起局部组织发炎，叫根尖周炎。感染是引起根尖周炎的最常见的原因。当患有深龋时，龋洞内的细菌可致使牙髓发炎。牙髓炎若不及时治疗，可波及根尖周围组织，引起发炎，另外，创伤、化学刺激、免疫学因素也可引起根尖周炎。

乳牙和年轻恒牙患牙髓炎时，由于患牙根尖孔粗大，牙髓组织血运丰富，感染较易扩散，所以在牙髓炎症早期，便可合并急性根尖周炎，急性根尖周炎在一定条件下可以变成慢性根尖周炎，而慢性根尖周炎在机体抵抗力减弱时，又可急性发作。

二、根尖周炎的分类及临床表现

根据根尖周病的发展进程，可将其分为急性根尖周炎、急性根尖周脓肿、慢性根尖周炎。

(一)急性根尖周炎的临床表现

多数急性根尖周炎的牙齿患有深龋，但也有无龋齿或其他牙体损害者。炎症的早期，根炎周膜充血、水肿，患牙出现咬合痛，随炎症的加剧，大量的炎症分泌物局限于牙根尖周围，患牙有浮出和伸长感，同时，由于牙周间隙内的压力增高，出现自发性、持续疼痛，疼痛是因牙周膜神经受到炎症刺激而引起，疼痛范围局限于患牙根部，也不放散到邻牙或对颌牙齿，患者能明确指出患牙，用手指扪压根尖区黏膜时，有压痛。

(二)急性根尖周脓肿的临床表现

急性根尖周炎没有得到治疗，炎症继续发展，炎症渗出物及坏死细胞液化后形成脓液，集中在根部，向骨壁薄弱的一侧穿通，形成骨膜下脓肿。脓液达到一定压力时，穿通骨膜达牙龈黏膜下，有时可自行破溃，脓液排出。

急性根尖周脓肿可引起患牙区剧烈持续性跳痛，牙齿明显浮出伸长，不能咀嚼，扪压时疼痛，邻近的牙齿也被波及引起疼痛。一般都有全身反应，如发热、白细胞计数增高等，同时炎症常波及面部的软组织，使颜面肿胀，皮肤发红、发热，开口受限，同侧颌下淋巴结肿大。当已发生骨膜下脓肿，应当在麻醉下及时切开脓肿，排出脓液，放入纱布或橡皮引流条引流。在治疗患牙的同时，也应给予全身抗感染治疗，使炎症得到及时控制和缓解。

(三)慢性根尖周炎的临床表现

慢性根尖周炎一般没有明显的自觉症状，常常因为咀嚼不适或牙龈起脓包而就诊，慢性根尖周炎系由牙髓炎或急性根尖周炎发展而来，患牙常有牙髓病史，反复肿胀史或牙髓治疗史。

患牙常存在深的龋洞或充填后或其他的牙体硬组织疾患。牙冠变色，失去光泽，深洞内探诊无反应，牙髓活力测验无反应，当根尖部炎症通过骨质扩散到牙龈时，可在患牙的牙龈处看见瘘管的开口，叩诊患牙可出现不适感或无反应，X 片可见根尖部有密度减低区，这是由于根尖牙槽骨被破坏所致。

三、根尖周炎的常用治疗方法

根尖炎同牙髓治疗一样，消除炎症，尽量保存患牙，恢复其咀嚼功能，所不同的是患根尖周炎时，牙髓已坏死，同时炎症波及根尖周组织，所以治疗时不能采用保存活髓的方法或干髓术，只能采用塑化术和根管治疗的方法，必要时拔除患牙。

当急性根尖周炎发作时，要开髓治疗，开通髓腔引流通道穿通根尖孔，使根尖渗出物及脓液通过根管得以引流，以缓解根尖部的压力，使疼痛减轻，开髓后，髓腔内放入一个棉球，引流2～3 天，待急性炎症消退后，再作常规治疗。

当急性根尖周炎发展至骨膜下或黏膜下脓肿时，应在局麻下切开排脓，并在切口内放入橡皮引流条一根，每天更换，直至无脓为止。对于根管外伤和化学药物刺激引起的根尖周炎，应去除刺激物，反复冲洗根管，重新封药，或封无菌棉捻。如果根管充填超充引起根尖周类，经用药治疗，观察效果不佳者，应去除充填物，封药安抚，以后重新充填。根尖周炎的治疗一般要给予抗生素或止痛药，也可以局部封闭、理疗及针灸止痛。

(一)根管治疗

根管治疗是治疗牙髓病和根尖病最常见的方法。根管治疗就是将炎症或坏死的牙髓完全除去，用根管扩大针把根管壁上的感染变软的牙本质去除干净，并扩大根管，即医学上称为根管预备。经封药消炎，使根管内无菌化后，严密充填。根管充填后，可防止根管内的感染物质继续向根尖扩散，也可使病变的根尖周组织恢复正常。根管治疗特别适用于前牙，当后牙牙冠缺损多，也应选择一个较粗大的根管作根管充填，以便桩冠修复。

当牙髓或根尖有炎症时，首先要在牙上钻洞开髓，抽出炎症牙髓，上药安抚，2～3 天后，进行根管预备，封药根管消毒。当根尖无叩痛或叩诊无不适感，根管清洁无渗出物，棉尖干燥、无色无臭，自觉咀嚼功能恢复正常时，即可进行根管充填，但当根管内分泌物多时，常常需增加封药次数。

根管治疗适合于各种牙髓病、慢性根尖周炎。根管治疗操作复杂，费时费力，常常选择单根管牙和多根管的年轻恒牙。目前随着理论逐渐完善，器械、材料的改进及其他治疗方法的发展，选择做根管治疗牙病的范围越来越广，如成人后牙常规作一个根管的根管治疗，以备牙冠缺损严重时打桩做修复治疗，患者有严重的系统性疾病不能拔牙时，可将残根做根管治疗后，再做覆盖义齿，当根尖周炎伴牙周炎时，牙槽骨吸收，牙齿松动，过去须拔除，而现在通过根管治疗和牙周联合治疗仍可保存患牙，根尖周炎引起牙龈瘘管时，作根管治疗术是众所周知的，目前，对根尖周炎引起的皮肤瘘管，采取根管治疗术同样有效。

牙髓的不可逆性炎症发生时，细菌经由各种感染渠道进入牙髓系统，组织的炎症从局部的浆液性炎症发展成全部的化脓性炎症坏死，细菌通过根尖孔扩散，导致根尖周围组织的炎症渗出、水肿和破坏，这一病理过程由于根管治疗术的介入而被中断。从病因学的角度分析，造成根管治疗失败的诸多原因可归纳为两大类：第一类是微生物性病因。当根管治疗没能有效地阻止细菌的扩散，或者短期内出现了再污染。病程从中断的地方继续发展，那就标志着治疗失败了。由此也可解释为什么感染的根管治疗成功率要低于非感染根管。第二类是非微生物性病因。主要存在于高质量的根管治疗之后仍然发生失败的病例。本节的目的，是从第一类因素入手，讨论如何通过改善根管治疗的各个环节，尤其详细分析了治疗操作过程的环节，来改善治疗质量，提高根管治疗成功率。其中有一部分涉及质量评定的标准。第二类因素的分析不包括在本文论述之列。对于根管治疗术，不论是传统观念中的三大步骤：即根管预备、根管消毒和根管充填，还是现代观念中所提倡的大锥度、侧方加压或垂直加压等，单从治疗操作过程来说，实际上首先是一个外科清创的过程，因此，根管系统彻底地被清洁非常关键，应该被视为整个治疗过程的基础。在此之后的根管充填术中，在用充填材料封闭根管系统时，封闭的严密性又是一个关键。任何影响到这两个关键步骤的操作，都将很大程度地关系到根管治疗的质量。根管治疗的长期疗效同样依赖根管的非感染状态，所以某些导致根管再污染的原因会增加失败风险。每一次根管治疗都是一次临床操作的手术过程，这个过程中的每一个细节都会对手术的质量有着或大或小的影响，从而影响治疗成功率。

(1)直接影响彻底清洁的因素：清洁的目的是彻底清除根管内容物，包括残髓组织、牙本质碎屑、感染松解的牙本质表层及可能有的唾液、龋腐残屑、暂封物碎屑等。清洁最主要是依靠化学药物的荡洗，此外，器械的进出、切割和提拉也起到一定的机械辅助作用。在这一过程中，直接影响彻底清洁的因素有以下一些：①工作长度不准确。很显然一个短于实际长度的工作长度必定会导致根管不能被完全清洁。对于怎样确定工作长度，传统的方法是通过测量 X 线片显示的根尖段长度减去 1 mm 来得到，现代的手段是借助根管长度电测仪来寻找和确认牙本质——骨质界。在实际操作中，不能仅仅依靠某一种方法，而是主张将 X 线片和电测仪结合起来，以得到最准确的数值。②器械预备根管成形不到位。根管的形状对清洁的效率和效果有着关键的作用。成形的目的是去除髓腔侧壁和根管口的阻力，建立到达根管的直通道；将根管冠中 2/3 部分扩锉增粗到足够锥度，并且锥度变化均匀一致，建立进入根尖部位的直通道。显然，一个有着粗大开口并且直线进出的根管，比一个细小弯曲的根管更利于冲洗液的分布和回流。从理论上讲，根管越粗，开口越大。锥度越大，越能达到我们希望的目的，但是无限制的过渡扩大增粗是十分错误和危险的，会损害根壁的抗折断力和牙根强度。保持平衡才是成功之道。对于在器械预备成形中发生的一些不测，例如，断针、穿孔、台阶和根尖拉开等，如果没有影响原始根管系统的清洁和成形，就不会直接导致治疗失败；如果妨碍了对原始根管的清洁和成形，甚至使之变成不可能，尤其是发生在一个牙髓坏死的感染根管内，就会大大增加失败的概率。③选择的冲洗药物未能达到预期效果。冲洗的药物应有较强消毒杀菌功能且流动性较好。3%～5%的次氯酸钠有很强的溶解有机物的能力，是很好的选择。有实验证明 5.25%的次氯酸钠溶液，能在 20～30 分钟内完全溶解一个完整的新鲜牙髓，加温到 60 ℃时，溶解力显著增强。但是次氯酸钠溶液因为缺少抑制根管内厌氧菌的作用，所以建议要配合使用 5%的盐酸氯己定溶液交替冲洗，作为弥补。此外，氯亚明和3%过氧化氢溶液都是不错的选择，若选用生理盐水则无法达预期的目的。④冲洗的方法和工具不利。对于冲洗的工具，除了常用的冲洗器之外，超声根管锉的效果非常好。超声根管锉最开始是作为根管预备的工具被广泛推广使用。但根据笔者的使用经验，此器械不宜用于根管预备，倒是其独特的机械震荡清洁功能，在临床使用中效果显著。实际工作中，如果受条件所限，则应尽量选择较细针头的冲洗器，反复大量冲洗。通过增加冲洗量和冲洗次数，并辅助以手用根管锉或棉捻纸捻进行根管荡洗，以期做到尽可能彻底的清洁。

(2)直接影响严密充填的因素：①根管预备的好坏决定了根充的好坏。在影响根充质量的因素中，首当其冲是根管预备的质量。如果根管成形不到位，器械预备后根管没有具备良好的形态，会直接妨碍充填材料被加压致密，根管清洁不到位，尤其是根充前若未能有效地去除根管壁上的牙本质玷污层，会大大影响根充材料与根管壁的密切结合，直接减弱根充的封闭性。②选择合适的根充材料。选择适宜的材料也是个重要的因素。国内已经有条件使用进口成品糊剂的，使用前要根据说明一幅，充分了解产品主要成分、添加成分、性能、硬固时间、允许工作时间。以及与刺激性、安全性有关的信息。有些仍然在使用传统的氧化锌糊剂的，则应当注意糊剂不要过于稀薄，那样会强度不够，体积收缩过大，并且充填时容易卷入空气形成空隙。此外，碘仿糊剂已经被证明其中的碘会被吸收留下空隙，影响封闭，建议不要再继续使用了。③准确的工作长度。准确的工作长度对完善的根管预备必不可少，同样对高质量根管充填也有着至关重要的作用。因为欠填和超充都会大大降低根管治疗的成功率。欠填的发生主要是由于工作长度不够，或者由于根管预备的成形和清洁不良，根尖区牙本质泥未被完全清除所导致。造成超充最直接的原因是，预备根尖区时过渡切割，根尖狭窄部被破坏，失去了足够的根尖抵抗，这使得超充的发生不可避免。④选择适宜的根充方法。关于选择哪一种根充方法，理论上讲，没有单纯的侧方加压或垂直加压，根充时施加的任何一次压力都被分解为垂直向分力和水平向分力，同时起到垂直加压和侧方加压的效果，所以无论选择哪一种方法都能够完成一例完美的高质量的根管充填。术者需要熟知每种方法的适应证，熟练掌握操作技术，明白何种情况下应该选择何种相应的根充方法。

(3)根管再感染问题：在导致根管治疗失败的诸多因素中，根管再感染是一项很重要的因素，并且容易被临床医生所忽视。从打开牙髓，开始髓腔预备到完成根管充填，再进行牙体修复，术者应该始终具备防止根管感染和再感染的意识及相应的措施。

首先，使用橡皮障是很重要的手段。它能有效地避免在手术过程中，口腔环境对根管系统的再污染。当然，使用橡皮障的好处远远不止这一点还可预防器械落入口腔甚至误吞误吸，保护邻近软组织，避免被不慎划伤或被药物灼伤等，在此不做赘述。如果受条件所限，不能做到每一次根管治疗都在橡皮障的保护下进行。那么也许把注意力放在力所能及的事情上会更有实际意义。在开始根管治疗时，前期要做的是彻底去除所有龋腐质。这样的要求有两个含义：第一，在接触到根管口之前，牙冠上的任何地方都不能还有龋腐质存在，哪怕是与开髓孔没有直接关系，很远的地方；第二，做根管治疗，同时保留原有的充填体或全冠修复体，这种做法不应当受到鼓励。

其次，通常认为根尖4 mm的充填封闭是根管充填术的关键。但这并不是说可以忽略对根管上段的严密充填。根管上段充填物内部有空隙，或根充物与根管壁不密和，或由于根管桩修复体破坏了封闭，很容易发生根管再污染。从而增加了根管同时，牙冠充填物或暂封物的封闭性不佳也会导致根管的再污染。牙齿长期处于口腔唾液环境中，目前任何材料任何技术都不可能从根本上避免修复体微渗漏问题，根管时刻受着再污染的威胁。术者在根管治疗后牙体修复设计时，必须充分考虑选择适宜的修复时机、修复材料和修复技术，有效地防范，减少发生根管再感染的概率。

(4)影响根管治疗成功率的其他间接因素：根管治疗术可以说是一次手工操作过程，手术实施者和接受者的心理状态、情绪和精神状态无疑是影响技术发挥的关键。手术不是由一个人单独完成，从术前准备到术中的配合，以及相关的医辅条件，其中的任何一个细节都能通过对医者心智形成干扰，从而影响治疗水平。这些细节包括医护配合的协调性，四手操作能达到何种程度，X线根尖片技术水平，患者做拍片检查是否便捷，患者术前是否有足够的心理准备，时间和经济方面能不能全力配合，甚至诊室的布局格调，设备器械的摆放是不是方便取用等等。这类细节若处理不好，造成的后果可能会很严重，在决策的时候，都不要认为是无关紧要的，往往大的失误就来自看似无关紧要的细节。

长期以来我们在评估根管治疗术的质量时，主要取决于最后根管充填的结果。就是说，根据对根充恰填、欠填或超填的判断，来确定根管治疗的质量。现在看来，这种评估的标准和方法过于片面和简单。首先，恰填、欠填或超填的描述反映的是根充的深度，根管充填的质量除了对根充深度的评估；还应包括极其重要的对根管粗度、锥度、预备后形态等方面的评估；再者，根管充填术只是根管治疗术中的一个小环节，除此之外的每一个环节和细节都会对治疗的结果产生影响，对根管治疗的质量评估，应该着眼于对整个治疗过程作全面地衡量。对此我们已经在3年前，总结出一套比较全面科学的而且是非常实用的根充术后即刻评估标准，不仅作为专业评估标准应用于临床，并且成为医院医疗质量监控的一部分。用科学的评估标准判定根管充填的质量是第一步，更多的是要注意治疗过程中所应用的器械、设备、材料和药物是否科学有效，所选择的术式、方法是否恰当，以及所有与临床操作有关系的各个细节的设置，至少不要有碍于医者医疗水平的发挥，这样才能对一次根管治疗的质量做全面、科学而准确地评价。

在长期的临床实践中，我们切身体会到，要想提高根管治疗成功率，应该把握以下一些要点：①得到准确的工作长度。②根管预备达到一定的形态标准。③使用有效的工具和方法，选择适当的药物，彻底清洁根管系统。④选择适当的根充方法和材料，达到尽可能严密的封闭。⑤根管治疗之后及时制作优良修复体进行牙体修复。⑥使用橡皮障有助于提高治疗成功率。⑦注意与诊疗工作相关的一切细节，涉及医生和患者、设备和材料等各方面，这些都会直接或间接地影响到临床治疗的质量。

(二)寻找根管口的方法

临床上，多根管牙若因某些原因，寻找根管口有困难时，除了应用牙齿髓腔解剖形态的知识外，还可结合使用下列方法来帮助寻找根管口。

(1)多根管牙常因增龄性变化或修复性牙本质的沉积，或髓石，或髓腔钙化，或根管形态变异等情况，而使根管口不易查找时，可借助于牙齿的三维立体解剖形态，从各个方向和位置来理解和看牙髓腔的解剖形态；并采用多种角度投照法所拍摄的X线片来了解和指出牙根和根管的数目、形状、位置、方向和弯曲情况；牙根对牙冠的关系；牙根及根管解剖形态的各种可能的变异情况等。

(2)除去磨牙髓腔内牙颈部位的遮拦根管口的牙本质领圈，以便充分暴露髓室底的根管口。

(3)采用能溶解和除去髓腔内坏死组织的根管冲洗剂，以彻底清理髓室后，根管口就很可能被察觉出来。

(4)探测根管口时,应注意选择髓室底较暗处的覆盖在牙骨质上方的牙本质和修复性牙本质上做彻底地探查。并且还应注意按照根管的方向进行探查。

(5)髓室底有几条发育沟,都与根管的开口方向有关,即沿髓室底的发育沟移行到根管口。所以应用非常锐利的根管探针沿着发育沟搔刮,可望打开较紧的根管口。

(6)当已经指出一个根管时,可估计其余根管的可能位置,必要时可用小球钻在其根管可能或预期所在的发育沟部位除去少量牙本质,然后使用锐利探针试图刺穿任何钙化区,以指出根管口除去牙颈部的牙本质领圈以暴露根管口的位置。注意钻磨发育沟时不要过分地加深或磨平发育沟,以免失去这些自然标志而向侧方磨削或穿刺根分叉区。

(7)在髓室底涂碘酊,然后用稍干的酒精棉球擦过髓底以去碘,着色较深的地方常为根管口或发育沟。

(8)透照法:使用光导纤维诊断仪的光源透照颊舌侧牙冠部之硬组织,光线通过牙釉质和牙本质进入髓腔,可以看到根管口是个黑点;而将光源从软组织靠近牙根突出处进行透照,光线通过软组织、牙骨质和牙本质进入髓腔,则显示出根管口比附近之髓底部要亮些。

(三)塑化治疗

牙髓塑化治疗是指将根管内部分牙髓抽出,不必进行扩大根管等复杂的操作步骤,将配制好的塑化液注入根管内,与牙髓组织聚合一体,达到消除病源刺激物的作用。

牙髓塑化是利用处于液态尚未聚合的塑料,将其注入根管内,当其聚合前,可渗透到残存的牙髓组织及根管的感染物质中,和这些物质一起聚合。残存的牙髓组及感染物质塑化后,在一定时间内,成为对人体无害的物质,对防止和治疗根尖周病起了一定的作用。它与传统的根管治疗不同点在于根管治疗是采用彻底取出病原刺激物的方式,塑化治疗则不需彻底取出,而将这些有害物质固定,包埋于根管中而达到消除病原刺激的目的。

牙髓塑化治疗不需作根管预备及根管换药,复诊次数要比根管治疗少得多。一般情况下,牙髓炎患者初诊时封入“杀神经”药物,再次复诊就可揭髓顶,拔除部分根髓后,向根管内导入塑化液,完成塑化治疗。根尖周炎患者首诊时,一般就可揭髓顶,拔除部分根髓,窝洞内放入药物棉球开放2～3天后,冲洗根管,封入另一种根管消毒的药物,再次复诊时即可做塑化治疗。

塑化治疗同根管治疗一样,是用于治疗牙髓病和根尖病的重要方法,便由于使用的塑化剂的理化性能,使其选择原适应证有自己的范围。成年人根尖孔已完全形成的恒磨牙,若患有牙髓病和根尖病时,可考虑塑化治疗。尤其是根管细小弯曲的患牙及根管器械意外折断于根管内时,采用塑化治疗可以显示出根管治疗所不及优势。但有些牙病,如根尖狭窄部已破坏的牙,完全钙化不通的根管,准备进行桩冠修复的患牙或根管就不能做塑化治疗。

塑化治疗术成功条件:①塑化液应具有强大的杀菌作用。②塑化液能够渗透到感染的根管组织中。③塑化液与感染组织共聚形成无害物质。④固化后的塑化剂封闭根管系统。

教科书上介绍的塑化液处方中主要成分包括甲醛和间苯二酚。鉴于这两种成分的强蛋白凝固作用和半抗原性,对正常组织的刺激作用显而易见。笔者认为下述可能产生负面作用的问题也有必要弄清:①塑化的聚合反应严格局限于根管内。②塑化反应应该是完全的,即聚合后根管系统不应有剩余单体(甲醛或酚)或剩余单体在已知的安全范围。③塑化物质对任何细胞、组织和器官无害,且无潜在的免疫原性和致癌、致畸作用。

四、牙髓外科包括哪些内容

当前，根管治疗的适应证逐渐扩大，许多过去不能治疗的患牙，现在大部分可以保留了。但还有一部分病例仅用根管治疗术难以治愈，必须辅以外科手术，这种由两种方法结合起来的保存患牙的治疗技术，就是牙髓外科。通过牙髓外科手术，大大提高了保存患牙的成功率，缩短了疗程。主要包括以下方面。

(1)建立外科引流通道，如根尖周开窗术和切开引流术。

(2)根尖手术，如根尖刮治术、根尖切除术、根尖倒充术。

(3)牙根外科手术，如截根术、牙根刮治术、牙半切术等。

(4)根管内折断器械取出术。

(5)髓腔修补术。

(6)根管内、骨内植桩术。

(7)牙再植术。

(8)根尖外露修补术。

五、牙瘘的形成与治疗

有的人牙龈上有一个小瘘管，经常溢脓，我们把它叫牙龈瘘管，俗称牙瘘。一般是由根尖周炎引起的，患根尖周炎时，牙髓坏死，根尖周组织化脓，牙槽骨破坏，脓液沿破坏牙槽骨流至牙龈处，使牙龈破坏即成瘘管，有的牙瘘是由牙周脓肿发展来的，它多在靠近牙颈部的牙龈上。有的是由领创伤性根尖周炎和医源性牙病引起的。

由慢性根尖周炎引起的牙瘘，可只做牙髓治疗，有效去除病因，牙瘘即可痊愈，而牙髓牙周联合病的患牙，因病因复杂，除进行牙髓治疗外，还要进行牙周治疗，对牙周袋及瘘管进行搔制、冲洗、上药，必要时可进行手术治疗，切除患病根尖及所形成的瘘管，去除病因，促进愈合，由领创伤引起的要进行适当调颌消除致病因子。

六、抗生素在治疗根尖周炎中的应用

根尖周炎大多是由龋洞发展成牙髓炎，继而牙髓坏死，炎症波及根尖周组织，产生剧烈疼痛。在治疗过程中，使用抗生素是非常必要的，但仅使用抗生素是不行的，抗生素只消除炎症而不能去除髓腔内的病灶，且疗效缓慢。牙根位于牙槽骨中，当根尖有炎症时，炎性分泌物不易排出，刺激牙周膜神经产生剧烈疼痛。只有开髓后去除坏死的牙髓，通畅根管，建立引流，才能缓解症状，同时全身应用抗生素，根管内局部换药，才能达到消除根尖周炎症的目的。

根管治疗时要经过根管预备、消毒、充填等许多步骤。炎症坏死的牙髓有大量细菌，而医生的操作有时不能达到完全无菌，所以当进行根管预备时，器械不慎超出根尖孔或根管冲洗时将坏死物质推出根尖孔，可造成根尖的炎症反应及牙龈肿胀，在根管预备及充填后应口服抗生素，以预防和控制炎症。

在根管换药过程中，常用的药物有醛、酚和抗生素，用于根管消毒的抗生素有金霉素、多西环素、土霉素、甲硝唑等，用盐水、丁香油酚等调料拌成糊剂应用，可有效杀灭根管内细菌，达到消炎消毒的作用。

七、牙髓炎与根尖周炎的区别

牙髓炎大多由龋病引起，发展到一定程度时，可变为根尖周炎，二者有密切的联系。一般来说，牙髓炎疼痛发作时为自发性、阵发性疼痛，并且疼痛常常向头部放射，患者常不能指明患牙。根尖周炎则表现为持续性痛，以咬合痛为主，牙齿有明显的浮出和伸长感，能指明患牙，牙髓炎时牙髓有活力，冷、热刺激能引起疼痛或疼痛加重，而患根尖周炎时牙髓神经大多已坏死，对冷、热刺激无反应。医生做检查时，用探针探入患牙髓炎的龋洞时，一般会感到疼痛或敏感，而根尖周炎的患牙探诊时常无感觉。当叩击患牙时，牙髓炎的患牙出现轻度叩痛或无反应，而根尖周炎叩痛明显。X片上，根尖周炎的根尖周围有密度减低区，而牙髓炎的根尖周围无明显异常表现。

八、有效清除和控制感染是治愈牙髓及根尖周病的关键

有效清除与控制根管系统的感染物质是牙髓与根尖周病得以治愈的关键，不同的时期，不同的地区，人们曾尝试过多种不同的治疗方法，但所遵循的原则都基于上述认识，即清除感染物质或使感染物质无害化。

（一）微生物是牙髓与根尖周病的病原

牙髓的原发性感染物质主要来自龋损中的微生物感染，牙周组织的感染也可以通过根尖孔或其他牙髓牙周交通支感染牙髓，但所占比例很小。口腔中的微生物还可以通过其他途径如外伤导致的牙硬组织破损、裂纹感染牙髓，或通过各种原因暴露的牙本质小管感染牙髓。另外，微生物也可能通过血运感染牙髓。

（二）清除感染源

由于根管系统的复杂性和同时要考虑对机体的保护，清理根管系统感染的工作是一项十分细致和复杂的工作，在根管治疗过程中占有举足轻重的位置。清除感染亦即清创，在根管治疗的步骤中又称为根管预备。根管预备实际上是包括根管清洗和根管成形两部分。两个部分的核心是最大限度的有效去除感染物质，为有效的封闭根管系统做准备，同时要最大限度地限制感染物质的扩散、保护正常的组织。

（三）无害化的理念

牙髓治疗中考虑对感染物质的无害化处理时，不能忽略的是对无害化处理的效果和可能持续的时间进行评价，尤其不能忽略对残留物质和药物可能的远期危害进行评价。在理论上，利用药物在体内达到长期控制感染物质的目的是不可取的。一种药物很难同时具备有效的抗感染作用和机体生物相容性，完全不对机体产生负面影响。由此看来，有效的最大限度地清除感染物质加上有效的封闭根管系统的无效腔，是目前理想的治疗牙髓及根尖周病的方法。

达到完好的根管充填，需要使材料进入所有的根管空隙。良好的根管预备是完善根管充填的前提。同时，根充材料的流动性、稳定性、生物相容性必须符合相关的要求。目前最常用的根充材料仍然是牙胶。如果采用加温加压的方法，会使材料更容易进入根管空隙，更好地与根管组织贴合，达到更好的封闭效果。

（四）牙髓治疗过程中的感染控制

鉴于牙髓根尖周病的病原学特征，在牙髓治疗中，应该尽可能做到以下几点。

（1）不使根管系统现有的微生物感染扩散，包括不将感染物质推出根尖狭窄部。

（2）不增加新的感染，包括不增加根管内细菌感染的类型。

(3)清理和消除已有的感染物质。

(4)封闭清理过的根管系统,防止再感染或感染复发。

(5)及时有效的修复已经进行了牙髓治疗的患牙,防止冠部微生物的渗漏。

对上述五条的全面理解是决定治疗成功的重要方面。目前存在于我国牙髓病临床实践中的许多问题均来自对这些问题理解或重视的不够。

九、细而弯曲根管预备技巧

(一)术前术中术后拍摄清晰不同角度的牙片(推荐数字化牙片)

根尖片可观察堵塞部位,深度,可能的根管弯曲方向等。术中术后的根尖片可以检查是否侧穿或可能形成侧穿,可以不断调整预备的方向。当然,数字化牙片主要是方便,可以进行一些调整图像明暗等的操作,普通的胶片大多数情况还是比数字片清晰的。胶片多次拍片成本比较高,而且洗片花时间(即使现在自动洗片系统也要5分钟以上)。由于X线片仅能反映二维重叠图像,当切削方向向颊侧或舌侧偏移时则不易判断,以不同角度的拍片可以帮助解决此类问题。有报道说手术显微镜可以解决这个问题,本人可能马上有机会用了。

(二)根管口预备要充分

用15#、20#锉,对于钙化细小堵塞根管,用08#、10#锉,还有根管探针,在15#找不到或者不确定的时候是有帮助的。

开髓孔预备要充分,开髓之前一定去净龋坏组织、无基釉和松动的充填体等,尽可能形成根尖1/3的直线通路,避免器械进入根管时的冠部障碍,这点非常重要。可先采用逐步深入根管锉预备法进行根管上端的预备,使K锉能尽可能直的进入到堵塞部位。另外,G.G.钻对拉开根管口和髓腔侧壁以形成“直线通路”是很好的办法。这样向下预备的时候就K锉的工作部分就不是堵塞部上方的根管侧壁或者开髓孔侧壁。对于细小的弯曲根管“直线通路”是很有意义的(另外“直线通路”发现下切牙的唇舌向双根管,以及根管充填都是也很有帮助的)。

(三)好的完备的扩大器械

一定要有好的手用扩大锉,“好的”,简单说就是质量好,比较新的,设计的合理,适合自己手感,号码要齐全,对于细小弯曲或者堵塞根管,小号器械特别重要,要备有15#以下器械。最好从6#、8#、10#～140#都有。还要注意器械会折旧,金属疲劳,要检查器械有无折断、解螺纹等,损了旧了,不好用了就扔了,不要到器械断根管里了才后悔。

堵塞细小的根管,可以反复使用小号的锉通畅根管。15#无法扩通的根管,试着使用10#或者8#的扩大锉,会发现其中相当一部分可以扩通,如果之前只用15#以上的话。好的完备的器械对细小弯曲根管的预备作用太大了。在使用根管锉的时候,了解各种根管锉正确的使用方法也时很重要的,哪些器械用作提拉,哪些用作旋转,限制旋转多少度,根管锉上蘸根管润滑剂……另外,注意使用中的一些问题,例如,根管锉再次进入根管应清洁;根管锉不可跳号;反复使用小号的锉通畅根管,根管锉不可过度旋转或用力;预备根管一定要在湿润的条件下进行等。

(四)扩大锉的预弯

小号扩大锉+尖端3～4 mm一定的预弯,这点对预备弯曲根管很有帮助,预弯10#或8#锉或扩大器通过堵塞处,K锉尖端3～4 mm弯成30°～45°角的样子,直的扩大锉可能与根管的解剖方向不一致,或者较大号(15#,或者更大号)的器械已经在侧壁预备出一个小台阶,有时会发现有卡住的感觉,这样一般是很有希望的。预弯小号器械能通过堵塞部,可以以2～3 mm小距离提拉把弯曲(可能是肩台)处扩顺畅,然后就采用逐步深入根管锉预备法,15# 能进去一般就没问题了。锉的尖端蘸上含 EDTA 的根管润滑剂有明显帮助。镍钛锉弹性很好,就不用预弯了。

(五)关于镍钛器械

镍钛锉对细小(非堵塞)根管的预备也是比较有用的,某种意义上讲,镍钛器械最大的贡献是:用于后牙弯曲根管的预备和提高根管预备的效率,以及更好的根管成型(ProTaper 成型好,配合 06 锥度的非标准牙胶尖存填,效率高)。通常使用的机用的有 ProFile、ProTaper、Hero642 镍钛机动根管锉等。ProTaper应该可以算是 ProFile 的升级产品。另外手用 ProTaper 也很好用,值得推广。Profile 尖端圆钝,无切削力,能引导器械进入根管,能有效防止侧穿和根管偏移,ProTaper 尖端做了改良,具有一定的切削力,应该算是在两方面都有帮助。另外 Hero642 是设计最简单的一种镍钛机动根管锉,一般根管仅需要 3 根车针。

(刘海彦)

第二节 牙痛的原因及治疗

牙齿是受感觉非常灵敏的三叉神经支配的,牙体组织和牙周组织的任何部分发生损伤或炎症,都可能引起疼痛。牙痛是口腔科疾病最常见的症状,是诊断许多口腔疾病的重要依据。

一、牙本质过敏症

牙本质过敏症即俗称的“倒牙”。由于牙齿过度磨耗或者龋坏(蛀牙)等原因,牙齿最外层坚硬的牙釉质(珐琅质)被破坏,内层敏感的牙本质外露,当用冷水漱口或进食冷、热、酸、甜等食物时,就会因牙髓神经受到刺激而产生难受的酸痛感。久而久之,则会出现牙髓充血,并进而发展为牙髓炎、牙髓坏死、根尖周炎等病症,给患者带来极大的痛苦。

治疗:对牙本质过敏症应进行积极的治疗。首先,可采用专用药物或激光进行脱敏。如果牙齿有龋坏或其他缺损,还需及时加以修补。如果缺损范围较大,修补效果不佳,则可采用全冠进行保护。如果所有这些方法都无法解决问题,最后可将部分或全部牙髓失活,进行牙髓治疗或根管治疗。

二、牙髓炎

牙髓炎多由牙齿龋坏发展而来。由于牙髓处于硬组织包围之中,有了炎症后,牙髓充血、渗出,压力明显增高,又无处扩散,因而患牙出现一阵阵剧烈难忍的疼痛,晚上平卧时更痛得厉害,常常导致彻夜难眠。进冷热食物可使疼痛加剧。牙髓炎疼痛常常放散到其他部位,患者有时不能指明患者,需要医生借助各种手段才能准确定位。

治疗:急性期的治疗原则是迅速止痛,方法是在局部麻醉下,开放髓腔,引流减压,疼痛可立即缓解。由于牙髓腔的特殊解剖结构,牙髓炎一般是不可逆的,待症状明显减轻后,应进行彻底的牙髓治疗或根管治疗。对于损坏范围过大,无保留价值的患牙,应尽早拔除。总之,不仅要治牙痛,而且要治牙病。

三、牙根尖周围炎

牙髓炎为及时治疗，继续发展，蔓延到牙根尖周围的组织，便可在此发生较严重的炎症。开始时牙齿有胀痛、伸长的感觉，逐渐发展到不敢触碰，持续跳痛，有时牙齿附近的牙龈与面部还会肿胀、出脓。

治疗：急性期的治疗一是要止痛，行根管开放排脓或软组织切开引流处理，可同时应用止痛药物。二是要消炎，口服或注射抗生素。急性期过后，应及时进行彻底的根管治疗，以防止炎症再度急性发作并消除病灶。

四、牙周炎

即牙周组织发生的炎症，其特征是牙龈经常出血，反复肿痛、流脓，还有口味腥臭，牙面污垢与结石存留等。牙周炎晚期，由于牙槽骨广泛吸收，导致牙齿松动，咀嚼无力，使患者无法正常进食。牙周炎是造成牙齿脱落的主要原因。患有牙周炎的牙齿还可成为慢性感染病灶，有时会导致心内膜炎、风湿热、肾炎等全身性疾病的发生。

治疗：牙周炎属口腔难治疾病之一，有时甚至无法控制其发展，不可避免地导致牙齿脱落。关键是要早发现、早诊断、早治疗。治疗大都是综合性的，包括牙周洁治、药物应用、牙周手术、甲板暂时或永久固定等。对于松动度过大的晚期牙周炎患牙，已无保留价值，应及时拔除，以免形成病灶，祸及全身。

五、智齿冠周炎

即下颌最后一颗大牙（第三磨牙，俗称智齿）在长出过程中受阻时，其周围软组织发生的炎症。初发时仅感下颌后牙局部肿胀、疼痛，不敢咀嚼。严重时疼痛剧烈并可向耳颞部放散，甚至出现张口和吞咽困难，同时伴有发热、无力、食欲减退等全身症状。

治疗：急性期以抗感染和对症治疗为主，如止痛、局部冲洗上药、全身应用抗生素等。如果智齿冠周形成脓肿，应及时切开引流。对反复发作且无保留价值的智齿应予拔除。

六、其他原因所致的牙痛

牙痛不一定表明牙齿有病，一些其他疾病也可表现出牙痛。

（一）三叉神经痛

其特点为锐痛，突然发作，程度剧烈并沿三叉神经分布放散，与急性牙髓炎类似，易误诊。但三叉神经痛有疼痛触发点即“扳机点”，疼痛时间较短暂，每次持续数秒至1～2分钟，一般不超过5分钟，而且很少在夜间发作。

（二）急性上颌窦炎

上颌后牙的根尖邻近上颌窦底，分布于上颌后牙牙髓的神经在进入根尖孔前要经过上颌窦侧壁和窦底。因此，上颌窦内的感染常引起上颌后牙的牙髓神经痛，还可放射到头面部，易被误诊为牙髓炎。

（三）某些全身性疾病

可能引起牙痛的全身性疾病有关节炎、疟疾、流感、伤寒、糖尿病、月经痛、妊娠期、绝经期、子宫或卵巢摘除后、心脏功能亢进或减退、神经官能症、癔症等。另外，心绞痛可反射至颌骨或牙齿，患者往往先到口腔科就诊。

（四）某些特殊环境引起的牙痛

常见的有两种，一是航空性牙痛，二是潜水性牙痛。这类患者牙髓往往处于充血状态或慢性炎症，在平常生活环境中不出现症状，但在特殊环境中，由于气压的改变而引起牙痛。所以说，牙痛的原因很多，大部分是由牙病引起的，还有一部分是牙齿以外的原因造成的。我们不能轻易下结论，要仔细区分以免误诊，查明原因，有针对性地进行治疗。

（刘海彦）

第三节　活髓保存治疗

一、间接盖髓术

（一）原理

间接盖髓术的原理是用具有保护和治疗作用的药物、材料（盖髓剂），使因深龋或其他牙体疾病所致的牙髓充血（可复性牙髓炎）恢复正常。

（二）适应证

（1）深龋或其他牙体疾病伴有牙髓充血（可复性牙髓炎）的患牙。

（2）深龋和其他牙体缺损，在备洞时洞底近髓或大面积牙体预备后且患牙感觉极敏感者。

（3）牙冠折断在牙本质深层而未露髓的患牙。

（三）操作步骤

（1）按常规去净腐质，预备窝洞，温水冲洗。

（2）隔离唾液，棉球擦干窝洞。

（3）放置盖髓剂：深龋伴牙髓充血的窝洞，用氧化锌丁香油酚糊剂密封即可。如果窝洞或折断面近髓，在最近髓处放置少量氢氧化钙制剂，再以氧化锌丁香油糊剂封闭窝洞，或用聚羧酸锌水门汀涂覆断面。

（4）10 天后复诊，如无症状，换永久充填。无牙髓症状的近髓龋洞也可在盖髓剂上方直接垫底，做永久充填。

（四）注意事项

（1）窝洞近髓或有可疑穿髓点的部位，切勿探入和加压。

（2）两周内如出现自发痛则做进一步的牙髓治疗。两周后症状减轻，但仍有遇冷不适者可继续观察两周，如症状不改善或加重，则做进一步的牙髓治疗。

（3）深龋与慢性闭锁性牙髓炎鉴别诊断不明确时，也可用氧化锌丁香油糊剂暂封，根据症状改变的动向辅助诊断。

（五）术后组织变化和疗效判断

成功的间接盖髓术后，充血状态的牙髓恢复正常，洞底近髓处成牙本质细胞增生并开始形成修复性牙本质（约在术后 30 天左右），100 天后形成修复性牙本质的厚度可达 0.12 mm。如果牙髓的充血状态不能恢复正常，则会发展为慢性牙髓炎或发生急性牙髓炎，均为失败的病例。

治疗后 6 个月和 1 年复查，患牙无自觉症状，功能良好。临床检查无异常所见，牙髓活力正常（与对照牙比较），X 线片示根尖周组织正常，则为成功病例。

二、直接盖髓术

（一）原理

直接盖髓术的原理是在严密消毒条件下，用药物覆盖牙髓的意外露髓孔，以防止感染，保存牙髓活力；还可能诱导或促进牙本质桥形成，封闭露髓孔。

（二）适应证

（1）治疗牙体疾病预备窝洞时的意外穿髓，窝洞为𬌗面洞或龈壁有足够宽度的复面洞，穿髓孔直径在 1 mm 以内者。

（2）年轻恒牙外伤露髓者。

（三）操作步骤

（1）去净腐质，隔离唾液。

（2）用 75％乙醇或 2.5％氯胺 T 钠消毒窝洞，棉球擦干。

（3）穿髓孔处放置少量新配制的氢氧化钙糊剂，其上方以氧化锌丁香油糊剂密封。牙冠折断的露髓牙需先做带环，以利盖髓剂固位。

（4）两周后如无症状，牙髓活力正常，则保留紧贴洞底的暂封物，上方以磷酸锌水门汀垫底，然后做永久性充填（图 9-1）。

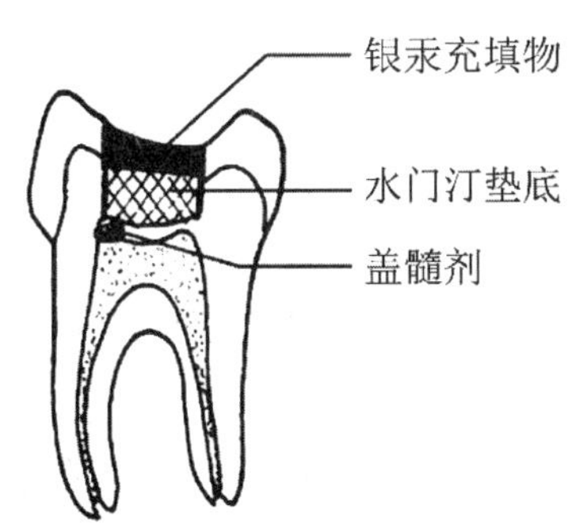

图 9-1 直接盖髓术

（四）注意事项

（1）治疗中注意无菌操作，应用橡皮障隔离。尽量减少对髓腔的压力和温度刺激。

（2）术后可酌情使用全身消炎药物。

（3）术前、术后和定期复查时均应测试并记录牙髓活力，如发生牙髓炎或牙髓坏死则及时做进一步的牙髓治疗。

（4）重度磨损或老年人的患牙，意外穿髓时不宜做直接盖髓术。

（五）术后组织变化和疗效判断

意外露髓的牙髓组织，因治疗前无炎症，修复愈合较好。首先在露髓处有血块形成，以后血块机化，下方成牙本质细胞形成牙本质基质，矿化后形成牙本质桥将穿髓孔封闭。这种矿化组织一般在术后 100 天左右形成，其下方牙髓组织正常。如果盖髓剂为氢氧化钙制剂，则在其下方出现一层凝固坏死层，下方牙髓组织中成牙本质细胞新生。约 3～6 个月后，可有牙本质桥封闭穿髓孔，其余部分牙髓组织正常。这些均为成功病例的修复情况。

但是，牙本质桥的出现并不代表牙髓组织完全正常。部分病例中经过直接盖髓治疗后的牙髓，无论术前是否有炎症，都可以发展为慢性牙髓炎；有的可能变为肉芽组织，并可引起牙内吸收；也有的引起牙髓退行性变、钙变，甚至发生渐进性坏死。这些都是治疗失败的病例。

术后一年复查，如果患牙无自觉症状，功能良好，临床检查无异常表现，牙髓活力正常(与对照牙比较)，X线片见根尖周组织正常，穿髓孔处有或无，或有部分牙本质桥形成，均可列为治疗成功的病例。

三、活髓切断术

(一)原理

活髓切断术的原理是在严密消毒条件下，切除有局限病变的冠髓，断髓创面用盖髓剂覆盖以防止根髓感染；并诱导或促进牙本质桥形成，封闭根管口，以保存根髓的活力和功能，使患病的年轻恒牙根尖继续发育形成。

(二)适应证

(1)外伤露髓而不宜做盖髓治疗的年轻恒牙。

(2)年轻恒牙早期或局部性牙髓炎。

(3)不具备盖髓条件的意外穿髓患牙。

(三)操作步骤

(1)局部麻醉：要求效果确实，必要时可辅以髓室内麻醉。

(2)去净腐质：常规预备窝洞并清洗，用75%乙醇消毒窝洞。

(3)橡皮障或棉卷隔湿：用2.5%碘酊和75%乙醇消毒牙面。

(4)用消毒裂钻扩大穿髓孔，揭除髓室顶。

(5)用锐利挖匙由根管口或低于根管口处切除冠髓，前牙在相当于牙颈部水平切除冠髓。

(6)用温热生理盐水冲洗髓腔，棉球吸干。如出血不止，用0.1%去甲肾上腺素棉球止血。

(7)将新鲜调制的盖髓剂放置根髓断面，氧化锌丁香油糊剂密封。

(8)2～4周后复诊，无自觉症状，无叩痛，牙髓活力正常或略低于对照牙，则可去除大部分暂封剂，垫底后做永久充填；也可在断髓和盖髓后当时垫底和做永久充填(图9-2)。

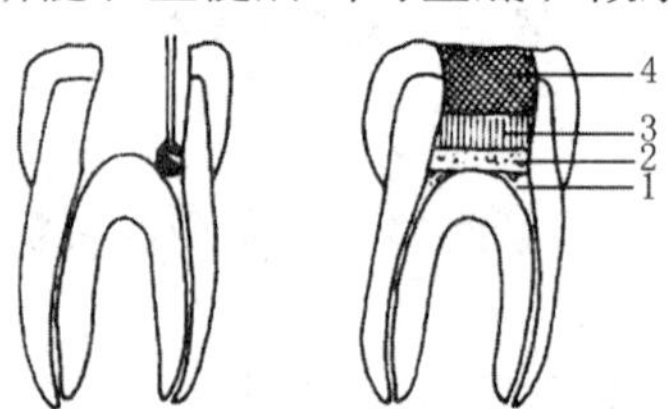

1.盖髓剂；2.氧化锌丁香油糊剂；3.垫底材料；4.永久充填材料

图9-2 活髓切断术

(9)年轻恒前牙：在术后6个月，一年和两年复查时，如根尖部已形成，则改做根管充填。

(四)注意事项

(1)结合年龄和全身情况，严格选择适应证；年轻恒患牙可适当放宽选择。

(2)严格无菌操作，最好用橡皮障隔湿。

(3)去髓室顶和切断冠髓时，切忌压碎和撕裂根髓。

(4)术中避免温度刺激，严防加压。

(5)术后 3 天仍有明显自发痛和叩痛,应改做根管治疗。

(五)术后组织变化和疗效判断

成功的活髓切断术后,牙髓创面可出现暂时的炎症,盖髓剂(氢氧化钙制剂)下方可有程度不同的凝固坏死层。两周后炎症逐渐消退,断面血块机化形成肉芽组织和瘢痕组织;成牙本质细胞向创面聚集,可形成牙本质桥封闭根管口,根髓组织正常。

如果术后牙髓内有持续的轻度感染存在,日后根髓内可发生营养不良性矿化,甚至发生根管闭塞。如果根髓内发生了急性炎症、化脓、坏死或者长期慢性炎症,根髓成为充血性肉芽组织,出现根管侧壁牙本质吸收,均为治疗失败病例。

治疗后 6 个月和 1 年、2 年复查,患牙无自觉症状,功能良好;临床检查无异常所见,牙髓活力正常或迟钝;X 线片可见根管口处有牙本质桥形成,根管正常或闭塞而根尖周组织正常,则为成功病例。

(刘海彦)

第四节　现代根管治疗概念

根管治疗术是治疗口腔科常见疾病"牙髓和根尖周病"的最根本和最有效的方法。20 世纪 80 年代以来,根管治疗术已逐步发展为理论系统完善、操作步骤规范、器械设备标准化及疗效恒定的一种保存患牙的治疗方法。近 20 多年来,根管治疗术的医学科学基础研究、根管预备器械和预备方法、根管充填材料和方法,以及显微根管治疗技术等均有明显进步,根管治疗的成功率可达 95%,而且明显扩大了牙齿保存的范围,也为修复技术的进步奠定了基础。近十几年来,现代根管治疗在国内的研究和应用逐步推广,但在临床应用、根管治疗的完善程度和长期疗效方面仍有许多问题值得商讨。

一、根管治疗术的发展过程

尽管牙髓根尖周病的治疗历史悠久,但根管治疗学是近代牙科保存治疗学中最为年轻的专业学科之一。被誉为"牙髓病学之父"的 Louis Grossman 将 1776－1976 年的 200 年根管治疗史分为 4 个阶段,1776－1826 年:水蛭治疗脓肿牙齿,用烧红的金属丝烫死牙髓,用金箔充填根管;1826－1876 年,全麻,橡皮障,牙胶尖的出现,原始的拔髓针和根管锉的产生,砷剂用于杀死牙髓;1876－1926 年,X 线的发明,局麻的应用,根管内消毒(cmCP)的应用;1926－1976 年,X 线根尖片的应用,局麻和根管治疗方法的逐步提高,根管预备器械的标准化。牙髓病学的先驱 Edgar Coolidge 提出了大量的实例证明原来认为必须拔除的患牙可以用根管治疗得以保存。1945 年后,根管治疗逐渐在保存牙医学的领域中占有重要的地位。Grossman 编著的《Endodontic practice》奠定了根管治疗术的实践基础。

近 20 多年的发展,根管治疗技术有了明显的进步。经过许多学者和临床专家的实践和研究,根管治疗学已发展为一门独立的治疗学科,成为牙髓病学中的重要部分。详细阐述根管治疗术的牙髓病学专著也在不断更新。如 Lngel 和 Bakland 编著的《Endodonties》、Cohen 和 Burns 编著的《Pathway of the pulp》、Wine 编著的《Endodontic therapy》等较全面地介绍了根管治疗学的理论和实践；Seltzer 编著的《Endodontology biologic considerations in endodontics procedures》强调了根管治疗学的生物学基础，Gutmann 等编著的 Problem solving in endodonties 主要阐述了临床根管治疗中的难题及解决方法等。

国内作为口腔医学本科生教材用的口腔内科学、牙体牙髓病学和口腔医学实验教程中讲述根管治疗术的篇幅逐渐增多，内容逐渐丰富，并有相应的专著出版，如王晓仪的现代根管治疗学、张光诚的实用根管治疗学等。随着根管治疗器械、设备和技术的引进，国内牙体牙髓科和口腔科应用根管治疗术的比例迅速增高，一些口腔医学院和口腔专科医院还设立了解决根管治疗中疑难问题的专家诊室，并不断举办国内、外专家的继续教育讲座。根管治疗学中的问题已成为许多口腔临床研究生的研究课题，研究根管治疗学的论文也日益增多，上述情况表明现代根管治疗术已在国内得到应用，并正在逐步推广。

现代根管治疗学不仅有了完整的理论系统，而且根管治疗技术有了明显的进步，具体内容将陆续在以后的讲座中介绍。

二、现代根管治疗的原理及其医学科学基础

根管治疗术的原理是通过清创、化学和机械预备彻底除去根管内感染源，并严密充填根管以促进根尖周病变的愈合或防止发生根尖周病变。

为了能达到“彻底消灭根管内感染源”和“严密充填根管，防止再感染”的目的，许多学者进行大量的医学科学的基础研究，与根管治疗技术有关的研究简要归纳如下。

（一）根管内微生物学研究

随着厌氧培养和厌氧菌分析鉴定技术的进步，已确定厌氧菌是感染根管内的优势菌，占 2/3 以上；厌氧菌中以革兰氏阴性菌最多，如产黑色素类杆菌群、不产黑色素类杆菌群和梭杆菌属等。根管治疗的主要任务就是去除根管内的感染源。虽然根管内细菌培养阴性已不作为根管充填前的常规检查。但从根管治疗效果来看，根管预备后细菌培养阴性者的成功率高于阳性者。当患根尖炎的感染根管经过化学和机械预备后，根管内残留的细菌 85%是革兰氏阳性菌，偶见革兰氏阴性厌氧菌。根管治疗期间急症的发生率为 1.5%～22.0%，原因包括不完善的根管预备、感染物挤出根尖孔及根管内氧化还原电位的变化致使兼性厌氧菌数量的急剧增多。有研究表明，根管治疗失败伴有根尖透射区的患牙，根管内细菌培养分离最多的是专性厌氧菌(42.6%)。与根管内微生物相关的研究还包括根管内冲洗剂和消毒剂的大量研究。上述研究结果均表明，根管内感染源的控制是根管治疗成功的首要条件。

（二）根管系统类型的研究

Vertucci 根据根管和根尖孔的分布将根管类型分为Ⅲ类 8 分类；岳保利和吴友农根据中国人 1769 个透明恒牙标本描述了各牙位错综复杂的根管解剖形态，并按根管口和根尖孔的分布将根管系统分为 7 型；上颌磨牙近中颊第二根管自 1925 年首次报道以来有关文献颇多，由于研究方法不同，近中颊根第二根管(MB2)的检出率为 38.0%～95.2%。下颌第二磨牙“C”型根管的发生率文献报道不一，国内报道为 15.8%～45.5%，并有详细的分型。不同根管类型的预备和充填方法均有其特殊性，因此上述研究资料对提高根管治疗的质量起了重要作用。

（三）有关根管壁玷污层的研究

玷污层是指根管预备时压贴在根管壁上的由细菌、坏死组织及扩锉下来的牙本质碎屑组成的混合物。玷污层厚度约 2～5 μm，可贴附在牙本质表面，也可能深入到牙本质小管内。玷污层

的存在可以阻止或延迟消毒剂对牙本质小管中细菌的作用，妨碍根充材料与根管壁的渗透和紧密贴合；玷污层可以是根管治疗过程中或充填后微生物生长和定植的底物，也可以是微渗漏的通道。因此，关于去除玷污层的化学制剂、根管预备方法和充填技术有大量的研究报道。现代根管治疗术中，根管预备后根管壁玷污层的情况已成为评定根管预备器械、冲洗液和预备方法优劣的重要指标之一。

（四）根管充填后微渗漏的研究

现代根管治疗学认为，根管系统的三维严密充填是根管治疗成功与否的关键因素。根管充填后存在的微渗漏使微生物及其代谢产物再次进入根尖周组织，约60%的失败病例是由于根尖区不完全封闭所致。因此，研究微渗漏方法与根管充填质量的研究密切相关。体外研究微渗漏的方法很多，包括示踪剂浸润法、示踪剂透过法、电化学技术、电镜观察和液压技术。与其他研究方法比较，由Pashley等提出，经Wu等改进的流体输送模型可以对根管微渗漏进行连续和动态的观察，定量准确，但需要一定的设备。国外学者推荐的葡萄糖定量分析模型方法简便，定量灵敏，已引起了许多学者的重视。目前，根管充填后微渗漏的检测是评定各类根管充填材料、器械和充填技术对根管封闭效果优劣的重要指标。

（五）毒理学、组织学和分子生物学等方面的研究

当研究新的药物和材料是否可以用于根管治疗术时，根尖周组织的生物相容性是最基本的一个评价指标。有关口腔根管治疗生物材料鉴定的国际标准规定在用于人体之前，必须通过严格的毒性测验和动物实验鉴定，以保证根管治疗所用的药物和材料具有良好的生物相容性。分子生物学的研究又进一步为根管治疗材料的优良生物性能提供了科学依据。近20年来对氢氧化钙制剂的大量研究结果奠定了其在根管治疗术中应用的重要地位。

三、根管治疗适应证范围的扩大

随着根管治疗技术和器械的进步，只要患牙有保留的价值，患者同意选择，根管治疗无牙位的限制，全口牙齿均可进行完善的根管治疗；也没有年龄的限制，只要患者有适当的开口度。机用旋转NiTi预备器械的广泛应用，使磨牙的根管预备变得相对容易，对患者开口度的要求有所降低。弯曲钙化根管治疗的成功率与正常根管治疗成功率相近，90%以上的钙化根管能够成功扩通和预备，由于显微根管治疗技术和超声根管治疗技术的应用与推广，根管内折断器械及堵塞物的取出率明显提高，使得非手术根管再治疗成为可能。

四、无菌观念的加强

（一）橡皮障的应用

根管治疗要求手术区域和周围均处在无菌环境中。口腔内和周围环境微生物对根管的污染会影响根管治疗的效果，导致根管治疗的最终失败。橡皮障的使用是标准根管治疗的必要步骤，不可缺少。橡皮障具有以下作用：隔离治疗牙齿，获得干燥、清洁和无菌的治疗区；预防患者的误吸；避免软组织受伤；有效隔湿防止唾液进入术区。

（二）约诊间严密封药的意义

开髓孔的严密暂封是防止微生物再次污染根管系统的关键步骤之一，它的重要性一直未受到临床医生的足够重视。根管治疗约诊之间和根管充填后都应进行严密的暂封，而且暂封的时间不宜过长，一般不应超过4周。体外研究表明，根充后髓腔暴露于唾液中几天，唾液能渗入到

根管全长的33%～85%。这种微渗漏可能是根管治疗失败的重要原因之一。暂封材料至少应具备良好的严密的边缘封闭作用；能阻止细菌和液体的通透，能在数分钟内硬固；能形成良好的固位，具有一定的抗压强度，承受咀嚼压力；操作方便。临床应用的暂封材料种类较多。最常用氧化锌丁香油水门汀，暂封厚度应不少于3.5 mm。双封技术是Grossman建议采用的方法，内层放入牙胶，外层放上水门汀。由于ZOE的抗压强度较差，牙胶能增加ZOE的抗压强度；在去除ZOE时，牙胶的存在也能防止水门汀碎屑进入根管。

(三)冠部封闭的重要性

冠部修复体或充填体是完善的根管治疗的必要步骤。如果没有良好的冠部修复体将影响根管治疗的远期疗效。一些研究证实，X线上可见修复体(充填体)边缘不密合或继发龋的病例，其根尖病变明显高于修复体完好组；充填物下有垫底层比无垫底层根尖病变率低；银汞充填比树脂充填的根尖病变率低。而且，全冠修复能显著延长根管治疗后牙齿的寿命。

五、根管治疗方法的进步

(一)根管预备方法的进步

(1)根管预备的时机。应该在急性炎症控制后进行。

(2)开髓孔和髓腔预备的要求。去除全部髓顶；开髓孔的壁应与根管的根尖1/3成直线，器械与冠部根管壁无阻力；使暂封药固位良好；提供冲洗液存流的空间，获得良好的寻找根管口的视线和细小器械进入的通道。对于弯曲钙化根管开髓孔应尽可能取得便利型，有时甚至需要牺牲更多的牙体组织。

(3)根管工作长度的确定。临床上，医生不能看到牙齿的根尖部，不能直接确定根管长度，需要采用各种不同的手段或几种手段相结合的方法，确定临床工作长度。理想的工作长度测量方法应具备下列条件：适应于不同的牙髓状况和根管内容物；能快速准确地确定根尖狭窄处；能不停地监测和确定工作长度的变化；医生和患者舒适；放射量小；费用较低。目前为止，没有任何一种方法能完全达到理想方法的要求。要获得高度准确的工作长度，应将几种不同的方法结合起来，特别是在测定根管工作长度有困难或有疑问的病例。最常用的方法：X线法、电测法和手感法。纸捻法和根尖牙周膜敏感法也有人采用。将X线诊断丝照相与电测法结合是临床上最常用和相对准确的方法。

(4)根管预备的基本原则。根尖1/3预备之前一定要有准确的工作长度；根管预备时一定保持根管湿润，保证足够的冲洗；根管锉不可跳号1根管锉应做适当的预弯；预备后的根管为连续锥状；保持根管原始的解剖形态；根尖孔位置不变；根尖狭窄处直径越小越好，避免在急性炎症期做根管预备。

(5)根管预备器械的进步。根管治疗的进步很大一方面受到材料和器械发展的影响。近年来，根管预备器械在材料、锥度、手用器械与旋转器械等方面有很大的进步。

1958年以前，根管预备器械分为1～6号，没有统一的规则和规格，多采用碳钢材料。1976年确定了根管预备器械的国际标准，锥度为0.02 mm/mm。2002年根管预备器械最新修订标准为：器械从6～160号，以尖端的直径确定号数，锥度为0.02 mm/mm，材料多为不锈钢。最近，大锥度根管预备器械的出现，0.04、0.06及0.08锥度能形成更好的根管冠部的扩展，材料多为NiTi合金。与大锥度相反，0.02锥度的半号锉用于极细小根管的预备。机用根管预备系统能明显提高临床工作效率并减低医生的疲劳程度。M_4手机使用不锈钢根管锉在较直的根管内效果良好，但在弯曲根管内会造成肩台、根管拉直、侧穿或人造根管。NiTi 机用预备系统由于 NiTi 合金的超弹性和记忆性，有利于沿根管原始形态预备；但应避免 NiTi 合金的疲劳或使用方法不当，防止器械折断，并及时更换器械。

（二）根管冲洗的原则

根管荡洗是根管预备过程的重要环节之一，对根管治疗成败起关键作用。根管荡洗主要目的：去除根管内容物，溶解组织，破坏和杀灭病原微生物，润滑作用，去除玷污层，避免被推向深部或出根尖孔。根管冲洗的三重含义：根管冲洗液量要足够，每次冲洗液量应在 1～2 mL 以上；次数要足够，每次换锉均应冲洗；冲洗的深度要足够，冲洗器应能疏松地进入根管的 2/3 或离根尖狭窄处 4～6 mm。

玷污层去除及乙二胺四乙酸的使用：超声根管预备成型效果不十分明显，但超声根管荡洗去除根管壁玷污层的作用非常显著。超声根管荡洗与 NaOCl 结合效果更好。螯合剂如 EDTA、REDTA、EDTAC 等，其中的活性成分是 15%EDTA，研究已证实 15%EDTA 与 5.25%次氯酸钠交替冲洗根管能有效去除根管壁的玷污层。此外，含 EDTA 和过氧化脲的糊状混合物，如：RC-Prep、Glyoxide、Glyde 等是良好的根管润滑剂，在预备钙化和弯曲根管的初始阶段有明显的辅助作用。

（三）根管内封药的意义

根管内封药消毒曾被认为是根管治疗的重要步骤。很长一段时间，许多学者强调两次复诊之间，根管内封药消毒是根管治疗成功的重要因素。现在的研究证实，目前根管消毒药物难以使根管内达到完全无菌；而且，根管内完全无菌也不是根管充填的必要前提。因此，根管消毒不能忽视，但也不能过分强调完全无菌。药物性能应具备持久的、较强的杀菌作用，对根尖周无刺激，无全身性的毒副作用，无耐药性，使用方便等。根管消毒药物如酚类（cmCP）、醛类（FC）在杀菌的同时，都有一定的不良反应。氢氧化钙的强 pH 具有很好的抑菌性，能够降解细菌的内毒素，同时能降低根尖周的炎症，诱导根尖周组织的愈合，使得氢氧化钙类根管内封药临床应用更广泛。根管预备时，荡洗的液体也具有一定的杀菌作用。

氢氧化钙制剂是目前根管内封药的最常用药物，有糊状或与牙胶混合做成牙胶尖状。氢氧化钙糊剂的表面最好放一小棉球，然后再放暂封材，以便于氢氧化钙的取出。封药时间为 1 周。对于活髓牙，在充分的根管预备和荡洗后也可不封药，只封干棉球。FC、CP 应用于根管内封药逐渐减少。

（四）根管充填方法的进步

严密的根管系统的三维充填是根管治疗成功的关键。不论根尖状况如何，超填和差填都是不适当的，恰填是良好根管充填的标准。认为超填比差填好缺乏科学根据。根充物应以牙胶为主，根充糊剂为辅，采用相应的侧压法或垂直加压法，使根充物致密。单纯用糊剂，特别是可吸收的碘仿类糊剂治疗恒牙是错误的，银尖法也已被淘汰。单牙胶根管充填也难以获得良好的三维封闭，已少用。在良好的根管预备的基础上，目前最常用的方法：侧压法包括冷侧压和热侧压、垂直加压法；热牙胶技术如 Obtura 2、Uitrafil 3D、Thermafil 等。

（五）显微镜的应用

显微镜能够提供良好的视野，放大倍数为 3～26 倍，便于精细操作，扩大了根管治疗的范围，并提高了疑难根管的治疗成功率，显微镜在根管治疗中的主要应用有寻找钙化根管、打通钙化桥、寻找和去除再治疗根管的内容物、修补各种穿孔、取出根管内异物及显微根尖手术等。

六、根管治疗与知情同意

随着人们生活水平的提高，患者在要求获得高质量的口腔科服务的同时，也更加关注自己的权利。由于根管治疗的复杂性，出现意外的可能性较大，术前详细的临床检查和X线分析，将可能发生的问题及预后告之患者，并要求患者在知情同意书上签字是十分必要的。患者的投诉主要包括：诊断错误、检查不完善(如无术前X线片)、病历记录不全面、开髓牙位错误、使用材料不当(如可吸收糊剂用于恒牙)、根管穿孔、器械折断、误吞(未用橡皮障)、过度超填或欠填、下唇麻木等。对于复杂和特殊病例如复杂的多根管、根管分叉、细小钙化根管、堵塞根管(根管内异物)、弯曲根管、牙齿错位、畸形牙、有严重全身疾病的患者和智力障碍的患者，有条件应转诊给根管专家治疗。知情同意书至少应包括治疗的方法、步骤、术中术后反应、预后、可能出现的意外、其他可选择的治疗方法、不治疗的后果，以及治疗所需的时间和费用等。由于医疗纠纷和诉讼逐年增加，医生应该在更加谨慎和认真地提供医疗服务的同时，有义务让患者对自己的患病情况和治疗效果充分理解，有思想准备与医务人员共同面对治疗过程中出现的并发症及其他问题。

七、现代根管充填技术

(一)冷牙胶侧向加压充填技术

1.选择侧向加压器

侧向加压器应能无阻力地插入至距工作长度1～2 mm。

2.试尖

根管充填前需进行试尖，并拍X线片确认。

3.涂根管封闭剂

将封闭剂均匀地涂布到根管壁上。

4.放置主尖

将选定的主牙胶尖蘸取根管封闭剂缓慢插至工作长度。

5.侧向加压

将选定的侧向加压器紧贴主尖缓慢旋转插入至距工作长度1～2 mm处，放置15秒以上，旋转180°后退出侧向加压器；沿形成的空隙插入副牙胶尖，如此反复操作直至整个根管充填紧密。

6.垂直加压

用烧热的挖匙将多余的牙胶从根管口切断去除，选用合适的垂直加压器对根管口软化牙胶垂直加压。

(二)热牙胶垂直加压充填技术

1967年，Schilder提出热牙胶垂直充填技术，他的观点主要是以最少的封闭剂和最大量的牙胶三维充填根管，包括侧支根管和副根管。

将根管预备成连续的锥形并彻底清理后进行试主牙胶尖，这是根管治疗成功与否的关键步骤。首先通过X线片确定根尖终点的位置，主牙胶尖在根管内达到这个长度，并在根尖区应当有“紧缩感”，使主牙胶尖与根管尽可能密贴，然后切除牙胶尖端0.5～1.0 mm。对于初学者而言，通常切除的太多了。有学者报道，热牙胶垂直充填技术的应用，有超过40%的牙根表现出不止一个根尖孔，只要时间准确、正确，很少会发生欠填或超填的现象，当然如果发生上述现象最好重新预备根管。

根充前要选择好垂直加压器，大号垂直加压器用于根上 1/3 充填，中号垂直加压器用于根中 1/3 充填，小号垂直加压器用于根尖 1/3 充填，根管充填一般用 3/4 个加压器，加压器上每隔五毫米有一个凹槽标记，有利于操作过程中，控制好加压深度。

使用这项技术时，需要有器械对牙胶进行加热，现在应用的是一种电加热器，其特点是可以自助加热。作者推荐使用 kerr 公司的根管封闭剂，它的特点是凝固时间短，收缩小，最近经过改进后的商品名叫作 EWT。下面详细介绍热牙胶垂直充填技术的详细步骤。

(1)干燥根管，确定根尖位置。

(2)通过 X 线片试主牙胶尖，并去除冠方多余的牙胶尖。

(3)主尖根尖去除 0.5～1.0 mm，取出后备用。

(4)选择垂直加压器。

(5)清洗干燥根管。

(6)根管内用螺旋充填器倒入少量根管封闭剂。

(7)主牙胶尖尖端蘸少量根管封闭剂并置入根管。

(8)去除主牙胶尖根管口或冠方的牙胶。

(9)加热根管上 1/3 的牙胶，用垂直加压器加压充填，使半流体状的牙胶能充填入侧副根管内。

(10)然后取出经过垂直加压过的根上 1/3 牙胶，通常情况下，每次操作的深度为 3～4 mm。

(11)用同样的方法充填根中 1/3 部分，充填至根尖 4～5 mm 时，顺向充填就结束了。

(12)如果不做桩冠，就向根管内加入少量牙胶，经过加热后垂直加压，每次充填深度也为3～4 mm，直至充填到根管口。

热牙胶垂直充填技术适用于极度弯曲的根管，多根尖孔的根管，能够很好地充填侧副根管，充分的反映根管的形态，和各种解剖学变异，与其他充填方法比较，有极少的微渗漏。热牙胶垂直充填技术应用过程中，要注意根管内的温度不可过高，否则容易损伤牙周组织。热牙胶充填技术还包括很多种，例如，热塑牙胶充填、热牙胶机械式充填、热注牙胶充填等，各种技术都有其独特的优点，但也都有很多缺点有待进一步改进。

(三)热牙胶连续波充填技术

(1)选择携热加压器头：携热加压器头能自由达到距工作长度 5～7 mm。

(2)试尖同上。

(3)放置主尖同上。

(4)去除上端牙胶尖：用已加热携热加压器头平根管口去除上端牙胶尖，用冷的垂直加压器向下轻轻加压。

(5)热加压：开启加热器，携热加压器头向根方进入牙胶，直到距参照点 2～3 mm，关闭加热器。

(6)连续加压：继续向下加压直到参照点，保持加压状态 10 秒。

(7)退出热压器头：开启加热器 1 秒，迅速退出热压器头，再用冷的垂直加压器向下加压。

(8)充填根管上部：用 Obtura 注射式充填方法完成。

八、现代根管治疗技术的新进展

(1)传统根管治疗术(简称传统)的治疗一般有三部曲：预备、消毒、充填。而现代根管治疗术

(简称现代)的治疗三部曲:清理,成形,充填。强调的是根管的清理和成形,而不强调消毒的必要性,对于活髓牙不强调封药消毒,可以即可充填;对于感染的根管才强调根管消毒的必要性。根管预备的侧重点不同,传统的根管预备强调的是根管工作长度,而现代在重视根管工作长度的同时,还强调根管直径的大小,根管横截面的形态并不是标准的圆形,而是椭圆形或扁圆形,采用标准器械来成型根管时,必然有一部分根管壁没有得到彻底的清理,从而使感染物质残留,导致根管治疗失败,目前越来越广泛的运用镍钛根管预备器械,采用的是大锥度设计,提高了切削力能更好地进行根管清创,尤其是 Lightspeed 器械,它可以在根管成形前快速测出根尖部的直径大小。

(2)预备的方法不同,传统的是传统手用器械采用逐步后退法,而现代的预备方法是机用镍钛器械采用冠根向的逐步深入法。根管的消毒药物不同,传统的是用酚醛类,这些物质有潜在的组织刺激性等,目前已经不提倡用了,现代根管治疗术首选氢氧化钙糊剂,因为它无毒安全,刺激性小,如果能用超声波根管清洗的话可以起到事半功倍的效果,主要因为有它的声流作用和空穴作用,不仅能有效的杀灭细菌,而且对根管的清洁程度是非常干净的,一般情况下我选择超声波来清理根管。如果加上 Lightspeed 器械就更好了。

(3)根管充填的侧重点不同,传统的强调严密封闭根尖孔,其技术主要是糊剂牙胶侧压充填术,而现代认为严密封闭根管口及根管壁同等重要,可以达到三维充填效果,其技术主要是牙胶尖热加压技术,热熔牙胶充填术等。其中热熔牙胶充填术密封效果最好,简单规范的特点,我个人认为不管是什么技术做到简单、有效、患者满意就是最好的技术。要不就是做的再漂亮,如果繁琐无果都是空谈,就像 Stranger 说的一样"确实 crown-down 不是适合所有的根管,并且根据病例不同,根管开阔的程度应该有所选择。如果考虑到牙齿较小,牙根较细,绝对不可以粗暴的追求扩大,对某些根管我甚至不反对塑化。"

(4)显微根管治疗术的出现使牙髓治疗由宏观趋向微观,是牙髓治疗史上的一次意义深远的变革。在牙隐裂根折、寻找根管口、根管预备等有很大的帮助。不过这个技术还需要一段时间"上市"(对于我们基层的来说更是)。

(5)弯曲根管预备的方法与技巧大致有以下几种:①逐步后退法。注意问题:弯度偏大的根管少用旋转力,多用提拉力,少用扩大针,多用根管锉,过弯过曲的根管先预弯器械再进入,小弯码的根管器械易变形扭曲,其使用次数应受限制;可使用含 EDTA 或次氯酸钠的液体或凝胶。②平衡力法。方法:顺转 90°～180°,进入根管,逆转 180°～360°,下压器械,再顺转 180°～360°提拉退出根管外;注意:过细过弯根管使用此法慎重,旋转角度应减少(其断针率＜STEPBACK)。③逐步深入法。可简单归纳为 3 个锥度。0.02、0.04、0.06(手用 0.02,镍钛机扩 0.04～0.06 或更大);3 个号码。25#、30#、35#(常用);3 个阶段。第一次达根管 1/2 或 2/3,第二次距工作长度 2 MM,第三次达工作长度;机动器械和手动器械联合使用,机动-根管口,手动-根尖。

(6)器械折断与根管中的处理方法。在根管治疗中,拔髓针、扩大器均有可能折断与根管中。使用前应检查器械是否生锈、弯曲。器械进入根管后,不要在插紧的情况下用力旋转。折断器械的断端完全在根管中则不易拔出,可试用棉捻放进根管中将其带出.若不能取出时,则改用塑化治疗,但要确认器械断端未刺出根尖孔时,才能用塑化治疗。若器械断端已刺出根尖孔时,则考虑拔除患牙或做根尖切除术。术中将器械断端取出,并将根尖填充完整。

(刘海彦)

第五节　根管治疗技术规范和质量控制标准

一、适应证和禁忌证

(一)适应证

各种类型的牙髓病和根尖周病;牙髓牙周综合征;选择性根管治疗如需行桩冠修复的患牙,修复前有可疑牙髓病变的牙,修复错位牙及行根切术等可能导致的牙髓暴露等。

(二)禁忌证

无功能或无修复价值的牙;无足够牙周支持的患牙;患牙预后不良或患者不能合作或患者有严重的全身系统性疾病不能耐受治疗。

二、术前准备

根据患者主诉、病史、临床检查及X线片检查明确诊断。诊断明确后,制定根管治疗计划,并向患者讲明治疗方案及可能出现的问题,经患者知情同意后再进行治疗。器械准备:包括感染控制,高压消毒所有金属器械等(推荐使用橡皮障)。

三、髓腔入口的制备(开髓)

(一)开髓

髓腔入口是进入髓腔的通道,其形状、大小、方向取决于髓腔的解剖形态,制备髓腔入口时,首先用金刚砂钻或裂钻去除所有龋坏组织和,并穿入髓腔;然后换球钻从髓室顶到洞口上下提拉,去除全部髓顶,使髓室充分暴露;后用金刚砂钻修整洞形。

质控标准:髓室壁与根管壁连续流畅,并且不对器械产生阻力,保证器械可循直线进入根管弯曲处。髓腔入口的制备既要使髓腔充分暴露,又要尽量少破坏健康牙体组织,并应避免发生牙颈部台阶、穿孔及髓室底的过度切削和穿孔等。

(二)髓腔初步清理

开髓后,先用锋利的挖器去除髓室内容物,用尖探针探查根管口,使根管口充分暴露,再用倒钩髓针去除根髓,如果牙髓已坏死可配合冲洗进行清理;对于细小的根管,不要用拔髓针拔髓,以免发生折断:可用10# K锉做初始预备,残留根髓及根管壁上残留的感染牙本质可在根管预备过程中用根管扩大器械去除。

四、工作长度测定

确定工作长度是为了根管预备尽可能地止于根尖最狭窄处(牙本质牙骨质界)。常规应用根尖定位仪ROOTZX测定工作长度(禁用于戴心脏起搏器患者,推荐插锉拍X线片确认)。质控标准:将距根尖0.5～1.0 mm处作为根管预备的工作长度。

五、根管预备

常用的根管预备方法主要为不锈钢K锉、镍钛K锉联合应用G钻的逐步深入(Step-down)

技术及逐步后退(Step-back)技术，以逐步深入技术最常用，其预备原则：根尖 1/3 预备之前一定要有准确的工作长度，根管预备时一定保持根管湿润；预备过程中每退出或换用一次器械需用根管冲洗液冲洗根管，防止碎屑阻塞；根管锉不可跳号；对弯曲根管，根管锉应预弯；为便于根管充填，根尖最小扩大为 25#，根据初尖锉的不同，主尖锉一般比初尖锉大 2～3 号。

(一)逐步后退技术程序

1.确定工作长度

方法同前。

2.根尖预备

将初尖锉预弯成与根管弯曲度一致的形状，轻轻插入根管，转动器械进行根管扩大。顺时针方向旋转 30°～60°，然后轻轻向下加压逆时针方向旋转 30°～60°，最后向外提拉退出器械，这种切削模式类似于上手表发条的方法。预备过程中每退出或更换一次器械，应用生理盐水和 3% 过氧化氢液交替冲洗根管(推荐使用 2.5%次氯酸钠和 17%EDTA 溶液)。根尖预备的最大号器械应比初尖锉大 2～3 个号码。为防止在预备过程中发生根管阻塞，在换用大号器械之前，可先用小一号器械插入根管内，去除根管内的牙本质碎屑，并用冲洗液冲洗并润滑根管壁。以根管工作长度 20 mm、初尖锉 15# 的根管为例，根尖预备时器械进入根管内的顺序依次为 15#～20#～15#～25#～20#。每个器械的操作长度均为 20 mm。

3.逐步后退预备

根尖预备完成后，根管尖部和中部通过器械每增加一号、工作长度减少 1 mm(0.5 mm)的方法敞开，即逐步后退。在逐步后退预备时，每更换大一号器械前，应将主尖锉插入至操作长度，去除根管内的牙本质碎屑，并用冲洗液冲洗，防止根管阻塞。以工作长度为 20 mm、主尖锉为 25# 的根管为例，逐步后退时器械进入根管内的顺序及相应操作长度依次为 25#(20 mm)～30#(19 mm)～25#(20 mm)～35#(18 mm)～25#(20 mm)～40#(17 mm)～25#(19 mm)～45#(16 mm)。

4.根管中上部的预备

根管中上部用 G 钻进行预备，顺序使用 1#、2#、3# 或 4# G 钻；每换用大一号 G 钻时，操作长度减少 2 mm，并将主尖锉器械插入至工作长度，去除根管内的牙本质碎屑，并用冲洗液冲洗。

5.根管壁的修整

使用主尖锉将根管壁修整成为连续的锥形，方法是将主尖锉插入根管至工作长度，使用锉法消除阶梯，并用冲洗液洁净根管。

(二)逐步深入技术程序

1.根管中上部的预备

参考术前 X 线片，用 10# 和 15# K 锉疏通根管后，再用 20# 和 25# K 锉扩大根管的冠 2/3(16 mm)；然后使用 2# 和 3# G 钻进一步敞开根管的中上部(14 mm 和 12 mm)；G 钻通过具有恒定速度的慢速手机驱动，并轻轻向下加压进行切削。更换器械时使用 3%过氧化氢液和生理盐水冲洗根管。

2.确定工作长度

方法同前。

3.根尖预备

根尖预备的方法与逐步后退技术使用的方法相同，根尖预备的最大号器械应比初尖锉大

2 个或 3 个顺序号。

4.逐步后退预备

这一阶段根管的预备方法与逐步后退法中的逐步后退预备相同，一般制备 3～4 个阶梯。

5.根管壁的修整

使用主尖锉进行根管壁的修整，使根管形成连续的锥形。使用逐步深入技术扩大根管时应注意：由于工作长度的测量是在根尖预备时进行的，因此在预备根管中上部之前，应能根据术前 X 线片较为准确地推测根管的工作长度或用根尖定位仪测定初步工作长度。

对于弯曲根管，可选用机用镍钛器械或机用镍钛器械联合应用手用器械，常用的机用镍钛器械主要有 ProFile 及 ProTaper 器械，推荐使用根向预备技术。

（三）ProFile 机用镍钛器械预备程序

（1）X 线片粗估工作长度，用 10#、15# K 锉疏通根管，再用 20# K 锉扩大根管口。

（2）OS 器械 3# 及 2# 预备扩大根管冠部，然后用 ProFile.06 25# 及 20# 预备根管中部，预备至短于粗估长度 3 mm 处。

（3）确定精确工作长度。

（4）再用 ProFile.04 25# 及 20# 预备根管尖部，由最小号逐步扩大至主尖锉，每一号均达正确的工作长度。

（5）最后用 ProFile.0620# 器械最后成形。

（四）ProTaper 机用镍钛器械预备程序

（1）X 线片粗估工作长度，用 10#、15# K 锉疏通根管，再用 20# K 锉扩大根管口。

（2）S1、S2 敞开冠 2/3（根管直线部分），遇阻力时退出；以上下轻轻提拉的动作切削根管冠部牙本质。

（3）测定工作长度。

（4）S1、S2 依次到达工作长度，进行根尖预备。

（5）用 F1～F3 完成根管预备；对于细小弯曲根管，一般预备至 F1 即可。

机用镍钛器械操作过程中不要用力推进；遇阻力时，退出然后继续下一步；每换一根器械，应使用冲洗液冲洗根管并维持根管在预备过程中的湿润状态，并用 15# K 锉疏通根管以防堵塞；器械所需转速为 150～350 rpm；每根器械在根管内的停留时间不超过 4～6 秒；根管尖部重度弯曲时，推荐使用手用器械预备。

（五）根管预备的质控标准

根管经预备后，选择的侧压器应能自如地到距工作长度 12 mm 处；主牙胶尖可以较容易地进入到根管的尖部；尽可能保持根尖狭窄区的原始位置和大小；根尖狭窄区明显，有明显的停顿；根管壁光滑无台阶；预备后的根管形态为冠方大根端小的连续锥形、无偏移。

六、根管消毒

两次治疗间期，经预备的根管需进行根管封药消毒以防止残留于根管内的细菌生长繁殖。对于活髓牙如冠折露髓及因修复要求需行根管治疗的牙可在局部麻醉下行一次根管治疗，不需根管封药。

常规采用氢氧化钙糊剂行根管封药，具体操作如下：用适量生理盐水将氢氧化钙粉调制成糊剂状，将其导入已预备好的根管，用氧化锌丁香油粘固剂暂封。

七、根管充填

根管经预备、消毒后，应进行严密的根管充填，有效消灭无效腔，阻断来自根尖及冠方的各种微漏，阻止外界细菌和污染物的渗入，防止再感染，创造一个有利于根尖愈合的良好生态环境。通常情况下，只要患牙无疼痛或其他不适，根管无臭味，无渗出液，窦道完全闭合即可进行根管充填。

常规使用侧向加压根管充填技术，材料主要选用标准牙胶尖和根管封闭剂（常规应用AHPlus根管封闭剂）。对于解剖形态复杂的根管，如根管峡部、根管间交通支、侧支根管，以及C形根管等可采用热牙胶垂直加压充填技术和连续波充填技术，所需器械材料主要有非标准牙胶尖、根管封闭剂、垂直加压器和携热器等。

（一）侧向加压充填技术

1.选择侧向加压器

侧向加压器应能无阻力地插入至距工作长度1～2 mm。

2.试尖

根管充填前需进行试尖，主尖（主牙胶尖）的大小通常与主尖锉一致。选择相应大小的标准牙胶尖作为主尖，根据操作长度用镊子在主尖相应部位夹一压痕，将其插入根管内至正好到达做好标记的工作长度处，插至工作长度处应有摩擦感，如不能到达工作长度则应换小一号牙胶尖，如果无摩擦感则需剪除牙胶尖尖端后再试直至有摩擦感为止。拍插有主尖的X线片确定主尖在根管内的具体位置。如X片显示主尖位于距根尖1～2 mm，可行根管充填；如果主尖位于距根尖2～3 mm或超出根尖，则需重新试尖；如果距根尖3 mm以上，则需重新行根尖预备和试尖。

3.涂根管封闭剂

选用与主尖锉相当的锉或小一号的锉，在尖端沾适量根管封闭剂，插入至工作长度，反时针方向旋转退出，将封闭剂均匀地涂布到根管壁上。

4.放置主尖

将选定的主牙胶尖蘸取根管封闭剂缓慢插至工作长度。

5.侧向加压

将选定的侧向加压器紧贴主尖缓慢旋转插入至距工作长度1～2 mm处，放置15秒以上，旋转180°后退出侧向加压器；沿形成的空隙插入副牙胶尖，如此反复操作直至整个根管充填紧密，加压器只能进入根管口2～3 mm为止。

6.垂直加压

用烧热的挖匙将多余的牙胶从根管口切断去除，选用合适的垂直加压器对根管口软化牙胶垂直加压，使牙胶紧密充填根管颈1/3区。

（二）热牙胶垂直加压充填技术

（1）选择加压器：选3根垂直加压器，最小一根能自由到达距工作长度3～4 mm。

（2）试尖：选择非标准牙胶尖作为主尖，距工作长度0.5 mm，根尖部有摩擦感，拍插有主尖的X线片确认。

（3）放置主尖：根管干燥后涂少量封闭剂于根管壁上，主尖涂根管封闭剂后插入根管。

（4）充填根管上部侧支根管；用携热器齐根管口切除多余主尖，并将根管上段牙胶软化。用最粗的垂直加压器对根管上段进行垂直加压，此时根管上部的侧支根管得到充填。

(5)充填根管中部侧支根管：将加热后的携热器插入牙胶中并保持2～3秒，取出携热器同时带走部分牙胶，迅速将中号垂直加压器放入根管内加压，此时根管中部的侧支根管得到充填。

(6)充填根尖部主根管及侧支根管：将加热后的携热器插至根尖部分，并带走部分牙胶。迅速用最小号垂直加压器加压，将根尖分歧主副根管充填，如作桩冠修复则可结束充填过程。

(7)充填中上段主根管：用Obtura Ⅱ注射式充填方法完成，注射2～3次，每次用合适的垂直加压器压紧。

(三)热牙胶连续波充填技术

1.选择携热加压器头

携热加压器头能自由达到距工作长度5 mm，用橡皮片作参照点。

2.试尖

选择非标准牙胶尖作为主尖，距工作长度0.5 mm，根尖部有摩擦感，拍插有主尖的X线片确认。

3.放置主尖

根管干燥后涂少量封闭剂于根管壁上，主尖涂根管封闭剂后插入根管。

4.去除上端牙胶尖

用已加热携热加压器头平根管口去除上端牙胶尖，用冷的垂直加压器向下轻轻加压。

5.热加压

开启加热器，携热加压器头向根方进入牙胶，直到距参照点2～3 mm，关闭加热器。

6.连续加压

继续向下加压直到参照点，保持加压状态10秒。

7.退出热压器头

开启加热器1秒，迅速退出热压器头，再用冷的垂直加压器向下加压。

8.充填根管上部

用Obtura Ⅱ注射式充填方法完成，注射2～3次，每次用合适的垂直加压器压紧密。

(四)根管充填质控标准

完成根管充填后均需拍X线片检查充填效果。

1.适充

根充材料距根尖≤2 mm，根管充填致密。

2.欠充

根充材料距根尖2 mm以上或根管充填不致密。

3.超充

根充材料超出根尖。

(刘海彦)

第十章

牙 周 疾 病

第一节　牙周疾病概论

一、概述

牙周疾病是一种古老而常见的疾病，自古以来牙周疾病就伴随着人类存在。目前在我国有2/3的成年人患有牙周疾病，它是35岁以上人群失牙的主要原因。牙周疾病不仅会导致牙齿的松动脱落，严重者还会影响咀嚼功能，加重胃肠道的负担；再者，牙周病患牙还可能作为感染病灶，造成或加剧某些全身疾病，如亚急性细菌性心内膜炎、风湿性关节炎、类风湿性关节炎、肾小球肾炎、虹膜炎及多形红斑等，其对人类的健康危害极大。

口腔内的环境，如温度、水分、营养、氧气和酸碱度都适合于细菌的生长、发育和繁殖。牙周组织复杂的生态环境造成牙周微生物种类繁多，数量极大，寄生期长，与宿主终生相伴的特点。近20年来，随着现代微生物学、免疫学、微生态学及分子生物学等学科的发展和电子显微镜、免疫荧光、免疫组化、单克隆抗体技术的应用，对牙周疾病的病因、病理、诊断、治疗和预防都有长足的认识。

二、牙周组织结构

牙周组织是指包围牙齿并支持牙齿的软硬组织，由牙周膜、牙龈、牙骨质和牙槽骨组成（图10-1）。牙齿依靠牙周组织牢固地附着于牙槽骨内，并承受咬合功能。

(一)牙龈

牙龈由覆盖于牙槽突和牙颈部的口腔黏膜上皮及其下方的结缔组织构成。按解剖部位分为游离龈、附着龈和牙间乳头三部分。游离龈也称边缘龈，宽约1 mm，呈领圈状包绕牙颈部，正常呈淡红色，菲薄且紧贴牙面，表面覆以角化复层鳞状上皮，其与牙面之间形成的“V”形浅沟为龈沟，正常深度为1～2 mm，平均1.8 mm，沟底位于釉牙骨质界处。

附着龈与游离龈相连续。其复层鳞状上皮下方没有黏膜下层，故呈粉红色，坚韧而不能移动，表面有橘皮样的点状凹陷称点彩。它是由数个上皮钉突融合并向结缔组织内突起而形成的。牙间乳头呈锥形充满于相邻两牙接触区根方，其由两个乳头（即唇颊侧和舌腭侧的乳头）及在邻面接触区下方汇合略凹的龈谷构成。龈谷上皮无角化，无钉突。

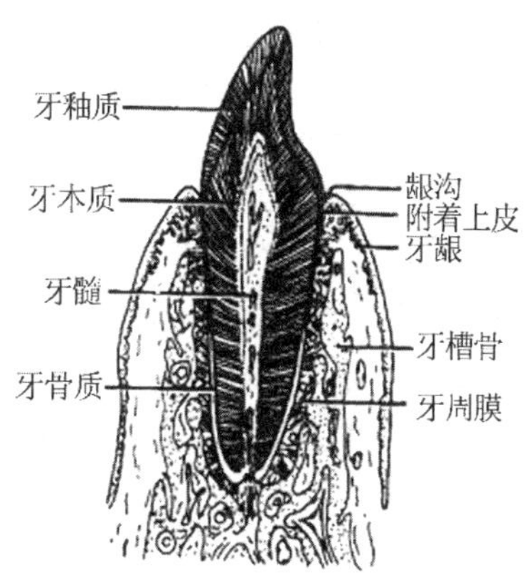

图 10-1　牙周组织结构

(二)牙周膜

牙周膜亦称牙周韧带,由许多成束状的胶原纤维及束间的结缔组织所构成。这些纤维一端埋入牙骨质内,另一端埋入牙槽骨,借此将牙齿悬吊固定于牙槽骨窝内。牙周膜宽度 0.15～0.38 mm,在 X 线片上呈现围绕牙根的窄黑线。正常情况下牙周膜的纤维呈波纹状,使牙齿有微小的生理性动度。牙周膜内成纤维细胞具有较强的合成胶原的能力,不断形成新的主纤维和牙骨质,并实现牙槽骨的改建。牙周膜内有丰富的血管和神经,可感受痛觉、触觉并准确判断加于牙齿上的压力大小、位置和方向。

(三)牙骨质

牙骨质呈板层样被覆于牙根表面。在牙颈部的牙骨质与釉质交界处(即釉牙骨质界)有 3 种形式(图 10-2):①牙骨质与牙釉质不相连接,其间牙本质暴露,占 5%～10%。②两者端口相接,占 30%。③牙骨质覆盖牙釉质,占 60%～65%。第一种情况,当发生牙龈退缩而暴露牙颈部易产生牙本质过敏。牙骨质内仅有少量细胞,无血管、神经及淋巴组织,没有生理性改建。在牙周病治疗过程中,牙周膜细胞分化出成牙骨质细胞,新牙骨质沉积于牙根表面,并将新形成的牙周膜纤维埋于其中,形成牙周新附着。

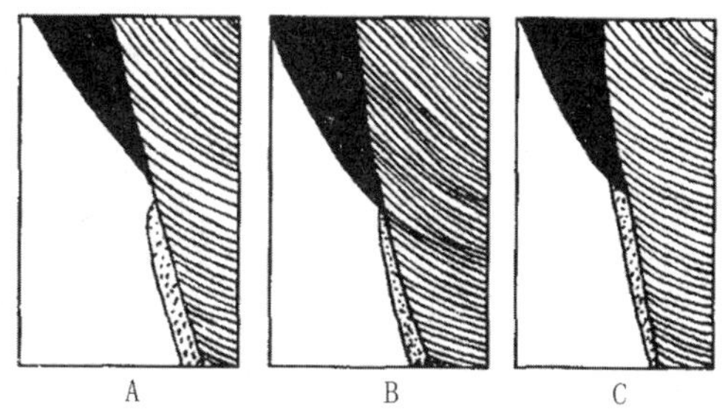

图 10-2　釉牙骨质界的 3 种形式

A.牙骨质与牙釉质不相连接;B.牙骨质与牙釉质端口相接;C.牙骨质覆盖牙釉质

(四)牙槽骨

牙槽骨即颌骨包绕牙根周围的牙槽突起部分,由容纳牙根的凹窝(牙槽窝)和其游离端的牙槽嵴顶构成。牙槽骨的代谢和改建相当活跃,其形成、吸收及形态改变均随牙齿位置和功能状态而变化。正常情况下,𬌗力使牙槽骨吸收和新生保持平衡。X 线片上构成牙槽窝内壁的固有牙槽骨呈致密白线，称为硬骨板。当牙槽骨因炎症或𬌗创伤等发生吸收时，硬骨板模糊、中断甚至消失。正畸治疗时，牙槽骨随𬌗力发生改变。在受压力侧，牙槽骨发生吸收；牵引侧有新骨生成。

（五）龈牙结合部

龈牙结合部指牙龈组织借结合上皮与牙齿表面连接，良好地封闭了软硬组织的交界处（图 10-3）。结合上皮为复层鳞状上皮，呈领圈状包绕牙颈部，位于龈沟内上皮根方，与牙面的附着由半桥粒体和基底板连接。结合上皮无角化层，无上皮钉突，上皮通透性较高，较易为机械力所穿透或撕裂。牙周探针易穿透结合上皮；深部刮治时，器械较易伤及结合上皮。结合上皮大约 5 天更新一次，表皮脱落细胞可连同入侵细菌脱落到龈沟内。如果上皮附着被手术剥离，一周左右可重建。

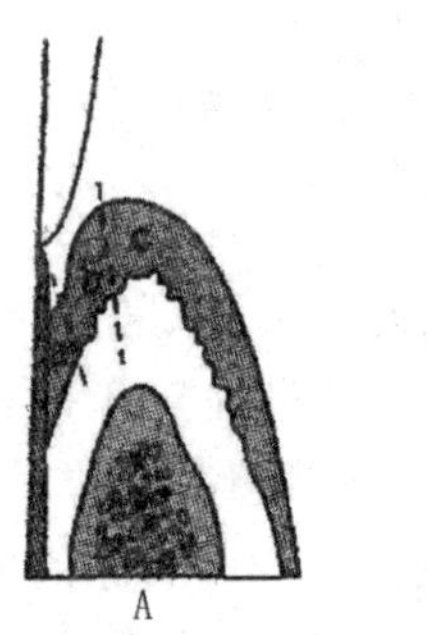

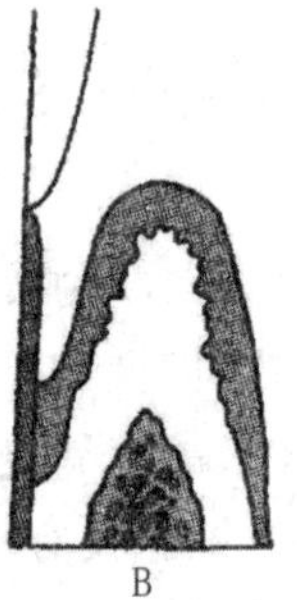

图 10-3　龈牙结合部

龈沟内上皮亦为无角化的复层鳞状上皮，具有一定的双向通透性，其下方有大量的血管丛，其中多为静脉，一些蛋白分子、抗原、抗体、酶类，以及各种细胞成分经沟内上皮进入龈沟，形成龈沟液，当受到细菌、化学、机械等方面的刺激，血管丛的通透性增加，龈沟液的量增加。

三、口腔生态环境

（一）口腔及牙周生态环境

口腔内有上百种微生物，包括细菌（需氧菌、兼性厌氧菌和专性厌氧菌），还有真菌、酵母菌、支原体、原虫和病毒。唾液中细菌为 1.5×10^{8}/mL，牙菌斑中细菌则更多，每克湿重中约为 5×10^{11}个。从婴儿分娩后 3～4 小时始，口腔即有微生物存在，自此伴随人一生直到死亡。

寄居口腔各部位的微生物群，正常情况下，处于共生、竞争和拮抗状态，以此保持菌群间的相对平衡，以及与菌群宿主之间的动态平衡。一般情况下对人体无害，不致病，这与人体其他三大菌库（皮肤、结肠和阴道）一样对维护人体尤其是口腔的健康极为有利，故称为正常菌群。口腔正常菌群的种类和数量随饮食、年龄、机体状态、卫生习惯不同而有所差异，在不同个体或是同一个体不同部位亦存在明显差异，故正常菌群是可变而相对的。

正常菌群之间及其与宿主之间的相互作用称为生态系。当生态系中微生物之间及微生物与宿主之间处于平衡的状态，就能保持宿主健康。当正常菌群失去相互制约，或微生物和宿主失去平衡时都可以导致疾病。牙周组织特殊的解剖结构和理化性质各异，牙周袋形成有氧和无氧各种不同氧张力环境和许多特殊的微环境，并提供各种细菌生长的恒定温度（35～37 ℃）、湿度和营养底物，这为许多微生物的生长、繁殖和定居提供适宜的环境和条件。

(二)影响牙周生态系的因素

1.唾液的作用

唾液主要由颌下腺、腮腺、舌下腺分泌,还有许多口腔黏膜小腺体的分泌。一般24小时总唾液量为0.7～1.5 L,白天活动时分泌较睡眠时为多,咀嚼时较休息时为多,唾液流量及流速因人而异。其成分为99.5%水分及0.5%固体成分。固体成分中有蛋白质、糖类、氨基酸、尿素、氨、抗体、酶类和各种无机盐类,以及脱落上皮细胞、白细胞、细菌及食物残渣。唾液酸碱度范围为5.6～7.6(平均6.8)。这相对恒定的pH主要通过唾液的缓冲来保持,还受饮食(尤其是食糖量)和唾液流率的影响,唾液pH对口腔正常菌群的构成影响甚大。唾液的缓冲作用与分泌速度有直接关系,分泌快,缓冲量大。唾液pH还决定于碳酸盐离子的浓度及溶解的二氧化碳的比例。口腔内各部位受进食影响,pH会有较大幅度波动。而在牙周袋内,受干扰少,PH变化不大,有利于嗜酸或嗜碱细菌的生存。

新鲜唾液的氧化还原电位(Eh)为+240～+400 MV,有利于需氧菌或兼性厌氧菌的生长。唾液pH通过氧化还原电位间接影响微生物的生长。当pH降低时,Eh为正值;pH升高时,Eh为负值。唾液中的还原物质能使Eh下降,有利于厌氧菌的生长。唾液对口腔黏膜及牙齿表面有润滑和保护作用;唾液的流动机械清洗口腔,将食物残渣和口腔细菌带到消化道;维持口腔的酸、碱平衡,发挥缓冲作用;唾液含有很多抗菌成分,可有利于抗感染并参与免疫反应;对控制菌斑活动,保持口腔健康起积极作用。

2.龈沟液的作用

龈沟液为龈沟底下方结缔组织渗出的液体。正常时龈沟液分泌很少,甚至无分泌。当炎症状态时,牙龈血管扩张,通透性增高,龈沟内渗出液增多。目前多数学者认为观察龈沟液是区别正常牙龈与炎性牙龈的重要临床方法;龈沟液量和质的变化,可用作评价牙龈或牙周炎症程度的指标之一。健康龈沟液成分与血清相似,其中含有大量嗜中性白细胞、淋巴细胞及吞噬细胞,还有脱落上皮细胞和细菌、糖类、蛋白质、酶类及代谢产物和无机盐类。这些成分在牙龈炎症时比健康时明显增多。钙和磷高出血清3倍,这对龈下牙石的形成有利。

龈沟液有以下保护作用。①机械清洗作用:将沟内细菌和颗粒冲洗清除。②黏附作用:龈沟上皮分泌一种血清蛋白,可以增强上皮与牙面的黏附力。③防御作用:龈沟液中含的吞噬细胞、抗体、溶菌酶,可以吞噬和破坏细菌。牙龈炎症明显时,其防御反应增强。

龈沟作为一个相对隐蔽的场所,口腔一般卫生措施(含漱、刷牙等),以及唾液冲洗作用和食物的摩擦作用均难以影响到微生物的停留和繁殖。氧化还原电势可降至−300 MV以下,富含糖、蛋白质、无机盐的龈沟液等便利条件均为各种细菌的生长,尤其是不具备附着能力的、毒性较强的革兰氏阴性厌氧杆菌、活动菌和螺旋体等,提供了一个极有利的生长场所。

四、病因

(一)细菌是主要致病因素

1.菌斑细菌是牙周病的始动因素

1965年,Loe设计实验性龈炎,12名牙科大学生(志愿者),停止口腔卫生措施(刷牙)。第10天开始,堆积于牙面的菌斑造成牙龈充血、水肿,开始早期边缘性龈炎。直到第21天,龈炎随时间推移而明显加重;实验结束,恢复刷牙,清除牙面菌斑,龈炎渐消,口腔恢复了健康。流行病学调查亦发现,口腔卫生差者,牙周疾病发生率高于口腔卫生好者。动物实验证实,将细钢丝或线栓结在牙颈部不会引起龈炎，加用有细菌的食物饲养，可造成动物的实验性牙周炎。甲硝唑及四环素等抗生素的应用可以减轻牙周病症状。

口腔内存在有上百种微生物，依不同的生物学特性栖息在口腔内不同部位。厌氧培养技术的不断改进和完善，专性及兼性厌氧菌的检出率大大提高，厌氧菌亦是正常菌群的主要成分。龈袋和牙周袋内氧化还原电势低，其龈下菌斑以厌氧菌占优势。革兰氏厌氧菌感染的特性与牙周病症状相符，说明两者之间存在密切关系：①革兰氏阴性厌氧菌属口腔正常菌群的组成部分，其感染可为内源性感染。②当机体抵抗力下降或局部血液供应障碍及菌群比例失调时，革兰氏阴性厌氧菌为条件致病菌。③呈现多种厌氧菌共同造成混合感染致病。④引起的病变多呈慢性顽固性，有复发倾向，临床上常表现为炎症、脓肿或组织坏死、分泌物有臭味等。⑤大多数菌含有作用力强的内毒素。⑥用甲硝唑等抗生素可有效控制牙周病症状。从这几个方面来看，革兰氏阴性厌氧菌与牙周病之间存在密切的联系。

2.细菌致病机制

细菌致病性包括在体表被膜或结构存活或穿入体表侵入宿主；在体内繁殖；抑制宿主的防御机制；对宿主起损伤作用；引起组织和宿主的特异性反应，间接造成组织损伤。

3.牙周菌斑

牙（根）面的细菌因牙周区域不同的生态环境，其细菌的组成差异很大，故分为龈上菌斑和龈下菌斑。龈上菌斑包括牙冠各部的菌斑，如𬌗面点隙沟裂菌斑、光滑面菌斑、邻面菌斑和颈缘菌斑。龈上菌斑主要由增生的微生物和基质组成，微生物以需氧菌或兼性厌氧菌为主，如革兰氏阳性丝状菌和口腔链球菌、一些脱落的上皮细胞、白细胞和巨噬细胞等成分。基质含有机质和无机质两部分，有机质为糖类、蛋白质和脂类，无机成分主要有钙和磷，还有少量的镁、钾和钠，无机成分含量高与菌斑的钙化、牙石的形成关系密切。龈下菌斑是龈上菌斑的延续。紧贴牙根面的菌斑组成主要是革兰氏阳性丝状菌，但由于牙周袋特殊的理化环境，为大量可动菌、厌氧菌的生长提供了极为有利的条件，龈下菌斑中与牙周病关系密切的细菌包括厌氧弧菌、螺旋体、产黑色素类杆菌、伴放线杆菌、嗜二氧化碳噬纤维菌等。

通过电镜观察，牙周病患者的牙周袋内壁上皮多处溃疡，上皮下方结缔组织内有各种细菌入侵，有的细菌能达到其下方的牙槽骨和牙骨质。细菌通过自身的酶类如透明质酸酶、胶原酶、硫酸软骨素酶、蛋白酶、核酸酶等，对结缔组织产生破坏，成纤维细胞抑制因子使胶原合成减少，附着丧失。如放线共生放线杆菌的白细胞毒素、多形白细胞趋化抑制因子和淋巴因子就可以降低宿主这方面的防御功能。尤其应关注的是革兰氏阴性杆菌细胞壁、细胞膜或荚膜上的脂多糖内毒素、脂磷壁酸、肽聚糖、胞壁酰二肽等物质，以及某些细菌的囊性物质，均能够直接或间接刺激破骨细胞引起骨吸收。

（二）协同因素

协同因素分为局部因素与全身因素。

1.局部因素

（1）牙石：牙石是附着于牙面上的钙化或正在钙化的以菌斑为基质的团块。牙石以牙龈边缘为界，分龈上牙石与龈下牙石。龈上牙石呈淡黄色，常发生于腮腺导管口附近的上颌后牙颊面及舌下腺导管口的下前牙舌面。而龈下牙石附着于龈沟或牙周袋内的根面上，呈黑色，质地较硬，呈砂粒状或片状，附着很牢，不易直接观察，需用探针做检查。

牙石形成有 3 个基本步骤：获得性膜形成、菌斑成熟和矿物化。牙石由菌斑和软垢钙化而成,在菌斑形成2～14天中都可以进行钙化。菌斑钙化形成牙石,牙石提供菌斑继续积聚的核心,在牙石粗糙表面堆积有未钙化的菌斑。菌斑和牙石均可致病,因有牙石的存在及其表面菌斑的刺激,会产生机械压迫及持续性刺激作用,加重了牙龈出血和牙槽骨吸收、牙周袋加深等情况,加速了牙周病的发展。通过电镜观察,牙石附着于牙面的方式有:①依靠牙菌斑附着;②渗入牙骨质或牙本质表层;③牙石无机盐结晶与牙结构结合。

(2)食物嵌塞:在咀嚼过程中,食物楔入相邻两牙的牙间隙内,称为食物嵌塞。由于塞入的食物机械压迫作用和细菌的代谢作用造成牙周炎症的发生,还可以引起和加重口臭、牙槽骨吸收、牙龈退缩及邻(根)面龋等。食物嵌塞原因复杂,可由牙齿松动或移位、咬合面异常磨耗造成牙尖陡峻、牙齿排列不整齐、接触点异常或是邻面不良修复体所致。

(3)不良修复体:义齿修复时桩冠及全冠边缘的不密合,牙体缺损的充填材料如复合树脂、银汞合金等形成的悬突,贴面时边缘粗糙,以及不符合生理要求的义齿均有助于颈缘菌斑的堆积而加重牙周炎症。

(4)正畸治疗:矫治器的使用给口腔的清洁卫生带来一定困难,口腔内菌斑堆积增多,会产生暂时性的龈炎。

(5)牙列不齐:牙齿的错位、扭转、过长或萌出不足等,牙齿间接触不良,容易造成菌斑滞留,妨碍口腔清洁工作,牙龈及牙周组织的炎症易于产生和发展。

(6)不良习惯:开唇露齿,以口呼吸患者多见,上前牙牙龈通常较干燥,牙面的正常唾液清洁作用减少,易患肥大性龈炎。

(7)吸烟:吸烟时烟草燃烧产生的温度和积聚的产物是局部性刺激物,使牙龈角化增加;焦油沉积在牙面上形成烟斑,不仅使牙齿着黄色、褐色或黑色,并常与菌斑牙石结合,渗透到牙釉质甚至牙本质小管内。

2.全身性因素

研究证实没有一种全身因素可以引起牙周疾病,但可以有助于牙周疾病的发生和发展。

(1)糖尿病:患者易发生牙龈出血、牙周脓肿、牙齿移位等症状。这主要是由于糖尿病造成牙周组织内的小血管壁和基膜增厚,管腔闭塞,牙周组织供氧不足和代谢产物堆积,这大大降低了牙周组织对感染的抵抗力。

(2)性激素水平:青春期、月经期及妊娠期的内分泌激素水平的变化,可加重牙周组织对局部刺激因素的反应性,而导致青春期龈炎、妊娠性龈炎及妊娠瘤等改变。这是由于牙龈里含有性激素的蛋白受体,如雌激素可促使牙龈上皮过度角化、刺激骨和纤维组织的形成。黄体酮可造成牙龈微血管扩张、充血、循环淤滞、渗出增加,炎症加重。

(3)血液疾病:贫血、白血病及再生障碍性贫血等疾病常伴有牙龈苍白、溃疡、肿大或自发性出血,妨碍口腔卫生,易合并感染。

(4)遗传因素:一些基因异常有家庭遗传背景的疾病如青少年牙周炎、粒性白细胞减少症、Down综合征、掌跖角化牙周破坏综合征等,常伴有多形核细胞缺陷,加重牙周疾病进程。

(5)其他因素。①药物因素:抗癫痫病药物苯妥英钠有增强牙龈成纤维细胞合成蛋白质和胶原的能力,因此半数服药者出现牙龈增生呈球状遮掩牙冠。其他还有环孢菌素A、硝苯地平等也有类似作用。②维生素C缺乏症:由于维生素C摄入、吸收障碍,致使牙龈出血,牙齿松动等,大量补充维生素C可使症状有明显缓解。

3.免疫反应与牙周病

(1)体液免疫反应:牙周损害的进展期和确立期,在病损区及其下方的结缔组织内有大量的浆细胞浸润,大多数浆细胞能产生 IgG,还可产生 IgA 和 IgE。当龈下细菌受 IgG、IgA 和 IgE 包被时,龈沟中细菌的数量和种类就会发生改变,免疫球蛋白减少了抗原的数目有利于机体的保护作用。

龈沟内存在有多种杀菌或抑菌物质,如溶菌酶、补体、乳铁蛋白等。补体活化产生大量生物活性物质,后者能增强白细胞的吞噬功能,促进溶菌酶的释放。在牙周病的慢性病程中,激活的补体参与抗原-抗体复合物的形成,使肥大细胞脱颗粒引起组织胺释放,增强吞噬细胞活性导致溶菌酶释放和骨吸收。细菌刺激的多克隆活化 B 细胞能产生自身抗体及白细胞介素-1,后者在牙槽骨的破坏方面起重要作用。

(2)细胞免疫反应:牙周袋内龈下菌斑中的抗原物质与组织中的淋巴细胞接触时,后者会合成和分泌大量的淋巴因子,淋巴因子能刺激吞噬细胞增强吞噬活性和抗菌活性,促进中性粒细胞的趋化性,抑制病毒的复制。因此,细胞免疫是牙周组织抗感染的重要部分。

大量研究表明,牙周炎症的早期,组织中渗出的细胞以 T 淋巴细胞为主,并可发现大量的迟发性超敏反应物质。活化的淋巴细胞、分泌的淋巴因子及细胞毒反应强弱程度与牙周炎症的严重程度有密切关系。淋巴因子如巨噬细胞趋化因子、巨噬细胞移动抑制因子、巨噬细胞活化因子、破骨细胞活化因子、干扰素和淋巴毒素。这些因子具有放大效应,使吞噬细胞过度释放蛋白溶解酶、胶原酶、溶菌酶和前列腺素加重牙周病变,而破骨细胞活化因子直接造成骨吸收和脱钙等骨破坏。

五、症状体征

(一)牙龈炎症

炎症时牙龈色泽呈鲜红或暗红色,牙龈肿胀使龈缘变厚,牙间乳头圆钝,与牙面分离。组织水肿使点彩消失,表面光亮,质地松软脆弱,缺乏弹性。如是增生性炎症,上皮增殖变厚,胶原纤维增殖,牙龈变得坚硬肥厚。健康牙龈的牙龈沟深度不超过 2 mm。当发生炎症时,因牙龈肿胀或增生,龈沟加深。如果上皮附着水平没有明显改变,称为龈袋。当牙周袋形成时,袋底结合上皮向根方增殖,上皮附着水平丧失。

(二)牙龈出血

牙龈出血是患者最常见的主诉症状,多在刷牙或咬硬食物时发生,严重时可有自发性出血。牙龈出血可视为牙周疾病的早期症状,探诊后出血,对判断牙周炎症的活动性极具意义。而当牙龈组织纤维增生改变时,牙龈坚实极少出血。

(三)口腔异味或口臭

牙周疾病患者常出现口腔气味异常,患者自觉口内有血腥味,严重者可从患者呼出的气味中闻到。造成口臭的原因最常见的是牙周菌斑的代谢产物和滞留的食物残渣,尤其是挥发性食物。其他由鼻道、鼻旁窦、扁桃体、肺及消化道疾病也会伴有特殊的口臭。

(四)牙周袋形成

牙周袋的形成是牙周病一大特征性改变。牙龈因炎症刺激沟内上皮肿胀、溃疡,沟底结合上皮不规则向根方剥离,结缔组织水肿,慢性炎症细胞浸润,大量增生的毛细血管扩张充血。牙根面暴露于牙周袋内,有牙石、菌斑覆盖。牙周袋内牙骨质因菌斑细菌产酸及酶等化学物质的作用而发生脱矿和软化，易发生根面龋。更有甚之，细菌及内毒素可通过牙骨质深达其下方的牙本质小管，这些改变均加重牙周组织从牙根面上剥离而成深牙周袋。袋内菌斑、软垢、食物碎屑等毒性较大的内容物刺激加重了牙周组织炎症。

牙齿各根面牙周袋的深度不一，通常邻面牙周袋最深，该处最易堆积菌斑，最早受到炎症的侵袭。因此，探查牙周袋就按牙齿颊(唇)、舌(腭)侧之远、中、近三点做测量记录。牙周检查时，应采用带刻度的牙周探针，支点稳，力量适宜(20～25 g)压力，即将探针轻轻插入指甲沟而不致疼痛的力量，方向不偏，与牙齿长轴方向一致，这样才能准确反映牙周袋的真实情况。

(五)牙槽骨吸收

牙槽骨吸收是牙周病另一大特征性改变。牙槽骨是人体骨骼系统中代谢和改建最活跃的部分。在生理情况下，牙槽骨的吸收与再生是平衡的，故骨的高度保持不变。当牙龈组织中的炎症向深部牙周组织扩展到牙槽骨附近，骨表面和骨髓腔内分化出破骨细胞和吞噬细胞，牙槽骨呈现水平状吸收；距炎症较远处，又有骨的修复性再生，新骨的形成可减缓牙槽骨的丧失速度。后者是牙周治疗的骨质修复的生物学基础。𬌗创伤是牙槽骨吸收的又一原因。由于牙周支持组织的病变，𬌗创伤时常发生。牙齿的压力侧牙槽骨发生明显垂直吸收。牙槽骨吸收可以用X线片来显示。早期牙槽骨吸收，X线片上可表现为牙槽嵴顶的硬骨板消失或模糊，嵴顶的吸收使牙槽间隔由尖变平，甚至呈火山状的凹陷，随之是牙槽骨高度降低。正常情况下，牙槽骨嵴顶到釉牙骨质界的距离为1～2 mm，若超过2 mm可认为是牙槽骨发生吸收。X线片仅能反映牙齿近、远中的骨质破坏情况，而颊、舌侧骨板与牙齿重叠而无法清晰显示。牙槽骨吸收的程度一般分3度。①Ⅰ°吸收：牙槽骨吸收高度不超过根长1/3。②Ⅱ°吸收：牙槽骨吸收高度超过根长1/3，但低于根长2/3。③Ⅲ°吸收：牙槽骨吸收高度超过根长2/3。

(六)牙齿松动、移位

正常情况下，牙齿有水平方向的轻微动度。引起牙齿松动移位的主要原因：①牙周组织炎症，尤其是牙槽骨吸收到一定程度(超过根长1/2)，冠根比例失调者；②𬌗创伤。牙齿松动还可出现于妊娠期及牙周手术时，一经控制，松动度可下降，松动度可视其程度，依方向记录3级。①一级：仅有颊(唇)舌(腭)侧向动度，其范围≤1 mm。②二级：除有颊(唇)舌(腭)侧向动度，亦有水平方向动度，其范围≤2 mm。③三级：水平向动度＞2 mm或出现垂直向松动。

牙周疾病常常无明显疼痛等自觉症状，而一个或多个牙齿移位是促使患者就诊的主要原因。牙周病患牙长期受炎症侵扰，牙槽骨吸收，支持组织减少，发生继发性𬌗创伤。全口牙齿向中线方向移位，造成开唇露齿；牙周病晚期牙齿可向任何方向移位，以缓解继发性𬌗创伤。

(七)牙龈退缩

牙龈退缩和牙根暴露是牙周疾病常有的表现。炎症和𬌗创伤使牙槽骨慢慢吸收，牙齿支持组织不断降低，牙周组织附着丧失，牙龈明显退缩，牙根暴露。此时为如实反映牙周组织破坏的严重程度，附着丧失应是龈缘到釉牙骨质界的距离与牙周袋深度之和。

六、预后和治疗计划

(一)预后

预后是预测牙周组织对治疗的反映情况，对治疗效果有一个前瞻性认识。牙周病的致病因素和治疗手段是复杂多样的，必须根据患者的情况选择最适宜的治疗方案，以期得到最佳的治疗效果。因此，判断预后应着重考虑以下几方面。

1.牙周组织病变程度

(1)牙槽骨破坏情况:依X线片判断牙槽骨的吸收破坏情况。丧失的骨量愈多,预后愈差;骨吸收不足根长1/3,预后不佳。

(2)附着水平和牙周袋深度:附着丧失发生在多侧者较单侧者严重;垂直型骨吸收较水平型骨吸收预后差。附着丧失近根尖,牙周袋深度超过7 mm时预后最差。多根牙病变波及根分叉较单根病变预后差。

(3)牙齿松动情况:如果松动度因炎症和𬌗创伤引起,预后较好;如果松动度由于牙槽骨降低所致,预后较差。

2.年龄与健康情况

一般身体健康状态良好的年轻人对疾病的抵抗力及恢复力较强,预后较好。如果特殊类型牙周炎存在免疫缺陷及糖尿病、白血病、Down综合征、粒细胞减少症等患者牙周治疗预后较差。

3.病因控制

控制菌斑工作需要患者的配合。事先应与患者讲清疾病特点、治疗方法,以及保持口腔卫生清洁的意义和具体做法,这对良好的预后和疗效维持至关重要。

4.余留牙情况

余留牙分布不均匀、数量少、不能负担义齿修复的咬合力等预后不好;牙齿形态小、冠根比例异常、排列错位、咬合不正常等预后较差。

(二)治疗计划

牙周病治疗目的:①控制病因。②恢复功能,创造一个健康的牙周环境和外观功能均佳的牙列。完整牙周病的治疗是一个以年为单位较漫长的治疗过程。因此,治疗前应设计一个方案,并向患者进行全面解释,方可开始实施。

1.向患者解释

开始治疗前,应向患者将其牙周病病情、程度、病因及治疗计划全部讲清,可根据患者的年龄、时间、经济能力等方面提供若干个治疗方案供其选择。

2.治疗前拔牙

牙槽骨吸收至根尖1/3应拔除;因牙周病造成牙槽骨吸收超过根长1/2并伴严重倾斜移位造成修复困难应拔除。

3.基础治疗

(1)自我菌斑控制:培养和训练正确刷牙方法,使用牙线与牙签,保持口腔清洁,消除食物及菌斑堆积对牙周组织的不良影响。

(2)除牙石及菌斑:采用器械龈上洁治术或龈下刮治术去除牙(根)面上沉积的菌斑及牙石,彻底除去吸收细菌毒素的牙骨质表层组织,并用化学方法处理根面,以降解根面毒素,创造适宜的牙周软硬组织环境以利牙周组织的重建。

(3)咬合调整:消除咬合创伤,重建𬌗平衡对于牙周组织的修复、重建和功能的改善是至关重要的。调𬌗应在炎症控制后及手术前进行。

(4)炎症控制:牙周疾病伴发牙周脓肿或逆行牙髓感染,才会出现明显牙痛。配合抗菌药物的使用,进行牙周-牙髓联合病变的处理方可缓解炎症或疼痛。

牙周骨外科手术应视患者牙周疾病严重程度、年龄、机体状态而定,时间应在基础治疗阶段完成2周后进行。目的在于彻底消除牙周袋、纠正牙龈形态的异常和治疗牙槽骨的缺损。术后

2个月即可进行永久性修复牙列工作。

4.修复重建

此期已进入牙周病稳定控制时期。可用强身健体、补肾固齿药物以增强宿主的免疫功能,巩固疗效。再就是进行牙周病的正畸治疗、永久性夹板、缺失牙修复及食物嵌塞矫治等治疗。

5.疗效维持

每3个月至半年复查1次,检查口腔卫生情况,指导口腔保健措施,并进行必要的洁治和刮治工作。两年拍摄1次全口牙片,对患者的牙周情况进行再评价。需要强调的是疗效维持工作绝大部分取决于患者对牙周疾病的认识程度,以及自我口腔卫生保健意识的建立与重视,并积极配合治疗,采取有效措施控制菌斑的形成,这样才能取得事半功倍的效果。而这一点恰恰是医务人员所不能取而代之的。如果口腔卫生差,菌斑堆积严重,会使牙周病情加重而前功尽弃。

七、疗效保持与监护

牙周病患者经系统治疗稳定后的疗效保持与维护至关重要,这需要医患双方的共同重视和努力。有资料表明,牙周病治疗后疏于牙周保健的患者失牙率是坚持牙周疗效维护者的3倍。牙周系统治疗后第一年为是否复发的关键阶段。

(一)牙周病的复发

牙周病的治疗是复杂而长期的,而其疗效却未必尽如人意。病变是随时可能再发生的,这与多种因素有关:①治疗不当或不充分,未能消除全部潜在的适于菌斑滞留的因素。常见的原因是对牙石的清除不彻底,尤其是龈下牙石的滞留,牙周袋未彻底消除。②牙周治疗完成后,牙齿修复体设计不良,制作不当,造成进一步牙周损伤。③患者放松了牙周护理或未能定期复查,使牙周病损再度出现。④系统性疾病降低了机体对细菌的抵抗力。

复发可从以下几方面加以判断:①牙龈呈炎症改变及探查龈沟时出血。②龈沟加深导致牙周袋的复发和形成。③由X线检查发现骨吸收逐渐加大。④牙齿松动度增加。

(二)疗效维护程序

随访间隔为2～3个月,复查目前的牙周健康状况,进行必要的牙周治疗,并对今后的疗效维护提出指导意见。

询问近期有何与牙周健康相关的问题。逐一检查牙龈组织,龈沟深度或牙周袋情况及其脓性分泌物、牙齿移动度、根分叉病变,以及X线片复查牙槽骨高度。菌斑染色以确定滞留区位置及口腔卫生措施有效与否。有条件的可利用暗视野显微镜及厌氧培养技术查找牙周病致病菌数量及比例,以确定病变是否处于活动期。

(三)维护措施

1.自我口腔卫生保健

有针对性的口腔卫生指导,控制菌斑,对非自洁区(即滞留区)彻底的清洁极为重要,并结合牙龈按摩及叩齿等措施保持牙周组织的健康。

2.根面平整

对病情有反复的牙周区段或牙位要进行龈下刮治及根面平整手术,以控制病情的发展。

3.抛光与脱敏

牙面经抛光,菌斑及牙石难以沉积。疾病及术后暴露的牙根呈现过敏表现,应用氟化物进行脱敏治疗。

牙周疾病经过系统的临床治疗后并不意味大功告成，治愈的效果并非一成不变，医患双方均应充分以动态的眼光看待疗效，随时间的推移，其疗效可呈双向发展。这就要求医患之间密切配合共同促进牙周组织健康的保持和维护，才可获得稳定的疗效。

（刘合频）

第二节　牙　周　炎

一、慢性牙周炎

慢性牙周炎原名成人牙周炎或慢性成人牙周炎，更改名称是因为此类牙周炎虽最常见于成年人，但也可发生于儿童和青少年，且由于本病的进程缓慢，通常难以确定真正的发病年龄。大部分慢性牙周炎呈缓慢加重，但也可出现间歇性的活动期。此时牙周组织的破坏加速，随后又可转入静止期。大部分慢性牙周炎患者根本不出现爆发性的活动期。

本病为最常见的一类牙周炎，约占牙周炎患者的95%，由长期存在的慢性牙龈炎向深部牙周组织扩展而引起。牙龈炎和牙周炎之间虽有明确的病理学区别，但在临床上，两者却是逐渐、隐匿地过渡。因此早期发现和诊断牙周炎十分重要，因为牙周炎的后果远比牙龈炎严重。

（一）临床表现

本病一般侵犯全口多数牙齿，也有少数患者仅发生于一组牙（如前牙）或少数牙。发病有一定的牙位特异性，磨牙和下前牙区及邻接面由于菌斑牙石易堆积，故较易患病。牙周袋的炎症、附着丧失和牙槽骨吸收在牙周炎的早期即已出现，但因程度较轻，一般无明显不适。临床主要的症状为刷牙或进食时出血，或口内有异味，但通常不引起患者的重视。及至形成深牙周袋后，出现牙松动、咀嚼无力或疼痛，甚至发生急性牙周脓肿等，才去就诊，此时多已为晚期。

牙周袋处的牙龈呈现不同程度的慢性炎症，颜色暗红或鲜红、质地松软、点彩消失、边缘圆钝且不与牙面贴附。有些患者由于长期的慢性炎症，牙龈有部分纤维性增生、变厚，表面炎症不明显，但牙周探诊后，袋内壁有出血，也可有脓。牙周袋探诊深度超过3 mm，且有附着丧失。如有牙龈退缩，则探诊深度可能在正常范围，但可见釉牙骨质界已暴露。因此，附着丧失能更准确地反映牙周支持组织的破坏。

慢性牙周炎根据附着丧失和骨吸收的范围及其严重程度可进一步分型。范围是指根据患病的牙数将其分为局限型和广泛型。全口牙中有附着丧失和骨吸收的位点数占总位点数≤30%者为局限型；若>30%的位点受累，则为广泛型。也可根据牙周袋深度、结缔组织附着丧失和骨吸收的程度来分为轻度、中度和重度。上述指标中以附着丧失为重点，它与炎症的程度大多一致，但也可不一致。一般随病程的延长和年龄的增长而使病情累积、加重。流行病学调查资料表明，牙周病的患病率虽高，但重症牙周炎只发生于10%～15%的人群。

轻度：牙龈有炎症和探诊出血，牙周袋深度≤4 mm，附着丧失1～2 mm，X线片显示牙槽骨吸收不超过根长的1/3。可有轻度口臭。

中度：牙龈有炎症和探诊出血，也可有脓。牙周袋深度≤6 mm，附着丧失3～4 mm，X线片显示牙槽骨水平型或角型吸收超过根长的1/3，但不超过根长的1/2。牙齿可能有轻度松动，多根牙的根分叉区可能有轻度病变。

重度：炎症较明显或发生牙周脓肿。牙周袋>6 mm，附着丧失≥5 mm，X线片示牙槽骨吸收超过根长的1/2，多根牙有根分叉病变，牙多有松动。

慢性牙周炎患者除有上述特征外，晚期常可出现其他伴发症状。①牙松动、移位和龈乳头退缩，可造成食物嵌塞。②牙周支持组织减少，造成继发性合创伤。③牙龈退缩使牙根暴露，对温度敏感，并容易发生根面龋，在前牙还会影响美观。④深牙周袋内脓液引流不畅时，或身体抵抗力降低时，可发生急性牙周脓肿。⑤深牙周袋接近根尖时，可引起逆行性牙髓炎。⑥牙周袋溢脓和牙间隙内食物嵌塞，可引起口臭。

（二）诊断特征

（1）多为成年人，也可见于儿童或青少年。

（2）有明显的菌斑、牙石及局部刺激因素，且与牙周组织的炎症和破坏程度比较一致。

（3）根据累及的牙位数，可进一步分为局限性（<30%位点）和广泛型（>30%）；根据牙周附着丧失的程度，可分为轻度（AL 1～2 mm）、中度（AL 3～4 mm）、和重度（AL≥5 mm）。

（4）患病率和病情随年龄增大而加重，病情一般缓慢进展而加重，也可间有快速进展的活动期。

（5）全身一般健康，也可有某些危险因素，如吸烟、精神压力、骨质疏松等。

中度以上的慢性牙周炎诊断并不困难，但早期牙周炎与牙龈炎的区别不甚明显，须通过仔细检查而及时诊断，以免贻误正确的治疗（表10-1）。

表10-1　牙龈炎和早期牙周炎的区别

	牙龈炎	早期牙周炎
牙龈炎症	有	有
牙周袋	假性牙周袋	真性牙周袋
附着丧失	无	有，能探到釉牙骨质界
牙槽骨吸收	无	嵴顶吸收，或硬骨板消失
治疗结果	病变可逆，牙龈组织恢复正常	炎症消退，病变静止，但已破坏的支持组织难以完全恢复正常

在确诊为慢性牙周炎后，还应通过仔细的病史询问和必要的检查，发现患者有无牙周炎的易感因素，如全身疾病、吸烟等，并根据病情确定其严重程度、目前牙周炎是否为活动期等，并据此制订针对性的治疗计划和判断预后。

（三）治疗原则

慢性牙周炎早期治疗的效果较好，能使病变停止进展，牙槽骨有少量修复。只要患者能认真清除菌斑并定期复查，则疗效能长期保持。治疗应以消除菌斑、牙石等局部刺激因素为主，辅以手术等方法。由于口腔内各个牙的患病程度和病因刺激物的多少不一致，必须针对每个患牙的具体情况，制订全面的治疗计划。

1.局部治疗

（1）控制菌斑：菌斑是牙周炎的主要病原刺激物，而且清除之后还会不断在牙面堆积。因此必须向患者进行细致的讲解和指导，使其充分理解坚持不懈地清除菌斑的重要性。此种指导应贯穿于治疗的全过程，每次就诊时均应检查患者菌斑控制的程度，并做记录。有菌斑的牙面占全部牙面的20%以下才算合格。牙周炎在龈上牙石被刮除以后，如菌斑控制方法未被掌握，牙石重新沉积的速度是很快的。

(2)彻底清除牙石,平整根面:龈上牙石的清除称为洁治术,龈下牙石的清除称为龈下刮治或深部刮治。龈下刮治除了刮除龈下结石外,还须将暴露在牙周袋内的含有大量内毒素的病变牙骨质刮除,使根面平整而光滑。根面平整使微生物数量大大减少,并搅乱了生物膜的结构,改变了龈下的环境,使细菌不易重新附着。牙龈结缔组织有可能附着于根面,形成新附着。

经过彻底的洁治和根面平整后,临床上可见牙龈的炎症和肿胀消退,出血和溢脓停止,牙周袋变浅、变紧。袋变浅是由于牙龈退缩及袋壁胶原纤维的新生,牙龈变得致密,探针不再穿透结合上皮进入结缔组织内,也可能有新的结缔组织附着于根面。洁治和刮治术是牙周炎的基础治疗,任何其他治疗手段只应作为基础治疗的补充手段。

(3)牙周袋及根面的药物处理:大多数患者在根面平整后,组织能顺利愈合,不需药物处理。对一些炎症严重、肉芽增生的深牙周袋,在刮治后可用药物处理袋壁。必要时可用复方碘液,它有较强的消炎、收敛作用,注意避免烧灼邻近的黏膜。

近年来,牙周袋内局部放置缓释型的抗菌药物取得了较好的临床效果,药物能较长时间停留于牙周袋内,起到较好的疗效。可选用的药物如甲硝唑、四环素及其同族药物如米诺环素、氯己定等。有人报道,用含有上述药物的凝胶或溶液冲洗牙周袋,袋内的微生物也消失或明显减少。但药物治疗只能作为机械方法清除牙石后的辅助治疗,不能取代除石治疗。

(4)牙周手术:上述治疗后,若仍有较深的牙周袋,或根面牙石不易彻底清除,炎症不能控制,则可进行牙周手术。其优点是可以在直视下彻底刮除根面的牙石及不健康的肉芽组织,必要时还可修整牙槽骨的外形或截除患根、矫正软组织的外形等。手术后牙周袋变浅、炎症消退、骨质吸收停止,甚至可有少量骨修复。理想的手术效果是形成新附着,使牙周膜的结缔组织细胞重新在根面沉积牙骨质,并形成新的牙周膜纤维束和牙槽骨。这就是牙周组织的再生性手术,是目前临床和理论研究的热点,临床取得一定的成果,但效果有待提高。

(5)松动牙固定术:用各种材料和方法制成牙周夹板,将一组患牙与其相邻的稳固牙齿联结在一起,使𬌗力分散于一组牙上,减少了患牙承受的超重力或侧向扭转力的损害。这种固定术有利于牙周组织的修复。一般在松牙固定后,牙齿稳固、咀嚼功能改善。有些病例在治疗数月后,X线片可见牙槽骨硬骨板致密等效果。本法的缺点是,对局部的菌斑控制措施有一定的妨碍。因此,一定要从有利于菌斑控制方面改善设计,才能使本法持久应用。如果患者有缺失牙齿需要修复,而基牙或邻近的患牙因松动而需要固定,也可在可摘式义齿上设计一定的固定装置,或用制作良好的固定桥来固定松动牙。并非所有松动牙都需要固定,主要是患牙动度持续加重、影响咀嚼功能者才需要固定。

(6)调𬌗:如果X线片显示牙槽骨角形缺损或牙周膜增宽,就要对该牙做有无𬌗干扰的检查。如有扣诊震颤,再用蜡片法或咬合纸法查明早接触点的部位及大小,然后进行选磨。如果不能查到𬌗干扰,说明该牙目前并不存在创伤,可能是曾经有过创伤,但由于早接触点已被磨损,或由于牙周组织的自身调节,创伤已经缓解,这种情况不必做调𬌗处理。

(7)拔除不能保留的患牙:严重而无法挽救的患牙必须及早拔除,以免影响治疗和增加再感染的机会。拔牙后的愈合可使原来的牙周病变区破坏停止而出现修复性改变,这一转机对邻牙的治疗有着良好的影响。

(8)坚持维护期治疗:牙周炎经过正规治疗后,一般能取得较好的效果,但长期疗效的保持取决于是否能定期复查和进行必要的后续治疗,患者的自我菌斑控制也是至关重要的。根据患者的病情及菌斑控制的好坏来确定复查的间隔时间，每次复查均应对患者进行必要的口腔卫生指导和预防性洁治。若有病情未被控制的牙位，则应进行相应的治疗。总之，牙周炎的治疗绝非一劳永逸的，维护期治疗是保持长期疗效的关键。

2.全身治疗

慢性牙周炎除非出现急性症状，一般不需采用抗生素类药物。对严重病例可口服甲硝唑0.2 g，每天3～4次，共服1周，或服螺旋霉素0.2 g，每天4次，共服5～7天。有些患者有慢性系统性疾病，如糖尿病、心血管疾病等，应与内科医师配合，积极治疗和控制全身疾病。成功的牙周治疗对糖尿病的控制也有积极意义。

大多数慢性牙周炎患者经过恰当的治疗后，病情可得到控制，但也有少数患者疗效很差。有报告显示，对600名牙周炎患者追踪观察平均22年后，83%患者疗效良好、13%病情加重、4%则明显恶化(人均失牙10～23个)。过去把后两类患者称为难治性牙周炎或顽固性牙周炎。这些患者可能有特殊的致病菌，或牙体和牙周病变的形态妨碍了彻底地清除病原刺激物。有人报告此类患者常为重度吸烟者。

二、侵袭性牙周炎

侵袭性牙周炎是一组在临床表现和实验室检查(包括化验和微生物学检查)均与慢性牙周炎有明显区别的、相对少见的牙周炎。它包含了1989年旧分类中的3个类型，即青少年牙周炎、快速进展性牙周炎和青春前期牙周炎，一度曾将这三个类型合称为早发性牙周炎。实际上这类牙周炎虽多发于年轻人，但也可见于成年人。本病一般来说发展较迅猛，但也可转为间断性的静止期，而且临床上对进展速度也不易判断。因此在1999年的国际研讨会上建议更名为侵袭性牙周炎。

(一)侵袭性牙周炎的危险因素

对侵袭性牙周炎的病因尚未完全明了，大量的病因证据主要源于过去对青少年牙周炎的研究结果。现认为某些特定微生物的感染及机体防御能力的缺陷是引起侵袭性牙周炎的主要因素。

1.微生物

大量的研究表明伴放线嗜血菌是侵袭性牙周炎的主要致病菌，其主要依据如下。

(1)从局限性青少年牙周炎患牙的龈下菌斑中可分离出伴放线嗜血菌，阳性率为90%～100%，而同一患者口中的健康牙或健康人则检出率明显得低(<20%)，慢性牙周炎患者伴放线嗜血菌的检出率也低于局限性青少年牙周炎。但也有些学者(尤其是中国和日本)报告未能检出伴放线嗜血菌，或是所检出的伴放线嗜血菌为低毒性株，而主要分离出牙龈卟啉单胞菌、腐蚀艾肯菌、中间普氏菌、具核梭杆菌等。这可能是重症患者的深牙周袋改变了微生态环境，使一些严格厌氧菌成为优势菌，而伴放线嗜血菌不再占主导，也可能确实存在着种族和地区的差异。广泛型侵袭性牙周炎的龈下菌群主要为牙龈卟啉单胞菌、福赛拟杆菌、腐蚀艾肯菌等。也有学者报告，在牙周健康者和儿童口腔中也可检出伴放线嗜血菌，但占总菌的比例较低。

(2)伴放线嗜血菌产生多种对牙周组织有毒性和破坏作用的毒性产物，例如，白细胞毒素能损伤乃至杀死中性粒细胞和单核细胞，并引起动物的实验性牙周炎。伴放线嗜血菌表面的膜泡脱落可使毒素播散，还产生上皮毒素、骨吸收毒素、细胞坏死膨胀毒素和致凋亡毒素等。

(3)引发宿主的免疫反应：局限性侵袭性牙周炎患者的血清中有明显升高的抗伴放线嗜血菌

抗体，牙龈局部和龈沟液内也产生大量的特异抗体甚至高于血清水平，说明这种免疫反应发生于牙龈局部。伴放线嗜血菌产生的内毒素可激活上皮细胞、中性粒细胞、成纤维细胞和单核细胞产生大量的细胞因子，引发炎症反应。

(4)牙周治疗可使伴放线嗜血菌量明显减少或消失，当病变复发时，该菌又复出现。有人报告，由于伴放线嗜血菌能入侵牙周组织，单纯的机械治疗不能消除伴放线嗜血菌，临床疗效欠佳，口服四环素后，伴放线嗜血菌消失，临床疗效转佳。

近年来有些学者报告，从牙周袋内分离出病毒、真菌甚至原生动物，可能与牙周病有关。

2.全身背景

(1)白细胞功能缺陷：已有大量研究证明本病患者有周缘血的中性粒细胞和/或单核细胞的趋化功能降低。有的学者报告，吞噬功能也有障碍，这种缺陷带有家族性，患者的同胞中有的也可患侵袭性牙周炎，或虽未患牙周炎，却也有白细胞功能缺陷。但侵袭性牙周炎患者的白细胞功能缺陷并不导致全身其他部位的感染性疾病。

(2)产生特异抗体：研究还表明与伴放线嗜血菌的糖类抗原发生反应的抗体主要是 IgG_2 亚类，在局限性侵袭性牙周炎患者中水平升高，而广泛性侵袭性牙周炎则缺乏此亚类。提示 IgG_2 抗体起保护作用，可阻止病变的扩散。

(3)遗传背景：本病常有家族聚集现象，也有种族易感性的差异，本病也可能有遗传背景。

(4)牙骨质发育异常：有少量报道，发现局限性青少年牙周炎患者的牙根尖而细，牙骨质发育不良，甚至无牙骨质，不仅已暴露于牙周袋内的牙根如此，在其根方尚未发生病变处的牙骨质也有发育不良的现象。说明这种缺陷不是疾病的结果，而是发育中的问题。国内有报告侵袭性牙周炎患者发生单根牙牙根形态异常的概率高于牙周健康者和慢性牙周炎患者；有牙根形态异常的牙，其牙槽骨吸收重于形态正常者。

3.环境和行为因素

吸烟的量和时间是影响年轻人牙周破坏范围的重要因素之一。吸烟的广泛型侵袭性牙周炎患者比不吸烟的广泛型侵袭性牙周炎患者患牙数多、附着丧失量也多。吸烟对局限型患者的影响较小。口腔卫生的好坏也对疾病有影响。

总之，现代的观点认为牙周炎不是由单一种细菌引起的，而是多种微生物共同和相互作用。高毒性的致病菌是必需的致病因子，而高易感性宿主的防御功能低下和/或过度的炎症反应所导致牙周组织的破坏是发病的重要因素，吸烟、遗传基因等调节因素也可能起一定的促进作用。

(二)组织病理学改变

侵袭性牙周炎的组织学变化与慢性牙周炎无明显区别，均以慢性炎症为主。免疫组织化学研究发现，本病的牙龈结缔组织内也以浆细胞浸润为主，但其中产生 IgA 的细胞少于慢性牙周炎者，游走到袋上皮内的中性粒细胞数目也较少，这两种现象可能是细菌易于入侵的原因之一。电镜观察到在袋壁上皮、牙龈结缔组织甚至牙槽骨的表面可有细菌入侵，主要为革兰氏阴性菌及螺旋体。近年还有学者报告，中性粒细胞和单核细胞对细菌的过度反应，密集的白细胞浸润及过量的细胞因子和炎症介质表达，可能导致严重的牙周炎症和破坏。

(三)临床表现

根据患牙的分布可将侵袭性牙周炎分为局限型和广泛型。局限型大致相当于过去的局限型青少年牙周炎，广泛型相当于过去的弥漫型青少年牙周炎和快速进展性牙周炎。局限型侵袭性牙周炎和广泛型侵袭性牙周炎的临床特征有相同之处，也各有其不同处。在我国，典型的局限型侵袭性牙周炎较为少见，这一方面可能由于患者就诊较晚，病变已蔓延至全口多个牙，另一方面可能有种族背景。

1.快速进展的牙周组织破坏

快速的牙周附着丧失和骨吸收是侵袭性牙周炎的主要特点。严格来说，“快速”的确定应依据在两个时间点所获得的临床记录或X线片来判断，然而此种资料不易获得。临床上常根据“严重的牙周破坏发生在较年轻的患者”来作出快速进展的判断。有人估计，本型患者的牙周破坏速度比慢性牙周炎快3～4倍，患者常在20岁左右即已须拔牙或牙自行脱落。

2.年龄与性别

本病患者一般年龄较小，发病可始于青春期前后，因早期无明显症状，患者就诊时常在20岁左右。有学者报告，广泛型的平均年龄大于局限型患者，一般也在30岁以下，但也可发生于35岁以上的成年人。女性多于男性，但也有人报告年幼者以女性为多，稍长后性别无差异。

3.口腔卫生情况

本病一个突出的表现是局限型患者的菌斑、牙石量很少，牙龈表面的炎症轻微，但却已有深牙周袋，牙周组织破坏程度与局部刺激物的量不成比例。牙龈表面虽然无明显炎症，实际上在深袋部位是有龈下菌斑的，而且袋壁也有炎症和探诊后出血。广泛型的菌斑、牙石量因人而异，多数患者有大量的菌斑和牙石，也可很少。牙龈有明显的炎症，呈鲜红色，并可伴有龈缘区肉芽性增殖，易出血，可有溢脓，晚期还可以发生牙周脓肿。

4.好发牙位

1999年新分类法规定，局限型侵袭性牙周炎的特征是“局限于第一恒磨牙或切牙的邻面有附着丧失，至少波及两个恒牙，其中一个为第一磨牙。其他患牙(非第一磨牙和切牙)不超过两个”。换言之，典型的患牙局限于第一恒磨牙和上下切牙，多为左右对称。X线片可见第一磨牙的近远中均有垂直型骨吸收，形成典型的“弧形吸收”(图10-4)，在切牙区多为水平型骨吸收。但早期的患者不一定波及所有的切牙和第一磨牙。广泛型的特征为“广泛的邻面附着丧失，侵犯第一磨牙和切牙以外的牙数在三颗以上”。也就是说，侵犯大多数牙。

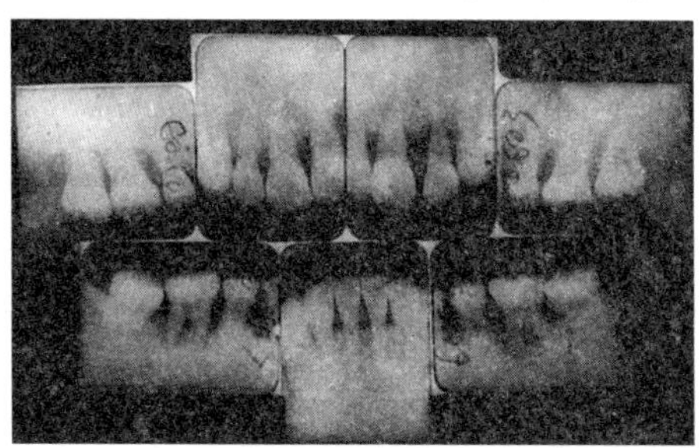

图10-4　局限型侵袭性牙周炎的X线表现

第一恒磨牙处牙槽骨的弧形吸收

5.家族聚集性

家族中常有多人患本病，患者的同胞有50％患病机会。其遗传背景可能与白细胞功能缺陷有关，也有人认为是X连锁性遗传或常染色体显性遗传等。但也有一些学者认为是牙周致病菌在家族中的传播所致。临床上并非每位侵袭性牙周炎患者均有家族史。

6.全身情况

侵袭性牙周炎患者一般全身健康，无明显的系统性疾病，但部分患者具有中性粒细胞及/或单核细胞的功能缺陷。多数患者对常规治疗，如刮治和全身药物治疗，有明显的疗效，但也有少数患者经任何治疗都效果不佳，病情迅速加重直至牙齿丧失。

广泛型和局限型究竟是两个独立的类型，抑或广泛型侵袭性牙周炎是局限型发展和加重的结果，尚不肯定。但有不少研究结果支持两者为同一疾病不同阶段的观点。①年幼者以局限型较多，而年长者患牙数目增多，以广泛型为多。②局限型患者血清中的抗伴放线嗜血菌特异抗体水平明显地高于广泛型患者，起保护作用的 IgG_2 亚类水平也高于广泛型。③有些广泛型侵袭性牙周炎患者的第一磨牙和切牙病情较重，且有典型的"弧形吸收"影像，提示这些患者可能由局限型病变发展而来。

（四）诊断特点

本病应抓住早期诊断这一环，因患者初起时无明显症状，待就诊时多已为晚期。如果一名青春期前后的年轻患者，菌斑、牙石等刺激物不多，炎症不明显，但发现有少数牙松动、移位或邻面深袋，局部刺激因子与病变程度不一致等，则应引起重视。重点检查切牙及第一磨牙邻面，并拍摄 X 线片，殆翼片有助于发现早期病变。有条件时，可做微生物学检查，发现伴放线菌嗜血菌或大量的牙龈卟啉单胞菌，或检查中性多形核白细胞有无趋化和吞噬功能的异常，若为阳性，对诊断本病十分有利。早期诊断及治疗对保留患牙和控制病情极为重要。对于侵袭性牙周炎患者的同胞进行牙周检查，有助于早期发现其他病例。

临床上常以年龄（35 岁以下）和全口大多数牙的重度牙周破坏，作为诊断广泛型侵袭性牙周炎的标准，也就是说牙周破坏程度与年龄不相称。但必须明确的是，并非所有年轻患者的重度牙周炎均可诊断为侵袭性牙周炎，应先排除一些明显的局部和全身因素：①是否有严重的错殆导致咬合创伤，加速了牙周炎的病程。②是否曾接受过不正规的正畸治疗，或在正畸治疗前未认真治疗已存在的牙周病。③有无食物嵌塞、邻面龋、牙髓及根尖周病、不良修复体等局部促进因素，加重了菌斑堆积，造成牙龈的炎症和快速的附着丧失。④有无伴随的全身疾病，如未经控制的糖尿病、白细胞黏附缺陷、HIV 感染等。上述①～③的存在可以加速慢性牙周炎的牙槽骨吸收和附着丧失，如有④则应列入伴有全身疾病的牙周炎中，其治疗也不仅限于口腔科。如有条件检测患者周缘血的中性粒细胞和单核细胞的趋化及吞噬功能、血清 IgG_2 水平，或微生物学检测，则有助于诊断。有时阳性家族史也有助于诊断本病。

最近有学者提出，在有的年轻人和青少年，有个别牙齿出现附着丧失，但其他方面不符合早发性牙周炎者，可称之为偶发性附着丧失。例如，个别牙因咬合创伤或错殆所致的牙龈退缩、拔除智齿后第二磨牙远中的附着丧失等。这些个体可能为侵袭性牙周炎或慢性牙周炎的易感者，应密切加以复查和监测，以利早期诊断。

（五）治疗原则

1.早期治疗，防止复发

本病常导致患者早年失牙，因此特别强调早期、彻底的治疗，主要是彻底消除感染。治疗原则基本同慢性牙周炎，洁治、刮治和根面平整等基础治疗是必不可少的，多数患者对此有较好的疗效。治疗后病变转入静止期。但因为伴放线嗜血菌及其他细菌可入侵牙周组织，单靠机械刮治不易彻底消除入侵的细菌，有的患者还需用翻瓣手术清除组织内的微生物。本病治疗后较易复发（国外报道复发率约为 1/4），因此应加强定期的复查和必要的后续治疗。根据每位患者菌斑和炎症的控制情况，确定复查的间隔期。开始时为每 1～2 个月 1 次，半年后若病情稳定，可逐渐延长。

2.抗菌药物的应用

有报告,本病单纯用刮治术不能消除入侵牙龈中的伴放线嗜血菌,残存的微生物容易重新在牙根面定植,使病变复发。因此主张全身服用抗生素作为辅助疗法。国外主张使用四环素0.25 g每天4次,共服2～3周;也可用小剂量多西环素,50 mg,每天2次。这两种药除有抑菌作用外,还有抑制胶原酶的作用,可减少牙周组织的破坏。近年来还主张在龈下刮治后口服甲硝唑和阿莫西林,两者合用效果优于单一用药。在根面平整后的深牙周袋内放置缓释的抗菌制剂,如甲硝唑、米诺环素、氯己定等,也有良好疗效。文献报道,可减少龈下菌斑的重新定植,减少病变的复发。

3.调整机体防御功能

宿主对细菌感染的防御反应在侵袭性牙周炎的发病和发展方面起重要的作用。近年来人们试图通过调节宿主的免疫和炎症反应过程来减轻或治疗牙周炎。例如,多西环素可抑制胶原酶,非甾体抗炎药(NSAIDs)可抑制花生四烯酸产生前列腺素,阻断和抑制骨吸收,这些均有良好的前景。中医学强调全身调理,国内有些学者报告用六味地黄丸为基础的固齿丸(膏),在牙周基础治疗后服用数月,可提高疗效和明显减少复发率。服药后,患者的白细胞趋化和吞噬功能及免疫功能也有所改善。吸烟是牙周炎的危险因素,应劝患者戒烟。还应努力发现和调整其他全身因素及宿主防御反应方面的缺陷。

4.综合治疗

在病情不太重而有牙移位的患者,可在炎症控制后,用正畸方法将移位的牙复位排齐,但正畸过程中务必加强菌斑控制和牙周病情的监控,加力也应轻缓。牙体或牙列的修复也要注意应有利于菌斑控制。

总之,牙周炎是一组临床表现为慢性炎症和支持组织破坏的疾病,它们都是感染性疾病,有些人长期带菌却不发病,而另一些人却发生牙龈炎或牙周炎。牙周感染与身体其他部位的慢性感染有相同之处,但又有其独特之处,主要由牙体、牙周组织的特点所决定。龈牙结合部直接暴露在充满各种微生物的口腔环境中,细菌生物膜长期不断地定植于表面坚硬且不脱落的牙面上,又有丰富的来自唾液和龈沟液的营养。牙根及牙周膜、牙槽骨则是包埋在结缔组织内,与全身各系统及组织有密切的联系,宿主的防御系统能达到牙周组织的大部分,但又受到一定的限制。这些都决定着牙周炎的慢性、不易彻底控制、容易复发、与全身情况有双向影响等特点。

牙周炎是多因素疾病,决定着发病与否和病情程度的因素有微生物的种类、毒性和数量;宿主对微生物的应战能力;环境因素(如吸烟、精神压力等);某些全身疾病和状况的影响(如内分泌、遗传因素)等。有证据表明牙周炎也是一个多基因疾病,不是由单个基因所决定的。

牙周炎在临床上表现为多类型。治疗主要是除去菌斑及其他促进因子,但对不同类型、不同阶段的牙周炎及其并发病变,需要使用多种手段(非手术、手术、药物、正畸、修复等)的综合治疗。

牙周炎的治疗并非一劳永逸的,而需要终身维护和必要的重复治疗。最可庆幸和重要的一点是,牙周炎和牙龈炎都是可以预防的疾病,通过公众自我保护意识的加强、防治条件的改善及口腔医务工作者不懈的努力,牙周病是可以被消灭和控制的。

三、反映全身疾病的牙周炎

属于本范畴的牙周炎主要有两大类,即血液疾病(白细胞数量和功能的异常、白血病等)和某些遗传性疾病。以下介绍一些较常见而重要的全身疾病在牙周组织的表现。

(一)掌跖角化-牙周破坏综合征

本病特点是手掌和足跖部的皮肤过度角化，牙周组织严重破坏。有的病例还伴有硬脑膜的钙化。患者全身一般健康，智力正常。本病罕见，患病率约为百万分之一至四。

1.临床表现

皮损及牙周病变常在4岁前共同出现，有人报告，可早在出生后11个月。皮损包括手掌、足底、膝部及肘部局限的过度角化、鳞屑、皲裂，有多汗和臭汗。约有1/4患者易有身体其他部位感染。牙周病损在乳牙萌出不久即可发生，深牙周袋炎症严重，溢脓、口臭，骨质迅速吸收，在5～6岁时乳牙相继脱落，创口愈合正常。待恒牙萌出后又发生牙周破坏，常在10多岁时自行脱落或拔除。有的患者第三磨牙也会在萌出后数年内脱落，有的则报告第三磨牙不受侵犯。

2.病因

(1)本症的菌斑成分与成人牙周炎的菌斑较类似，而不像侵袭性牙周炎。在牙周袋近根尖区域有大量的螺旋体，在牙骨质上也黏附有螺旋体。有人报告，患者血清中有抗伴放线嗜血菌的抗体，袋内可分离出该菌。

(2)本病为遗传性疾病，属于常染色体隐性遗传。父母不患该症，但可能为血缘婚姻(约占23%)，双亲必须均携带常染色体基因才使其子女患本病。患者的同胞中也可有患本病者，男女患病机会均等。有人报告本病患者的中性粒细胞趋化功能异常。

3.病理

与慢性牙周炎无明显区别。牙周袋壁有明显的慢性炎症，主要为浆细胞浸润，袋壁上皮内几乎见不到中性粒细胞。破骨活动明显，成骨活动很少。患牙根部的牙骨质非常薄，有时仅在根尖区存在较厚的有细胞的牙骨质。X线片见牙根细而尖，表明牙骨质发育不良。

4.治疗原则

对于本病，常规的牙周治疗效果不佳，患牙的病情常持续加重，直至全口拔牙。近年来有人报告，对幼儿可将拔除全部乳牙，当恒切牙和第一恒磨牙萌出时，再口服10～14天抗生素，可防止恒牙发生牙周破坏。若患儿就诊时已有恒牙萌出或受累，则将严重患牙拔除，重复多疗程口服抗生素，同时进行彻底的局部牙周治疗，每2周复查和洁治1次，保持良好的口腔卫生。在此情况下，有些患儿新萌出的恒牙可免于罹病。这种治疗原则的出发点是基于本病是伴放线嗜血菌或某些致病微生物的感染，而且致病菌在牙齿刚萌出后即附着于该牙面。在关键时期(如恒牙萌出前)拔除一切患牙，创造不利于致病菌生存的环境，以防止新病变的发生。这种治疗原则取得了一定效果，但病例尚少，仍须长期观察，并辅以微生物学研究。患者的牙周炎控制或拔牙后，皮损仍不能痊愈，但可略减轻。

(二)Down综合征

本病又名先天愚型，或染色体21-三体综合征，为一种由染色体异常所引起的先天性疾病。一型是典型的染色体第21对三体病，有47个染色体，另一型为只有23对染色体，第21对移到其他染色体上。本病可有家族性。

患者有发育迟缓和智力低下。约一半患者有先天性心脏病，约15%患儿于1岁前夭折。患者面部扁平、眶距增宽、鼻梁低宽、颈部短粗，常有上颌发育不足、乳牙萌出较迟、错䝓畸形、牙间隙较大、系带附着位置过高等。几乎100%患者均有严重的牙周炎，且其牙周破坏程度远超过菌斑、牙石等局部刺激物的量。本病患者的牙周破坏程度重于其他非先天愚型的弱智者。全口牙齿均有深牙周袋及炎症，下颌前牙较重，有时可有牙龈退缩。病情迅速加重，有时可伴坏死性龈炎。乳牙和恒牙均可受累。

患者的龈下菌斑微生物与一般牙周炎患者并无明显区别。有人报告，产黑色素普雷沃菌群增多。牙周病情的快速恶化可能与中性粒细胞的趋化功能低下有关，也有报告白细胞的吞噬功能和细胞内杀菌作用也降低。

本病无特殊治疗，彻底的常规牙周治疗和认真控制菌斑，可减缓牙周破坏。但由于患儿智力低下，常难以坚持治疗。

（三）糖尿病

糖尿病是与多种遗传因素有关的内分泌异常。由于胰岛素的生成不足、功能不足或细胞表面缺乏胰岛素受体等机制，产生胰岛素抵抗，患者的血糖水平升高，糖耐量降低。糖尿病与牙周病在我国的患病率都较高，两者都是多基因疾病，都有一定程度的免疫调节异常

1999 年的牙周病分类研讨会上，专家们认为糖尿病可以影响牙周组织对细菌的反应性。他们把"伴糖尿病的牙龈炎"列入"受全身因素影响的菌斑性牙龈病"中，然而在"反映全身疾病的牙周炎"中却未列入糖尿病。在口腔科临床上看到的大多为Ⅱ型糖尿病患者，他们的糖尿病主要影响牙周炎的发病和严重程度。尤其是血糖控制不良的患者，其牙周组织的炎症较重，龈缘红肿呈肉芽状增生，易出血和发生牙周脓肿，牙槽骨破坏迅速，导致深袋和牙松动，牙周治疗后也较易复发。血糖控制后，牙周炎的情况会有所好转。有学者提出将牙周炎列为糖尿病的第六并发症（其他并发症为肾病变、神经系统病变、视网膜病变、大血管病变、创口愈合缓慢）。文献表明，血糖控制良好的糖尿病患者，其对基础治疗的疗效与无糖尿病的、牙周破坏程度相似的患者无明显差别。近年来国内外均有报道，彻底有效的牙周治疗不仅使牙周病变减轻，还可使糖尿病患者的糖化血红蛋白（HbA1c）和 TNF-a 水平显著降低，胰岛素的用量可减少，龈沟液中的弹力蛋白酶水平下降。这从另一方面支持牙周炎与糖尿病的密切关系。但也有学者报告，除牙周基础治疗外，还需全身或局部应用抗生素，才能使糖化血红蛋白含量下降。

（四）艾滋病

1.临床表现

1987 年，Winkler 等首先报告艾滋病患者的牙周炎，患者在 3～4 个月内牙周附着丧失可达 90%。目前认为与 HIV 有关的牙周病损主要有两种。

（1）线形牙龈红斑：在牙龈缘处有明显的、鲜红的、宽 2～3 mm 的红边，在附着龈上可呈瘀斑状，极易出血。此阶段一般无牙槽骨吸收。现认为该病变是由白色念珠菌感染所致，对常规治疗反应不佳。对线形牙龈红斑的发生率报告不一，它有较高的诊断意义，可能为坏死性溃疡性牙周炎的前驱。但此种病损也可偶见于非 HIV 感染者，需仔细鉴别。

（2）坏死性溃疡性牙周病：1999 年的新分类认为尚不能肯定坏死性溃疡性牙龈炎和坏死性溃疡性牙周炎是否为两个不同的疾病，因此主张将两者统称为坏死性溃疡性牙周病。

艾滋病患者所发生的坏死溃疡性牙龈炎临床表现与非 HIV 感染者十分相似，但病情较重，病势较凶。需结合其他检查来鉴别。坏死性溃疡性牙周炎则可由患者抵抗力极度低下而从坏死性溃疡性牙龈炎迅速发展而成，也可能是在原有的慢性牙周炎基础上，坏死性溃疡性牙龈炎加速和加重了病变。在 HIV 感染者中坏死性溃疡性牙周炎的发生率在 4%～10%。坏死性溃疡性牙周炎患者的骨吸收和附着丧失特别重，有时甚至有死骨形成，但牙龈指数和菌斑指数并不一定相应的高。换言之，在局部因素和炎症并不太重，而牙周破坏迅速，且有坏死性龈病损的特征时，应引起警惕，注意寻找其全身背景。有人报告，坏死性溃疡性牙周炎与机体免疫功能的极度降低

有关,T 辅助细胞($CD4^+$)的计数与附着丧失程度呈负相关。正常人的 $CD4^+$ 计数为$(0.6\sim1.0)\times10^9/L$,而艾滋病合并坏死性溃疡性牙周炎的患者则明显降低,可达$0.1\times10^9/L$以下,此种患者的短期病死率较高。严重者还可发展为坏死性溃疡性口炎。

艾滋病在口腔黏膜的表现还有毛状白斑、白色念珠菌感染、复发性口腔溃疡等,晚期可发生 Kaposi 肉瘤,其中约有一半可发生在牙龈上,必要时可做病理检查以证实。

如上所述,线形牙龈红斑、坏死性溃疡性牙龈炎、坏死性溃疡性牙周炎、白色念珠菌感染等均可发生于正常的无 HIV 感染者,或其他免疫功能低下者。因此不能仅凭上述临床表征就作出艾滋病的诊断。口腔科医师的责任是提高必要的警惕,对可疑的病例进行恰当和必要的化验检查,必要时转诊。

2.治疗原则

坏死性牙龈炎和坏死性牙周炎患者均可按常规的牙周治疗,如局部清除牙石和菌斑,全身给以抗菌药,首选为甲硝唑 200 mg,每天 3～4 次,共服 5～7 天,它比较不容易引起继发的真菌感染,还需使用0.12%～0.2%的氯已定含漱液,它对细菌、真菌和病毒均有杀灭作用。治疗后疼痛常可在 24～36 小时内消失。线形牙龈红斑(LGE)对常规牙周治疗的反应较差,难以消失,常需全身使用抗生素。

四、根分叉病变

根分叉病变是牙周炎的伴发病损,指病变波及多根牙的根分叉区,可发生于任何类型的牙周炎。下颌第一磨牙患病率最高,上颌前磨牙最低。

(一)病因

(1)本病只是牙周炎发展的一个阶段,菌斑仍是其主要病因。只是由于根分叉区一旦暴露,该处的菌斑控制和牙石的清除比较困难,使病变加速或加重发展。

(2)𬌗创伤是本病的一个加重因素,因为根分叉区是对𬌗力敏感的部位,一旦牙龈的炎症进入该区,组织的破坏会加速进行,常造成凹坑状或垂直型骨吸收。尤其是病变局限于一个牙齿或单一牙根时,更应考虑𬌗创伤的因素。

(3)解剖因素:约 40%的多根牙在牙颈部有釉突,有的可伸进分叉区,在该处易形成病变。约有 75%的牙齿,其根分叉距离釉牙骨质界较近,一旦有牙周袋形成,病变很容易扩延到根分叉区。在磨牙的髓室底常有数目不等的副根管,可使牙髓的炎症和感染扩散到根分叉区。尤其在患牙的近远中侧牙槽骨完整,病变局限于分叉区者,更应考虑此因素。

(二)病理

根分叉区的组织病理改变并无特殊性。牙周袋壁有慢性炎症,骨吸收可为水平型或垂直型,邻近部位可见不同程度的骨质修复。牙根表面有牙石、菌斑,也可见到有牙根吸收或根面龋。

(三)临床表现

根分叉区可能直接暴露于口腔,也可被牙周袋所遮盖,须凭探诊来检查。除用牙周探针探查该处的牙周袋深度外,还需用弯探针水平方向地探查分叉区病变的程度。Glickman 提出根据病变程度可分为四度。

1.一度

牙周袋深度已到达根分叉区,探针可探到根分叉外形,但分叉内的牙槽骨没有明显破坏,弯探针不能进入分叉区。X 线片上看不到骨质吸收(图 10-5)。

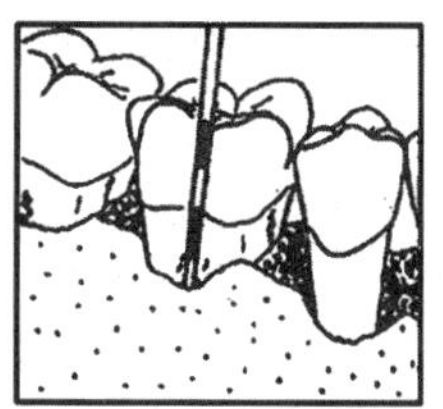
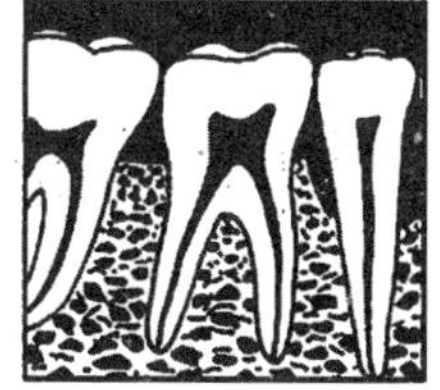
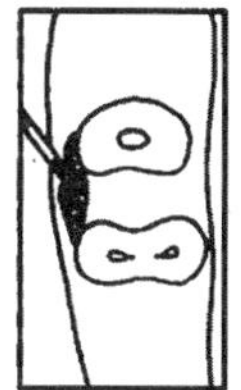

图 10-5　**一度分叉区病损**

2.二度

分叉区的骨吸收仅局限于颊侧或舌侧，或虽然颊、舌侧均已有吸收，却尚未相通。X 线片显示该区仅有牙周膜增宽，或骨质密度略减低。根据骨质吸收的程度，又可将二度病变分为早期和晚期。早期二度为探针水平方向探入根分叉的深度小于 3 mm，或未超过该牙颊舌径的 1/2；晚期二度病变则探针水平探入超过 3 mm，或超过颊舌径的 1/2，但不能与对侧相通，也就是说，分叉区尚有一部分骨间隔存在（图 10-6）。

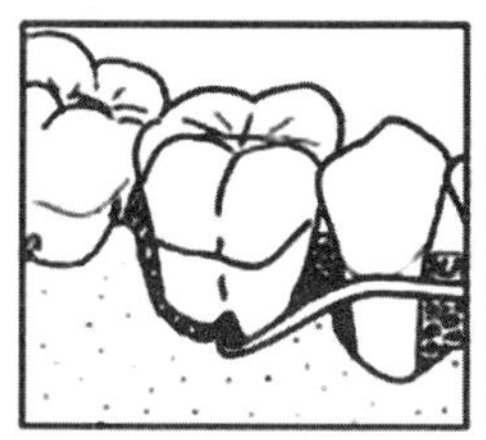
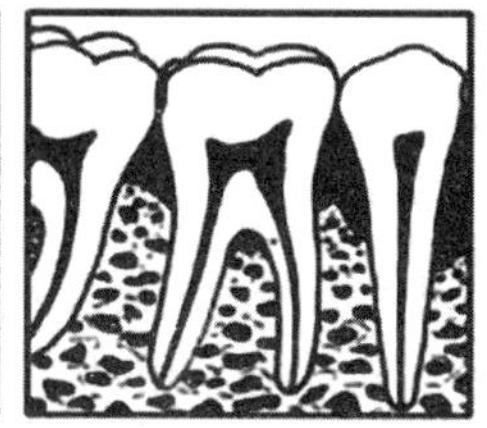
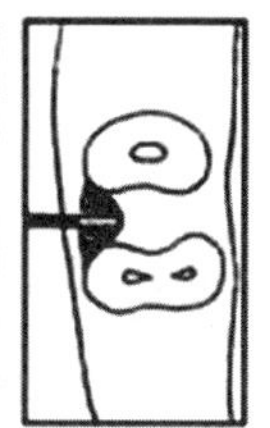

早期二度分叉病根

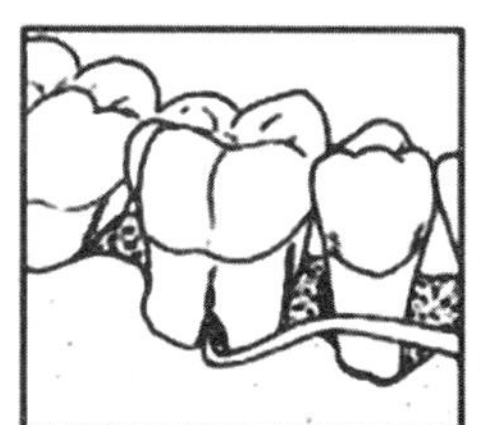
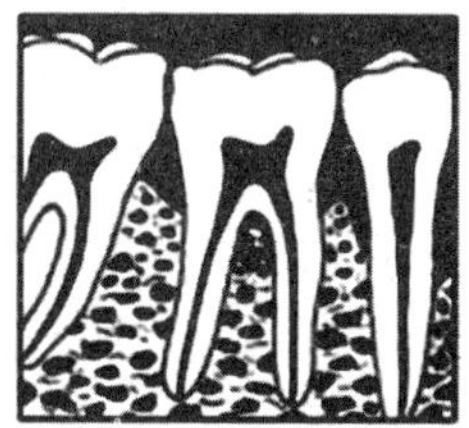
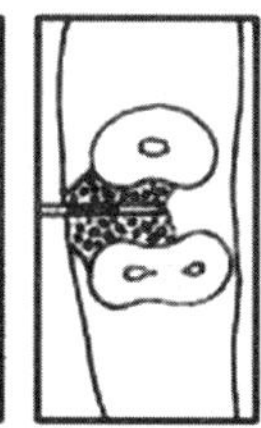

晚期二度分叉病根

图 10-6　**二度分叉区病损**

3.三度

病变波及全部根分叉区，根间牙槽骨全部吸收，探针能通过分叉区，但牙龈仍覆盖分叉区。X 线片见该区骨质消失呈透射区（图 10-7）。

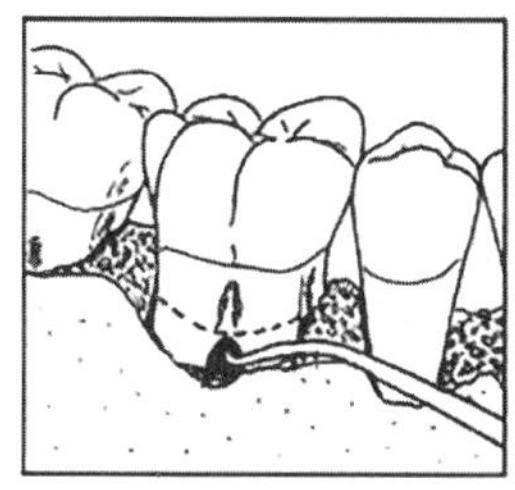
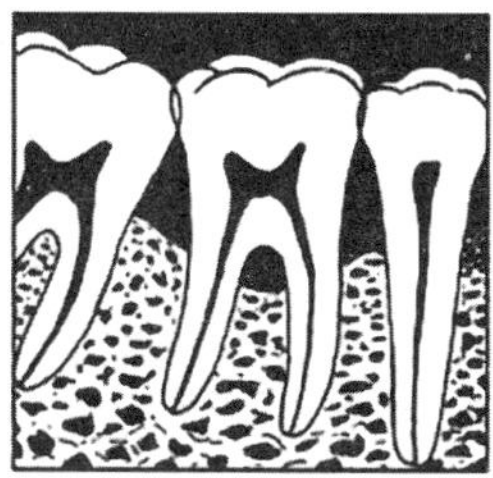
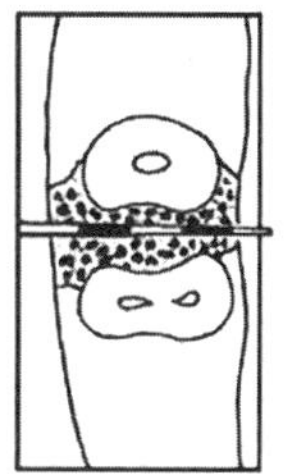

图 10-7　**三度分叉区病损**

4.四度

病变波及全部根分叉区，根间骨间隔完全破坏，牙龈退缩而使分叉区完全开放而能直视（图 10-8）。

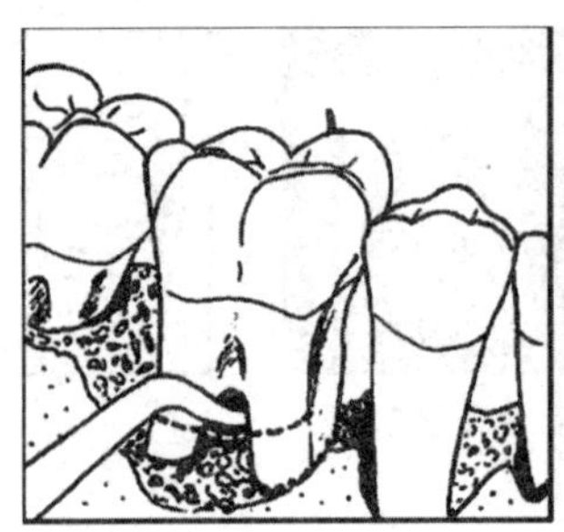
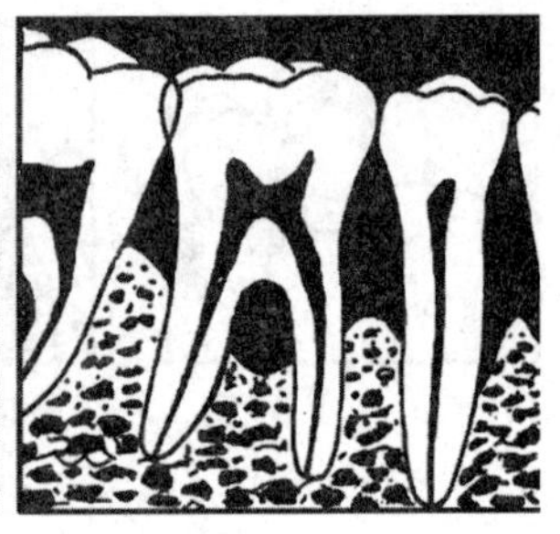

图 10-8　四度分叉区病损

以上分度方法同样适用于上颌的三根分叉牙。但由于三根分叉在拍摄 X 线片时牙根重叠，因而影像模糊不清。临床检查时可用弯探针从腭侧进入，探查近中分叉及远中分叉是否尚有骨质存在，或已完全贯通。用此法来辨别是二度或三度病损。但这些检查都只能探查水平向的根分叉骨缺损。

X 线片在根分叉病变的诊断中只能起辅佐作用，实际病变总是比 X 线片所显示的要严重些。这是由影像重叠、投照角度不同及骨质破坏形态复杂所造成的。当见到分叉区已有牙周膜增宽的黑线，或骨小梁略显模糊时，临床上已肯定有二度以上的病变，应仔细检查。当磨牙的某一个牙根有明显的骨吸收时，也应想到根分叉区可能已受波及。

根分叉区易于存积菌斑，故此处牙周袋常有明显的炎症或溢脓。但也有时表面似乎正常，而袋内壁却有炎症，探诊后出血常能提示深部存在炎症。当治疗不彻底或其他原因使袋内引流不畅时，能发生急性牙周脓肿。当病变使牙根暴露或发生根面龋，或牙髓受累时，患牙常可出现对温度敏感直至自发痛等症状。早期牙齿尚不松动，晚期牙齿松动。

（四）治疗原则

根分叉区病变的治疗原则与单根牙病变基本一致，但由于分叉区的解剖特点，如分叉的位置高低，两根（或三根）之间如过于靠拢，则妨碍刮治器械的进入。根面的凹槽，骨破坏形态的复杂性等因素，使分叉区的治疗难度大大提高，疗效也受到一定影响。治疗的目标有二：①消除或改善因病变所造成的缺损，形成一个有利于患者控制菌斑和长期保持疗效的局部形态。②对早期病变促使其有一定程度的新附着，这方面尚有较大难度。

对一度根分叉病变处的浅牙周袋，做彻底的龈下刮治和根面平整即可，袋深且牙槽骨形态不佳者则做翻瓣术并修整骨外形。

二度病变牙周袋较深者不宜做单纯的袋切除术，因会使附着龈丧失，且效果不持久。此时应做翻瓣术，必要时修整骨外形，并将龈瓣根向复位，使袋变浅，根分叉区得以充分外露，便于患者自我控制菌斑，防止病变复发。若牙齿、牙槽骨的形态较好，分叉区能彻底进行根面平整，则可用引导性组织再生手术加植骨术，促使分叉处新骨形成。此法为目前研究的热点。

三度和四度根分叉病变，因分叉区病变已贯通，单纯翻瓣术难以消除深袋和保持分叉区的清洁。可将病变最严重的牙根截除或用分牙术等消除分叉区，以利患者自我保持清洁。

（郎义玲）

第三节 牙 龈 病

牙龈病指发生于牙龈组织而不侵犯深部其他牙周组织的一组疾病，其中牙龈炎最常见。几乎所有的牙龈疾病中均有慢性炎症存在，因为龈牙结合部总是存在牙菌斑及其他激惹因素。除炎症外，也可伴有增生、变性、萎缩、坏死等病理变化。在有些牙龈病中，炎症可以为原发和唯一的变化，如最常见的菌斑性龈炎；炎症也可以是后发生或伴发于某些全身因素所致的疾病，如药物性牙龈增生常因伴有菌斑引起的炎症而加重；有些全身情况本身并不引起牙龈疾病，但它们可改变机体对微生物的反应性，从而促发或加重牙龈的炎症，如妊娠期的牙龈炎。

一、慢性缘龈炎

慢性缘龈炎是局限于边缘龈和龈乳头的慢性炎症性疾病，无结缔组织附着丧失，没有明显的骨质破坏，X 线诊断结果通常为阴性。

患者自觉症状不明显，常有刷牙、咀嚼、吮吸等引起牙龈出血的现象。最早的临床改变是牙龈颜色由粉红转为亮红，龈乳头变钝或轻度水肿。进一步发展，颜色改变更明显，患处牙龈充血发红，变为深红色乃至紫红色，表面光亮水肿，点彩消失，质地松软，龈缘变厚、圆钝，不再与牙面贴附，龈沟液的分泌增加。龈沟一般较浅，不超过 2 mm，但有的部位由于牙龈的炎性肿胀，龈沟加深，此时龈沟底仍位于釉牙骨质界的冠方，附着上皮并无根向移位。加深了的龈沟与发生炎性反应的龈组织一起合称为龈袋。在龈炎中，袋的形成是由于牙龈的增生，而不是袋底的根方移位，因此称为假性牙周袋。袋上皮可有溃疡或糜烂，触诊易出血。病变范围可以是全口的边缘龈和龈乳头，也可能只影响局部牙龈。一般以前牙区最为明显，其次为上后牙颊侧及下后牙舌侧，常常在相应部位有菌斑、牙石、软垢堆积。

慢性缘龈炎是持续的、长期存在的牙龈炎症。在程度上起伏波动，常常是可复性的。组织破坏和修复同时或交替出现，破坏与修复的相互作用影响了牙龈的临床外观，因此牙龈的颜色可表现为淡红、深红或紫红色。牙龈的颜色还与上皮组织角化程度、血管密度、扩张血管周围纤维结缔组织的量、血流量及局部血液循环障碍的严重程度相关。牙龈的外形也取决于组织破坏与修复的相互作用。纤维组织大量破坏，牙龈质地软；当修复反应产生大量纤维组织，有时甚至是过量的纤维组织时，牙龈质地较硬、边缘宽而钝。因此，龈缘变钝可能是因为水肿，也可能是因为纤维增生。另外，如果牙龈组织较薄，炎症反应可能导致牙龈退缩，胶原丧失，探诊龈沟深度变浅甚至为零。

显微镜下可见菌斑及钙化沉积物沉积于牙面，并与沟内上皮相接触，龈组织内有大量浆细胞、淋巴细胞及中性粒细胞浸润，牙龈纤维组织被溶解，有时可见纤维结缔组织增生成束。结合上皮及龈上皮均增生，白细胞迁移出血管，穿过结合上皮进入龈沟。发炎的牙龈血管扩张，血管周围可见炎性细胞。超微结构的研究显示，上皮细胞的细胞间隙增大，部分细胞间联合被破坏，有时淋巴细胞和浆细胞均会进入增大了的细胞间隙。牙龈内血管周围纤维组织溶解，炎症区成纤维细胞显示退行性改变，包括明显的胞质水肿、内质网减少、线粒体的嵴减、胞质膜破裂等。这些细胞病理改变常伴随淋巴细胞的活性增高，在龈炎初期，血管周围纤维组织的丧失更易于在电镜下发现，淋巴细胞、浆细胞在胶原纤维破坏处大量存在，肥大细胞、中性白细胞、巨噬细胞也常见。

龈炎的这些改变被认为是菌斑内抗原及趋化因子造成的宿主反应。通常情况，炎症和免疫反应对宿主起到保护作用，然而在一定条件下，炎症和免疫反应也可造成宿主的损害。

在发病因子中，菌斑诱导的效应机制是龈炎病理发生的主要原因，尤其是靠近牙龈边缘处的龈上菌斑及龈下菌斑。在牙龈健康部位，龈上菌斑薄而稀疏，主要含有革兰氏阳性球菌和丝状菌，其中以革兰氏阳性放线菌居多，研究发现引起龋病的菌斑细菌与引起龈炎的菌斑细菌不一样，附着在牙冠上的菌斑主要含有能合成葡聚糖的链球菌，而附着在牙颈部的菌斑主要含有能合成果聚糖的链球菌。随着菌斑的成熟，菌斑增厚，细菌数量增多，并逐渐有革兰氏阴性菌定植，如韦荣球菌、类杆菌、纤毛菌等，但从总的比例来看，仍然是革兰氏阳性球菌、杆菌和丝状菌占优势。在近龈缘的成熟龈上菌斑的外表面上，常见到细菌聚集成“玉米棒”样或“谷穗”状，研究证实其中心为革兰氏阳性丝状菌，如颊纤毛菌、放线菌，表面附着较多的球菌，如链球菌、韦荣球菌。龈下菌斑厚度和细菌数目明显增加，在龈炎初期，由正常的革兰氏阳性球菌为主变为以革兰氏阴性杆菌为主，其中的黏性放线菌可能发挥着重要作用。在实验性龈炎形成过程中，菌斑中的黏性放线菌数量明显增多，比例增加，且发生在临床炎症症状出现之前。黏性放线菌借助菌毛与合成的果聚糖，可黏附于牙面，与变形链球菌有凝集作用，产生种间黏合，聚集成菌斑，在动物实验中，黏性放线菌可造成田鼠牙周的破坏。由人类中分离的黏性放线菌已证实可造成人类和啮齿动物实验性牙周损害和根面龋。一般认为黏性放线菌是早期龈炎的主要致病菌之一，与龈组织的血管扩张充血、牙龈出血有关。随着牙龈炎症的长期存在，龈下菌斑中革兰氏阳性球菌和杆菌比例减少，革兰氏阴性厌氧杆菌的比例增加，如具核梭杆菌、牙龈卟啉单胞菌等。

除了菌斑成分对牙龈组织的刺激以外，其他的外源性和内源性因素也影响慢性缘龈炎的临床表现及发生、发展。外源性因素常见的是组织创伤和张口呼吸，牙龈的创伤一般是由刷牙或使用牙签不当、咀嚼硬物等造成，如果创伤是短暂的，牙龈可迅速恢复正常，如果创伤反复发生或持续存在，例如，下颌切牙反复创伤上颌腭侧黏膜，可能导致牙龈长期肿胀发炎，甚至发展成急性龈炎。食物嵌塞或不良牙科修复体造成的慢性创伤也很常见。张口呼吸或闭唇不全者，牙龈常肿大、流血，受损区域常常与唇外形一致。内源性因素，如不良修复体、食物嵌塞等，纠正不良习惯如张口呼吸，发炎的牙龈可以在短期内恢复正常。更重要的是教会患者正确的刷牙方法，养成刷牙习惯，防止龈炎的再次发生。

二、青春期龈炎

青春期龈炎是与内分泌有关的龈炎，在新分类中隶属于菌斑性龈病中受全身因素影响的牙龈病。

牙龈是性激素作用的靶器官。性激素波动发生在青春期、月经期、妊娠期和绝经期。女性在生理期和非生理期（如性激素替代疗法和使用性激素避孕药）时，激素的变化可引起牙周组织的变化，尤其是已存在菌斑性牙龈炎时变化更明显。这类龈炎的特点是非特异性炎症伴有突出的血管成分，临床表现为明显的出血倾向。青春期龈炎为非特异性的慢性炎症，是青春期最常见的龈病。

（一）病因

青春期龈炎与牙菌斑和内分泌明显有关。青春期牙龈对局部刺激的反应往往加重，可能是激素(最重要的是雌激素和睾丸激素)水平高使得龈组织对菌斑介导的反应加重。不过这种激素作用是短暂的,通过口腔卫生措施可逆转。这一年龄段的人群,乳牙与恒牙的更替、牙齿排列不齐、口呼吸及戴矫治器等,造成牙齿不易清洁。加之该年龄段患者一般不注意保持良好的口腔卫生习惯,如刷牙、用牙线等,易造成菌斑的滞留,引起牙龈炎,而牙石一般较少。

成人后,即使局部刺激因素存在,牙龈的反应程度也会减轻。但要完全恢复正常必须去除这些刺激物。此外,口呼吸、不恰当的正畸治疗、牙排列不齐等也是儿童发生青春期龈炎的促进因素。青春期牙龈病的发生率和程度均增加,保持良好的口腔卫生能够预防牙龈炎的发生。

(二)临床表现

青春期发病,牙龈的变化为非特异性的炎症,边缘龈和龈乳头均可发生炎症,好发于前牙唇侧的牙间乳头和龈缘。其明显的特征:龈色红、水肿、肥大,轻刺激易出血,龈乳头肥大常呈球状突起。牙龈肥大发炎的程度超过局部刺激的程度,且易于复发。

(三)诊断

(1)青春期前后的患者。

(2)牙龈肥大发炎的程度超过局部刺激的程度。

(3)可有牙龈增生的临床表现。

(4)口腔卫生情况一般较差,可有错𬌗、正畸矫治器、不良习惯等因素存在。

(四)治疗

(1)口腔卫生指导。

(2)控制菌斑洁治,除去龈上牙石、菌斑和假性袋中的牙石。

(3)纠正不良习惯。

(4)改正不良修复体或不良矫治器。

(5)经上述治疗后仍有牙龈外形不良、呈纤维性增生者可行龈切除术和龈成形术。

(6)完成治疗后应定期复查,教会患者正确刷牙和控制菌斑的方法,养成良好的口腔卫生习惯,以防止复发。对于准备接受正畸治疗的青少年,应先治愈原有的牙龈炎,并教会他们掌握正确的控制菌斑的方法。在正畸治疗过程中,定期进行牙周检查和预防性洁治,对于牙龈炎症较重无法控制者应及时中止正畸治疗,待炎症消除、菌斑控制后继续治疗,避免对深部牙周组织造成损伤和刺激。

三、妊娠期龈炎

妊娠期龈炎是指妇女在妊娠期间,由于女性激素水平升高,原有的牙龈炎症加重,牙龈肿胀或形成龈瘤样改变(实质并非肿瘤)。分娩后病损可自行减轻或消退。妊娠期龈炎的发生率报告不一,在30%～100%。国内对上海700名孕妇的问卷调查及临床检查的研究结果显示,妊娠期龈炎的患病率为73.57%,随着妊娠时间的延长,妊娠期龈炎的患病率也提高,妊娠期龈瘤患病率为0.43%。有文献报告,孕期妇女的龈炎发生率及程度均高于产后,虽然孕期及产后的菌斑指数均无变化。

(一)病因

妊娠期龈炎与牙菌斑和患者的黄体酮水平升高有关。妊娠本身不会引起龈炎,只是由于妊娠时性激素水平的改变,原有的慢性炎症加重。因此,妊娠期龈炎的直接病因仍然是牙菌斑,此外与全身内分泌改变即体内性激素水平的变化有关。

研究表明，牙龈是雌性激素的靶器官，妊娠时雌激素水平增高，龈沟液中的雌激素水平也增高，牙龈毛细血管扩张、淤血，炎症细胞和液体渗出增多。有文献报告，雌激素和黄体酮参与调节牙龈中花生四烯酸的代谢，这两种激素刺激前列腺素的合成。妊娠时雌激素和黄体酮水平的增高影响龈上皮的角化，导致上皮屏障的有效作用降低，改变结缔组织基质，并能抑制对菌斑的免疫反应，使原有的龈炎临床症状加重。

有学者发现妊娠期龈炎患者的牙菌斑内中间普氏菌的比率增高，并与血浆中雌激素和黄体酮水平的增高有关。因此在妊娠期炎症的加重可能是由于菌斑成分的改变而不只是菌斑量的增加。分娩后，中间普氏菌的数量降至妊娠前水平，临床症状也随之减轻或消失。有学者认为黄体酮在牙龈局部的增多，为中间普氏菌的生长提供了营养物质。在口腔卫生良好且无局部刺激因素的孕妇，妊娠期龈炎的发生率和程度均较低。

（二）临床病理

组织学表现为非特异性、多血管、大量炎细胞浸润的炎症性肉芽组织。牙龈上皮增生、上皮钉突伸长，表面可有溃疡，基底细胞有细胞内和细胞间水肿。结缔组织内有大量的新生毛细血管，血管扩张充血，血管周的纤维间质水肿，伴有慢性炎症细胞浸润。有的牙间乳头可呈瘤样生长，称妊娠期龈瘤，实际并非真性肿瘤，而是发生在妊娠期的炎性血管性肉芽肿。病理特征为明显的毛细血管增生，血管间的纤维组织可有水肿及黏液性变，并有炎症细胞浸润，其毛细血管增生的程度超过了一般牙龈对慢性刺激的反应，致使牙龈乳头炎性过长而呈瘤样表现。

（三）临床表现

1.妊娠期龈炎

患者一般在妊娠前即有不同程度的牙龈炎，从妊娠 2～3 个月后开始出现明显症状，至 8 个月时达到高峰，且与黄体酮水平相一致。分娩后约 2 个月时，龈炎可减轻至妊娠前水平。妊娠期龈炎可发生于个别牙或全口牙龈，以前牙区为重。龈缘和龈乳头呈鲜红或暗红色，质地松软、光亮，呈显著的炎性肿胀，轻触牙龈极易出血，出血常为就诊时的主诉症状。一般无疼痛，严重时龈缘可有溃疡和假膜形成，有轻度疼痛。

2.妊娠期龈瘤

妊娠期龈瘤亦称孕瘤。据报告，妊娠期龈瘤在妊娠妇女的发生率为 1.8%～5%，多发生于个别牙列不齐的牙间乳头区，前牙尤其是下前牙唇侧乳头较多见。通常在妊娠第 3 个月，牙间乳头出现局限性反应性增生物，有蒂或无蒂、生长快、色鲜红、质松软、易出血，一般直径不大于 2 cm。有的病例在肥大的龈缘处呈小分叶状，或出现溃疡和纤维素性渗出。严重病例可因巨大的妊娠瘤妨碍进食，但一般直径不超过 2 cm。妊娠期龈瘤的本质不是肿瘤，不具有肿瘤的生物学特性。分娩后，妊娠瘤大多能逐渐自行缩小，但必须除去局部刺激物才能使病变完全消失。

妊娠妇女的菌斑指数可保持相对无改变，临床变化常见于妊娠期 4～9 个月时，有效地控制菌斑可使病变逆转。

（四）诊断

(1)孕妇在妊娠期间牙龈炎症明显加重且易出血。

(2)临床表现为牙龈鲜红、松软、易出血，并有菌斑等刺激物的存在。

(3)妊娠瘤易发生在孕期的第 4 个月到第 9 个月。

（五）鉴别诊断

(1)有些长期服用避孕药的育龄妇女也可有妊娠期龈炎的临床表现，一般通过询问病史可鉴别。

(2)妊娠期龈瘤应与牙龈瘤鉴别。牙龈瘤的临床表现与妊娠期龈瘤十分相似,可发生于非妊娠的妇女和男性患者。临床表现为个别牙间乳头的无痛性肿胀、突起的瘤样物、有蒂或无蒂、表面光滑、牙龈颜色鲜红或暗红、质地松软极易出血,有些病变表面有溃疡和脓性渗出物。一般多可找到局部刺激因素,如残根、牙石、不良修复体等。

(六)治疗

(1)细致认真的口腔卫生指导。

(2)控制菌斑(洁治),除去一切局部刺激因素(如牙石、不良修复体等),操作手法要轻巧。

(3)一般认为分娩后病变可退缩。妊娠瘤若在分娩以后仍不消退则需手术切除,对一些体积较大妨碍进食的妊娠瘤可在妊娠 4～6 个月时切除。手术时注意止血。

(4)在妊娠前或早孕期治疗牙龈炎和牙周炎,并接受口腔卫生指导是预防妊娠期龈炎的重要举措。

虽然受性激素影响的龈炎是可逆的,但有些患者未经治疗或不稳定可引发牙周附着丧失。

四、药物性牙龈增生

药物性牙龈增生又称药物性牙龈肥大,是指全身用药引起牙龈完全或部分的肥大,与长期服用药物有关。我国在 20 世纪 80 年代以前,药物性牙龈增生主要是由抗癫痫药苯妥英钠引起。近年来,临床上经常发现因高血压和心、脑疾病服用钙通道阻滞剂,以及用于器官移植患者的免疫抑制剂——环孢素等引起的药物性牙龈肥大,而苯妥英钠引起的龈肥大相对少见。目前我国高血压患者已达 1.34 亿,心、脑血管疾病亦随着我国社会的老龄化进一步增加,最近这些疾病又出现低龄化的趋势。依据中国高血压协会的统计,目前我国高血压患者接受药物治疗者约 50%使用钙通道阻滞剂,其中约 80%的高血压患者服用硝苯地平等低价药,由此可见,钙通道阻滞剂诱导的药物性牙龈增生在口腔临床工作中会越来越多见。

药物性龈肥大的存在不仅影响到牙面的清洁作用,妨碍咀嚼、发音等功能,有时还会造成心理上的障碍。

(一)病因

与牙龈增生有关的常用药物有 3 类。①苯妥英钠:抗惊厥药,用于治疗癫痫病。②环孢素:免疫抑制剂,用于器官移植患者以避免宿主的排异反应,以及治疗重度牛皮癣等。③钙通道阻滞剂,如硝苯地平,抗高血压药。长期服用这些药物的患者易发生药物性龈增生,其增生程度与年龄、服药时间、剂量有关,并与菌斑、牙石有关。

1.药物的作用

上述药物引起牙龈增生的真正机制目前尚不十分清楚。据报告,长期服用苯妥英钠治疗癫痫者有 40%～50%发生牙龈纤维性增生,年轻人多于老年人。组织培养表明苯妥英钠能刺激成纤维细胞的分裂活动,使合成蛋白质和胶原的能力增强,同时,细胞分泌无活性的胶原溶解酶。合成大于降解,致使结缔组织增生。有人报告药物性龈增生患者的成纤维细胞对苯妥英钠的敏感性增高,易产生增殖性变化,此可能为基因背景。环孢素 A 为免疫抑制剂,常用于器官移植或某些自身免疫性疾病患者。有学者报告该药会引起牙龈肥大,服用此药者有 30%～50%发生牙龈纤维性增生,另有研究发现服药量超过 500 mg/d 会诱导牙龈增生。硝苯地平为钙通道阻断剂,对高血压、冠心病患者具有扩张外周血管和冠状动脉的作用,对牙龈也有诱导增生的作用,约有20%的服药者发生牙龈增生。环孢素和钙通道阻滞剂两药联合应用,会增加牙龈增生的发生率和加重严重程度。这两种药引起牙龈增生的原因尚不十分清楚,有人报告两种药物以不同的方式降低了胶原酶活性或影响了胶原酶的合成。也有人认为牙龈成纤维细胞可能是钙离子通道阻断剂的靶细胞,硝苯地平可改变其细胞膜上的钙离子流动而影响细胞的功能,使胶原的合成大于分解,从而使胶原聚集而引起牙龈增生。

最近的研究表明,苯妥英钠、环孢素可能通过增加巨噬细胞的血小板生长因子的基因表现而诱导牙龈增生。这些药物能抑制细胞的钙离子摄入(钙是细胞内ATP酶活动所必需的)导致牙龈的过度生长。此外,药物对牙龈上皮细胞凋亡的影响作用不可忽视,甚至有的与药物剂量和用药时间呈正相关。这些相关凋亡蛋白的异常表达,可破坏上皮组织的代谢平衡,最终导致龈组织增生。

2.菌斑的作用

菌斑引起的牙龈炎症可能促进药物性牙龈增生的发生。长期服用苯妥英钠,可使原来已有炎症的牙龈发生纤维性增生。有研究表明,牙龈增生的程度与原有的炎症程度和口腔卫生状况有明显关系。人类和动物实验也证实,若无明显的菌斑微生物、局部刺激物及牙龈的炎症或对服药者施以严格的菌斑控制,药物性牙龈增生可以减轻或避免。但也有人报告,增生可发生于无局部刺激物的牙龈。可以认为,局部刺激因素虽不是药物性牙龈增生的原发因素,但菌斑、牙石、食物嵌塞等引起的牙龈炎症能加速和加重药物性牙龈增生的发展。

(二)病理

不同药物引起的龈肥大不仅临床表现相似,组织病理学表现也相同。上皮和结缔组织有显著的非炎症性增生。上皮棘层增厚,钉突伸长到结缔组织深部。结缔组织内有致密的胶原纤维束,成纤维细胞和新生血管均增多。炎症常局限于龈沟附近,为继发或伴发。

(三)临床表现

药物性龈增生好发于前牙(特别是下颌),初起为龈乳头增大,继之扩展至唇颊龈,也可发生于舌、腭侧牙龈,大多累及全口龈。增生龈可覆盖牙面1/3或更多。病损开始时,点彩增加并出现颗粒状和疣状突起,继之表面呈结节状、球状、分叶状,色红或粉红,质地坚韧。口腔卫生不良、创伤𬌗、龋齿、不良充填体和矫治器等均能加重病情。增生严重者可波及附着龈并向冠方增大,以致妨碍咀嚼。当牙间隙较大时,病损往往较小,可能由此处清洁作用较好所致。无牙区不发生本病损。牙龈肥大、龈沟加深,易使菌斑、软垢堆积,大多数患者合并有牙龈炎症。此时增生的牙龈可呈深红或暗红色,松软易于出血。增生的牙龈还可挤压牙齿移位,以上、下前牙区较多见。

苯妥英钠性牙龈增生一般在停药后数月之内增生的组织可自行消退。切除增生牙龈后若继续服药,病变仍可复发。

(四)诊断与鉴别诊断

1.诊断

(1)患者有癫痫或高血压、心脏病或接受过器官移植,并有苯妥英钠、环孢素、硝苯地平或维拉帕米等的服药史。一般在用药后的3个月即发病。

(2)增生起始于牙间乳头,随后波及龈缘,表面呈小球状、分叶状或桑椹状,质地坚实、略有弹性。牙龈色泽多为淡粉色。

(3)若合并感染则有龈炎的临床表现,存在局部刺激因素。

2.鉴别诊断

药物性龈增生主要应与伴有龈增生的菌斑性龈炎和龈纤维瘤病相鉴别。

(1)伴有龈增生的菌斑性龈炎:又称为增生性龈炎,是慢性炎症性肥大,有明显的局部刺激因素,多因长期接触菌斑所引起。增生性龈炎是牙龈肿大的常见疾病,好发于青少年。龈增生一般进展缓慢,无痛。通常发生于唇颊侧,偶见舌腭侧,主要局限在龈乳头和边缘龈,可限于局部或广泛,牙龈的炎症程度较药物性龈增生和遗传性牙龈纤维瘤病重。口呼吸患者的龈增生位于上颌前牙区,病变区的牙龈变化与邻近未暴露的正常黏膜有明显界线。牙龈增生大多覆盖牙面的1/3～2/3,一般分为两型。①炎症型(肉芽型):炎症型表现为牙龈深红或暗红,松软,光滑,易出血,龈缘肥厚,龈乳头呈圆球状增大。②纤维型:纤维型表现为牙龈实质性肥大,较硬而有弹性,颜色接近正常。临床上炎症型和纤维型常混合存在,病程短者多为炎症型,病程长者多转变为纤维型。

(2)龈纤维瘤病:龈纤维瘤病可有家族史,而无服药史。龈增生较广泛,大多覆盖牙面的2/3以上,以纤维性增生为主。

(五)治疗

(1)停止使用或更换引起牙龈增生的药物是最根本的治疗,然而大多数患者的病情并不允许停药。因此必须与相关的专科医师协商,考虑更换使用其他药物或与其他药物交替使用,以减轻不良反应。

(2)去除局部刺激因素:通过洁治、刮治去除菌斑、牙石,消除其他一切导致菌斑滞留的因素,并指导患者切实掌握菌斑控制的方法。治疗后多数患者的牙龈增生可明显好转甚至消退。

(3)局部药物治疗:对于牙龈炎症明显的患者,除了去除菌斑和牙石外,可用3%过氧化氢液冲洗龈袋,并在袋内置入抗菌消炎的药物,待炎症减轻后再进行下一步的治疗。

(4)手术治疗:对于虽经上述治疗但增生的牙龈仍不能完全消退者,可进行牙龈切除并成形的手术治疗;对于重度增生的患者为避免角化龈切除过多可采用翻瓣加龈切术的方法。术后若不停药和忽略口腔卫生,则易复发。

(5)指导患者严格控制菌斑,以减轻服药期间的牙龈增生程度,减少和避免手术后的复发。

对于需长期服用苯妥英钠、硝苯地平、环孢素等药物的患者,应在开始用药前先治疗原有的慢性牙龈炎。

(刘合频)

第四节 种植体周病

一、种植体周黏膜炎

(一)概述

种植体周黏膜炎的病变局限于种植体周的软组织,不累及深层的骨组织,类似牙龈炎。适当的治疗可使疾病逆转,恢复至正常。

(二)临床表现

(1)在种植修复体上和种植体与基台连接处有沉积的菌斑、牙石。

(2)刷牙、咬物或碰触时种植体周软组织出血。

(3)种植体周黏膜充血发红,水肿光亮,质地松软,乳头圆钝或肥大,探诊后出血;严重时可有溢脓,并可能出现疼痛。

(4)种植体不松动。

(5)X 线检查显示种植体与牙槽骨结合良好,无透影区及牙槽骨吸收。

(三)诊断要点

(1)种植体周软组织红肿,探诊后出血。

(2)X 线检查显示无种植体周骨吸收。

(四)治疗原则及方案

1.机械性清除菌斑

如果在种植修复体上有沉积的菌斑、牙石,种植体周黏膜探诊出血,无溢脓,探诊深度≤4 mm,则采用机械方法清除天然牙齿及种植义齿各个部分的菌斑、牙石,包括种植体颈部、种植体基台、上部结构软组织面等处的菌斑、牙石。

2.氯己定的应用

如果种植体部位探诊出血、探诊深度 4～5 mm,则在机械性清除菌斑和牙石基础上,再配合使用氯己定治疗。

二、种植体周炎

(一)概述

种植体周炎的病变不仅侵犯种植体周软组织,还累及深层的骨组织,类似牙周炎。适当的治疗可阻止疾病的发展。

(二)临床表现

(1)种植体周黏膜炎的前三项症状和表现。

(2)种植体周袋形成,探诊深度较种植修复后时的探诊深度增加,探诊深度＞4 mm;种植体周袋溢脓,可能会有窦道形成。

(3)X 线检查显示种植体周围牙槽骨吸收。

(4)种植体松动:病变严重者可发生种植体松动,甚至出现种植体脱落。

(三)诊断要点

1.种植体周软组织发生附着丧失

用轻力(0.25 N)探诊时探诊深度较前次探诊时加深,种植体周软组织沟底发生了根向移位。

2.种植体周骨吸收

通过 X 线检查来观察种植体周支持骨的高度,并与种植修复体完成时骨的高度相比较,如果骨嵴顶高度降低 2 mm 以上,则为种植体周骨吸收。

(四)治疗原则及方案

(1)机械性清除菌斑。

(2)氯己定的应用。

(3)抗菌药物治疗:如果种植体部位有探诊出血、溢脓或无溢脓、探诊深度≥6 mm且X线检查显示有骨吸收,但骨吸收不超过2 mm,应首先进行机械治疗和应用氯己定抗感染治疗,同时配合使用抗菌药物,全身给药或局部使用控释药物。

(4)手术治疗:对种植体周感染已得到控制,但骨缺损大于2 mm者,须进行手术治疗。

(5)一旦种植体出现松动,则认为种植失败,需取出种植体,进行其他修复或考虑重新种植修复。

(刘合频)

第十一章

儿童口腔疾病

第一节 儿童口腔疾病的治疗技术

一、乳牙复合树脂充填修复术

(一)适应证

(1)多用于Ⅲ类、Ⅳ类、Ⅴ类洞形的修复。

(2)缺损面较多、涉及切端的乳前牙可结合透明树脂冠套进行树脂修复外形。

(3)随着复合树脂材料的发展,亦可做乳磨牙Ⅰ类、Ⅱ类洞的充填修复。

(二)禁忌证

(1)乳磨牙多个牙面的广泛性龋坏。

(2)乳磨牙𬌗面的广泛龋且牙冠高度明显降低。

(三)操作程序及方法

窝洞充填修复法如下。

(1)中龋和深龋去腐、备洞时均需要进行局部麻醉。

(2)采用橡皮障等隔湿措施。

(3)去除龋蚀组织,尽可能保留正常牙体组织。

(4)洞缘釉质可制备成斜面,增大树脂的粘接面和减少洞缘的微渗漏和变色。

(5)近髓处选用氢氧化钙制剂护髓,酌情选用玻璃离子水门汀垫底。

(6)酸蚀剂酸蚀拟与树脂粘接的釉质,冲洗、吹干后涂布黏结剂。

(7)需要时可用成形片协助充填材料成形。乳磨牙多用金属成形片,乳前牙可用透明聚酯薄膜成形片。

(8)窝洞内充入复合树脂,有条件者可用注射法或超声充填法沿洞壁注入,可有效地避免充填体内产生气泡。

(9)尽可能使充入的材料与窝洞所需修复体外形一致,在固化前用探针或雕刻刀初步修整,以免材料过多存留,增加磨改的麻烦。树脂固化后应检查并调整咬合,打磨抛光,邻面可用细砂纸条磨光。

(四)注意事项

(1)操作过程中应严密隔湿。

(2)应了解所选用的树脂、酸蚀剂、黏结剂的性能,仔细阅读说明书,按要求操作。

(3)护髓及垫底不用氧化锌、丁香油等酚类材料,以免影响复合树脂的聚合。

(4)在自然光下比色,选用合适色度的复合树脂材料进行窝洞充填。

二、乳牙玻璃离子充填修复术

因玻璃离子材料生物相容性好、对牙髓的刺激性小,在临床修复中的粘接为化学性粘接,能释氟、降低继发龋的发生,应用于乳牙充填修复日益增多。

(一)适应证

适用于乳前牙Ⅰ类、Ⅲ类和Ⅴ类洞形,乳磨牙颊、舌面的Ⅰ类和Ⅴ类洞形。随着新型玻璃离子水门汀材料的出现,也可以应用于所有乳牙的洞形。

(二)操作程序及方法

(1)牙体预备:乳牙中龋和深龋去腐、备洞时均需要进行局部麻醉,采用橡皮障等隔湿措施,去除龋蚀组织,尽可能保留正常牙体组织,不必强求固位洞形而过多去除可保留的牙体组织。

(2)清洗窝洞、隔湿:除洞底近髓处需用氢氧化钙制剂护髓外,一般可不垫底。

(3)窝洞处理:一般可用处理剂处理窝洞洞壁及洞底,用水充分清洗干净。

(4)充填材料:将调拌好的充填材料从窝洞的一侧送入窝洞,以排除空气,防止气泡形成。选用适当的充填器械充填窝洞。需要时可用成形片协助充填材料成形。

(5)在固化的早期,修复体应避免与水接触,通常可将凡士林类的防护漆涂布于玻璃离子修复体表面以隔绝水分。

(6)修整外形及调𬌗。

(三)注意事项

(1)玻璃离子材料修复乳牙Ⅱ类洞后常采用金属预成冠恢复牙体外形及良好的邻面接触。

(2)玻璃离子材料在口腔环境中能释放氟,具有一定的防龋能力,因此这种充填材料常用于高龋风险患儿的窝洞充填。

三、乳牙银汞合金充填修复术

(一)适应证

1.乳前牙

舌面龋,Ⅰ类窝洞。

2.乳磨牙

(1)颊面窝沟龋,Ⅰ类窝洞。

(2)颊面颈部龋,Ⅴ类窝洞。

(3)舌(腭)面裂沟龋,Ⅰ类窝洞。

(4)舌(腭)面颈部龋,Ⅴ类窝洞。

(5)𬌗-颊面龋,𬌗-舌(腭)面龋,Ⅰ类复合窝洞。

(6)𬌗-邻面龋,Ⅱ类复合窝洞。

(二)禁忌证

1.乳前牙

唇面或唇-邻面龋,此修复法有碍美观。

2.乳磨牙

龋坏范围大,洞形固位差,洞壁薄,抗力形弱的窝洞。

(三)操作程序及方法

1.局部麻醉

中等深度以上的龋洞去腐、备洞时应行局部麻醉。

2.隔湿

推荐采用橡皮障隔湿措施。无橡皮障隔湿条件时,可采用棉卷、吸唾器等简易隔湿方法,但必须达到隔湿效果。

3.去除龋蚀组织及制备洞形

用裂钻掌握深度去除洞缘无基釉,用挖匙或球钻慢速去除龋蚀组织,选用裂钻、倒锥钻等修整制备洞形。

(1)Ⅰ类窝洞:𬌗面相隔的窝洞,若嵴完整,可分别制备成各自的洞形。若嵴已受损,应连成单个的洞形。颊面或舌面窝沟龋局限时,制备成圆形或椭圆形的洞形;颊面或舌面的龋蚀已波及𬌗面窝沟时,应形成颊-𬌗或舌-𬌗的Ⅰ类复合洞形。

若𬌗面窝沟洞壁过薄,应制备成Ⅱ类洞复合洞或Ⅰ类洞复合洞修复。

制备的洞形不能过浅,否则易折裂。

洞形的所有线角应圆钝,底部平坦,但深的洞形不一定强调底平,以免露髓。局部深凹处可选用氢氧化钙或玻璃离子水门汀垫底垫平。

乳前牙Ⅰ类窝洞的固位倒凹应做在近中和远中部分。

(2)Ⅱ类复合窝洞:邻面龋位于接触点以下,若邻牙缺失或相邻牙的邻面也有龋,可制备成单面洞。其龈壁的釉质与轴壁应成直角,牙本质部分可稍斜向根方以增加固位。

当龋洞较接近𬌗面,龈缘和接触点亦近𬌗面,可制备成无台阶型Ⅱ类复合洞。制备有台阶型的Ⅱ类复合洞应注意:①颊壁、舌壁与牙体邻面表面相交处以90°为理想角度,若该角度过大或过小,牙体局部组织或充填体局部易发生折裂。②因乳磨牙牙颈部釉柱多为水平向,故龈壁可制备成水平状。③𬌗面鸠尾峡宽度为颊舌牙尖间距离的1/3左右,不宜过宽或过窄,以免影响固位或易发生折裂。④台阶的𬌗髓壁与轴髓壁交界处不宜尖锐,应修作钝状,以免充填体受压力而发生折裂。

(3)Ⅴ类窝洞:制备洞形时,在龈壁及𬌗壁可稍作倒凹,近中壁及远中壁沿釉柱排列方向稍向外倾斜。髓壁应做成与髓腔凸度相一致的形状,以免穿髓。

4.垫底

(1)浅的窝洞不必垫底。

(2)达牙本质深层的窝洞需垫底,近髓者还应考虑护髓。

(3)护髓一般采用氢氧化钙制剂。

(4)垫底材料可选用玻璃离子水门汀或聚羧酸黏固剂。

5.充填

(1)充填时应反复多次将银汞合金材料充入窝洞内,并以充填器予以压紧,使之在窝洞内形成均匀致密的充填体，并去除含汞量多的稀薄表层。

(2)充填复合洞形时应使用成形片和木楔，使充填体紧密并避免形成悬突。

(3)充填完成后应检查充填体是否恢复了患牙和邻牙的接触点，检查咬合关系是否合适。

6.磨光充填修复

24 小时后进行磨光可提高充填体的耐磨性，增强其化学稳定性，有利于预防继发龋的发生。磨光可用细砂石、橡皮轮等低速转动完成。

(四)注意事项

(1)注意避免操作过程中汞对环境的污染，尽量采用胶囊型银汞合金充填材料。

(2)充填过程中应严密隔湿。

四、儿童嵌体修复术

根据制作材料的不同，嵌体可分为合金嵌体、复合树脂嵌体和瓷嵌体。

(一)适应证

(1)适用于乳磨牙及年轻恒牙。

(2)乳磨牙及年轻恒牙Ⅰ类、Ⅱ类洞的复面洞。

(3)乳磨牙及年轻恒牙缺损较多的多面洞。

(4)牙尖有缺损、咬合面广泛缺损、牙冠高度有降低的患牙。

(5)经牙髓病治疗后牙体缺损广、深的患牙。

(二)禁忌证

(1)乳前牙不做嵌体修复术。

(2)萌出不久，髓腔宽大、髓角高的乳磨牙。

(三)操作程序及方法

(1)需要时做局部麻醉。

(2)去除软化牙本质。

(3)制备洞形做预防性扩展：①洞形呈底平壁直，若部分过深近髓处，可用垫底处理成底平壁直，以免穿髓。Ⅰ类洞形的深度乳牙应达约 1.5 mm、恒牙 2 mm，䪼面与颊舌面的洞缘稍作成斜面。复合Ⅱ类洞，龈壁的洞缘不制成斜面。②线角制备成圆钝形。③各轴壁间相互呈平行状，可稍外展，2°～5°角。④洞形无倒凹。

(4)取模和灌注工作模：用印模膏、硅橡胶印模材料联合取模，或用藻酸盐印模材料、琼脂印模材料联合取模，用硬石膏灌注工作模。

(5)窝洞用氧化锌丁香油黏固剂或牙胶暂封，后者用于失活牙髓牙。

(6)嵌体的制作。①合金嵌体的制作：在工作模上用铸造蜡制成嵌体的熔模(蜡型)，需与洞形密合，有良好的咬合、邻接的关系和解剖形态。在蜡型上安插铸道，固定在坩埚成形座上。用中低熔合金铸造包埋材料包埋、去蜡，用合金材料铸造。所获嵌体铸件在工作模上试䪼，满意后抛光，黏固于窝洞内。②复合树脂嵌体的制作：在工作模上涂布分离剂，分层填塞经比色选用的树脂，分层在光热聚合器内固化。层与层之间涂黏结剂。按解剖形态、咬合关系、邻牙间接触关系雕刻嵌体表面形态。嵌体固化后打磨抛光。经隔湿、75%乙醇溶液消毒、吹干后用黏结剂黏固。再次检查咬合关系，必要时做调整。③瓷嵌体的制作：根据不同陶瓷材料选用不同制作工艺，由技工室完成。经隔湿、75%乙醇溶液消毒、吹干，瓷嵌体用 4%氢氟酸酸蚀，树脂黏结剂黏固。再次检查咬合关系,必要时做调整。

(四)注意事项

(1)一个嵌体洞形无论多么复杂,所有轴壁均只能有一个就位道,意味着轴壁之间应不小于90°角,即不能在任一壁上有倒凹,否则嵌体将无法就位。

(2)嵌体修复术所去除的牙体组织相对较多,且嵌体需一定的厚度,牙体制备应注意避免穿髓。

(3)联合印模材料取模可增强工作模的精确度。

(4)乳牙不建议采用高硬度材料嵌体。

五、儿童预成冠修复术

儿童冠修复主要采用金属预成冠、前牙透明冠等。

(一)适应证

(1)适用于乳磨牙及年轻恒牙牙冠缺损范围大,用其他方法难以修复其牙冠形态,恢复与邻牙接触和难以使修复体具有良好的固位和抗力者。

(2)乳恒牙釉质、牙本质发育异常的修复。

(3)牙齿畸形需要修复者。

(4)牙髓治疗后的乳牙和年轻恒牙原则上建议冠修复。

(5)机体龋活跃性强易发生继发龋者。

(6)各类矫治器和间隙保持器的固位体。

(7)各种固定间隙保持器中作为固位体。

(二)禁忌证

(1)牙体组织残留量过少,冠固位困难的患牙。

(2)对冠材料过敏者。

(三)操作程序及方法

1.金属预成冠

(1)需要时做局部麻醉。

(2)牙体制备:首先清洁牙面,去除龋蚀组织。随之切削近远中面,使之呈现平行状,或使牙体呈很轻微的圆锥状。颊舌面削磨特别隆起部,减少颈部倒凹。邻面与颊舌面相交的线角亦应圆钝。䶮面应均匀磨除 1 mm,与轴面的线角应圆顿。牙颈部不能有肩台。患牙牙冠短时,牙体制备可移行达龈下 0.5 mm 处。

(3)预成冠的选择:用蜡片在患牙处做咬合记录,测量蜡片上患牙印迹的近远中径距离,以此选择大小合适的金属预成冠备用。预成冠的大小有两种表示法,一是以预成冠近远中径的大小定号码;另一种是在预成冠舌面印有此冠周径的大小,以毫米计数。若用后者的预成冠,则需测量患牙比隆起部稍缩窄的近颈部周长。测量常欠精确,故临床操作时需反复试比,才能最终选定。

(4)修整金属成品冠。①直接法:用所选的金属成品冠直接参照口腔内所制备的患牙牙冠修剪、调整外形,反复试合适后打磨、抛光。黏固前必须调试,仔细检查䶮面有无过高、牙颈部是否密合、预成冠的轴对修复牙及其在牙列中是否协调并观察其与邻牙的关系等。②间接法:用印模材料和石膏获取已制备好的患牙工作模,在模型的患牙颈缘处修整达龈下 0.5 mm。将所选成品冠按工作模患牙修剪冠缘长度直至合适。用各类冠专用修整钳调整面的凹凸、颊舌邻面的隆起和紧缩颈缘等。在模型上试合适后，试戴于患牙。试戴合适，冠缘及表面打磨、抛光。

(5)黏固：隔湿，用75%乙醇棉球消毒患牙和金属成品冠，吹干。可选用磷酸锌黏固剂、玻璃离子黏固剂、复合树脂等将冠黏固于患牙。

2.前牙透明冠

(1)需要时做局部麻醉。

(2)去除龋坏组织，乳前牙唇、舌、邻面没有龋坏的部分也要整体磨除0.3～0.5 mm，以供光固化树脂覆盖。

(3)根据牙齿形态、大小选择合适的前牙透明冠。

(4)为防止填充光固化树脂时出现气泡，试戴满意后在透明冠切端处用探针开1个排气孔，将光固化树脂材料置入前牙透明冠内约2/3。

(5)干燥牙面后，涂布酸蚀剂1分钟，水枪冲洗吹干，表面涂薄层黏结剂，光照20秒，再将已置入光固化树脂的透明冠戴于患牙，达到理想位置后除去多余树脂，光固化灯对准唇、舌、切端各光照20秒。

(6)小心除去透明冠：透明冠质薄，用探针从牙颈部向冠方一挑就会有1个小缺口，顺着缺口向冠方即可除去透明冠；或用高速细金刚砂车针在颈缘处小心开1个小口，顺着开口向冠方也可除去透明冠。

(7)调整外形，抛光。

(四)注意事项

(1)操作非熟练者可选用间接法。

(2)试冠时防止误吞误吸。

六、乳牙根管治疗术

乳牙根管治疗术是通过根管预备和药物消毒去除感染物质对根尖周组织的不良刺激，并用可吸收的充填材料充填根管，防止发生根尖周病或促进根尖周病愈合。

(一)适应证

(1)牙髓炎症涉及根髓，不宜行牙髓切断术的患牙。

(2)牙髓坏死或根尖周炎而应保留的乳牙。

(二)禁忌证

(1)牙冠破坏严重，或髓室底穿孔，已无法再修复的乳牙。

(2)根尖及根分叉区骨质破坏范围广，炎症已累及继承恒牙牙胚，或广泛性根内、外吸收超过根长的1/3。

(3)下方有含牙囊肿或滤泡囊肿。

(三)操作程序及方法

1.术前拍摄X线片

了解根尖周病变和牙根吸收情况。

2.局部麻醉或牙髓失活

采用局部麻醉的方法进行疼痛的控制。若麻醉效果不佳，或某种原因无法对患牙实施局部麻醉时，可用失活法使牙髓失活。

3.隔湿

橡皮障隔离患牙,并用吸唾器排除唾液污染。

4.髓腔的开通

去除龋蚀组织,制备洞形,开髓,揭去髓室顶,去冠髓,寻找根管口。

5.根管预备

去除髓室和根管内感染或坏死的牙髓组织及其分解产物,使用根管器械扩挫根管,用1%～2%次氯酸钠溶液或3%过氧化氢溶液+生理盐水冲洗根管。

6.根管消毒

根管干燥后,将氢氧化钙制剂置于根管内,或将蘸有甲醛甲酚的小棉球置入髓室内,以暂封材料封闭窝洞。

7.根管充填

1～2周后若无症状,去除原封药,冲洗、吸干,在有效的隔湿条件下,将根管充填材料导入根管内或注入根管内,黏固粉垫底,常规充填。若炎症未能控制或瘘管仍有渗液也可换封药物,待症状消退后再行根管充填。

根管治疗后,建议行冠修复。

(四)注意事项

(1)根管预备时,勿将根管器械超出根尖孔,以免将感染物质推出根尖孔或损伤恒牙胚。

(2)乳牙的根管充填材料应采用可吸收的、不影响乳恒牙交替的糊剂充填。

(3)乳牙根管治疗后需定期随访观察。

七、年轻恒牙根尖诱导成形术

根尖诱导成形术是指牙根未完全形成之前发生牙髓严重病变或根尖周炎症的年轻恒牙,在控制感染的基础上,用药物及手术方法保存根尖部的牙髓或使根尖周组织沉积硬组织,促使牙根继续发育和根尖形成的治疗方法。

(一)适应证

(1)牙髓炎症已波及根髓,而不能保留或不能全部保留根髓的年轻恒牙。

(2)牙髓坏死或并发根尖周炎症的年轻恒牙。

(二)禁忌证

牙根发育不足1/2,牙齿松动明显,根尖周有广泛骨质破坏者。

(三)操作程序及方法

1.术前拍摄X线片

了解根尖周病变和牙根发育情况,帮助确定牙根工作长度。

2.局部麻醉和隔湿

采用局部麻醉的方法进行疼痛的控制,橡皮障隔离患牙,并用吸唾器排除唾液污染。

3.常规备洞开髓

制洞开髓的位置和大小应尽可能使器械直线方向进入根管。

4.根管预备

对有急性症状的患牙,应先做应急处理。根管预备主要是通过化学方法去除根管内感染物质,避免过度机械预备切削牙本质,多用1%～2%次氯酸钠溶液或3%过氧化氢溶液+生理盐水反复冲洗根管与髓腔。特别注意避免损伤根尖部牙乳头或上皮根鞘。

5.根管消毒

用消毒力强、刺激性小的药物封于根管内，如氢氧化钙制剂、碘仿糊剂或抗生素糊剂等。根管消毒时间一般为2周～1个月，至无渗出或无症状为止。

6.药物诱导

去除暂封物及原封药，再次进行根管冲洗。干燥根管，在有效的隔湿条件下，将能诱导根尖闭合的药物导入根管内。目前最常用的诱导药物是氢氧化钙及其制剂，然后用封闭性良好的材料充填患牙。

7.定期检查

一般每3～6个月复查1次。除了常规临床检查外，还应进行X线检查。观察根尖周情况和根尖形成状态，并根据根尖形成情况，更换根管内药物，直至根尖形成或根端闭合。

当X线片显示根尖形成或有钙化组织沉积，而且根管内探查根尖钙化屏障形成完全时，可行永久性根管充填，并用封闭性好的材料修复患牙。根管充填后可继续随访观察。

(四)注意事项

(1)彻底清除根管内感染物质，这是消除根尖周炎症和根尖形成的重要因素，故应仔细去除根管内炎症或感染坏死的牙髓组织。

(2)应按照X线片测量的工作长度，用根管锉紧贴根管壁将已坏死的牙髓碎片清除，冲洗时注意不要加压，避免将感染物质推出根尖或根管器械损伤牙乳头和根尖周组织。

(3)应避免使用刺激性根管消毒药物，如甲醛甲酚等。

(4)通常在X线片显示根尖周病变愈合，牙根增长、根尖孔封闭，或根管内探查时根尖端有钙化物沉积的阻力时可做根管充填。

(5)根尖诱导形成术的疗程和效果不仅取决于根尖周病变的程度，而且取决于发生牙髓病变时牙根发育的状况及患儿的机体状况，因而疗程和疗效可不一样。诱导之后并不是每例都能形成正常的牙根形态，有的仅是喇叭口的缩小或根尖端钙化物的封闭，其最终的牙根长度并非一致。

(6)消除残留牙髓和根尖周的炎症，并通过药物诱导作用，保护根尖部的生活牙髓和牙乳头，恢复上皮根鞘的正常功能，是促使牙根继续发育和根端闭合的必要条件。

八、金属丝-树脂联合固定或树脂夹板固定法

(一)适应证

(1)前牙外伤后牙齿松动，需要固定且邻牙可以提供有效支抗者。

(2)患儿可以配合完成治疗者。

(二)禁忌证

(1)外伤严重没有保留价值的牙齿。

(2)邻牙缺失难以提供有效支抗者。

(三)操作程序和方法

(1)如果有牙齿移位时，应在局部麻醉下对外伤牙进行必要的复位，对龈沟溢血者先行止血，清洁牙面。

(2)使用0.4～0.6 mm的钢丝或直径为0.2 mm或0.25 mm正畸结扎丝，对折4～6股拧成

1 股，按照牙弓形态制成弓丝，弓丝的位置应放置在牙冠中 1/3。

(3)考虑到支抗问题，弓丝的长度应包括需固定牙齿两侧各 1～2 个健康牙齿。

(4)采用全酸蚀技术＋光固化复合树脂将唇弓粘接到牙面上，抛光。

(5)对于树脂夹板固定，把光固化复合树脂制成与牙弓形态一致的树脂条，原则和放置位置同上，并采用全酸蚀技术将树脂条粘接到牙面上，抛光。

(四)注意事项

(1)无论是金属丝-树脂联合固定或树脂夹板都应离开牙龈一定距离，需固定牙萌出不全时，固定夹板可适当向切端方向放置。

(2)树脂夹板状固定时勿使树脂条进入牙间隙压迫龈乳头。

(3)牙齿复位后应检查正中𬌗是否早接触，对于正中𬌗存在明显早接触者需使用全牙列𬌗垫。

(4)为便于拆除，所使用的树脂颜色应与牙齿颜色有所区别，树脂表面应平滑，不刺激相对应的黏膜且便于清洁。

九、钢丝-正畸托槽固定法

(一)适应证

(1)前牙外伤松动，邻牙或有缺失，或与相邻牙排列不齐，难以用钢丝-树脂夹板固定者。

(2)混合牙列期，外伤牙的近邻牙不能足够支抗作用。

(二)禁忌证

(1)邻牙及所做的固定基牙处于替换期松动明显。

(2)固定基牙龋损失，无法黏固托槽。

(三)操作程序及方法

(1)如果有牙齿移位时，应在局部麻醉下对外伤牙进行必要的复位，对龈沟溢血者先行止血，清洁牙面。

(2)根据需固定牙在牙列中的位置和基牙情况，设计在托槽＋弓丝固位装置，保证有足够的支抗力固定患牙，在需固定牙和基牙的唇面确定安置托槽位置。

(3)隔湿固定区，对拟安置托槽牙的唇面酸蚀、水洗、吹干，将黏固剂涂于牙面，用复合树脂先粘于托槽基底。将托槽置于需粘接的牙面，稍加压并除去溢出托槽周围的多余树脂。

(4)在树脂完全固化后(固化时间参照树脂的使用说明书)选用直径 0.45 mm 的钢丝按照牙弓形态弯制弓丝，将把弓丝嵌入各牙面托槽的槽沟内，钢丝两端在固定区两端的托槽绕弯固定。

(5)使用 0.2 mm 正畸结扎细钢丝将钢丝固定在托槽内免其脱落。

(6)牙齿复位后应检查正中𬌗有否早接触，对于正中𬌗存在明显早接触者需使用全牙列𬌗垫。

(四)注意事项

(1)弓丝弯制需符合牙弓形态，压入托槽后不能对牙齿产生额外的力量。

(2)注意隔湿，以免影响托槽的黏固。

(3)钢丝入槽前，托槽黏固必须完全固化，以免托槽移位和脱落。

(4)嘱患儿注意口腔清洁卫生。

十、带环-唇弓固定法

(一)适应证

外伤牙邻牙缺失或因龋牙体缺损范围大,致邻近无可利用基牙者,只能选用第二乳磨牙或第一恒磨牙为固定基牙者。

(二)禁忌证

(1)拟选固定基牙因龋或萌出不全致牙冠难做固位。

(2)拟选基牙临近替换,松动明显。

(三)操作程序及方法

(1)如果有牙齿移位时,应在局部麻醉下对外伤牙进行必要的复位,对极其松动的牙齿可采用悬吊缝合暂时固定,对龈沟溢血者先行止血,清洁牙面。

(2)在拟作为基牙的双侧第二乳磨牙或第一恒磨牙试带环,备用。

(3)取外伤牙所在牙列的印模,并灌制石膏模型。

(4)将带环戴到石膏模型的基牙上,间接法用 0.9～1.0 mm 扁钢丝弯制唇弓,并将唇弓与带环焊接为一体,抛光。

(5)将制作好的带环＋唇弓戴入口腔,调整合适后用玻璃离子水门汀将带环＋唇弓固定在基牙上。

(6)使用全酸蚀＋光固化复合树脂将所需固定牙粘在唇弓上,抛光。

(四)注意事项

(1)制取印模时动作要轻柔,为避免把松动外伤牙和印模一起取下造成全脱出,在印模基本固化后及时取下印模。如果印模固位好,可用冲洗器沿印模边缘注入清水,减少负压,便于取下印模。

(2)唇弓所用扁钢丝直径为 0.9～1.0 mm,否则在前牙区容易变形;唇弓在前牙区与切牙冠中 1/3 处接触,与牙面均有接触,需固定牙萌出不全时,唇弓可适当向切端方向放置。

(3)牙齿复位后应检查正中𬌗有否早接触,对于正中𬌗存在明显早接触者可在磨牙𬌗面使用玻璃离子水门汀抬高咬合或使用全牙列𬌗垫。

(4)为便于拆除,所使用的树脂颜色应与牙齿颜色有所区别,树脂表面应平滑,不刺激相对应的黏膜且便于清洁。

(5)由于外伤固定时间一般不长,为便于拆除,基牙带环可略大 1 号。

十一、年轻恒牙再植术

(一)适应证

恒牙全脱出,外伤牙离体时间短于 60 分钟。在生理介质中保存者可适当放宽时间。

(二)禁忌证

(1)牙槽窝粉碎性骨折伴有骨壁缺损或缺失。

(2)牙列严重拥挤,再植牙无法排入牙列且已有正畸治疗计划者。

(三)操作程序及方法

(1)离体牙处理:用手或上前牙钳夹住牙冠,用生理盐水冲洗牙根表面的污染物,如果污物附着在根面上不易冲洗掉,可用蘸有生理盐水的小棉球,小心轻柔地将污物蘸掉,注意不要损伤牙周膜。把清洗干净的牙齿放在生理盐水，最好是 Hanks 平衡盐溶液（HBSS）中待用。

（2）局部麻醉下，用镊子小心清理牙槽窝内的血凝块，但不要搔刮牙槽窝，以免损伤牙槽窝内残存的牙周膜。并用生理盐水冲洗牙槽窝。如果存在牙槽窝骨折并移位，可轻柔手法复位。

（3）将脱出牙齿放回牙槽窝，检查复位情况。

（4）金属丝-树脂联合弹性固定 10～14 天。原则上固定单元为每侧 1～2 个健康邻牙对应 1 个再植牙。健康邻牙为乳牙时，应增加基牙数目。

（5）对严重牙龈撕裂者应采取缝合，并加牙周塞治剂保护牙龈，防止因口腔清洁不好导致的牙龈炎症。给予氯己定漱口液含漱 1 周，3 次/天，嘱维护好口腔卫生。

（6）常规全身使用抗生素 1 周。四环素是首选药物，但 12 岁以下儿童应避免使用，可选用阿莫西林、青霉素 V 代替。

（7）牙齿被土壤等严重污染时，应注射破伤风抗毒素。

（四）注意事项

（1）再植复位时手持离体牙冠部，用最小的力把患牙放回牙槽窝，主要防止对牙髓和牙周膜造成进一步损伤。如果遇到阻力，应将牙齿放回生理盐水中，检查牙槽窝是否有骨折。如果发现折断骨片阻碍牙齿复位，可用插入平头器械（如直牙挺）复位骨片并修整牙槽窝形态，然后再植入患牙。

（2）牙齿复位后应检查正中殆有否早接触，对于正中殆存在明显早接触者需使用全牙列殆垫。

（3）急诊条件下，可使用釉质黏结材料暂时固定。如外伤牙的邻牙还未萌出，或松动甚至脱落，也可在局麻下用缝线从腭侧穿龈经过患牙切缘与唇侧牙龈缝合固定，之后转到门诊寻求其他方法固定。

（4）总体来说再植牙成功率较低，治疗前要向患儿和家长充分告知。对于牙离体时间超过 60 分钟且未在生理介质中保存，但患儿和家长强烈要求再植治疗时，可考虑延迟再植。由于延迟再植只能短期保留牙齿，不属常规治疗，本处不再赘述。

十二、远中导板间隙保持器

（一）适应证

第二乳磨牙早失，而第一恒磨牙尚未萌出或正在萌出。相邻的第一乳磨牙健在，可做基牙，戴入金属预成冠，冠的远中端焊接弯曲导板，插入牙槽窝内，远中导板贴合于未萌出的第一恒磨牙近中面。

（二）操作程序及方法

1.基牙预备

以第一乳磨牙为基牙做牙体制备，选择合适的金属预成冠并试戴。

2.X 线测量

在 X 线片上标定远中导板的长度及高度，其远中部分应深入到第一恒磨牙近中面的外形高点下约 1 mm 处。

3.制作模型

将金属预成冠戴在第一乳磨牙上取模，灌制石膏模型。将 X 线片上测量的长度和高度标记在模型上，削除这部分石膏，制作必要间隙。

4.远中导板制作

用宽约 3.8 mm、厚 1.3 mm 的钴铬合金预成腭杆作为材料，向远中伸展，弯曲成合适的角度，插入模型上制备的间隙中。远中导板的高度，以不接触对颌牙为宜，在石膏模型上和金属预成冠的远中端进行焊接、调磨、抛光。

5.试戴黏结

拔除第二乳磨牙，止血后将已消毒的保持器戴于第一乳磨牙牙冠上，X 线检查其与第一恒磨牙及第二前磨牙牙胚的位置关系是否合适，必要时可再做调整，用黏结剂黏固。

十三、全冠丝圈式间隙保持器

(一)适应证

(1)单侧第一乳磨牙早期丧失。

(2)第一恒磨牙萌出后，单侧第二乳磨牙早期丧失。拆除远中导板间隙保持器后，也要换上此装置。

(3)双侧第一或第二乳磨牙早期丧失，用其他间隙保持器较困难者。

(4)尤其适用于基牙大面积龋或进行牙髓治疗后。

(二)操作程序及方法

(1)基牙预备，预成冠试戴，取模，灌制石膏模型。

(2)外形线的设计：在石膏模型上设计丝圈位置，丝圈不与牙龈接触，离牙槽嵴 1～2 mm，不妨碍牙槽嵴宽度的发育。丝圈的颊舌径要比后继恒牙的冠部颊舌径稍宽，丝圈与缺失牙的邻牙有良好的接触，即与乳尖牙远中面最突点或此点稍下方，或与第一恒磨牙的近中外形高点相接触，以保持缺隙的距离。

(3)丝圈的制作：用直径 0.9 mm 的不锈钢合金丝，从与乳尖牙或第一恒磨牙接触部开始弯曲，制作丝圈，在金属预成冠颊舌角部焊接，调磨抛光。

(4)试戴保持器，检查丝圈与牙及黏膜的接触情况，合适后用黏固剂粘于牙上。

十四、带环丝圈式间隙保持器

(一)适应证

与本节“全冠丝圈式间隙保持器”的适应证相同。

(二)操作程序及方法

将丝圈焊接于带环上，用黏固剂黏固，其操作程序及方法与本节全冠丝圈式间隙保持器基本相同。

十五、舌弓式间隙保持器

(一)适应证

(1)主要适用于下颌多个乳磨牙的早期丧失。

(2)两侧第二乳磨牙或第一恒磨牙健在，可做基牙。

(3)第二乳磨牙的拔除虽在替牙期，但后继恒牙仍被较厚的骨质覆盖，需对其间隙进行管理者。

(4)两侧多个乳磨牙早失，使用可摘式间隙保持器不合作者。

(二)操作程序及方法

(1)制备基牙带环,取模,灌制石膏模型。

(2)在石膏模型上设计外形线:将舌弓的前方设定在下颌切牙的舌侧,前端贴近下前牙颈部并远离黏膜 1.0～1.5 mm,并在间隙部的近中设计阻挡丝。

(3)用直径 0.9 mm 的金属丝弯制成舌弓,与带环焊接,调磨抛光。

(4)试戴合适后,用黏固剂黏固保持器。

十六、腭弓(Nance 弓)间隙保持器

(一)适应证

与本节舌弓式间隙保持器的适应证相同,但用于上颌乳磨牙的早期丧失,其前方不应与下颌前牙的切缘相接触。

(二)操作程序及方法

(1)基本制作方法与本节“舌弓式间隙保持器”基本相同。

(2)腭侧弧线的前方经过上腭皱襞的黏膜表面。将此处的部分金属丝用树脂包埋,制作树脂腭盖板,利用其压在腭盖顶部,以防止上颌磨牙的近中移动,利于固位。

十七、可摘式间隙保持器

(一)适应证

(1)单侧或双侧多数乳磨牙早期丧失。

(2)乳前牙早期丧失。

(二)操作程序及方法

(1)取模,做𬌗关系记录,按要求上𬌗架。

(2)外形线的设计:唇颊侧不用基托或尽可能小,以免影响生长发育。基托的外形线应随着年龄的增加做相应的改变:4 岁之前,基托外形线应位于牙槽嵴顶到前庭沟距离的 1/2 以内;4～5 岁,基托外形线应位于牙槽嵴顶到前庭沟距离的 1/3 以内;5～6 岁之前,基托外形线应位于牙槽嵴顶到前庭沟距离的 1/4 以内。若基托的远中有牙存在时,基托的舌侧远中端应延伸至远中邻牙的中央部,利用倒凹增加基托的固位。与恒切牙接触的基托组织面,应设计离开切牙舌面 1～2 mm,避免基托阻挡恒切牙的正常萌出。

(3)固位装置:原则上不用固位卡环,尤其应避免在乳尖牙上使用卡环固位,因为它可影响乳尖牙间宽度的发育。在上颌第二乳磨牙或第一恒磨牙可放箭头卡或单臂卡环,在下颌采用单臂卡环。若基托的远中末端有牙存在,一般不需要卡环;若基托的远中末端或单侧性磨牙缺失,可设计唇弓、箭头卡环等固位装置,不用𬌗支托,以免妨碍牙槽骨高度的发育。

十八、上、下颌唇挡矫治器

(一)适应证

适用于吮咬不良习惯,如吮指、吮咬唇、咬物等。

(二)操作程序及方法

1.上颌唇挡矫治器

在上颌活动矫治器的唇弓上前方焊接 3～4 根较长的不锈钢丝,终端直达下颌前牙的唇侧,

用自凝树脂包埋终端制成挡板。注意不能压迫软组织。

2.下颌唇挡矫治器

按要求用直径 1.0 mm 的不锈钢丝弯制唇挡，可套上合适的预成树脂管，也可在下颌前牙的唇侧龈方，用自凝树脂包埋唇挡。注意唇挡必须降至前庭沟底，应远离下颌牙齿唇面和牙龈 2～3 mm，对咬合无干扰。唇挡推移下唇离开下颌切牙，使上颌切牙无法咬到下唇。

十九、活动舌刺矫治器

(一)适应证

适用于吮指不良习惯，异常吞咽习惯和吐舌习惯。

(二)操作程序及方法

在上颌活动矫治器设计箭头卡环固位，在其腭侧前牙区基托，埋入 4～6 根直径 1～1.2 mm 的不锈钢丝，钢丝末端磨圆钝并伸向舌侧，接近口底，钢丝与上前牙的腭侧相距 5～7 mm。以不影响舌的活动，不压迫口腔黏膜为宜。舌前伸时，碰到舌刺，即会退回。

二十、固定舌刺矫治器

(一)适应证

适用于吐舌和吮指等不良习惯及异常吞咽。

(二)操作程序及方法

用直径 0.7 mm 钢丝弯制成 U 形舌刺，刺长 6～7 mm，末端磨尖但要光滑。可以焊到金属带环上，也可用黏固材料在牙面酸蚀后直接黏固到上颌或下颌切牙舌面。为便于黏固，可将 2 个 U 形舌刺重叠一半焊在一起，然后两端各焊一金属底网。

二十一、固定腭网矫治器

(一)适应证

适用于吐舌、吮指等不良习惯，以及异常吞咽。

(二)操作程序及方法

在上颌乳磨牙上制作带环，其舌侧焊接舌弓，舌弓前端焊上网状钢丝，可阻止舌与牙接触，同时指导患儿在吞咽时进行正常的舌功能运动。

二十二、前庭盾

(一)适应证

适用于口呼吸习惯、咬唇习惯。

(二)操作程序及方法

(1)前庭盾接近总义齿印模的伸展范围取模，获得切对切的蜡𬌗关系，上𬌗架。

(2)用铅笔在模型的黏膜转折部画出前庭盾边缘伸展的范围，应伸展至前庭沟底，以取得良好的封闭和支持作用。前庭盾前板与前突的上切牙接触，侧板和后牙颊面相隔 2～3 mm，以减轻颊肌的张力，侧板后缘延伸至最后一颗磨牙的远中邻面。

(3)在标记范围覆盖 2～3 mm 厚的基托蜡，将蜡表面修整圆钝、光滑，并使两侧对称。在蜡形外表面用自凝树脂将弯制好的钢丝固定，然后浇注一薄层自凝树脂，加厚到 2.0～2.5 mm，形成前庭盾。

(4)在前庭盾的前牙区增加 1 个或 2 个牵引环等附件后,可用作唇颊肌训练,有助于改善唇的功能,增强其张力,使其能自然闭合。常用于矫治口呼吸习惯。

(5)开窗前庭盾先按常规方法制作前庭盾,然后在其前牙区开窗,窗的远中至尖牙远中面,上下缘至龈缘部,形成长方形窗。为增加其强度,可在树脂托内埋入钢丝。开窗前庭盾表面要高度抛光,在开始 1～2 周,要逐步延长戴用时间,并注意调磨压痛点,适应以后全天戴用。常用于矫治咬唇习惯。

二十三、埋伏牙牵引术

(一)适应证

各种原因导致的恒牙埋伏阻生。

(二)禁忌证

(1)患儿有血液病、内分泌等系统性疾病不宜手术者。

(2)埋伏牙的牙根发育畸形,牙根极度弯曲者。

(3)埋伏牙冠根形态发育不良。

(4)埋伏牙在牙列中的间隙已完全丧失或大部分丧失,不易通过正畸方法恢复者。

(三)操作程序及方法

(1)根据患牙不同位置,通过影像学检查如根尖片、全口牙位曲面体层 X 线片(全景片)、CBCT 等,确定埋伏牙位置。

(2)局部麻醉。

(3)常规口外、口内清洁消毒,铺手术孔巾。

(4)手术切口从牙槽嵴开始,延伸至埋伏牙相邻两牙的近远中轴角处,在埋伏牙侧作一梯形或角形切口,沿骨膜下翻开黏骨膜瓣,用高速手机或骨凿去除埋伏牙表面覆盖的部分牙槽骨及导萌道上的致密骨组织,暴露埋伏牙牙冠形成一萌出通道。

(5)暴露埋伏牙牙冠的面积要与正畸附件粘接面相适应,充分止血隔湿,粘接正畸牵引附件。用0.3 mm不锈钢丝结扎于牵引附件上作为牵引丝,从牙槽嵴顶的切口或从所需牵引方向的黏骨膜瓣中穿出。牵引丝末端弯成小拉钩。

(6)清理创口,缝合,纱布或棉球压迫止血。

(7)术后 1 周拆线,即可进行牵引导萌。

(8)以邻牙、其他附件或种植钉等为支抗,用橡皮链或弹力线进行牵引,力量要轻,0.5～1.0 N力值,每月加力 1 次,直至埋伏阻生牙牵引到位与对颌牙建立良好的咬合关系。

(四)注意事项

(1)术中根据创口情况,若出血过多难以止血,可在窗口填塞碘仿纱条,防止创面感染和创面粘连,术后 2～3 天复诊,粘接正畸托槽、舌侧扣或牵引钩。

(2)手术切口根据 X 线片选在骨阻力及创伤小的一侧,术中尽可能保留黏骨膜瓣。

(3)粘接正畸附件过程中,注意充分止血,良好隔湿,保证正畸附件粘接牢固。

(4)萌出间隙不足是埋伏牙非常多见的原因,首先必须扩展间隙,为埋伏牙提供足够的萌出空间。

(5)阻生牙的萌出阻力较多,对支抗的要求较高,治疗中应加强支抗,使用较粗的不锈钢丝作为主弓丝稳定牙弓。

(6)牵引的速度不宜过快，以待牙周骨组织的改建及纤维束的重新排列，从而获得稳定的疗效，牵引力过大，将可能导致埋伏牙牙髓坏死及正畸附件松动、脱落，导致二次手术，增加患儿痛苦。

(7)治疗过程中应不定期地拍摄 X 线片检查埋伏牙移动的情况，尽量使阻生牙通过牙槽嵴顶萌出，否则将造成附着龈丧失，牙龈退缩，外形不良。

二十四、乳牙拔除术

(一)适应证

1.不能保留的患牙

(1)牙冠破坏严重，已无法再修复的乳牙，或已成残冠、残根者。

(2)生理性替换的露髓牙，牙根吸收 1/3 以上，根管感染不宜做根管治疗者。

(3)乳牙根尖周炎，根尖及根分叉区骨质破坏范围广，尤其炎症已涉及后继恒牙牙胚，乳牙牙根因感染而吸收，或乳牙根尖露于龈外，甚至使局部黏膜发生创伤性溃疡者。

(4)乳牙外伤致牙根近颈 1/3 区折断，挫入性移位影响恒牙发育，或外伤牙处于骨折线上不能治愈的乳牙。

(5)有病灶感染迹象而不能彻底治愈的乳牙，因特殊治疗需要应拔除的乳牙，如放疗区域的患牙。

2.因咬合诱导需拔除的乳牙

(1)后继恒牙即将萌出或已萌出。

(2)影响恒牙列正常形成的乳牙，如低位乳牙或为减数顺序拔牙需拔除者。

3.其他

其他额外牙及不能保留的新生牙。

(二)禁忌证

1.全身状况

(1)血液病如白血病、血友病、贫血、血小板减少症等血液病活动期。

(2)糖尿病、甲状腺功能亢进等内分泌疾病者。

(3)患严重心脏、肝肾疾病、甲状腺功能亢进、糖尿病等疾病，经内科医师评价后，建议暂缓拔牙者。

(4)急性感染、发热者。

2.局部因素

(1)患牙根尖周组织和牙槽骨急性炎症明显，应先用药物控制。

(2)患儿伴急性广泛性龈炎或严重口腔黏膜疾病，应控制症状待消炎后再行拔牙术。

(三)操作程序及方法

1.术前准备

(1)了解患儿健康状况，向家长说明拔除患牙的理由。

(2)以亲切的态度接待患儿，尽可能消除其紧张感。

(3)手术器械的准备，按手术要求选择经严格消毒的器械。

(4)对疑有或有药物过敏的患儿做药物过敏试验。

(5)清洁、消毒口腔。口腔卫生较差者术前应刷牙,清洁口腔。

(6)术前再次检查、核对患牙,以免误拔。

(7)选用适合患牙牙颈部的牙钳。乳牙拔除术常可省略牙挺的使用,拔除残根时则主要使牙挺或根尖挺。

(8)如有必要,应拍摄 X 线片,帮助了解牙根情况,可使手术顺利。

2.局部麻醉

注射局部浸润麻醉和传导阻滞麻醉药物的要求与成人大致相同,但应注意儿童的解剖特点。常用的麻醉药物是 1%~2%利多卡因、4%阿替卡因和 2%甲哌卡因。注射进针点用 1%的碘酊或 0.5%碘伏棉球做黏膜消毒,需要时可加涂表面麻醉药物。

3.拔除手法

(1)患牙周围牙龈用 1%的碘酊或 0.5%碘伏棉球拭涂消毒,分离牙龈。

(2)上、下颌乳前牙拔除应慢慢转动,脱位后自牙槽窝内拉出。

(3)上、下颌乳磨牙拔除时,牙钳尽力插入钳住颈根部,做颊舌向缓慢摆动,脱位后向牙槽窝外拉出。

4.拔除后处理

乳牙拔除后一般不搔刮,若有牙的残片和肉芽组织,则应去除。乳牙过深的根尖小残片,为免伤及恒牙牙胚时,可不强求取出,待其日后排出或视情况拔除。

5.缩小创口

术者对创口稍压其颊舌侧,使之缩小。

6.止血

消毒纱布或棉球覆盖创口,嘱患儿对𬌗咬紧,30 分钟后去除。

(四)注意事项

(1)把握好适应证与禁忌证:患儿伴有全身系统疾病时,应及时请有关专科会诊,治疗后再考虑拔牙。

(2)对拔下的乳牙应仔细检查,观察牙根有无折断,与牙根生理性吸收区别。

(3)拔牙时用力缓慢:乳前牙常因生理性吸收使牙根唇舌向呈薄片状,若唇舌向摆动易致折断。

(4)术后遵医嘱,勿触摸创口,勿不停吸吮创口及吐口水,以免拔牙后出血。勿咬或用手指触碰局部麻醉作用尚未消失的软组织,以免人为致创伤。

(5)术中注意防止拔除的乳牙误入呼吸道、消化道。

二十五、额外牙及其埋伏额外牙的拔除

额外牙(即多生牙)及其埋伏额外牙,多见于儿童的上颌前牙区。

(一)适应证

(1)萌出中或已萌出的额外牙,影响美观。

(2)埋伏额外牙影响周围邻牙正常萌出和排列者。

(3)埋伏额外牙致唇、腭侧明显骨形隆起,影响美观或不适。

(4)埋伏额外牙压迫正常邻牙牙根,可能导致后者异常吸收者。

(5)引起牙源性囊肿如含牙囊肿等病理性变化的埋伏额外牙。

(6)在鼻腔或上颌窦内萌出并出现相应部位症状的额外牙。

(7)7 岁以上的埋伏额外牙患儿。

(二)禁忌证

(1)系统性疾病不宜手术者。

(2)年龄过于幼小不能耐受手术的埋伏额外牙患儿。

(3)对牙列、邻牙无不良影响的深部埋伏额外牙。

(三)操作程序及方法

1.正常牙弓位置上已萌出的额外牙

其拔除方法、程序同一般拔牙术;唇颊侧萌出的额外牙,近远中向使用直钳加轻的旋转力;腭侧错位的额外牙,多使用牙挺,协助拔除。

2.埋伏额外牙

(1)术前准备。①术前需仔细做临床和 X 线检查,进行必要的术前评估。X 线检查确定埋伏牙的数目和位置对确定手术路径和方法至关重要,临床上 CBCT 检查应作为常规手段对额外牙进行精确定位。②与患儿充分沟通,取得患儿的积极配合也是手术关键;否则应考虑全麻下手术。

(2)麻醉:一般选用局部浸润麻醉,对埋伏较深的额外牙可采用眶下神经阻滞麻醉和鼻腭神经阻滞麻醉。

(3)常规口外、口内清洁消毒,铺手术孔巾。

(4)切开:位于邻牙唇侧或邻牙牙根间的额外牙,多选用牙槽突唇侧弧形切口或唇侧龈缘梯形切口;位于邻牙腭侧的,常选用腭侧龈缘切口;对于埋伏很深,位于邻牙根尖上方且偏腭侧的额外牙,唇侧进路可能较腭侧进路更易操作。

(5)剥离龈瓣,暴露部分牙体露出埋伏牙,或覆于埋伏牙的骨板,用高速牙钻或超声骨刀去除所覆骨板,暴露牙冠的最宽处,用牙挺挺出。

(6)刮除周围囊性组织,生理盐水冲洗,复位龈瓣,缝合伤口。

(四)注意事项

(1)埋伏牙术前定位应准确。

(2)注意术前、术中消毒及无菌操作。

(3)作切口时避免损伤局部的主要神经、血管并注意保护邻牙牙根及恒牙胚。

(4)手术中应注意避免损伤生长发育中的恒牙胚。

二十六、牙龈开窗助萌术

(一)适应证

(1)与同名牙相比迟萌明显。

(2)需助萌的牙已达牙槽嵴顶部,切端在牙龈黏膜下,可被扪及,但因局部软组织致密,萌出困难者。

(二)禁忌证

患儿有血液病等系统性疾病不宜手术者。

(三)操作程序及方法

(1)局部清洁消毒。

(2)局部浸润麻醉。

(3)沿着迟萌牙的切端,由一侧切角至另一侧切角作唇腭侧两弧形切口,去除两切口间的梭形龈瓣,用探针分离切端周围龈组织,完全暴露出牙的切端。

(4)局部涂1%碘酊,纱布或棉球压迫止血。

(四)注意事项

(1)迟萌牙离牙槽嵴顶甚远或在骨内,而迟萌期过长,则应考虑做开窗去骨或牵引术助萌。

(2)去除切端梭形龈瓣,以牙的切端暴露完善为宜,过小或过窄都会使萌出受阻。

二十七、预防性树脂充填术

(一)适应证

窝沟较深,有局限窝沟龋伴有深窝沟。

(二)禁忌证

广泛窝沟龋,已无正常窝沟。

(三)操作程序及方法

(1)小球钻或微创球钻仅去除龋损组织,不做预防性扩展。

(2)清洁牙面、冲洗、吹干、隔湿。

(3)酸蚀剂酸蚀去除龋蚀后的组织面及附近牙面,冲洗、吹干。

(4)复合树脂充填窝洞,余窝沟用窝沟封闭剂进行窝沟封闭。

(5)调𬌗,抛光。

(四)注意事项

(1)操作中注意严密隔湿。

(2)充填时应注意材料不宜过多过厚,以免咬合过高且易脱落。

二十八、菌斑染色剂的应用

(一)适应证

(1)为儿童及其家长口腔宣教时应用。

(2)检查儿童的口腔卫生情况。

(3)辅助指导刷牙和提高刷牙效果。

(二)禁忌证

(1)年龄过于幼小,尚无使用必要。

(2)乳牙列形成期,部分乳牙尚未萌出;或乳牙萌出中,牙冠尚未完全萌出。

(三)操作程序及方法

(1)让受检儿童清水漱口,吐出口腔内残存的食物残渣等。

(2)让受检儿童自己拿着镜子或让家长同时观察受检儿童牙面,向家长解释肉眼直视难以确认的菌斑附着情况。

(3)按所选用菌斑染色液或菌斑染色片的使用方法给牙面所附着菌斑染色。液剂可用棉球或棉棒蘸取后涂布于牙面;片剂则让受检儿童充分咀嚼混于唾液中,咀嚼时间可在40秒左右,使牙面所附菌斑充分染色。

(4)用染色剂染色后,清水漱口。

(5)让受检儿童从镜子中观察，家长直视观察牙面的染色菌斑情况，并进行口腔卫生教育。

(6)结合正确刷牙方法的指导，针对特别需要注意的牙面，提高刷牙效果。

(7)菌斑染色剂的应用：可参考以下进程实施：第1周每天1次在刷牙前染色；第2周每2天1次于刷牙前染色；第3周每天1次于刷牙后染色；第4周每2天1次于刷牙后染色；以后可每周1次于刷牙后染色，鉴定刷牙效果和口腔卫生状态，持续一定时期。

(8)根据所附着的菌斑评估儿童口腔卫生，常用的参考方法如下。①口腔卫生指数：将全口牙分为上、下颌的左、右、前牙组，共6组。记录牙面为4个区，即第二恒磨牙(或第一恒磨牙)的唇(颊)面和舌(腭)面。计分标准为：0为无菌斑附着；1为菌斑附着占牙面1/3以内；2为菌斑附着占牙面1/3～2/3；3为菌斑附着占牙面>2/3。指数计算为计分总分除以受检牙组数。②简化口腔卫生指数：记分标准同口腔卫生指数，但受检牙为16、11、26、36、31、46共6颗牙，具体为11、31牙的唇面，16、26牙的颊面与36、46牙的舌面。指数计算为记分总和除以受检牙数。若第一恒磨牙缺失，以第二恒磨牙检计；若中切牙缺失，以对侧中切牙检计。

(四)注意事项

(1)操作和使用过程中勿污染使用者和受检者的衣服。

(2)指导刷牙训练时，尤其让家长和孩子注意清洁菌斑附着严重的牙面。

二十九、龋蚀显示剂的应用

(一)适应证

(1)在口腔医学实验室教学和临床教学中可帮助学生辨别是否存在未去净的腐质，最大程度保留健康牙体组织。

(2)在临床工作中，可指导年轻医师在龋病治疗时辨别是否存在未去净的腐质，最大程度保留健康牙体组织。

(二)禁忌证

(1)临床中年龄过于幼小，不能配合治疗，需尽量缩短口腔内操作时间的幼儿。

(2)对龋蚀显示剂成分过敏的儿童。

(三)操作程序及方法

(1)尽量采用橡皮障隔湿，无橡皮障隔湿条件的可采用棉卷或棉球置于患牙颊舌侧，避免口腔软组织被染色。

(2)去除龋坏组织，按所选用龋蚀显示剂的使用方法在检测区域滴入龋蚀显示剂1～2滴，静置5～10秒，冲洗干燥窝洞。

(3)呈现的红色区域为尚未去净的龋坏组织，慢速牙钻去净红色龋坏组织。重复上述操作，至窝洞内无染色，说明龋蚀组织已去净。

(四)注意事项

(1)操作和使用过程中勿污染使用者和受检者的衣服。

(2)在使用前需询问患儿的药物过敏史。

(郭建军)

第二节　牙齿的萌出、替换和萌出异常

一、乳牙的重要作用

乳牙在儿童期担负着咀嚼功能，对儿童口腔颌面部及全身的生长发育、发音，以及儿童的心理发展起着重要的作用。乳牙的存在为继承恒牙的萌出预留位置，对恒牙的萌出具有一定诱导作用。如果乳牙过早丧失，则常常出现邻牙移位，导致继承恒牙因间隙不足而萌出位置不正或阻生，形成错𬌗畸形。

二、乳牙和恒牙的萌出和替换

乳牙的牙胚在胚胎第6周时开始发生，恒牙中的第一恒磨牙在胚胎4个月时开始发生。牙胚经过发育和钙化，当牙根开始发育时，牙齿在颌骨内出现向口腔方向的移动。正常情况下，牙根发育到根长的2/3时，牙冠即在口腔中萌出。随着牙根继续发育，牙齿也不断萌出，直至与对𬌗牙接触，但此时牙根的发育尚未完全。

牙齿的萌出遵从一定的规律，按一定的时间、一定的顺序，左右同名牙对称性萌出。萌出顺序比萌出时间更有意义，萌出顺序紊乱可导致牙列不齐。

牙齿萌出时间也标志着儿童发育成熟的程度，所以牙龄也是评估生长发育的重要指标。由于牙齿萌出比牙齿钙化更易受到其他因素的影响，如乳牙早失可能造成继承恒牙的早萌或迟萌，因此，一般认为以牙齿钙化时间作为成熟指标更为准确。在临床应用时，钙化时间和萌出时间可以相互参考补充。

(一)乳牙萌出的平均年龄及顺序

临床应注意的是牙齿萌出的时间和顺序存在一定的个体差异。婴儿多在6～8个月萌出第一颗乳牙，到两岁半至三岁时20颗乳牙全部萌出。婴儿出牙时可有流涎、喜咬硬物或将手放入口内，哺乳时咬奶头等现象。个别反应严重的会出现发热、拒食或哭闹的现象。

(二)恒牙萌出时间

恒牙萌出时间，通常女性比男性略早，下颌同名牙早于上颌。第一恒磨牙在多数儿童于6岁左右萌出，故又称“六龄牙”。第二恒磨牙多数于12岁萌出，也称“十二龄牙”。

(三)牙齿萌出和牙根发育

牙齿萌出过程中，萌出的潜力与牙根形成的长度有关，当牙根发育接近完成时，牙齿萌出潜力明显减小。牙根发育完成后，牙齿仍有继续萌出的倾向，但萌出机制与牙根未发育完成时不同。牙根发育过程中，根部牙本质不断形成，牙根增长导致牙齿萌出，而牙根发育完成后，牙齿继续萌出现象是当牙齿由于咀嚼产生磨耗后的一种生理性代偿现象，主要依靠根尖部牙骨质增生以补偿牙齿损耗的高度。不论乳牙或恒牙，初萌时牙冠和牙根都尚未发育成熟，牙冠部髓腔宽大，牙根的根管壁薄，根管径粗大，根尖孔开放呈喇叭口状。临床上称未发育完成的牙为“年轻乳牙”和“年轻恒牙”。正常情况下，当牙根发育达2/3时开始临床萌出。乳牙根在萌出后一至一年半发育完成，恒牙根则在萌出后三至五年完成。

(四)乳牙根吸收

在乳、恒牙交替阶段出现的乳牙根吸收是一种生理过程。牙根的吸收类似骨组织的吸收，为破骨细胞活动的结果。从乳牙根开始吸收到乳牙脱落，牙根的吸收并非为持续性，而是间断性进行的，活动期和静止期交替出现。临床上表现为时而松动，时而稳固。牙根吸收早期速度较慢，接近脱落时吸收速度加快。在吸收间歇期，被吸收牙根的表面又可以出现新的牙骨质沉积，牙根周围也有新的牙槽骨形成。如果这种修复活动过分活跃，就有可能使牙根和牙槽骨出现结合，这种现象称为“牙固连”。临床表现为固连牙的𬌗面低于邻牙，因此，有人又称其为“乳牙下沉”。该现象会导致局部牙槽骨发育障碍，乳牙长期不脱落并妨碍恒牙萌出，还可能造成对𬌗牙过长，继发错𬌗畸形。

乳牙根从发育完成到开始吸收这个阶段称为“乳牙根的稳定期”。在此阶段进行根管治疗，安全性相对较高。在牙根吸收期，应注意掌握牙根吸收的程度，避免机械刺激和药物对根尖周组织的损伤。

乳牙根吸收的部位受其继承恒牙位置的影响。乳前牙从根尖的舌侧开始吸收，乳磨牙根最先开始吸收的部位是根分歧处。恒牙胚向𬌗面及唇侧不断移动，乳牙根逐渐吸收，直至乳牙脱落，恒牙萌出。适当的咀嚼刺激会促进乳牙根的吸收。如果乳牙根吸收不充分，则可能出现继替恒牙萌出时乳牙尚未脱落的情况，称为“乳牙滞留”。滞留乳牙往往会妨碍继替恒牙萌出到正常位置，并且影响牙列的清洁和自洁，因而应当及时拔除。有时由于牙根中部吸收较快，在拔除滞留乳牙时可能会出现牙根断裂。牙根残片可以继续被吸收，或被排出牙槽窝。因此，不要求必须掏出。

三、萌出异常

牙齿萌出障碍在乳牙列和恒牙列都可能出现。牙齿萌出时间在不同个体之间存在差异，但如果超出平均萌出时间的正常值范围很多，则为异常。

(一)牙齿早萌

1.乳牙早萌

婴儿出生时就已萌出的牙称为“诞生牙”，在出生后约一个月以内萌出的牙称为“新生牙”。乳牙早萌一般出现在下颌中切牙(85%)，偶有上颌切牙或磨牙，还有少数是额外牙。乳牙早萌的原因尚未明确，可能与某些局部和全身因素有关，如牙胚的位置距口腔黏膜太近。诞生牙的发生有家族性倾向，在一些综合征的患儿也发现有诞生牙或新生牙，这提示遗传因素的作用。早萌牙因为牙根发育不成熟，往往非常松动。

治疗：极度松动的牙可能会脱落而导致婴儿误吸，应该予以拔除。有时不甚松动，婴儿吮奶时由于早萌的下切牙对舌系带及周围组织的摩擦而导致褥疮性溃疡(又称 Riga's 病)。应指导家长改用汤匙喂乳，局部可用消炎、止痛、促愈合的药物。

2.恒牙早萌

恒牙早萌多见于前磨牙，下颌多于上颌。由于乳牙根尖病变将其继承恒牙胚周围的牙槽骨破坏，恒牙因阻力减小，过早地暴露于口腔中。早萌牙的牙根发育不足，常并发釉质发育不全和钙化不全，临床上表现为釉质表面出现缺损和色斑，称为“特奈氏牙”。在少数病例中，由于乳牙的根尖炎症波及恒牙的根周围组织，临床可见早萌的牙极度松动，牙根不能继续发育，以至早失。

治疗：能否及时控制乳牙根尖周感染，与继承恒牙早萌后牙根能否继续发育直接相关。因此，要及时治疗有根尖周病变的乳牙。如病变严重，已波及恒牙胚，则需及时拔除。釉质发育不全的早萌牙易继发龋坏，可进行涂氟预防并修复釉质缺损。医师需指导患儿进行有效的菌斑控制，防止咀嚼时硬物对比较松动的早萌牙造成创伤。

(二)乳牙迟萌

通常在出生后1年始萌出第一颗乳牙者，尚属正常萌出范围。如果1周岁后仍未萌牙，则应查找原因。首先应拍X线片排除是否为“先天无牙畸形”，其次考虑有无全身性疾病，如佝偻病、甲状腺功能低下和极度营养缺乏等。

治疗：如为全身性因素影响，应对症治疗，以促使牙齿萌出。如为先天性无牙畸形，在患儿4、5岁时，可做义齿以恢复咀嚼功能，有利于营养的摄取和口腔颌面部的发育。

(三)恒牙萌出困难

由局部因素所导致的牙齿萌出困难通常出现于上颌中切牙。乳中切牙早失后，因咀嚼致龈黏膜角化肥厚，变得坚韧，使恒牙萌出困难。临床可见黏膜下牙冠突起，局部牙龈硬韧、发白。额外牙、牙瘤或囊肿也会导致牙齿萌出困难，临床表现为牙齿不萌或错位萌出，局部骨质膨隆。通过X线片即可确诊。偶尔可见由全身性疾病所导致的牙齿萌出困难，如颅骨-锁骨发育不全综合征和GAPO综合征。颅骨-锁骨发育不全综合征为常染色体显性遗传疾病，有颅骨横径过大、囟门骨化延迟，锁骨发育不全等症状。口腔表现乳牙萌出正常，但恒牙列除第一恒磨牙和其他个别牙外，其他牙不能正常萌出。有研究表明这与骨吸收障碍有关。另外，常有额外牙出现。

治疗：因牙龈增厚而难以萌出的牙，可切除部分牙龈致切缘暴露，使牙齿得以萌出。因额外牙、牙瘤及囊肿而萌出受阻的牙，应拔除额外牙，摘除牙瘤或刮除囊肿，使正常牙齿顺利萌出。

(四)牙齿异位萌出

凡恒牙未在牙列正常位置萌出时，称为“异位萌出”。多发生在上颌第一恒磨牙和上颌尖牙，其次为下颌侧切牙和下颌第一恒磨牙。异位萌出的恒牙往往造成相邻乳牙被压迫吸收。第一恒磨牙异位萌出的主要原因：第二乳磨牙和第一恒磨牙牙冠的体积较大，上颌结节的发育不足及第一恒磨牙的萌出方向异常。第一恒磨牙异位萌出的诊断主要通过X线片，第一恒磨牙的牙轴向近中倾斜，其近中边缘嵴受阻于第二乳磨牙的远中颈部，导致后者出现不同程度的吸收。约2/3的异位萌出的第一恒磨牙可自行矫正，萌出至正常位置，只造成第二乳磨牙的轻微破坏，称为可逆性异位萌出。其余1/3无法自行萌出，甚至会导致第二乳磨牙早失。

治疗方法如下所示。

(1)分牙法：适用于第二乳磨牙稳固的病例。可在第一恒磨牙和第二乳磨牙间放置分牙簧，或用直径0.5～0.7 mm的铜丝穿过间隙结扎加力，使第一恒磨牙受到远中向的力，萌出到正常位置。

(2)截冠法：适用于第二乳磨牙稳固，但分牙法不能奏效的病例。将根管治疗后的第二乳磨牙的冠部远中部分截除，使第一恒磨牙萌出。

(3)当第二乳磨牙根吸收严重时则拔除之，待第一恒磨牙萌出后再酌情扩展或保持间隙。

(郭建军)

第三节　乳牙和年轻恒牙的牙髓及根尖周病

在儿童乳牙列和混合牙列期进行乳牙牙髓治疗的目的：消除牙髓及根尖周病变，使乳牙处于非病理状态；维持牙弓长度和牙齿间隙；通过良好的治疗为儿童提供舒适的口腔状态和正常咀嚼功能；预防发音异常和口腔不良习惯。

年轻恒牙是指正在生长发育中的恒牙，其根尖孔尚未完全形成。故保存牙髓活力使之完成正常生长发育是年轻恒牙的牙髓及根尖病治疗的首要目的。

一、乳牙和年轻恒牙的生理解剖特点

(一)乳牙硬组织特点

乳牙硬组织薄，髓腔与牙体表面距离近，相对牙体组织来说，乳牙的髓腔大、髓角高，以近中颊角尤为明显，龋损易达牙髓。乳牙硬组织薄且钙化度低，尤其在牙颈部，牙本质小管粗大、渗透性强、牙髓易受外界细菌侵犯，故临床上慢性闭锁性牙髓炎多见。髓底副根管和副孔多，使得乳牙牙髓感染后易通过髓底副根管和副孔侵犯根分歧，导致根周组织慢性炎症的同时牙髓可为活髓。

(二)乳牙牙髓组织特点

乳牙的牙髓细胞丰富，胶原纤维较少且细，根尖部胶原纤维较其他部位多。乳牙牙髓中部的血管粗细相混，边缘部血管细，恒牙牙髓中部的血管粗，边缘部血管细。乳牙牙髓亦有增龄性变化，即随年龄增长，牙髓细胞数量减少，而纤维组织成分增加。对乳牙牙髓中淋巴管的有无尚存争议，至今尚无有力证据证明其存在。

乳牙牙髓的神经纤维呈未成熟状，分布比恒牙稀疏，牙髓边缘神经丛少，腊施柯神经丛的神经纤维也少，从神经丛进入成牙本质细胞层的神经细胞突很少，进入前期牙本质的神经纤维更少，达钙化牙本质的神经纤维尤不明显，这是乳牙感觉不敏感的原因之一。乳牙冠中部牙髓中组成神经纤维束的神经纤维多为无髓鞘纤维，即使有髓鞘纤维，髓鞘也不如恒牙发达。

(三)乳牙牙根及根周围组织的特点

乳前牙为单根牙，牙根唇舌向是扁平状，自根的中部开始向唇侧弯曲。乳磨牙根分叉接近髓底，各根间的分叉大，根尖向内弯曲呈抱球状，有利于容纳继承恒牙胚。乳磨牙的根和根管数目有较大的变异性，准确地判断牙根和根管的数目是乳牙根管治疗的基础。上颌第一、第二乳磨牙为 3 个 3 根管型，其分布为近、远中颊根和腭根，内各有一个根管。下颌第二乳磨牙多为近、远中分布的 2 个扁根，有时远中根分叉呈 3 根管型；下颌第二乳磨牙多为 4 根管型，近、远中各分为颊舌 2 根管；有时远中为 1 个粗大的单根管，呈3 根管型。下颌第一乳磨牙多为近、远中分布的2 个扁根；根管数目变异最大，多见为 3 根管型，近中为1 个粗大的根管和远中分为颊舌 2 根管；有时亦可见 4 根管型，即近、远中各分为颊舌 2 根管型；近远中各有一个根管的 2 根管型比较少见。

乳牙根周膜宽，纤维组织疏松，牙周膜纤维不成束，故乳牙根周组织的炎症易从牙周膜扩散，龈沟袋排脓引流。乳牙牙槽骨骨质疏松，代谢活跃，对治疗反应良好。乳牙根的下方有继承恒牙胚存在。

(四)乳牙牙根的生理性吸收

乳牙牙根存在生理性根吸收,以便完成乳、恒牙顺利替换的生理过程。乳牙萌出后一至一年半牙根完全形成(乳切牙一年左右,乳尖牙和乳磨牙一年半左右),乳牙脱落前 3～4 年牙根开始吸收(乳切牙 3 年左右,乳尖牙和乳磨牙 4 年左右)。在乳牙牙根完全形成之后到牙根开始吸收之前的期间内乳牙根处于相对稳定,此期间叫乳牙根的稳定期。

在乳牙根吸收的初期时牙髓尚维持正常结构;根吸收掉 1/4 时,冠髓无变化,根髓尚属正常,但吸收处纤维组织增加,成牙本质细胞排列混乱,细胞扁平化;根吸收掉 1/2 时,冠髓尚属正常,根髓吸收处牙髓细胞减少,纤维细胞增加,成牙本质细胞变性、消失,且髓腔内壁牙本质有吸收窝;根吸收掉 3/4 时,正常的牙髓细胞减少,成牙本质细胞广泛萎缩消失,纤维细胞增加,毛细血管增加,神经纤维渐渐消失,并伴有内吸收;乳牙脱落时,残存牙髓失去正常组织形态,无正常牙髓细胞,牙髓组织肉芽性变,牙冠部牙本质发生内吸收。了解乳牙牙髓的组织变化特点,有利于掌握乳牙的牙髓病诊治原则。

(五)年轻恒牙的生理解剖特点

年轻恒牙是指根尖孔尚未完全形成的正在生长发育中的恒牙。年轻恒牙萌出时釉质已发育完成,釉柱、釉柱鞘及柱间质等形态特征与一般的恒牙并无不同,但萌出的年轻恒牙表面釉质矿化度低、易脱矿,一旦发生龋齿,进展迅速。年轻恒牙相对而言,髓腔大且髓角高,根尖孔呈开放的大喇叭口状,根管壁牙本质层薄,且越向根尖部根管壁越薄。因为年轻恒牙牙本质的厚度较成熟恒牙要薄得多,所以临床上进行备洞或其他切削牙体组织的操作时,必须考虑到可能造成的对牙髓组织的影响,应避免意外露髓和其他医源性因素所导致的牙髓感染。

年轻恒牙的髓腔大且牙髓组织较多,牙髓组织中血管多、血运丰富,这样既能使牙髓内的炎症产物能被很快运送出去,又使牙髓具有较强的修复能力。另外,年轻恒牙根尖部呈大喇叭口状,牙髓组织在根尖部呈乳头状与下方牙周组织移行,根尖部存在丰富的局部血液微循环系统,所以年轻恒牙牙髓对炎症有较强的防御能力,这为年轻恒牙尽量保存活髓提供了生理基础。年轻恒牙在萌出后 3～5 年牙根才能发育完成,在此之前,保存活髓,尤其是保存活的牙乳头是使牙根继续发育的关键。

二、乳牙牙髓及根尖病的特点

(一)乳牙的牙髓状态判断

正确地判断牙髓状态对诊断乳牙牙髓及根尖周病是极其重要的,并直接影响治疗方案的选择及预后。但由于儿童身心发育及乳牙生理特点所限,现在临床上还没有十分可靠的手段来判断乳牙的牙髓状态,特别是在没有露髓的情况下,需结合患儿的症状及全面的临床检查,进行综合分析。

1.疼痛史

乳牙的牙髓感染早期症状不明显,这是由于乳牙牙髓的神经系统结构不完善,对各种感觉反应不敏感,加上儿童自知能力和语言表达能力较差,故有无疼痛史不能作为诊断乳牙牙髓感染的绝对标准。一旦出现自发痛,说明牙髓有广泛的炎症,甚至牙髓坏死,无自发痛史不能肯定牙髓无感染存在,这需要医师结合其他的临床检查结果进行综合分析。

2.露髓和出血

乳牙非龋源性露髓(如牙外伤、治疗中意外穿髓等)时,露髓孔的大小与牙髓感染的范围呈正比关系，龋源性露髓孔的大小与牙髓感染的范围无确定关系。真正的龋源性露髓总伴有牙髓感染的存在，针尖大的露髓孔，牙髓感染的范围可能为针尖大小，也可能是广泛的炎症，甚至是牙髓坏死。一般露髓处出血的量和颜色，对判断牙髓的感染程度有参考价值。如露髓处有较多暗红色出血，且不易止血时，常说明牙髓感染较重，反之，牙髓感染较轻且局限。此方法在冠髓切断术中判断牙髓状态时，很有参考价值。

3.乳牙牙髓测验

一般的牙髓电测量仪对乳牙不适用，因为乳牙的根尖孔较大，又常因为生理性吸收而呈开放状态，不能形成根尖的高电阻回路。常用的牙髓温度测量，因受儿童感知和语言表达能力的限制，常不能得到可靠的结果。

4.叩诊和牙齿动度

牙齿叩痛和过大动度常说明牙根周围组织处于充血、炎症状态，在没有其他非龋因素存在时，说明牙髓存在感染，且牙髓感染已通过根分歧或根尖孔扩散到牙根周围组织，故叩诊和牙齿动度检查对牙髓状态的判断是很有意义的。临床操作中应注意，由于儿童在就诊时常处于紧张状态，且感知和语言表达能力有限，有时不能提供可靠的表述，需检查者细心观察儿童的行为和表情，对儿童的反馈进行甄别判断。检查时动作要轻柔，怀疑该牙有叩痛时更要注意，不要引起患儿的剧烈疼痛，避免造成患儿对牙科治疗的恐惧，为以后的治疗创造条件。

5.牙龈肿胀和瘘管

牙龈出现肿胀和瘘管是诊断牙根周围组织存在炎症的可靠指标。此时，牙髓可以是有感染的活髓，也可以是死髓。乳牙牙槽骨疏松，血运丰富，骨皮质薄，牙根周围组织感染可迅速扩展达骨膜下，但骨膜下持续时间较长，不易局限化，处理不及时可导致间隙感染。乳牙慢性根周组织感染出现的脓肿和瘘管与牙根形态和走向有关。

6.X线检查

拍摄乳牙的X线牙片和咬合翼片不仅可以发现邻面龋，还可以观察龋洞与髓腔的关系和有无修复性牙本质形成，也检查髓腔内有无根管钙化或内吸收出现、根周组织中有无病变及与其下方恒牙胚的关系、有无牙根吸收及吸收程度。X线片上发现根内吸收时，常已造成髓腔与牙周组织相通，在根管治疗时非常困难。乳牙牙髓感染扩散到根周围组织时，首先侵犯的部位常在根分歧部，其次是根尖周组织。在观察乳牙根周围组织病变时，应特别注意其与恒牙胚的关系。一旦病变波及恒牙胚，是乳牙拔牙的指征。在观察乳牙牙根吸收时应注意，牙髓存在感染时，炎症细胞可刺激破牙本质细胞和破骨细胞活跃，造成根吸收，且乳牙牙体组织钙化度低、易被吸收，特别是在乳牙的根不稳定期。这种病理性根吸收加生理性根吸收的速度很快，远大于单纯的病理性吸收或生理性吸收，临床治疗困难，常常导致拔牙。故在乳牙处于根不稳定期并怀疑牙髓存在感染拟作根管治疗时，一定要有术前X线片帮助判断牙根情况。

(二)乳牙牙髓及根尖病的特点

1.早期症状不明显

有无疼痛史不能作为诊断乳牙牙髓感染的绝对标准。一旦出现自发痛，说明牙髓有广泛的炎症，甚至牙髓坏死。

2.乳牙牙髓炎多为慢性过程

即使是出现急性症状也常是慢性炎症急性发作。

3.龋源性露髓常伴有牙髓炎的存在

针尖大的露髓孔,牙髓炎的范围可能为针尖大小,也可能是广泛的炎症,甚至牙髓坏死,一般露髓处有较多出血时,牙髓有广泛的炎症。

4.乳牙慢性牙髓炎常伴有根尖周感染

这种感染多发生在根分歧部,乳牙存在根尖周感染时可为活髓,故鉴别乳牙牙髓炎和根尖周炎主要通过 X 线片。

5.乳牙根尖周感染扩展迅速

由于乳牙牙槽骨疏松,血运丰富,骨皮质薄,感染很快扩至骨膜下,不易局限,若未及时治疗可引起间隙感染,出现全身症状。

6.乳牙牙髓和根尖周感染易导致牙根吸收

炎症细胞可刺激破牙本质细胞和破骨细胞活跃,造成根吸收,且乳牙牙体组织钙化度低,易被吸收。严重的牙根吸收可导致乳牙早失。

三、乳牙的牙髓治疗

(一)直接盖髓术

由于乳牙龋源性露髓均伴有牙髓的感染,故直接盖髓术一般不用于乳牙深龋露髓的治疗。此方法常用于机械性露髓,如外伤冠折造成的露髓和临床治疗中的意外穿髓,且露髓孔小于 1 mm的新鲜露髓处的治疗。常用的盖髓剂为氢氧化钙制剂。

(二)乳牙牙髓切断术

乳牙深龋侵犯牙髓的早期,感染仅限于冠髓,尚未达到根髓时,可去除已被感染的冠髓,保留未感染根髓,达到治疗的目的,此方法被称为牙髓切断术。由于临床上乳牙的牙髓状态不易判断,实际临床过程中乳牙冠髓炎的准确诊断就成为牙髓切断术成功的关键。目前常用的方法是临床检查、X 线片检查和打开髓腔后直视下观察牙髓状况等手段相结合综合判断。临床上判断冠髓炎的参考指标:患牙无自发痛史;临床检查无松动、叩痛;牙龈无红肿和瘘管;深龋去净腐质露髓或去净腐质极近髓;X 线片无异常。用上述指标初步判断为冠髓感染后,还应在打开髓腔后,通过直视下观察牙髓的出血量和颜色、冠髓是否成形和去除冠髓后能否止血等情况,再次判断牙髓状态。

有下列指征时可视为冠髓切断术的禁忌证:牙髓感染不仅限于冠髓,已侵犯根髓,形成慢性弥漫性炎症,甚至侵犯牙根周围组织。乳牙牙髓切断术的发展经历了一个漫长的过程,现较成熟的方法:FC 牙髓切断术、戊二醛牙髓切断术和氢氧化钙牙髓切断术。

1.乳牙 FC 牙髓切断术和戊二醛牙髓切断术

乳牙 FC 牙髓切断术和戊二醛牙髓切断术的原理:去除感染的冠髓后,用 FC 或戊二醛处理牙髓断面,使剩余的牙髓固定并达到无害化保留的目的。常用的药物为 1∶5 稀释的 Buckely 配方 FC,或 2%戊二醛。

成功的 FC 牙髓切断术后的主要组织学变化:术后三天内与 FC 接触的牙髓被固定、嗜酸性变,进而纤维化,三天后剩余牙髓逐渐全部纤维化。乳牙 FC 牙髓切断术的预后及存在问题是 FC 处理后牙髓表面的凝固性坏死,有时是可逆的,其残留的根髓处于半失活状态,并伴有慢性炎症,可发生肉芽组织性变,造成根内吸收,FC 对牙髓的作用有非自限性,可渗透到根周围组织中,引起根外吸收和瘘管。牙根内外吸收是 FC 牙髓切断术失败的主要原因。另外,在 20 世纪

70 至 80 年代，关于 FC 的毒理实验报告相继发表，使人们对 FC 的全身毒性、致敏性及致癌性有所警惕。2004 年 6 月，国际癌症研究会发出了甲醛甲酚蒸汽是对于人类具有致癌性的警告并指出："总结来自多方的大量的系统研究表明，甲醛甲酚与鼻咽癌有确定的相关性，并且可能与上呼吸道其他部位的肿瘤有关，如鼻黏膜和鼻窦。"戊二醛是为替代 FC 而使用的一种牙髓处理剂，应用于牙髓切断术的浓度为 2%～5%。它与 FC 相比毒性低、无免疫方面的不良反应；渗透作用有自限性，其分子不渗透出根尖孔；经处理的牙髓其凝固性坏死过程是不可逆的，且立即固定生效；同 FC 一样有较高的临床成功率。

2.FC、戊二醛牙髓切断术操作要点

应对患牙施行良好的局部麻醉，用橡皮障或棉卷等方法严格隔湿、防止污染。尽量去除腐质后，喷水高速涡轮手机和球钻下用"揭盖法"揭去髓顶，操作中注意冷却降温，尽量减少对牙髓的刺激。用无菌慢速手机大球钻或尖锐的挖匙去除冠髓，直视下观察牙髓状况。如果去净冠髓后出血量大，且不易止血，说明牙髓感染不仅限于冠髓，根髓已受感染，不再是牙髓切断术的适应证，应改为根管治疗术。在去净冠髓后用生理盐水充分冲洗，去除所有牙本质碎屑和牙髓残片等碎屑，创面充分止血。用无菌小棉球蘸 1∶5 FC 或 2%戊二醛药液放在根管口牙髓断面处行药浴 1 分钟，药浴时切忌棉球过饱和，以免损伤深部的牙髓和通过髓底的副孔和副管损伤根分期组织。用氧化锌丁香油水门汀作为盖髓剂置于根管口处行盖髓处理，切忌向牙髓方向加压。为预防微漏对牙髓组织的二次感染，应对该牙严密垫底充填，金属预成冠是首选的修复方法。

3.乳牙氢氧化钙牙髓切断术

乳牙氢氧化钙牙髓切断术是真正意义上的活髓切断术。氢氧化钙牙髓切断术后的组织学变化是：与氢氧化钙接触的牙髓组织出现表面坏死层，其下方是一层局限的炎症浸润带，再下方是正常牙髓，从牙髓深层未分化细胞分化出成牙本质细胞排列在正常牙髓的表面，可形成牙本质桥。尽管氢氧化钙牙髓切断术在年轻恒牙牙髓治疗中已被公认为是一种成熟的方法，在乳牙中的应用还在研究中。用纯氢氧化钙作乳牙牙髓切断失败的主要原因：纯氢氧化钙过强的碱性导致牙髓组织弥漫性炎症，造成根内外吸收及根周组织病变。速硬氢氧化钙制剂和碘仿复合氢氧化钙为盖髓剂，可改变其强碱性，降低了其对牙髓的毒性，增加了抗炎作用，取得了良好的临床效果。

4.牙髓切断术的术后观察和评估

牙髓切断术后需进行临床追踪观察 2～4 年以确定是否成功。因乳牙牙髓感染时可没有明显的主诉症状，在追踪观察中，必须通过临床检查和 X 线片检查对疗效进行全面评估。临床成功指标：患牙无不适主诉、牙齿无叩痛、无异常动度、牙龈无红肿和瘘管。X 线成功指标：无病理性牙根内外吸收、根分歧和根尖无病变、恒牙胚继续发育，如果用氢氧化钙为盖髓剂，可见牙本质桥形成（非必备指标）。

（三）乳牙根管治疗术

根管治疗术是保留牙齿的最后治疗手段，一般来说，根管治疗术不能保留的牙齿意味着该牙将不得不被拔除，所以掌握根管治疗的禁忌证尤为重要。根管治疗的禁忌证：牙根吸收 1/3 以上、根尖周广泛病变或波及恒牙胚的病变、髓室底较大穿孔、根尖牙源性囊肿或肉芽肿。目前国内外常用的乳牙根管充填材料有：氧化锌丁香油糊剂、氢氧化钙制剂、碘仿糊剂制剂（如 KRI 糊剂）等。

1.乳牙根管治疗的临床操作要点

(1)术前X线片:乳牙根管治疗前一定要拍摄X线牙片帮助判断牙根的情况。在X线片上,不仅要观察牙根周围组织是否存在病变及病变的范围,还应观察有无牙根内外吸收和根管钙化的存在,以及牙根的解剖形态,这些都是影响乳牙根管治疗成功与否的重要因素。

(2)牙髓失活和摘除:提倡采用局部麻醉的方法,在无痛状态下摘除牙髓,也可用化学失活的方法,将牙髓失活后达到无痛状态再摘除。常用的化学失活剂有多聚甲醛制剂。成品牙髓化学失活剂多采用的是Aeslick失活剂配方(1.0 g多聚甲醛、0.06 g利多卡因、0.01 g胭脂红、1.3 g聚乙二醇和0.5 g丙烯乙二醇)。国内也常用金属砷制剂作为失活剂,由于金属砷是对人体有害的重金属,应用时要慎重,避免引起砷剂对牙龈组织的化学性烧伤,特别是在有根吸收存在时,砷剂易从开放的根尖孔进入到牙根周围组织引起化学性烧伤,故乳牙根吸收大于三分之一时,禁用金属砷失活制剂,另外,也应注意防止砷剂脱落入口,使患儿误吞后引起慢性中毒。

(3)根管预备:乳牙根管预备的目的是彻底去除根管内残留的牙髓碎片和根管壁被污染的表层牙本质等感染物质,并通畅细窄的根管,使随后的根管充填更加便利。由于乳牙的根尖孔较大,且常呈开放状,加之牙根呈抱球状,所以,在乳磨牙根管预备时不强调"根管整形",不必拉直根管。干燥情况下预备根管易造成根管锉的折断,根管预备时应保持根管内湿润。为安全起见,在乳磨牙根管预备时慎用机用旋转扩根器。

在根管预备中应结合药物洗涤根管,清除根管内残留的牙髓组织和碎屑,常用的根管冲洗药物有2%～5%氯胺T钠、2%～5.25%次氯酸钠、5%～10%EDTA、1.5%～3%过氧化氢溶液和生理盐水等。在药物冲洗治疗过程中,应注意保护儿童的口腔黏膜。由于这些根管冲洗药物不同程度上都有些异味,易引起孩子的不快和恶心,使用橡皮障可很好地解决这个问题。没有橡皮障时,可采用强力排唾器和棉卷等隔湿方法,以避免大量根管冲洗药物流入患儿口腔。

乳牙根尖孔狭窄部常不明显,特别是在根吸收的情况下,临床上不易确定准确的根管工作长度。由于工作原理的限制,一般的电子根管长度测量仪常不适用于乳牙。为避免对乳牙下方恒牙胚的损伤,常用的做法是初步确定根管工作长度为短于X线片根尖处2 mm,并结合临床实际情况加以校正。

在乳牙牙根尚未形成前和根吸收三分之一以上的情况下,根管消毒时应慎用FC和戊二醛等引出蛋白凝固坏死的药物,因其可能造成根周组织的损害,严重时可能引起恒牙胚的损伤。在牙根吸收多于三分之一时,应选用樟脑酚(CP)、碘仿和氢氧化钙药尖等药性温和的药物进行髓腔和根管消毒。儿童使用根管消毒药物时应注意保护周围软组织,因为孩子的牙龈黏膜组织非常娇嫩,比成人更容易被化学药品烧伤。

(4)根管充填:乳牙根管充填常用的方法有加压注射充填法和螺旋输送器充填法。加压注射充填法是用特殊的根管内注射器伸入根管内距根尖2 mm左右处,把根管充填药物加压注入根管的同时逐渐后退直至根管口,使药物充满根管。Vitapex是常用的碘仿-氢氧化钙加压注射充填药物。螺旋输送器充填法可把临床上所用的任意一种糊剂性根管充填药物送入根管,其方法是把蘸有根充糊剂的螺旋输送器针送入根管至距根尖2 mm处,开启输送器并轻轻上下提拉数次,使糊剂充满根管。此方法对根管预备要求较高,在根管特别弯曲和根管狭小时不宜使用,用螺旋输送器充填乳牙时要求输送针有很好的柔韧性,否则可能造成螺旋形输送器针折断于根管内。

(5)牙体修复:乳牙相对而言髓腔大牙体组织薄,根管治疗后容易造成牙体组织劈裂,且乳牙易发生继发龋，故乳牙磨牙根管治疗后，牙体组织修复的首选方法是不锈钢预成冠。

2.术后复查

乳牙根管治疗对恒牙胚的任何影响都应该引起儿童牙医的高度重视。乳牙根管治疗后需定期复查，间隔期一般为3～6个月。临床检查中治疗牙应无疼痛、咬合不适、异常动度和牙龈红肿及瘘管等症状。在X线片复查时，根周组织无病变出现，或原有根周组织病变消失或缩小；包绕恒牙胚周围的骨硬板完整；与术前X线片相比较，恒牙胚继续发育；发育程度应与对侧同名牙相仿。在复查中如发现牙齿有异常动度和瘘管等症状，提示根周组织存在病变，X线片上如原有根周组织病变扩大，恒牙胚周围的骨硬板不完整，则提示需拔除病灶牙，以免影响恒牙胚的发育。乳磨牙拔除后，应根据齿龄发育阶段和咬合情况，决定是否需用间隙保持器来保持牙弓长度。

四、年轻恒牙的牙髓状态判断

(一)疼痛史

当患牙出现激惹性疼痛时，常说明牙髓处于充血状态，一旦出现自发痛，说明牙髓有广泛的炎症，甚至牙髓坏死。除龋坏以外，前磨牙畸形中央尖的折断是导致牙髓感染引发疼痛的常见病因，检查中要注意确认有无折断的畸形中央尖。

(二)叩诊和牙齿动度

牙齿的叩痛和过大动度常说明牙根周围组织处于充血、炎症状态，在没有其他非龋因素存在时，说明牙髓存在感染，且牙髓感染已通过根尖孔扩散到牙根周围组织，故叩诊和牙齿动度检查对牙髓状态的判断是很有意义的。由于年轻恒牙的生理动度偏大，且个体差异较大，在牙齿动度检查时，应注意与健康的对照牙相比较再下结论。

(三)露髓和出血

龋源性露髓在露髓孔周围是较硬的牙本质时，露髓孔的大小与牙髓感染的范围呈正比关系，当露髓孔周围是软化牙本质时，说明腐质尚未去净，此时真正的露髓范围还不能确定，应进一步去腐直至周围是较硬的牙本质时，才能较为准确地判断露髓的范围。一般露髓处牙髓出血的量和颜色，对判断牙髓的感染程度有参考价值。如露髓处有较多暗红色出血且不易止血时，常说明牙髓感染较重；反之，牙髓感染较轻且局限。

(四)牙髓测验

一般的牙髓电测量仪对年轻恒牙不适用，因为年轻恒牙的根尖孔尚未形成，呈开放状态，不能形成根尖部的高电阻回路。临床上常用牙髓温度测量法，特别是热牙胶法，对年轻恒牙的牙髓状态进行判断，常能取得较为可靠的结果。正确的热牙胶测方法：用棉卷隔湿并干燥牙面后，从对照牙到可疑患牙进行测试，测试部位一般选在牙齿的颊面无龋部，注意避免烫伤牙龈和口腔黏膜组织。

(五)X线片检查

在年轻恒牙治疗前拍摄X线牙片，应观察龋洞与髓腔的关系、有无修复性牙本质层形成。与乳牙一样，如果在龋洞的下方有修复性牙本质层出现，说明牙髓存在良好的修复防御能力，相对于外界细菌侵入的速度来说，牙髓的防御能力较强，牙髓可能处于相对健康的状态。此外，还应观察是否有根管钙化或内吸收。一般来说，年轻恒牙发生根内吸收的机会远低于乳牙。应观察牙根发育情况，根尖周组织有否病变，病变范围，病变对年轻恒牙牙乳头的侵害程度。年轻恒牙牙根发育程度对牙髓治疗方法的选择有很大影响。对发育程度低的开放根尖孔的年轻恒牙，由于血运丰富，可建立一些侧支循环对牙髓组织的修复性反应有利，待牙根逐渐发育完成，根尖孔狭窄形成，牙髓的血运将变差，逐渐失去了建立侧支循环的能力。所以，越是年轻的恒牙对活髓治疗的反应比发育成熟的恒牙反应越好。若年轻恒牙存在长期慢性轻度感染时，可出现根尖区牙槽骨骨白线增宽，密度增加的现象，这是机体的一种修复性反应。年轻恒牙的 X 线片上在根尖部有边界清晰局限性的透影区(牙乳头)，这是牙根形成过程中的正常影像，需与根尖部的病变进行鉴别。

五、年轻恒牙的牙髓治疗

年轻恒牙牙髓治疗的原则：尽量多的保存活髓，尤其是保存活的根尖牙乳头使牙根继续发育完成。

(一)间接牙髓治疗术或称二次去腐法

在年轻恒牙深的龋洞治疗时，如果临床判断牙髓仅存在极轻微的可逆性的炎症，而完全去净腐质会导致露髓时，可采用间接牙髓治疗术，或称二次去腐法来保存活髓。具体来说是在初次治疗时，去腐中有意识地保留洞底接近牙髓的部分软化牙本质，并进行促进修复性牙本质形成及软化牙本质再矿化的治疗，经过一定时间出现了修复性牙本质层及软化牙本质的再矿化后，再将剩下的软化牙本质去除，并完成最终修复。这种方法避免了因去腐露髓所造成的对牙髓的直接损伤，因而可以保存牙髓的活力并促进牙齿的正常生长发育。

1.适应证

深的龋洞近髓但无牙髓炎症状，如果一次完全去净腐会导致年轻恒牙露髓。间接牙髓治疗的成功关键在于对患牙牙髓状态的准确判断，排除不可逆性牙髓感染的情况。应拍摄术前 X 线片来观察龋洞与髓腔的解剖关系、牙根发育状态和是否有根尖病变。一般来说，在发育上越是“年轻”的牙齿、血管含量越丰富、牙髓组织代谢越旺盛、抗感染能力越强、自我修复能力越强，对治疗的反应越好。

2.禁忌证

闭锁性牙髓炎、牙髓坏死等牙髓感染。

3.操作要点

临床操作应在麻醉无痛状态下进行，尽可能地去除腐质，特别是湿软的细菌侵入层。注意保护髓角，对即将露髓处可留少许软化牙本质，避免穿髓。可选用大号球钻去腐。操作中注意冷却，同时避免用高压气枪强力吹干窝洞，因为高压气枪强力吹干时可引起牙本质小管内压力改变，造成虹吸现象，把成牙本质细胞突吸入牙本质小管，引起细胞变形，损伤牙髓。间接牙髓治疗常用的制剂为速硬氢氧化钙制剂。间接盖髓后应用速硬氧化锌丁香油水门汀、聚羧酸水门汀、玻璃离子水门汀等严密封闭窝洞，可用玻璃离子水门汀、复合体、光固化复合树脂或银汞合金等作暂时性修复以避免因微渗漏造成的牙髓继发感染。

间接牙髓治疗后患儿应无发自性痛，如术前有冷热刺激痛者，症状应逐渐减轻至消失，且牙髓应保持正常活力。一般来说，术后 3 个月左右在 X 线片上可观察到修复性牙本质层的出现，术后 6 个月左右，X 线片上常可观察到连续的有一定厚度的修复性牙本质层，此时可打开窝洞行二次去腐。当暂时性修复体和间接盖髓剂被去除后，可见原残留软化牙本质的颜色变浅，质地变干变硬，所去腐质常呈粉末状。待去净腐质后，应再次间接盖髓和严密垫底，方可完成永久性充填。在选择垫底材料时应注意避免使氧化锌丁香油水门汀与复合树脂类材料相接触，因为丁香油酚对树脂的聚合反应有抑制作用,会降低树脂的强度。在修复大面积牙体缺损时应注意,因为年轻恒牙牙龈位置不稳定,所以早期修复时确定修复体的牙龈线位置是比较困难的,需定期复查酌情处理。

(二)直接盖髓术

1.适应证

意外露髓时露髓孔小于 1 mm,外伤露髓在 4～5 小时,露髓孔小于 1 mm,且露髓孔表面无严重污染。

2.禁忌证

湿软的细菌侵入层腐质未去净而露髓、外伤后露髓时间过长或露髓孔有严重污染、有自发痛史等各种牙髓炎症状态。

3.盖髓剂

主要为氢氧化钙制剂,如 Dycal、Life、Alkaliner 等。

4.操作要点

与间接牙髓治疗一样在术前对患牙牙髓状态应有准确的判断。拍摄术前 X 线片。严格的隔湿、消毒、防污染,最好用橡皮障隔湿。注意有时刚萌出的牙临床冠短,没有倒凹,橡皮障安装困难,可采用强力吸唾器和棉卷隔湿。操作中注意冷却,露髓孔只能用棉球轻轻地擦干,避免用高压气枪强力吹干,尽量减少对牙髓的刺激。盖髓剂应置于露髓孔处,切忌向牙髓方向加压。盖髓后应该用有足够强度的速硬材料垫底后严密充填,避免牙髓继发感染。

5.术后复查

直接盖髓术后牙髓应保持正常的活力。年轻恒牙的牙髓活力判定不能简单依靠单项指标,如牙髓电测无反应时,不能说明牙髓坏死,因为一般的牙髓电测仪不适用于年轻恒牙,正常的年轻恒牙中以亦有相当比例的牙髓对其无反应。应通过综合指标判断(患者主诉、临床检查、X 线片等)。

一般来说,术后 3 个月左右在 X 线片上可观察到覆盖露髓孔处有牙本质桥出现。牙本质桥的形成常被当作直接盖髓术成功的一个标志,但在临床上有个别病例在牙本质桥形成后 2～3 年或更长的时间后,当牙根发育完成后,牙齿不再"年轻"时,出现急慢性牙髓感染或根尖周组织感染的症状,甚至出现弥漫性根管钙化和根尖病变的情况。

(三)年轻恒牙牙髓切断术

牙髓感染为仅限于冠髓而根髓尚未受到侵犯的冠髓炎状态时,可用牙髓切断术的方法,去除感染的冠髓,保留未感染的根髓,使年轻恒牙的牙根能够继续发育。如牙外伤露髓孔大于1 mm,或时间长于 5 小时,短于 24 小时,龋源性露髓孔较大,但出血颜色鲜红且无自发痛史,X 线片观察患牙无根周组织病变者。各种牙髓的弥漫性感染为本治疗的禁忌证。

年轻恒牙牙髓切断术前在对患牙牙髓状态有准确的判断的同时,应摄术前 X 线片,特别注意观察牙根发育状态,为以后的术后观察提供参照。临床操作应在无痛状态下进行,严格的隔湿、消毒、防污染,最好用橡皮障隔湿。首先应尽量去除露髓孔以外部分的腐质,减少对牙髓的术中污染。高速涡轮手机和球钻下用"揭盖法"揭去髓顶,操作中注意冷却降温,尽量减少对牙髓的刺激。用无菌慢速手机大球钻或尖锐的挖匙去除冠髓,直视下观察牙髓状况,如冠髓是否成形、出血的量及颜色等,帮助再次确诊牙髓的炎症范围。去净冠髓后用生理盐水充分冲洗,去除所有牙本质碎屑和牙髓残片等碎屑,创面充分止血,必要时可使用局部止血剂。用盖髓剂覆盖牙髓断面，切忌将盖髓剂加压放入牙髓。常用的盖髓剂有氢氧化钙制剂等。盖髓后要用速硬材料严密垫底充填修复，避免继发牙髓感染。

年轻恒牙牙髓切断术后应对患者进行追踪观察，直至牙根完全形成。治疗后的牙齿，应保持活髓状态，X线片检查牙根继续发育、无根内外吸收、根尖无病变、切髓断面的下方有牙本质桥形成。一般来说，术后3个月左右在X线片上可观察到牙本质桥的形成，牙本质桥的厚度在1年内随时间不断增加，1年以后其厚度无明显变化。年轻恒牙冠髓切断术治疗后的牙齿待牙根完全形成后，可视牙体修复等情况的要求改作根管治疗。年轻恒牙冠髓切断术后与直接盖髓术后相同，同样存在着当牙根发育完成后，出现根髓变性和弥漫性根管钙化的危险，所以，多数学者主张，待牙根完全形成后，应该改为根管治疗。

有学者主张对污染轻的因外伤引起的牙髓外露，没必要去除整个冠髓，可施行部分冠髓切除术，即用无菌大球钻去除露髓孔附近的牙髓，用氢氧化钙制剂等盖髓剂覆盖牙髓断面后严密充填牙齿。这样治疗的优点是对牙髓损伤小，将来为改作根管治疗而打通钙化桥时，操作相对容易且安全。

（四）牙根形成术

牙根形成术是牙髓切断术的延伸，当年轻恒牙部分根髓受到感染，根尖牙髓和牙乳头组织基本正常时，用清除感染部分牙髓，保留根尖基本正常的牙髓和牙乳头组织，使牙根继续发育形成的方法称为牙根形成术，有时也被称为部分根髓切断术。主要充填材料为氢氧化钙制剂（如Vitapex等）。临床操作要点与牙髓切断术有很多相似，只是比前者切除牙髓的水平要深些。根尖成形术后的年轻恒牙齿，由于保存了基本健康的牙乳头，与牙根正常发育有密切关系的霍特威上皮根鞘亦基本正常，术后牙根可正常发育，形成基本生理性的牙根尖形态。

（五）根尖诱导成形术或根尖封闭术

当年轻恒牙出现牙髓感染、坏死分解或根尖周病变时，用根管内治疗的方法诱导牙根继续发育，根尖孔缩小或闭所，称为根尖诱导成形术或根尖封闭术。

1.充填材料

以牙根未发育完成牙为治疗对象时，所使用的根管充填材料应具备以下性质：有一定抗菌能力、能促进硬组织形成、有良好的组织相容性。主要为氢氧化钙制剂（如Vitapex等）和碘仿制剂等。

2.操作要点

应拍摄术前X线片，观察根发育状况和根尖病变情况，帮助确定牙根工作长度。由于年轻恒牙牙根尚未发育完成，无明显的根尖狭窄处，常用的根管长度测量仪不适用于年轻恒牙的牙根，不易准确判定根管工作长度，一般以X线片根尖孔上方2～3 mm处为标志，并结合手感确定根管工作长度。

去除感染牙髓时，只能在局部麻醉下摘除牙髓，不能用化学失活的方法。按活髓切断术的常规要求进行清洁消毒并用橡皮障隔湿，尽可能地创造一个相对无菌的操作环境，避免对残存活牙髓和根尖周组织的刺激和损伤，避免将牙本质碎片嵌入牙髓中而引起二次感染。年轻恒牙的根管壁薄，不要反复扩大根管，避免造成侧穿，清洁根管主要用洗涤的方法，提倡用超声波法洗涤根管。在用超声波法清洗根管时，为避免根管挫与根管壁接触后损伤管壁牙本质，应选用小号K型根管锉（如15#或20#锉），使根管锉悬于根管中，并保持根管内有足够量液体降温的条件下，用超声震荡方法可有效去除根管内的腐质、碎屑等感染物。常用的根管冲洗药物有2%～

5%氯胺T钠、2%～5.25%次氯酸钠、5%～10%EDTA、3%过氧化氢溶液和生理盐水等。年轻恒牙根管消毒时应避免用刺激性药物，如FC、戊二醛等。可选用氢氧化钙药尖、碘仿、樟脑酚(CP)和木溜油等无蛋白凝固性作用的药性温和的根管消毒药物。

根管充填常用的药物为氢氧化钙制剂，如Vitapex等，充填时应尽量做到恰填，切忌超填，因为超填可能造成根尖牙乳头的损伤，使牙根停止发育，也可能引起继续形成的牙根发育畸形。根管充填药物后，可选用暂时性充填材料修复牙体组织。

3.术后根管充填

在根尖病变完全愈合，根尖孔形成或根尖封闭后，应取出根管内的药物，用超声波法等方法，对根管进行彻底洗涤之后，行严密的永久性根管充填术。此时，因通过根尖诱导形成的根尖硬组织结构薄弱，且根管壁薄，强度差，操作中应避免粗暴性动作对新形成的根尖硬组织和根管壁结构的损伤。另外，选择根管充填方法时应充分注意到此种恒牙根管粗大、不易严密充填的特点，可采取侧压充填法、三维低热牙胶注射法等根充材料体积收缩性小的方法充填根管。

4.根尖诱导成形术的术中观察和预后

在年轻恒牙根尖诱导治疗过程中，应保持密切追踪观察。首次复查的时间一般在第一次根管放药后的1～3个月。一般来说，术前牙髓感染越重，首次复查间隔的时间应越短。复查时除作常规临床检查外，应拍摄X线片，观察根尖病变的变化、根内充填药物是否被吸收、牙根是否继续发育。首次复查时一般要更换根管内充填的药物。因为在第一次根管放药时，根内可能存留少许活的根髓或根尖牙乳头组织，这些组织常有一定的炎症，而非完全健康的正常状态，当根管充入的药物与这些组织接触时，接触面的药物与组织炎性渗出物和细菌产物发生作用，使药物变性、效价降低。复查时需取出这些根管内的药物，洗涤根管后重新作根管内药物充填。以后每3～6个月拍摄X线片复查，根据根尖病变恢复情况和牙根继续发育情况，更换根管内充填的药物。

根尖诱导成形术后牙根发育的情况，很大程度上取决于是否有残留的根髓和根尖牙乳头(或称有郝特威希上皮根鞘的存留)，及这些残存组织的活性，所以当病变波及大部分的根髓时，治疗操作过程中一定不要对根尖周组织造成额外的损伤，尽可能多的保存根尖周组织的活力是治疗成功的关键。

以牙根尚未发育完成的年轻恒牙为治疗对象的牙髓治疗中，尽可能多的保存活髓，以便牙根有可能按正常生理方式或尽可能接近生理状态下继续发育至完成是总的治疗原则。在实际临床治疗过程中，可根据患牙牙髓感染程度的不同，采取间接牙髓治疗、直接盖髓、冠髓切断术、牙根形成术和根尖诱导成形术的方法，在不同水平上尽可能多的保存牙髓和根尖的活组织。由于年轻恒牙处于生长发育的动态过程中，无论采取何种治疗方法，严密的术后追踪观察，是保证最终治疗成功的重要手段。

(郭建军)

第十二章

口腔正畸术

第一节　牙列间隙的矫治

牙列间隙是指牙与牙之间有空隙为特征的一类错𬌗畸形。由于除先天性多数牙缺失及一些先天综合征外，大多数牙列间隙患者多表现为后牙Ⅰ类磨牙关系，故归入本节讨论。牙列间隙的机制多为牙齿的大小与牙弓及颌骨大小不调，即牙齿的总宽度小于牙弓的总长度，牙排列稀疏、牙间形成间隙，间隙的位置、数目、大小，视形成因素而异。

一、牙列间隙的病因

(一)遗传因素

遗传因素导致的牙间隙，常见于颌骨发育过大或牙体过小畸形，个别牙过小如上侧切牙锥形，形成局部间隙(多数牙过小形成全牙列间隙)，个别患者造成骨量明显大于牙量，表现为全牙列间隙。此外，由于肢端肥大症等全身疾病所致的颌骨发育过度，也可形成散在性小间隙。

(二)不良习惯

因舔牙、吮吸拇指、咬唇等所致的牙间隙多表现为前牙唇倾，前牙间散在间隙，前牙深覆𬌗、深覆盖。

(三)舌体过大和功能异常

舌体过大(如巨舌症)和功能异常，作用于牙弓内侧的舌肌力大于牙弓外侧的口周肌的功能作用力，从而形成牙列间隙。

(四)先天性缺牙

因缺牙部位不同，临床表现也不同。先天性缺牙部位以上颌侧切牙、下切牙、前磨牙多见。切牙先天缺失导致邻牙移位，可见中线偏斜。如果上切牙先天缺失，前牙可出现浅覆盖或对刃𬌗关系。下切牙先天缺失时，常见局部邻牙移位，出现局部较大间隙，前牙深覆𬌗、深覆盖。

(五)拔牙后未及时修复

因龋齿、外伤、牙周病等原因拔除后，未及时修复，则出现邻牙移位，倾斜及对𬌗牙伸长，从而出现间隙及𬌗紊乱。

(六)牙周组织疾病

因牙周病所致间隙表现为前牙唇倾，前牙散在间隙。此外，唇系带异常、多生牙拔除、恒牙阻生等也可出现间隙。牙列间隙影响美观，是造成食物嵌塞、损伤牙周组织引起牙周病。

二、牙列间隙的诊断

一般而言，临床上可以把牙列间隙分为中切牙间间隙和牙列间隙，以便于在矫治中制订正确矫治计划。

诊断时，首先要注意牙齿的数目，其次是牙齿的大小、形态、先天性缺牙、阻生牙、多生牙，颌骨发育过大，判明造成牙间隙的不良习惯等，计测出牙列间隙的总量对矫治的设计和预后估计是十分重要的。其方法如下。

（一）直接测量法

间隙较大或集中时，可用双脚规或游标卡尺直接测量各间隙的大小，并求其总和。

（二）间接测量法

间隙小或分散，例如，3|3散在牙间隙，可用软铜丝，从尖牙的远中触点开始，沿尖牙尖及切牙切嵴，至对侧尖牙远中触点止，弯成一弧形，然后拉直此丝，测量其长度，即3|3牙弓的长度。再分别测量3|3各牙牙冠宽度总量，两者之差即牙间隙总量。

三、牙列间隙的矫治

矫治原则：去除病因，即破除不良习惯，舌体过大导致的间隙，必要时做舌部分切除术。增加牙量或减小骨量：增加牙量是指集中间隙修复，但应遵循美观、咬合接触好的原则；减少骨量是指减小牙弓长度关闭间隙。在临床矫治设计中究竟是采用集中间隙修复或关闭间隙，要根据缺牙数患者的年龄，形成间隙的原因，间隙所在部位与𬌗关系和患者及家属协商决定。

（一）中切牙间间隙的关闭

临床中，因中切牙间多生牙，唇系带纤维组织粗壮，附丽纤维过多嵌入切牙间而导致中切牙间隙的患者多见。一般在混合牙列进行治疗，但恒牙列早期就诊者也较多。对多生牙所致间隙的治疗原则及方法如后述（见多生牙）而对系带异常所致的中切牙间隙则必须适时结合外科系带矫治术。应当注意，仅通过手术使中切牙间隙自动关闭的观点是错误的。相反，由于手术后瘢痕的形成，将使中切牙间隙关闭更难。

最好的方法，是在系带矫治手术前（或手术后立即进行）排齐牙齿及关闭间隙治疗。常采用中切牙托槽间弹簧关闭法、局部弓丝加橡皮圈牵引滑动关闭法及磁力关闭法（图 12-1～图 12-2）。一般而言，若中切牙间隙小，在手术前就可以将间隙完全关闭；如果间隙大，而且系带粗壮附着位置低，间隙关闭困难，则应在正畸治疗中（剩小量间隙时）施行手术，术后立即继续进行正畸关闭间隙，这样完全关闭剩余间隙与伤口愈合同时完成，将能使不可避免的手术瘢痕稳定在牙齿的正确位置内，才不会产生关闭障碍和复发。

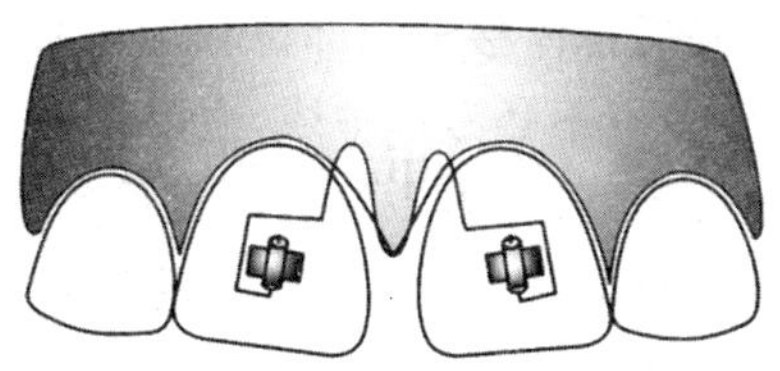

图 12-1　弹簧关闭中切牙间隙

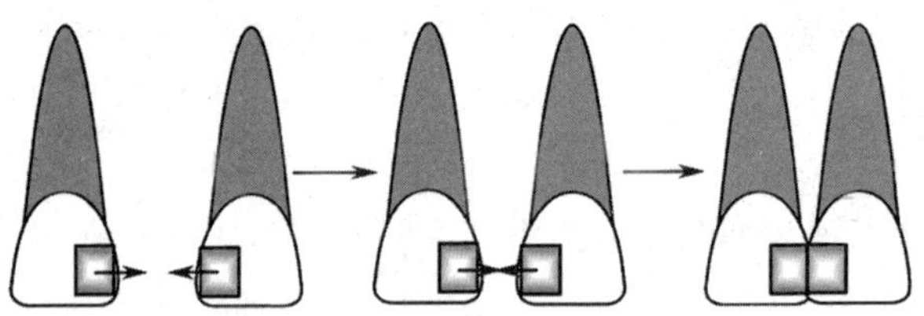

图 12-2　磁力关闭中切牙间隙

应当注意，系带矫治手术的关键是牙间纤维组织的切除，并不需要将系带本身组织大量切除，只需做一简单切口，并深入中切牙间隙区，仔细切除与骨连接的纤维，然后精细地缝合，就完全能达到预定的治疗目的。此外，中切牙间隙关闭后大多有复发趋势，因此建议用嵴上韧带环切术(circumferential supracrestal fibretomy，CSF)，或嵴间韧带切断术，以及舌侧丝黏着固定进行长期的保持。

(二)牙列间隙的矫治

1.缩小牙弓关闭间隙

若前牙间隙，牙弓又需要缩短的患者，可内收前牙关闭间隙。若同时存在深覆𬌗，深覆盖应在内收前牙间隙时打开咬合。内收前牙可用活动矫治器的双曲唇弓加力，若存在深覆𬌗，可在活动矫治器舌侧加平面导板，先矫治深覆𬌗，然后再内收前牙关闭间隙。如需要矫治不良习惯，可在活动矫治器上附舌屏，舌刺或唇挡丝。若关闭间隙需要牙齿进行整体移动或需要调整磨牙关系，采用固定矫治器通过间隙关闭曲或牙齿沿弓丝滑动缩小牙弓，关闭间隙并配合颌间牵引矫治后牙关系。

对上下前牙散在间隙需关闭的病例，一般应先关闭下颌间隙后，再关闭上颌间隙，同时应充分估计间隙关闭后的覆𬌗、覆盖关系，必要时压低切牙。此处，还应随时注意保持磨牙的正常关系。当间隙关闭后，保持十分重要，应按保持的要求戴用，调改咬合，才能防止畸形的复发(图 12-3)。

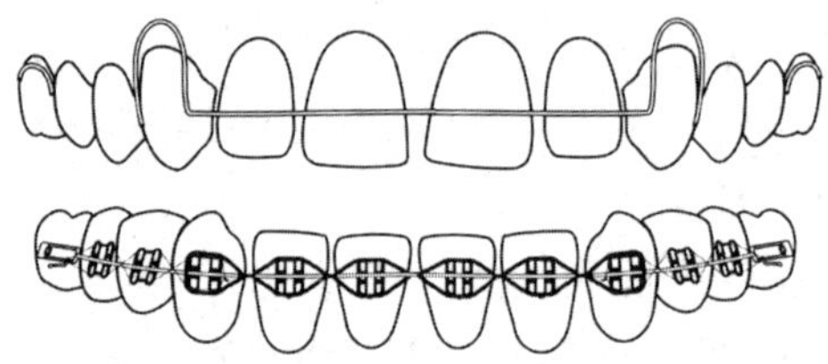

图 12-3　上颌用活动矫治器唇弓和下颌用固定矫治器橡皮圈关闭间隙

2.集中间隙修复或自体牙移植

当牙弓长度正常牙齿总宽度不足(如先天性缺牙、拔牙后及牙体过小)导致的牙间隙，则应集中间隙采用修复(如义齿、冠桥、种植)或自体牙移植的方法。在进行矫治设计时，应根据间隙分布、牙体形状、咬合关系等决定修复或自体移植的部位和牙齿移动的方向，应尽可能不影响上牙弓中线，并保持对称关系。在下牙弓可不必考虑中线，主要考虑有利于咬合关系和修复或自体移植。临床上集中间隙多采用固定矫治器，因为多数病例常见邻牙倾斜移位，对𬌗牙伸长，前牙深覆𬌗等问题。此外，邻牙应竖直，移动牙牙根应平行，正畸治疗中对缺失牙较多的病例，很难获得支抗，可采用微种植体支抗法，或者固定矫治器与活动矫治器联合应用的方法，即在活动矫治器上设计后牙义齿，使前牙深覆𬌗打开，以便在下前牙上黏着托槽。同时有义齿的活动矫治器可增加后牙支抗，防止关闭间隙时后牙近中倾斜移动，矫治结束尽快处理间隙。这样既可恢复功能和美观，又可保持矫治效果。

（张秋荣）

第二节　阻生牙与埋伏牙的矫治

牙齿因为骨、牙或纤维组织阻挡而不能萌出到正常位置称为阻生。轻微阻生时牙齿可能萌出延迟或错位萌出，严重时牙齿可能埋伏于骨内成为埋伏牙。阻生牙与埋伏牙在正畸临床较为常见，在安氏Ⅰ、Ⅱ、Ⅲ错𬌗中都有发生。阻生、埋伏牙常发生在上颌中切牙，上颌尖牙，下颌第二恒磨牙，下颌第三磨牙。阻生牙的存在，给正畸治疗增加了难度，有时甚至给治疗结果带来缺陷。

一、上颌中切牙

（一）上颌中切牙的发育与萌出

上中切牙牙胚位于乳切牙的腭侧上方。出生前即开始增殖、分化，生后3～4个月牙冠开始矿化，4～5岁时矿化完成，7～8岁时开始萌出，但变异较大。大约在10岁时牙根发育完成。

中国儿童上颌中切牙萌出的时间，男性平均8.1岁，女性平均7.8岁。

（二）上颌中切牙阻生的患病情况

据北京医科大学口腔医学院正畸科资料，在门诊错𬌗病例中，上颌中切牙阻生者约占2.3%，男性略多于女性。上颌中切牙阻生多发生于单侧，发生双侧者也可见到，还可见到合并侧切牙、尖牙同时阻生者。

（三）病因

1.乳切牙外伤

乳切牙易于受外伤，并因此影响到恒中切牙的正常发育，使中切牙牙根弯曲，发育延迟，而引起埋伏。应当注意的是乳切牙的外伤不易确定，一些原因不明的中切牙阻生很可能属于此。

2.乳牙因龋坏滞留或早失

乳牙因龋坏滞留或早失使恒牙间隙不足而阻生。

3.多生牙

切牙区是多生牙的好发部位。多生牙位于中切牙萌出路径时中切牙萌出将受阻。

（四）上颌中切牙埋伏阻生的处理

(1)X线检查可确定阻生中切牙牙齿的发育，包括牙冠、牙根的形态，有否弯根、短根，发育是否较正常侧中切牙延迟，是否有多生牙存在。阻生中切牙多位于唇侧，但应在X片上确定牙齿的位置、方向、与邻牙关系。

(2)多生牙引起的中切牙阻生，8～9岁时拔除多生牙后，中切牙能自行萌出，但萌出后多有位置不正，需进一步正畸治疗。

(3)10岁以上的患者，若中切牙埋伏阻生，应当先以正畸方法为阻生的中切牙开拓出足够的间隙，并且在弓丝更换至较粗方丝时，再进行开窗术。

(4)开窗多从唇侧进行,若中切牙表浅则可直接粘托槽,若中切牙位置较深,则宜做转移龈瓣开窗。即刻粘托槽之后在托槽上置一结扎丝做成的牵引钩,或置一链状弹力圈,缝合龈组织,使牵引钩(弹力圈)末端露在创口之外以便牵引,这样处理有利于中切牙龈沿形态。注意手术不要暴露过多的牙冠。

(5)弱而持久的矫治力牵引中切牙入牙列。

(6)对于冠根倾斜,唇舌向旋转,严重异常的埋伏阻生中切牙,可以手术暴露阻生牙牙冠的任何一部位,粘托槽并牵引出骨后再重新黏着托槽定位牙冠。

(7)牵引入列的中切牙宜过矫正使其与对𬌗牙覆𬌗偏深。有时中切牙唇向,牙冠较长,需要加转矩力使牙根舌向移入骨内。

(8)必要时行牙龈修整术。

(9)形态发育严重异常、严重异位或有可能伤及邻牙的埋伏阻生中切牙,确实无法保留时,可以拔除,并根据正畸的设计,近中移动侧切牙并修复成为中切牙外形;或者保留间隙,以义齿修复。

二、上颌尖牙

(一)尖牙的发育与萌出

上颌恒尖牙牙胚位于乳尖牙腭侧的上方、下颌恒尖牙牙胚位于乳尖牙的舌侧下方。出生后尖牙牙胚即开始增殖、分化,4～5 个月时牙冠开始矿化,6～7 岁时矿化完成。上颌尖牙 11～13 岁时开始萌出,13～15 岁时牙根完成;下颌尖牙在 10～12 岁时开始萌出,12～14 岁时牙根完成。

我国儿童上颌尖牙萌出的时间,男性平均 11.3 岁,女性平均 10.8 岁;下颌尖牙男性平均 10.6 岁,女性平均 10.3 岁。

(二)上颌尖牙的萌出异常

1.原因

(1)上颌尖牙萌出路径较长,易于受阻而发生唇向或腭向错位。

(2)上颌尖牙是上前牙中最后萌出的牙齿,由于前拥挤的存在,上尖牙萌出受阻。唇向异位的尖牙中 83%的患者有间隙不足。

(3)腭向异位的上颌尖牙遗传因素起主导作用,而与局部因素无关,如乳牙滞留、拥挤等。安氏Ⅱ类患者尖牙阻生较多且有家族倾向。

2.患病率

根据瑞典的一项研究资料,上尖牙阻生错位萌出在自然人群中的患病率为 1.5%～2.2%,其中腭向错位占 85%,唇向错位占 15%;女孩比男孩上尖牙阻生的情况多见。

中国儿童上尖牙唇侧阻生错位的情况较多见,这是否与中国儿童牙列拥挤较为常见,或者为人种族差异所致,尚待进一步研究。

下颌尖牙阻生错位的情况比上颌少见,Dachi 等报道为 0.35%。

3.错位尖牙造成的问题

(1)相邻侧切牙发育异常:研究表明腭向错位的上颌尖牙患者中,约有 50%伴有相邻侧切牙小或呈钉状、甚至先天缺失。小或钉状侧切牙牙根不易被腭向异位的尖牙牙冠压迫吸收,而正常大小的侧切牙牙根常位于异位尖牙的萌出道上,因而牙根容易受压吸收。

(2)邻牙的根吸收:上尖牙阻生伤及相邻切牙牙根的发生率为 12.5%～40%,女性比男性常见。牙根的受损是无痛性且呈进行性发展,可以造成邻牙的松动甚至丢失。

(3)阻生尖牙囊性变,进而引起局部骨组织损失,且可能伤及相邻切牙牙根。

(4)尖牙阻生增加了正畸治疗的难度和疗程,严重阻生的尖牙可能需要拔除。

(三)上颌尖牙阻生的早期诊断

萌出过程正常的上颌尖牙,在萌出前 1.0～1.5 年,可在唇侧前庭沟处摸到硬性隆起。有资料表明男孩 13.1 岁,女孩 12.3 岁时,80%的尖牙已萌出。因此在 8 岁或 9 岁时应开始注意尖牙的情况以便及早发现错位的尖牙,特别是对有家庭史、上侧切牙过小或先天缺失的患者。临床上如有以下情况应进行 X 线检查。①10～11 岁时在尖牙的正常位置上摸不到尖牙隆起。②左右侧尖牙隆起有明显差异。③上侧切牙迟萌,明显倾斜或形态异常。

X 线片包括口内根尖片、全口曲面断层片、前部𬌗片,有条件者可拍摄前部齿槽断层片,以精确确定埋伏阻生牙的位置是唇向或者腭向、侧切牙牙根是否受累。侧切牙牙根受损在根尖片上常不能确诊。

(四)上颌尖牙阻生的早期处理

(1)如果早期诊断确定上颌恒尖牙阻生而牙弓不存在拥挤时,拔除乳尖牙后绝大多数阻生的恒尖牙可以正常萌出。有研究报道一组 10～13 岁上尖牙严重错位、牙弓不存在拥挤的病例,在拔除乳尖牙后,78%的腭侧阻生的恒尖牙能自行萌出到正常位置,但 12 个月后 X 线片无明显改善者,恒尖牙将不能自行萌出。拔除上颌乳尖牙使恒尖牙自行萌出的适应证如下:①牙弓无拥挤。②尖牙腭向异位。③10～13 岁。

(2)对伴有牙列拥挤的病例,单纯拔除乳尖牙对恒尖牙的萌出并无帮助,必须同时扩展牙弓、解除拥挤,才能使恒尖牙正常萌出。

(五)上颌尖牙埋伏阻生的处理

患者年龄超过 14 岁而上颌尖牙仍未萌出者,应考虑到上颌尖牙埋伏阻生的可能性,并以 X 线检查确定尖牙的位置、发育和形态。

1.治疗方法

(1)外科开窗暴露尖牙冠,再用正畸方法使尖牙入牙列。

(2)拔除埋伏尖牙,然后再行下列处置。①正畸方法:用第一前磨牙代替尖牙。②修复尖牙或种植。③自体移植。其中以外科开窗后正畸牵引的使用最为广泛。

2.唇侧埋伏阻生上颌尖牙的处理

(1)如果间隙足够或经正畸开展后足够,唇侧埋伏阻生的尖牙有可能自行萌出。因此正畸治疗开始 6～9 个月内不考虑外科开窗,而只进行排齐、整平、更换弓丝至 0.45 mm×0.625 mm(0.018 英寸×0.025 英寸)方丝。

(2)若在方丝阶段尖牙仍未萌出则应外科暴露阻生尖牙冠。根据尖牙的位置有以下术式。①根尖部复位瓣。②侧方复位瓣。③游离龈移植。④闭合式助萌技术。

其中闭合式助萌术是最好的方法,即剥离升高龈瓣,暴露尖牙冠,黏合附件后缝合瓣,使之覆盖牙冠。此法能获得较好的龈缘形态,但若托槽脱落,则需再次手术和粘托槽。

应当注意的是当埋伏的尖牙冠与侧切牙根相邻时,会造成侧切牙牙冠倾斜。此种情况下,只有在外科术后将尖牙从侧切牙根区移开后才能排齐整平侧切牙,否则可能伤及侧切牙牙根。

3.腭侧埋伏阻生上颌尖牙的处理

(1)由于腭侧的骨板和黏膜较厚,腭侧阻生的尖牙很少能自行萌出而必需外科开窗助萌。

(2)腭侧阻生的上颌尖牙有粘连牙的可能。这在年龄较小的患者中少见,但在成人中却可见到。因此,对拥挤伴尖牙埋伏的患者特别是成年患者应当小心。若治疗需要拔除前磨牙,应当在先处理埋伏尖牙,待埋伏尖牙在正畸力作用下开始正常移动之后再拔除前磨牙。那种认为由外科医师"松解"粘连牙,然后再行正畸移动的观点并不可靠,因为外科医师很难做到"适当"的"松解",且牙齿"松解"之后可再度粘连。

(3)外科开窗后,腭侧阻生牙很少能自动萌出。开窗之后必需开始牵引,因为萌出过程太慢,组织可能愈合而需要第二次开窗。

(4)腭侧埋伏尖牙的开窗术,应检查尖牙的动度,特别是对成年患者,若尖牙为粘连牙,应更改矫治设计,拔除尖牙。

(5)以方形弓丝稳定牙弓,使用弱而持久的力牵引尖牙入牙列,防止牵引过程中邻牙的压低和唇舌向移位。为使尖牙顺利入列,为尖牙准备的间隙应比尖牙稍大。

(6)有研究表明,在成年患者腭侧阻生尖牙的治疗过程中,有20%出现死髓,75%发生颜色的改变。因此,要告知患者这种风险,并要避免过分地移动牙齿。

(7)腭侧埋伏阻生的尖牙矫正后复发倾向明显,因此宜早期矫正旋转,进行足够的转矩控制使牙根充分向唇侧移动,必要时行嵴上牙周环形纤维切除术,并使用固定保持。

(8)上颌尖牙腭侧阻生是正畸临床中的疑难病例,疗程将延长6个月,并存在若干风险,对此应有估计并向患者说明。

(六)下颌尖牙埋伏阻生

下颌尖牙埋伏阻生很少见。若出现埋伏阻生,多在侧切牙的舌侧。治疗程序为开拓间隙,方形弓丝稳定牙弓,外科开窗暴露埋伏尖牙冠、粘托槽、牵引。埋伏阻生的下颌尖牙偶有粘连而不能萌出。

(七)尖牙异位萌出

1.尖牙-前磨牙异位

尖牙-前磨牙异位是最常见的牙齿异位。

2.尖牙-侧切牙异位

尖牙-侧切牙异位见于下颌。

已完全萌出的异位尖牙很难用正畸的方法将其矫正到正常位置。

(八)尖牙拔除

正畸治疗很少拔除尖牙,唇向异位的上颌尖牙更禁忌拔除。尖牙拔除的适应证如下。

(1)尖牙位置极度异常,如高位且横置的埋伏上尖牙。

(2)尖牙位置造成移动的危险,如尖牙埋伏于中、侧切牙之间。

(3)尖牙粘连。

(4)尖牙牙根存在内吸性或外吸性,尖牙囊肿形成。

(5)患者不愿花更多的时间治疗。

三、下颌第二恒磨牙

(一)下颌第二恒磨牙的发育与萌出

下颌第二恒磨牙牙胚位于第一恒磨牙远中牙槽突内，出生前即开始增殖，2.5～3岁时牙冠开始矿化，7～8岁时矿化完成，11～13岁萌出，所以又称“12岁磨牙”，根形成在14～16岁。

中国儿童下颌第二恒磨牙的萌出时间男性平均年龄为12.5岁，女性为12.0岁。

(二)下颌第二恒磨牙阻生的处理

下颌第二恒磨牙阻生在临床上随时可见，并有可能伴有囊性变。根据阻生的严重程度，处理方式不同。

1.下颌第二恒磨牙轻度阻生

(1)第二恒磨牙前倾，远中可能已露出牙龈，近中与第一恒磨牙牙冠相抵，第二恒磨牙的近中边沿嵴位于第一恒磨牙远中外形高点的下方。此时可以采用弹力分牙圈松解两牙的接触点，使第二恒磨牙自行萌出。

有时第一恒磨牙带环对第二恒磨牙的萌出起阻挡作用，应暂时去除带环，改为黏着式颊面管。

(2)因阻生造成下颌第二恒磨牙舌倾的情况较为常见，若同时存在上颌第二恒磨牙颊向或颊倾，两牙将形成正锁𬌗关系。

第二恒磨牙的锁𬌗在其萌出过程中，矫正比较容易。简单地黏着托槽或颊面管，以细丝纳入即可使其进入正常萌出位置。第二磨牙建𬌗后，锁𬌗的矫正相对困难，患者年龄越大，矫治难度越大。矫治的方法有两种：锁𬌗牙齿颌间交互牵引，或方形弓丝对第二恒磨牙加转矩(上颌冠舌向，下颌冠颊向)。交互牵引作用较强，但却有升高后牙的不利效果。应当注意的是锁𬌗牙的矫正需要间隙，当后段牙弓存在拥挤时，可能需要减数，如拔除第三磨牙。

2.下颌第二恒磨牙严重阻生

(1)当第三磨牙缺失或过小时，可行外科开窗暴露第二恒磨牙牙冠，然后用正畸方法使之直立。

(2)当第三磨牙发育正常时，可以拔除阻生的第二恒磨牙。若患者年龄较小(12～14岁)，第三磨牙可自行萌出到第二恒磨牙的位置，若患者年龄较大，则往往需要正畸辅助治疗。

有关研究表明：下颌第三磨牙牙胚的近远中倾斜度对其最终位置并无影响，第二磨牙拔除之后，第三磨牙牙胚的倾斜度有减小的趋势；同样，舌倾的第三磨牙也不是拔除第二磨牙的禁忌证，在拔除第二磨牙后，许多舌倾的第三磨牙变得直立。在第三磨牙发育早期，牙胚与第二恒磨牙之间常存在间隙，此间隙将在发育中消失，因而此种情况也不是拔除第二恒磨牙的禁忌证。

在第三磨牙发育的哪一个阶段拔除下第二恒磨牙对第三磨牙萌出位置影响并不大。一般来说，第二磨牙越早拔除，等待第三磨牙萌出的时间越长，疗程也越长。但临床上为治疗牙列拥挤，常需要较早拔除。拔除下颌第二恒磨牙后，许多患者需要正畸辅助治疗，使第三恒磨牙达到正常位置，因此治疗要延至第三磨牙萌出后，对此医患双方应达成共识。

(三)直立下颌第三磨牙的方法

下颌第二磨牙阻生而在正畸治疗中被拔除的病例，或者拔除前磨牙后，下颌第三磨牙已萌出、但位置不正的病例，需要用正畸方法直立。

1.一步法

适用于轻中度近中倾斜阻生的病例。在部分萌出的下颌第三磨牙颊侧粘颊面管，其余牙齿全部粘托槽，或者仅第一磨牙粘托槽，两侧第一磨牙之间的舌弓相连加强支抗。以螺旋弹簧远中移动并直立第三磨牙。

2.二步法

适用于近中倾斜较明显，不可能在颊侧粘颊面管的病例。治疗可延至18～19岁，下颌第三磨牙无法自行调整位置时进行。先在殆面黏着颊面管使以片段弓和螺旋弹簧对第三磨牙冠施加远中直立力，当第三磨牙位置改善之后，再在颊侧粘颊面管继续治疗。

四、下颌第三磨牙

(一)第三磨牙的发育与萌出

第三磨牙的发育、矿化与萌出个体之间有很大的差异。开始发育可早至5岁或晚至16岁，一般多在8～9岁。有的儿童牙冠的矿化早至7岁，有的却晚至16岁，一般在12～18岁牙冠矿化完成，18～25岁间牙根发育完成。萌出时间也很不相同。Hellman报道为平均20.5岁。Haralabakis报道为24岁，Fanning报道女性平均19.8岁，男性平均20.4岁。

发育较早的第三磨牙并不总是萌出较早。许多调查显示70%以上的下第三磨牙变为阻生，也有报道10%的第三磨牙不发育而先天缺失。

下颌第三磨牙矿化的早期，殆面稍向前并向舌侧倾斜，以后随着升支内侧骨的吸收、下颌长度的增加，牙胚变得较为直立。与此相反，上颌第三磨牙向下、向后并常常向外萌出，因此有造成深覆盖或正锁殆的可能。由于舌肌和颊肌对上、下颌第三磨牙牙冠作用，而将使其自行调整，但若间隙不足，则锁殆将发生。

(二)下颌第三磨牙阻生的发生率

由于样本不同，阻生的定义不同，下颌第三磨牙阻生率报道的结果差别很大。在许多人群中下颌第三磨牙的阻生率可能为25%或更高。另外，在正畸临床"不拔牙矫治"的病例中，30%～70%者将可能发生下颌第三磨牙阻生。

(三)病因

由于人类进化中颌骨的退缩，使位于牙弓最后的第三磨牙常常因间隙不足而发生阻生。除了这一种族化的背景之外，以下局部因素可能与第三磨牙阻生有关。

(1)下颌骨较小，生长方向垂直。

(2)下颌宽度发育不足。

(3)第三磨牙发育延迟，将使阻生的可能性增加。

(4)第三磨牙萌出角度不利。

(四)下颌第三磨牙阻生的类型

根据Richardson研究，下颌第三磨牙阻生分为以下5种类型。

1.萌出角减小

第三磨牙殆面与下颌平面形成的夹角，即第三磨牙萌出角逐渐减小，第三磨牙逐渐直立，但仍不能完全萌出。此种类型占阻生下颌第三磨牙的46%。

2.萌出角保持不变

此种类型占阻生下颌第三磨牙的13%。

3.萌出角逐渐增大

牙齿生长时向近中更加倾斜，导致萌出角逐渐增大水平阻生。此种类型占阻生下第三磨牙的41%，且无法预测。

4.萌出角发生有利改变

萌出角发生有利改变但因间隙缺乏，仍不能萌出形成垂直阻生。

5.萌出角过度减小

萌出角过度减小致第三磨牙向远中倾斜阻生，此种情况不多见。

Richardson认为下颌第三磨牙萌出行为的不同是因其牙根发育的差异。当近中根发育超过远中根时萌出角减小，牙齿逐渐直立；而当远中根发育超过近中根时，萌出角增大，牙齿更向近中倾斜。

（五）正畸治疗对下颌第三磨牙萌出的影响

1.不拔牙矫治

不拔牙矫治增加了第三磨牙阻生的可能性，这是因为治疗中常需要将下颌第一磨牙和第二磨牙远中倾斜。同样的原因，口外弓推上颌磨牙向远中，减小了上第三磨牙的可利用间隙，使第三磨牙阻生的可能性增加。

2.第二磨牙拔除

拔除第二磨牙后，第三磨牙萌出空间明显增大，几乎所有病例的第三磨牙都可以萌出，但萌出的时间却相差很大，从3～10年不等，也很难预测。虽然上颌第三磨牙常可自然萌出到正常位置，但下颌第三磨牙位置常需正畸直立，将使治疗延长到20岁左右。

3.前磨牙拔除

一般认为，前磨牙的拔除能增加第三磨牙萌出的机会。Ricketts发现前磨牙拔除能为下颌第三磨牙提供25%以上的间隙，有80%的第三磨牙能萌出，而不拔牙矫治的对照组中下第三磨牙萌出仅占55%。Richardson认为，从为下颌第三磨牙提供间隙的观点看，第二前磨牙拔除比第一前磨牙拔除更好。

大多数拔除前磨牙的病例磨牙前移2～5 mm，然而增加的这一间隙并不总能使第三磨牙萌出。对前牙严重拥挤或明显前突的病例，拔牙间隙应尽可能用于前牙的矫正，第三磨牙增得的间隙更是有限。因此拔除4颗前磨牙的病例有时仍然需要拔除4颗阻生的第三磨牙，总共是8颗牙齿，应当将这种可能性事先向患者说明。

（六）第三磨牙拔除的适应证

（1）反复发作冠周炎。

（2）第二磨牙远中龋坏或第三磨牙不用于修复。

（3）根内或根外吸收。

（4）含牙囊肿。

（5）因第三磨牙造成的牙周问题波及第二磨牙。

（6）正畸治疗。

正畸临床为解除拥挤而拔除第三磨牙的情况并不多见，但MEAW矫治技术常设计拔除第三磨牙，直立后牙，矫治开𬌗。对于正畸治疗后为预防下前牙拥挤复发而拔除无症状的第三磨牙的做法目前仍存在分歧。一项对正畸治疗完成后未萌第三磨牙的追踪研究发现，某些患者出现第二磨牙牙根吸收，第二磨牙远中牙槽嵴降低，因此，这样的患者宜每2年对第三磨牙进行一次X线检查，必要时再行拔除。

（张秋荣）

第三节　双颌前突的矫治

一、双颌前突的病因

病因尚不清楚，一般认为与遗传有关系。唇肌张力不足及口呼吸也是重要病因，此外，与饮食习惯有些联系，例如，长期吮吸海螺等壳类、吮吸某些有核小水果，如桂圆、荔枝、杨梅等。南方沿海地区发病率较高。此类畸形还常伴有吮颊、异常吞咽等不良习惯。伸舌吞咽习惯对垂直生长型可至开𬌗，而对水平生长型则可致双牙弓前突。

双颌前突也是临床常见的牙颌畸形之一。双颌前突可为双颌骨（上、下颌骨）的前突或双牙-牙槽骨的前突，前者较少见，但在临床中，通常均将其统称为双颌前突。双颌前突畸形（双颌牙-牙槽的前突）可视为牙量-骨量不调，即前牙拥挤的一种代偿性前突排列形态，磨牙关系多为Ⅰ类关系，但也有Ⅱ类、Ⅲ类关系者。本节仅讨论磨牙为Ⅰ类关系的临床问题。

二、双颌前突的诊断

双颌前突患者表现为明面的凸面型，上下颌骨或牙槽骨前突，上下前牙唇倾，唇肌松弛，闭唇困难。头影测量显示∠SNA 与∠SNB 均大于正常值（上、下颌前突者），上下前牙唇倾，上下切牙间角小于正常值。但是，上、下颌骨的正常前突具有明显种族差异，通常黑种人比黄种人显突，而黄种人又比白种人显突，我国广东一带的人具有典型的凸面型。因此，在进行双颌前突的诊断时，应根据国人的标准进行头测量分析，并充分考虑种族、年龄、面型及唇形的特征，不可盲目沿用西方人的标准。双颌牙-牙槽前突可单独存在，也可在骨性双颌前突中存在，诊断一般容易，X 线头测量分析可提供上、下牙倾斜前突的定量信息。

三、双颌前突的矫治

即时消除不良习惯，进行唇肌训练，必要时使用矫治器矫治。

（一）双颌骨前突的治疗

对上、下颌骨前突患者的治疗，在恒牙列早期多采用牙代偿以掩饰骨前突的方法，通常在上下颌同时对称拔牙（多为第一前磨牙），缩短上下前段牙弓（内收上下前牙）以掩饰骨骼发育异常。治疗的手段是采用固定矫治器，因为它不仅能有效控制前牙的后退，牙根的平行，还能通过切牙转矩有效地改善牙槽部的前突状态。通常对轻、中度患者，单独用固定正畸治疗多能获得较好的效果及满意的面型改善。对较严重病例，从牙的代偿上可获得很满意的咬合关系，但面容的改善常常不足，而对于更严重的患者及具有明显遗传倾向的病例，则应待成年后考虑外科-正畸的方法，例如，局部截骨术等进行矫治，那时，正畸治疗的目的是改善牙齿美观及咬合，而外科则矫治其骨骼的畸形及改善相貌，最终达到完美的效果（图 12-4）。

（二）双颌牙-牙槽前突的治疗

恒牙列早期上下颌的牙-牙槽前突患者的治疗，除早期应消除不良习惯，训练唇肌外，主要采用固定矫治器矫治。此时，前牙舌向移动是治疗其病因而不是代偿，因此效果更佳。

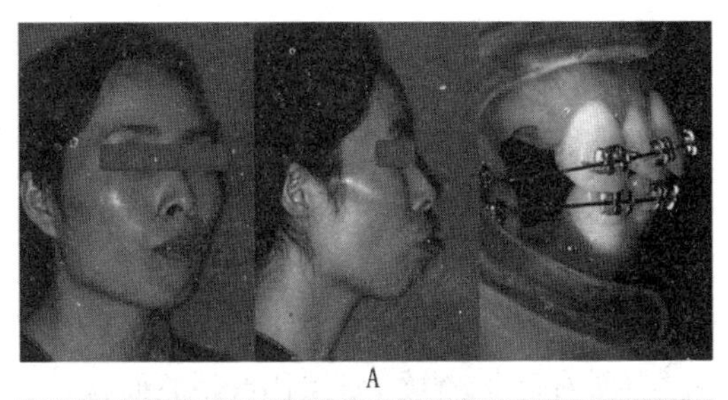

A

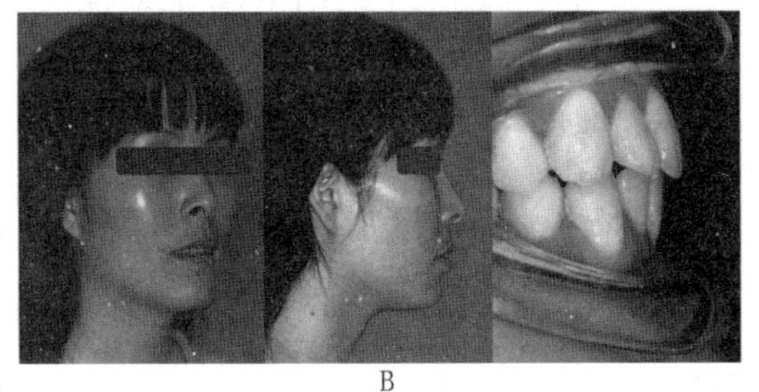

B

图 12-4　双颌前突的正颌治疗

A.术前；B.术后

1.扩大牙弓内收前牙

对轻度双颌牙-牙槽前突伴牙弓狭窄的患者采用扩大上下牙弓(必要时配合减径，或邻面去釉法)，利用间隙内收前牙(详见扩弓矫治牙列拥挤的方法相关内容)。

2.拔牙矫治

对中、重度双颌前突采用拔$\frac{4|4}{4|4}$，用固定矫治器治疗双颌牙前突，其常规步骤如下：

(1)拔除$\frac{4|4}{4|4}$，以利前牙舌向内收。

(2)支抗设计多应考虑中等及最大支抗设计，即在上颌采用口外支抗或口内支抗(如 Nance 腭托、腭杠及弓丝支抗弯曲等)，也可延迟拔除$\underline{4|4}$，待下尖牙到位后再拔除，以利于在牵引中保持后牙Ⅰ类关系的稳定。

(3)下牙弓作后牙支抗弯曲，用Ⅲ类牵引先移动下尖牙向远中到位后，将其与下后牙连续结扎成一个支抗整体。

(4)待下尖牙到位后，再移动上尖牙向远中。尖牙到位后将其与上后牙连续结扎成一个支抗整体。

(5)关闭下前牙间隙，用Ⅲ类牵引切牙向后关闭切牙远中间隙。

(6)关闭上前牙间隙，用Ⅱ类牵引向后关闭上切牙远中间隙。

(7)调整上下牙弓关系及咬合、关闭剩余间隙，达到理想咬合关系。

(8)保持。

对双颌牙前突伴有拥挤或Ⅱ类畸形或Ⅲ类畸形病例的治疗。在矫治设计中除按上述方法消除前牙前突外，还要同时考虑拥挤及磨牙关系的矫治。此时，除注意拔牙部位的选择外，更应考虑支抗的设计及牵引力的使用，使其能充分利用拔牙间隙，达到同时矫治拥挤及牙齿骀骨前后关系不调等畸形的目的。矫治方法可参考牙列拥挤，Ⅱ类及Ⅲ类各种畸形矫治方法进行。

(张秋荣)

第四节 现代方丝弓矫治技术

现代方丝弓技术强调个体化的设计和施力，托槽黏结也可做灵活调整，但在矫治的步骤上存在着一些共同的可操作顺序。在所有的正畸矫治病例中，一般而言，可分为拔牙与不拔牙矫治两类，其矫治基本内容是相似的，只是拔牙矫治的病例中增加有关闭拔牙间隙的步骤，现仅以Ⅱ类1分类(伴前牙拥挤)，拔除4颗第一前磨牙，需做间隙关闭处置的典型矫治为例，概述方丝弓矫治技术的基本治疗步骤和方法。①预备治疗；②主动治疗(牙移动)；③被动治疗(保持)3个分期。为便于理解，以下将其分为5个阶段分述：第一阶段预备治疗，第二阶段排齐和整平牙列，第三阶段调整中线、关闭拔牙间隙和矫治磨牙关系，第四阶段咬合关系的精细调整，第五阶段保持。

一、第一阶段：预备治疗

预备治疗的目的不仅是为正式开始方丝弓固定矫治器治疗作好准备。同时，也是充分利用个体生长时机，借用自身的生长力、咬合力、肌力等进行颌骨、牙弓及牙错位畸形的早期调整，确定颌位(正常的CR位)，以及减轻后期牙代偿治疗的难度。此阶段可包括：①早期骨性畸形的矫形引导。②去除牙的错位干扰(阻断治疗)及理想颌位(髁头位)的观察。③上、下牙弓形态的协调(扩弓治疗)。④拔牙诊断。⑤支抗预备。

(一)早期功能矫形治疗

对确诊为轻、中度骨性发育畸形且尚有生长潜力的青少年患者，应根据患者的骨性畸形机制，早期设计适合的口外矫形力装置和口内功能及活动矫治器以引导上、下颌骨的协调生长、去除咬合干扰及协调上、下牙弓的发育、调整肌功能的平衡。由于男、女孩生长发育的骨成熟龄一般差异为2年左右。通常，男孩采用口外矫形力的较理想年龄是12～14岁(还应结合身高、手骨片、性征等资料)，而女孩患者为10～12岁。应特别强调的是：矫形治疗的时机不可失而复得。对患者而言，每过一天也许就要减少一天有益的生长反应可能性。因此，必须将此作为治疗设计时的第一考虑。

(二)咬合板的运用

对某些有功能𬌗障碍的正畸患者，在固定矫治前可先应用咬合板3～6个月，其优点：①有利于正常的𬌗发育和建𬌗，如个别前牙反𬌗、扭转等，采用咬合板上的附簧做预矫治(阻断治疗)后，将为下一步托槽的粘贴及排齐整平牙列等治疗带来事半功倍之效。②简化固定弓丝的弯制，对尖牙唇向低位错位患者，利用平面咬合板上所附的曲簧，预先将错位尖牙一定程度推导入牙弓，可大大降低固定治疗中弓丝弯制调节的难度和减少因整体弓丝力所致的如邻牙旋转、冠倾、往返移动等负面牙移动效应。③正常颌位的确定，平面咬合板戴入后，去除错位牙对正常下颌运动的功能干扰，随髁头在关节窝正中𬌗位的恢复，可正确判断正常的颌位，不仅对功能畸形的诊断，而且对治疗的预后稳定十分有益。

(三)扩弓治疗

很多Ⅱ类口呼吸患者、Ⅱ类下颌后缩患者及Ⅲ类上颌发育不良患者表现出上牙弓狭窄、上、下牙弓宽度不调，常需扩大狭窄的上牙弓，以适应矫治后牙弓前后及咬合关系的调整。常用的扩弓方法有慢速扩大和快速扩大(rapid maxillary expansion,RME)两类,前者可采用带分裂簧的活动扩弓矫治器,每周加力一次;后者多采用带螺旋器的固定扩弓矫治器,每天早晚各加力1/4 周(扩大 0.4 mm)。从组织改变上看,前者的扩弓是以牙轴的倾斜为主,后者则为腭中缝的扩大。应根据不同患者的牙弓狭窄表现,选择不同的治疗手段,对于轻、中度的牙弓狭窄,扩弓辅弓及四圈簧等常在以后的治疗期中选用。通常腭中缝的快速扩大应在 15 岁前进行。一般都在拔牙前进行,以提供尽可能多的支抗。

扩大牙弓之后一般需保持 3 个月,快速扩弓后所需保持的时间更长。尽管如此,扩弓之后总会有一定程度的复发,所以适度的过矫治是必要的。应当明白,由于侧方的界限,企图通过扩展牙弓来获得间隙是非常有限的。

(四)拔牙评估

是否拔牙和应拔除的牙数及牙位问题,在治疗前诊断设计中通过面型分析、模型计测、X 线头影测量分析等不难确定(边缘病例除外)。例如,Ⅱ类患者,如果患者前牙过度唇倾、拥挤部位主要表现于前牙区者,一般考虑拔除上下 4 个第一前磨牙,这有利于面型和牙列畸形的改善,且功能影响较小并可缩短疗程;如果系下颌不足时,也可考虑拔上颌两个第一前磨牙和下颌的两个第二前磨牙,这更有利于磨牙关系的调整;如果系面下不足、下颌后缩,则可先前导下颌达正常关系后,再确定是否拔牙;如果为下颌体/牙槽基骨发育不足,前导改善有限,也可考虑代偿性只拔除上颌两颗前磨牙等。通常,拔牙后 1 周即可开始固定正畸治疗。此外,对一些仅需最小支抗的前牙拥挤患者,可在拔除第一前磨牙后,暂不上弓丝,随尖牙的向远中"自动漂移"调整,将缩短固定矫治时间。

(五)支抗预备

方丝弓固定矫治器的支抗设计十分重要,这是因为宽翼托槽与方形弓丝间的摩擦力大,以及它的牙移动主要方式是整体移动而不是仅需弱力的倾斜移动形式。例如,Ⅱ类错𬌗患者拔牙后,如果支抗控制不好,上颌后牙前移,前牙内收失控,必然造成上牙前突畸形不能矫治而治疗失败。因此,对一个有经验的医师而言,支抗设计是最为重要的问题。前已述及。临床上控制支抗的方法可通过弓丝的弯曲、弓丝粗细的选择、牙间的差动力牵引设计,以及腭弓、腭杆、腭托、唇挡、舌弓、口外面弓、J 钩等来实现。近年来骨支抗技术越来越广泛地运用于临床,特别是微种植钉支抗的运用,为我们开拓了新的简易有效的口内支抗方法。但在不同年龄期使用中,应充分考虑其牙槽骨质及发育的特点,选择好适应证,才能起到有益的效果。

二、第二阶段:排齐和整平牙列

对于大多数牙颌畸形患者而言,就诊的主要目的是希望排齐牙齿。而几乎所有的错𬌗患者,都有多少不同的牙错位、牙列拥挤,以及存在着不同程度的覆𬌗覆盖过度或不足。覆𬌗过大者常系下牙弓的司匹曲线(curve of Spee)弯曲过大,或上牙弓的补偿曲线不足或反补偿曲线所致。此外,上、下牙弓狭窄、牙量和骨量不调等也是造成牙错位、深覆𬌗、深覆盖、开𬌗的原因。因此,在预备治疗结束后,应首先将牙齿排列整齐并将牙弓𬌗曲线排平。所谓排齐是指改正牙齿的拥挤错位,将牙还位于该牙弓上应有的正常生理位置,其中包括控制切牙牙轴的近远中、唇舌向位置及后牙牙轴的近远中、颊舌向位置,即牙弓长度和宽度的调整及改善牙弓的形态。而整平指将不正常的或病理性代偿的上、下牙弓𬌗曲线变平,即通过前牙的压入或后牙的伸长,或两者共同的作用以改善异常𬌗曲线,解除锁结,打开咬合,使之利于下阶段治疗中牙齿及颌骨的重新定位及颌间咬合关系的调整。

由于在不同的个体间，牙及牙弓的形态有着明显的差异，因而在考虑这期的治疗目标时，还应考虑到个体牙与牙弓形态及大小的变异特征。只有保持及调整好该患者个体正常时的牙位及牙弓形态，才可以获得更稳定的结果。因此，应根据每一个体的具体情况来考虑其牙弓的治疗目标（包括拔牙、不拔牙或拔哪颗牙等），以达到牙的排齐及𬌗曲线的整平。

（一）排齐牙列

前已述及，多托槽固定矫治器中排齐牙齿的机械力源主要是钢丝的弹力。将设计好的个体标准弧形弓丝拴扎在与各牙冠粘连成一体的固定托槽上，借助于弧形弓丝的回弹力及附加一些牵引力，可以达到使错位牙移动入牙弓的目的。通常，大多数错位牙的牙根都比牙冠更接近其正常的位置。这是因为在替牙过程中，牙的错位大多是受到后天病因的影响而使牙冠偏离了正常萌出道的结果。因此，当需要排齐牙齿时，多数情况其根尖位置完全可能是正常的并不需要牙根移动，这就为第一阶段治疗中，通过牙冠的倾斜移动（唇舌或近远中移动）以达到牙齿排齐提供了理论根据。

1.装置的选择

以牙倾斜移动的理论为出发点，在这一阶段治疗中，对矫治装置（弓丝及托槽）的选择应当注意以下几方面的问题。

（1）弓丝的力量：用于第一阶段排齐牙齿治疗的弓丝应选用细而富于弹性的柔性弓丝，采用轻的、持续的力，产生有效的牙倾斜移动。应避免使用强力的弓丝。为利于牙齿沿弓丝滑动调整，对严重错位及扭转牙的牵引矫治，应做松结扎。对偏离牙弓较远错位的牙，第一次结扎不可将弓丝强迫拴入槽沟中。为防止牙受力过大，可采用分次加力逐渐就位的方法。推荐选用被动式自锁托槽、高弹性镍钛细圆丝及弹性结扎线结扎施力。

（2）弓丝的粗细：选择弓丝时，应使弓丝横径小于托槽沟的宽度，以便于弓丝能在托槽中自由地近远中滑动和适当的自由倾斜。在弓丝与托槽沟间至少需要 0.002 英寸（0.05 mm）的间隙，而 0.004 英寸（0.10 mm）间隙最为合适。例如，在方丝弓技术中，当使用 0.018″槽沟的托槽时，选用的弓丝粗径应为0.016″，而用 0.014″最佳。如果用 0.022″规格的托槽时，弓丝应选择 0.018″直径者最为理想。

（3）弓丝的形态：最好使用圆丝，而不用长方形弓丝。此阶段特别应避免使用与托槽沟径密合一致的方形弓丝。因为此期的主要目的是移动牙冠的位置以达到排齐，而不是控根。市售的一些高弹性方丝弓，如 0.17″×0.25″镍钛方丝，虽然在使用说明中述及能在排齐牙齿时使用，但此阶段使用欠妥，因为如果控制不好，它将产生不必要的和不合意的牙根移动及前牙的过度唇倾，导致后牙支抗丧失。但初期排齐牙齿并不是绝对不用方丝，对于不拔牙及前牙整齐的病例，为了更早地获得对切牙倾斜度的控制，也可选用较细的弹性好的方形多股麻花丝或正方形镍钛丝（0.016″×0.016″）作为初始弓丝，以控制冠倾。

（4）托槽的选择：固定矫治器的托槽是将弓丝的矫治力传递到被矫治牙上的主要传力装置，它的不同大小、形态及宽度影响着托槽间的距离。在生物力学及矫治器节中已述及，当增加两承力点之间的距离（跨度）时，其钢丝的强度迅速减小，而弹性增加。因此，对宽的托槽而言，因相对减小了相邻两牙上托槽的间距（承力点间距离），这样将导致弓丝强度加大，而弹性减小，牙齿将承受不利的强力。此外，随着托槽宽度增加将增加弓丝与托槽间的接触面积，从而增加了滑动中的摩擦力而不利于牙移动。由此，仅从牙倾斜移动效果上看，横径小而槽沟宽的托槽最有利于牙的移动，并有利于弓丝发挥柔和的弹力。一般而言，单翼托槽横径窄，因而可提供较大的弓丝活动范围及点接触关系，有利于牙的倾斜移动。而双翼或三翼托槽横径较宽，需要通过弓丝性能的改良、弓丝粗细的选择，以及通过托槽间弓丝的曲增加弓丝在托槽间的长度等途径，以获得轻的持续矫治力。虽然常用双翼方丝弓托槽较宽，摩擦力增大，但其优点是对牙扭转的改正及控制牙的整体移动十分有效。

目前，用于初期排齐牙齿的弓丝种类较多，如粗细不同的不锈钢丝、多股细丝、钛-镍合金丝、β-钛丝（TMA）、钴铬合金丝、复合弓丝及光纤丝等。而常用的托槽类型主要以 0.022″规格及 0.018″规格槽沟为主。

2.常用排齐牙齿的方法

（1）用高弹性弧形弓丝排齐：现代方丝弓技术对牙列的排齐，主要通过唇侧弧形弓丝的回弹力实现。排齐过程中牙的移动主要是唇舌向，近远中的倾斜移动和改扭转，要求所产生的矫治力应柔和而持久。所以：①多首选弹性力大而刚度小的细圆丝弓，主要有成品钛镍合金丝弓、光纤玻璃丝弓和辫状细丝弓等，以提供柔和持久的作用力。②弧弓形态应与患者个体牙弓形态及颜面形态相近似，以利于逐渐达成稳定的个体𬌗。③矫治加力应由弱至强，逐渐增加。

临床中，当用弧形弓丝排齐拥挤牙列时，弹性弓丝的应力为向外扩张作用，由于旋转中心在根方，易导致前牙冠唇/颊向倾斜。对一些病例，会造成后期治疗调整的往返运动，对牙周不利，并加重第二阶段后牙支抗的负担。为防止排齐过程切牙过度唇倾失控及往返移动，为有利于拥挤切牙的调整，在采用细圆丝排齐牙列时，可考虑做“尖牙向后结扎”，及设计末端后锁弯（cinch back bend）。①在尖牙托槽与磨牙颊面管间作 8 字结扎牵引；②将弓丝末端在颊面管远中处作末端回弯（镍钛丝末端需经退火处理后才能回弯），在引导尖牙远中移动的同时，控制前牙的唇向移动。这样后牙在排齐过程中虽然可能会有少量的前移，但减轻了第二阶段的支抗负担（图 12-5）。

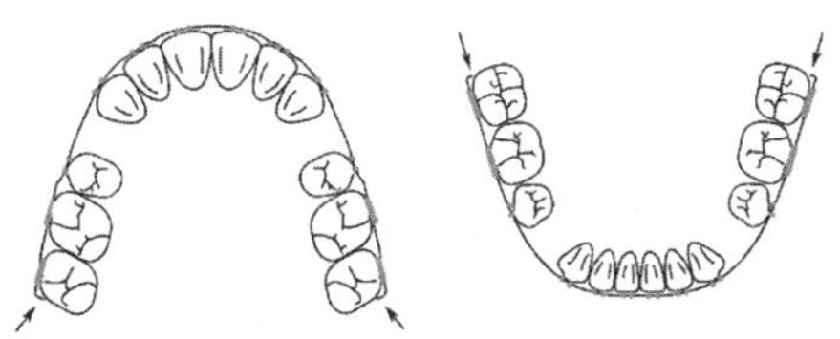

图 12-5　末端后锁弯

（2）用不锈钢丝弧弓排齐：如果采用刚度较硬的不锈钢丝作为此期治疗的弓丝，为获得牙间柔和的力值，可通过选用较细的弓丝及在弓丝上形成多曲来增大其弹性（图 12-6）。常用的弓丝曲有垂直开大曲、水平曲、T 形曲等。垂直曲适于水平及近远中方向的力调整。而水平曲及T 形曲更兼有垂直向调整（适用于将高位牙/低位牙排入牙弓）的功能，但弯制更难。不锈钢丝的优点是价廉、易弯制成形，由于刚度更好，可用做拔牙后牙弓长度的维持、咬合打开、颌间牵引、局部开展间隙等，而且对弓形的保持、牙弓上局部牙的调整移动及支抗后牙的控制较好。所以，有的医师一开始就偏向于选用不锈钢丝弯制垂直开大曲排齐牙列。但不足之处为弓丝弯制较为费时，患者异物感较重，常刺激黏膜。

对错位严重的牙，弓丝不必一次入槽，可先用弹力线或拴扎丝定向牵引，然后逐步拴入托槽沟中。

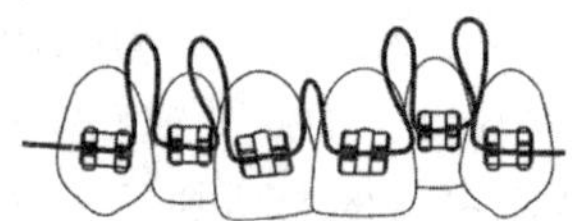

图 12-6 用带垂直开大曲的不锈钢弓丝排齐前牙

同样，在使用不锈钢丝弧弓排齐时，为防止切牙过度唇倾失控及往返移动，在弧弓末端常设计颊面管前的 Ω 阻挡曲，并通过在 Ω 曲与颊面管间用细丝紧结扎，控制前牙的唇向移动并维持弓形及牙弓长度。

(3)尖牙牵张减压：多数前牙拥挤都表现出尖牙近中倾斜或低位，可通过先牵引尖牙向远中，即“牵张减压”的方法来排齐前牙。可设计整体牙弓、后牙片段弓或上、下颌对应牙弓作支抗，向远中牵引尖牙，或在尖牙间置螺旋簧施力。一旦尖牙向远中移动，前牙大多会自动松解排齐。

向远中牵引尖牙，并不都要在整体镍钛丝、不锈钢等全弓丝上使用“尖牙向后结扎”的方法，对一些切牙拥挤严重、牙松动、牙重叠甚至不能黏结托槽的病例，完全可考虑采用后牙片段弓和横腭弓作为支抗，先牵尖牙向远中“减压”，待前牙拥挤及牙弓形态自动调整改善后，再上全弓继续下一步治疗。对一些支抗要求不高的病例，甚至也可在拔牙后暂不粘托槽，让前牙(多用于下切牙)在唇、舌肌等的作用下促其一定程度的自动“漂移”，待其调整(一般 3～6 个月)到一定程度后再行进一步矫治。

远中移动尖牙的方法，临床中最常用的有以下五种，原则上一定要选用较硬的主弓丝并注意加强后牙支抗的维持。

开大螺旋弹簧：用牙间开大螺旋弹簧推尖牙向远中。螺旋簧常设计为整体放置于两尖牙之间，或分段放置于中切牙与尖牙之间。如果采用后者，则应将中切牙作连续结扎，以防止中切牙外翻。弹簧长度以尖牙到位后切牙能排齐为度。将弹簧压缩后放置于需开拓的间隙之间固定，利用弹簧复原的力量持续推尖牙向远中移动。由于此方法力量柔和，有一定限度，并对后牙的作用力小，常可选作最大支抗的设计中应用。

颌内牵引：拔除第一前磨牙后，以后牙为支抗，采用橡皮圈、关闭螺簧、开大螺簧或关闭曲辅弓等进行颌内牵引也是一种常用于移动尖牙向远中的方法。为了控制后牙前移，此时常需在后牙增加支抗设计，如将带环作在第二磨牙上及采用横腭杆、唇挡等。同时应在主弓丝的磨牙颊面管前设计 Ω 曲及后倾弯，以维持牙弓长度及防止磨牙前移。为利于尖牙远中移动，尖牙应做松结扎，尖牙的牵引钩，可用较粗的结扎丝作成小钩直接结扎于尖牙上，也可在尖牙前穿入活动式小钩。通常牵引力的大小应＜100 g。颌内牵引的方法在需中等支抗的病例中应用较为理想。

片段弓：临床中对一些允许后牙部分前移的病例，也可用局部片段弓移动尖牙向远中。片段弓多用方丝弯制。常用的片段弓设计有 Burstone 的片段弓加预成鞭形弹簧或 T 形曲牵引、Gjessing 的钻石曲设计、关闭曲辅弓及片段方丝弓关闭曲等。使用 Burstone 局部弓时，由于附加的鞭形弹簧已考虑了预应力的释放，故不必多次加力。而后两种片段弓设计，常需每次牵引片段弓向远中移动，以使关闭簧力能持续作用于尖牙上。为此，可采用在颊面管远中抽拉加力末端后锁弯的方法，或拴扎加力的方法，即在颊面管前方，距颊面管一定距离(以使能后移)设计牵引曲或焊拉钩，通过每次收紧牵引钩与颊面管间的拴扎丝，赋予关闭曲簧应力，或牵引其末端弯曲的方法，促使其尖牙远中移动。

弓丝曲加牵引：对尖牙轻度唇向低位的病例，主弓丝放入尖牙托槽将十分困难，可在尖牙近中设计水平垂直曲，缓解弓丝对尖牙的过大压力，同时辅以远中橡皮牵引或关闭曲牵引，逐渐让尖牙向远中就位。而对尖牙低𬌗错位较严重的病例，则不必立即在尖牙上放置弓丝，而应在弓丝尖牙区形成𬌗向的阶梯曲避开尖牙（但弓丝不应接触下牙咬合）。此时，主弓丝用于固位，先用橡皮牵引方法移尖牙向远中及向𬌗方，待尖牙移至适当位置后，再换镍钛弓丝直接拴入尖牙托槽中，继续做牵引移动，最后达到尖牙到位的目的。

J钩：用口外支抗将J钩直接挂于尖牙托槽近中弓丝上，或挂在尖牙前滑动牵引钩上，使用较轻的口外力，做水平牵引，也可达到远中移动尖牙的效果。此方法多用于需最大支抗设计的病例。

3.扭转牙的矫治

对于扭转牙齿，方丝弓技术强调在治疗早期开拓间隙进行预备治疗及后期做适度的过矫治，因为：①扭转的存在使弓丝不能完全入槽，不能实现对牙位的精确控制。②扭转的存在使得间隙难以准确关闭，影响建立良好的磨牙关系。③早期矫治扭转和适度地过矫治有利于稳定。

间隙充足是扭转牙排齐入牙弓的先决条件。通常，前牙的改扭转需要间隙，而后牙扭转改正后可获得间隙，只有当牙弓上开拓出足够间隙后，错位及扭转牙才能顺利矫治入牙弓正常位置，因此，局部开展出足够的间隙，应是错位及扭转牙改正的先决条件。

矫治牙齿的扭转可以用以下方法。

(1)利用托槽翼结扎施力：方丝托槽多设计为双翼，横径较宽，因而最有利于扭转的改正。也可选用带侧翼的托槽(Lewis、Alexander 托槽等)。轻微的扭转可以直接结扎弓丝入槽，较严重的可以用加旋转垫辅助矫治。

(2)利用弓丝曲力：在弓丝上弯制曲，如水平方向的刺刀样曲、垂直曲，然后用弹力线(橡胶圈)结扎施力。

(3)利用辅助弹簧：可选用一些辅助弹簧，如改旋转簧、T 形簧、镍钛高弹辅丝等插入托槽孔改正扭转牙。此时主弓丝应为硬丝，以维持弓形。

(4)利用交互牵引：在扭转牙舌侧粘舌钮、拉钩、附环及附夹等，通过相对的牵引形成力偶来转正牙齿。严重扭转的牙应制作个别带环固位，应注意此牵引必须在较粗的硬不锈钢主弓丝(0.016″以上)上进行，一般应在扭转牙的近远中邻牙部位弯制阻挡曲，以防止牙弓的变形和维持所需间隙。牵引时力量应轻柔适度，以牙不松动为佳。如果有松动，应检查有无咬合创伤并及时进行调磨、升高咬合等处置。对扭转牙的矫治，有经验的医师多提倡“过矫治”，并应在后期“延长保持期时间”以防复发。

(二)整平𬌗曲线

前牙深覆𬌗、深覆盖及过陡的纵𬌗曲线是Ⅱ类错𬌗的常规表现。整平牙弓𬌗曲线的目的：①去除治疗中的咬合障碍。②改善及矫治垂直向的错𬌗畸形。③为方丝顺利入槽，调整颌间咬合关系创造条件。𬌗曲线异常的矫治常需要贯穿整个治疗过程，是方丝弓矫治技术中难度较大的问题。以下仅以Ⅱ类深覆𬌗患者牙弓异常𬌗曲线的改正，讨论整平问题。

牙弓整平的原则：①不同的畸形机制、不同的生长型及发育阶段应采取不同的方法。②在压低前牙时要使用持续的轻力，应在骨松质界限内，应防止前牙冠过度唇倾，避免根尖更靠近舌侧骨板而使压入受阻。③严重深覆𬌗的整平应贯穿矫治过程的始终。④一般而言，整平应在牙齿排齐后进行，以利于弓丝入槽施力。

整平的方法：需要根据其机制及患者生长发育的阶段而定。对于前段牙-牙槽过长，下颌平面角较大而生长发育已基本停止的深覆𬌗患者,整平应以压低前牙为主;而对于后段牙-牙槽过低造成或下颌平面角较小的深覆𬌗病例,则要用升高后牙的方法。甚至有时采用下切牙微唇倾代偿的方法。因此,在深覆𬌗病例的"整平"治疗中,正确判断深覆𬌗机制及口唇形貌改善的需要,才能选择不同的治疗方法,即采用将切牙压入,还是让后牙伸长,或者两者同时进行的方法以达到矫治目标。

1.通过后牙伸长(切牙相对压入)整平牙弓曲线的方法

(1)摇椅弓:对大多数患者来讲,要使后牙伸长,最常用的方法是在上颌弓丝上形成一个过度弯曲的补偿曲线,而将下颌弓丝形成反向的 Spee 曲线。由于牙的垂直移动需要一定的力,因而所用的弓丝应有一定的硬度,才能达到后牙伸长改正𬌗曲线的目的。而弓丝的硬度又与弓丝的直径有关,并涉及托槽类型。

对 edgewise 技术而言,如果用 0.018″规格托槽,最初应选 0.014″镍钛丝或 0.014″带曲不锈钢丝,首先进行牙齿的排齐,此时为了同时进行牙弓𬌗曲线的平整,可将上述弓丝的上𬌗弓丝形成过大的补偿曲线,下颌弓丝弯曲成反向的 Spee 曲形(又称摇椅形弓),拴入牙弓。第二步再换用 0.016″硬不锈钢丝,作成同样的弧形拴入牙弓。通常,当硬不锈钢丝拴入后才能满意地完成牙弓𬌗曲线的平整。

如果选用 0.022″规格的 edgewise 托槽,可首选 0.0175″双股细丝或 0.016″镍钛合金丝先进行牙齿的初步排齐,继而再用 0.016″的硬不锈钢丝作成反向或过度的弯曲,拴入托槽沟内改善牙弓曲线,最后再用0.018″的硬不锈钢丝完成牙弓𬌗曲线的基本排平。临床上,0.018″的弓丝基本上都能达到𬌗曲线最后基本平整的目标。很少再需要 0.020″的弓丝。

(2)颌间牵引:对一些非拔牙治疗的患者,有时可选择较粗硬的弓丝(但因粗的弓丝常难以放入0.018″规格的槽沟内,因此最好选用 0.022″规格的托槽)。此外,可在切牙区加一个𬌗平面板,后牙区采用颌间垂直牵引或Ⅲ类(使下磨牙增长)、Ⅱ类(使上磨牙增长)颌间牵引的方法。也可考虑采用口外弓低位牵引的方法,以达到升高上颌后牙的目的。但应特别注意,临床升高后牙的方法,在长面型或下颌平面角大的病例中应慎用,以避免造成面型更长的不良后果。

2.通过压入切牙平整牙弓曲线的方法

(1)连续长臂弓:用连续长臂弓绕开侧方牙(包括前磨牙及尖牙)直接压低切牙,此方法对恒牙列早期中,仍有生长潜力,特别是青春发育高峰期前患者的切牙压入最有效。弓丝作用的机械原理是磨牙竖直,磨牙远中倾斜,同时,将切牙压入。最常用的有 2×4 技术及 Ricketts 设计的桥形多用途唇弓。在 edgewise 技术中,由 Ricketts 设计的桥形多用途唇弓是一种长臂弓,多采用细的正方形丝,作成桥形弯曲,绕开侧方牙列,在磨牙与侧切牙间,通过颊面管前弓丝的后倾弯,直接作用于切牙使咬合打开。同时,在方丝的切牙区作轻微的冠舌向转矩,使切牙根向唇侧转矩移动,则可防止切牙在压入时的唇向倾斜。此外,该弓丝还可设计通过向远中收紧弓丝的末端牵引切牙向舌侧等,具有多种作用。国内常将其称为"多用弓"。

应当注意:长臂弓对切牙的压入力量,一定要保持轻的持续力。为此,弓丝直径的选择,不应粗于0.016″。Ricketts 推荐使用的弓丝系一种较柔软的 0.016″×0.016″钴铬合金正方形丝。该丝极易弯曲成形,成形后稍经加热处理即变硬。这种丝可以防止磨牙受到过大的力量,同时也可在切牙部作转矩弯曲。此外,加力时可不必拆下弓丝,直接用长鼻钳或日月钳在弓丝上加力即可。

长臂弓在使用中也存在两大缺点:①后部支抗力只作用于第一磨牙,此时磨牙伸出力约为切牙压入力的 4 倍,常可导致磨牙伸长及远中倾斜,这对短面型病例(肌张力强)及对尚有生长潜力的年轻个体并无大的问题，但对生长已停滞，下颌平面角大的平均面型或长面型患者，磨牙伸长后随之而来的下颌下后旋转，对矫治后面型的美学效果是很不利的。此外，磨牙一旦后倾也将减小切牙的压入力量。因此，为抵抗弓丝对磨牙的反作用力，临床上常应采用一些加强磨牙支抗的辅助方法，例如，在上磨牙上附加口外弓作高位牵引，将第二前磨牙和第一、第二磨牙分段用局部方丝连续结扎在一起，增加第一磨牙支抗的稳定性，以及在上颌腭部设计腭杠、腭托等。②长臂弓设计均对切牙产生唇向倾斜力量(即使采用桥形多用弓在切牙段设计了转矩，也难完全避免)，特别是对于一些需拔牙矫治上切牙前突的病例，这种唇倾力不仅对向后关闭拔牙间隙不利，而且切牙的唇倾移动改变了弓丝的力点，将对磨牙产生更大的不利支抗力，造成磨牙前移，导致拔牙间隙丧失、矫治失败，为了有效地控制前牙唇倾，目前临床上还常采用下述辅弓设计的方法，以减小导致切牙唇倾的分力。

(2)辅弓法：局部弓加辅弓法，为了控制切牙的力点及稳定后部支抗，Cetlin 设计了一种双弓丝，即在切牙段用 0.018″×0.025″的不锈钢方丝作成阶梯形避开侧切牙，仅固定于中切牙上，并在局部丝两端约在侧切牙远中位置形成小圈。此为前牙区的片段弓。同时用另一根 0.018″的整体不锈钢圆丝形成过度弯曲的弧形放入颊面管内，使弓丝前份达龈黏膜转折部，然后将该丝压下，与片段弓的小圈拴扎，由于片段弓的小圈位于上颌中切牙阻力中心后方，将会产生一定的负转矩，故在压入切牙的同时，对矫治唇向倾斜的中切牙有一定的转矩效果。

此外，Burstone 设计了一种局部弓加辅弓的方法，以达到有效的切牙压入移动并避免切牙的唇向倾斜，此方法需要在第一磨牙颊面管龈方增加一个辅助方颊面管，首先根据需要在已排齐的后牙(包括第二前磨牙、第一磨牙及第二磨牙)托槽沟内放入一段与槽沟尺寸相同的方丝，将后段牙齿连成一稳定的整体并连续结扎紧。同时，用 0.9 mm 直径不锈钢丝弯制成腭弓或舌弓，连接左、右后段牙弓，进一步稳定了后牙弓，以抵抗不合适的设计及其不良移动。

为了压入切牙，Burstone 建议使用设计有圈簧的 0.018″×0.025″不锈钢方丝或 0.019″×0.025″β-钛丝(TMA)制作辅弓。辅弓的后端放入第一磨牙上的辅助方颊面管内，并调节辅弓角度，使其能对切牙产生轻力(约每颗牙 0.15 N)，然后将辅弓前段牵至切牙托槽龈侧位置(不进入托槽沟)，与切牙间的局部弓丝直接结扎拴连。采用此种局部弓的设计，后牙区局部弓及舌弓获得的磨牙区支持力，即磨牙的伸出及后倾力与切牙的压入力量可基本平衡，并且对切牙将产生一个舌向力矩，以对抗其唇倾。

整体弧弓加辅弓法：在实践中另一种常用的方法为：在前述加大弓丝弧曲的全弓丝拴入打开咬合的基础上仿 Burstone 的设计，也增加一根用 0.018″硬不锈钢丝弯制的辅弓，将辅弓后段插入磨牙颊面管龈方的辅弓管中，形成适度的后倾弯(以前臂达龈黏膜转折沟为度)，压下辅弓前段，在切牙间及尖牙远中部与主弓丝拴扎(注意，不是拴扎入托槽中而是拴扎于托槽翼龈侧)，这样既可加大主弓丝前部的压入力量，达到打开咬合的目的，又可一定程度防止切牙唇倾。使用此型辅弓时，由于辅弓后段力量主要作用于第一磨牙，故应同样常规考虑加强磨牙支抗设计以保持磨牙的稳定。

活动式辅弓：该法系在主弓丝打开咬合的基础上所设计的一种可摘式辅弓装置。辅弓可由患者自己戴用，在进食或清洁时卸下。其制作方法：选用直径为 1.0 mm、长约 30 cm 的不锈钢丝，首先按患者上颌牙弓形态弯制成相应弧形弓，然后在其两侧第一磨牙远中位置(约距中点 5 cm)向下各形成颈间垂直方向的弹簧圈，将弹簧圈游离端反折向前，再沿下颌牙弓弯成相应下弧形弓。为了使辅弓能固位并施力于切牙部，在辅弓的上弓丝段相当于双侧中切牙与侧切牙间位置，用铜丝(直径 0.8～0.9 mm)各焊一小钩，钩端先指向牙面再向上弯曲，以便插入就位于上颌主弓丝上。在辅弓下部游离末端约在两侧下中切牙与侧切牙间部位，各向牙面方向弯曲形成挂钩。通过调节双侧弹簧圈的臂角，可控制力的大小。使用时，将辅弓上弓丝段的小铜钩插入上颌中切牙与侧切牙间主弓丝上，然后再将辅弓双侧下段的挂钩压挂于下颌侧切牙近中的主弓丝上，即可起到同时压低上颌及下颌切牙的作用。该辅弓取摘方便，容易清洗，缺点是不易控制平衡且对颊黏膜有一定刺激。

(3)水平曲或阶梯曲压低切牙：对一些上颌反补偿曲线或下颌 Spee 曲线过大的病例，为达到持续轻力压低切牙的目的，可在双侧尖牙近中(伴拥挤时)或远中(需同时压低尖牙时)设计水平曲，常用弓丝为0.014″或 0.016″直径的硬不锈钢丝。在进行水平曲弯制时，应注意使水平曲方向朝向远中，才能发挥有效的压入效果。此外，也可设计切牙区的阶梯形弯曲或靴形弯曲压低切牙，但阶梯不宜过大，以 1～2 mm 为度。此法也适用于个别后牙垂直向位置的调整及后期咬合打开的过度矫治。

(4)口外弓(J 钩)；利用口外牵引力辅助压低切牙，可以既不影响后牙支抗，又能将切牙压入。其方法是使用 J 钩装置。J 钩可以用直径为 1.2 mm 的不锈钢圆丝自行弯制，也有市售成品。其用途较多，如牵引尖牙、前牙、牙弓、颌骨向远中等。在用于压低切牙时，将其末端钩挂于切牙段弓丝上(一般放在尖牙近中钩前或侧切牙近中)，利用头帽高位牵引(上切牙压入)或颈带低位牵引(下切牙压入)，可以产生切牙压入的效果。在使用 J 钩中应注意的是力的方向和大小，以避免不必要的牙移动和创伤。

3.牙弓形态的调整

不同患者的牙弓有可能是尖形、方形、狭窄、不对称等，由于长期代偿性适应，特别是成年人，上、下牙弓形态可在错位的形态上形成磨耗及咬合平衡。因此，为了达到下一阶段牙弓矢状关系的调整，必须为重新建立正常的、协调的牙弓形态作好准备。但临床操作上，牙弓形态的调整治疗一般不需专门进行，除前述严重上颌狭窄病例在第一阶段治疗中使用扩弓装置外，通常只需在排齐牙齿及排平牙弓𬌗曲线的治疗中进行，每次均严格注意上下弓丝形态个体标准化及上、下牙弓协调就行，借助弓丝的弹性回复力，可逐步达到上、下牙弓形态调整。

4.排齐、整平过程中的几个临床问题

(1)复诊处置：固定装置戴入后，一般应观察 1 周，复诊时注意检查有无弓丝滑动及末端刺伤，结扎丝或弓丝对黏膜割伤，溃疡、过敏等，并及时对因处置或采用保护蜡、胶导管等；应注意了解有无牙疼痛、牙松动、牙倾斜伸长等，及时给予托槽位置、弓丝力量的调整；应注意口腔卫生，检查刷牙方法、牙龈健康；应督促患者遵医嘱复诊，一般每月一次；对托槽难就位患者，必要可辅以咬合垫，或先避开咬合异位黏结，而通过弓丝形成阶梯调整，或延后黏结。

(2)埋伏阻生牙：排齐整平治疗中最常见到的埋伏阻生牙是尖牙和中切牙。对于阻生的牙齿，首先由 X 线片或 CT 确定位置和萌长方向。能牵引助萌者，应首先开拓出足够的间隙后，才进行翻瓣暴露。一般应在排齐整平后才进行，并应十分注意加强主弓丝的固位力及设计阻挡曲维持间隙，尽量减小牵引中邻牙的受力变位。通常，对唇侧埋伏阻生前牙采用翻瓣隧道式牵引比直接切开暴露牙冠的牵引对附着龈的保持更有利。若埋伏阻生牙有局部粘连，牵引效果不佳，则必须在局部轻轻松解后才能牵引到位。

(3)上中切牙间隙：中切牙间隙多由多生牙或唇系带粗壮、附丽过高引起。多生牙一般应尽早拔除。基于上唇系带可随牙槽生长而向上提升退移，过早进行上唇系带修整，术后其瘢痕反而阻碍上中切牙闭合，故唇系带异常者，应先在牙弓排齐整平关闭中缝后，或矫治开始时，行唇系带切除术并切断中缝处的纤维，立即矫治，以免复发。

(4)后牙正锁𬌗：单个磨牙锁𬌗，一般应在排齐整平前尽早矫治，并且应注意去除阻碍锁𬌗牙回位的阻力。常用方法为拔去阻碍的邻牙(如阻生第三磨牙)，以及先使锁𬌗牙脱离锁结。然后，在上、下颌锁𬌗牙间进行交互牵引(根据情况可同时辅以Ⅱ、Ⅲ类牵引)。为此，成人患者常需同时用𬌗垫或平面导板抬高咬合，使锁𬌗牙在矫治过程中脱离接触(也可在磨牙𬌗面加塑增高)。青少年患者一般可不用𬌗垫或平导；多数后牙锁𬌗，可在扩/缩牙弓的同时，采用单个逐一移动锁𬌗牙，或辅以“骨皮质切开术”的方法解决。此外，锁𬌗牙矫治过程中，常应用弓丝或种植钉压低接触牙，使脱离接触，也可适当调磨未磨耗的功能尖，但应注意最后的调𬌗，一般应在牙列基本矫治后时再考虑，以免牙尖过多的调磨而有损功能。

综上可见，排齐牙齿，改善牙弓形态，使咬合曲线平直是本阶段的治疗目的。牙排齐整平后，每个牙冠都基本上位于牙弓内的正确位置，托槽沟基本平行，咬合平面基本平整无颌间移动干扰，此时，即可将4个上切牙及4个下切牙，分别用结扎丝“8”字连续法扎紧，进入下一矫治阶段。但不同的病例，牙颌畸形的程度有很大差异，对一些患者仅需单一的最初弓丝就能达到排齐和排平，甚至达到满意的治疗目的而结束治疗。而对另一些病例，仅排齐牙齿就需要数月时间，而排平牙弓𬌗曲线还需要更长的时间。但作为治疗的原则，重要的是一定要达到牙齿基本排齐及𬌗曲线基本整平后，才能转入下一阶段治疗。

三、第三阶段：调整中线、关闭拔牙间隙和矫治磨牙关系

当治疗第三阶段开始时，牙齿已经排列整齐，牙弓上过大或反向的𬌗曲线也得到基本矫治。此时治疗的目的，是矫治磨牙的咬合关系及前牙的中线关系，并在调整前、后牙关系的同时，关闭牙弓上的间隙(剩余间隙或拔牙间隙)，并使软组织侧貌得到改善。这一阶段的关键是通过正确的支抗设计，控制牙齿前、后、左、右的牙移动的比例及牙移动后的最佳位置。

就支抗控制而分，临床上可采用一步法或两步法。①一步法：前牙(含切牙及尖牙)排齐后，整体后移，一步到位关闭剩余间隙。②二步法：先移动尖牙向远中到位后，再整体后移切牙，二步到位关闭剩余间隙。

就移动技术而分，可根据患者的条件，采用滑动法或关闭曲法。①滑动法：利用弓丝在托槽间的滑动(减轻摩擦力)，用橡胶圈弹性力牵引关闭间隙。②关闭曲法：利用弓丝与托槽紧结扎(增大摩擦力)，用弓丝垂直关闭曲的回弹力，关闭间隙。

(一)中线的矫治

中线的矫治是正畸治疗中较普遍的问题。因为这将涉及颜面的美学效果，并影响牙列咬合关系的稳定。中线关系的矫治时机应抓紧在治疗一开始即进行，在排齐牙列时，就应充分考虑中线的矫治。因为此时将中线矫治比较容易，特别是对称拔牙的病例，由于前牙列两侧均有间隙，可以利用这些间隙进行调整，如果拖延至拔牙间隙已经关闭，再矫治中线就十分困难了。

造成中线偏移的原因可以是牙性的，如替牙障碍、失牙、牙弓差异、咀嚼习惯，以及第一期排齐牙齿过程中用力不均衡等，也可以是骨性的，由于发育障碍、外伤等所致。对于骨性中线不正的病例，采用正畸方法治疗是有限的，常常需要配合外科正畸进行矫治。

在方丝弓矫治技术中，中线的改正多采用滑动法技术，除可以采用交叉橡皮圈牵引方法外，也可采用以下方法。

1.颌内非对称力法

对上颌中线的矫治，是正畸中特别重要的问题，这是因为上颌中线比下颌对美容的影响更明显。此时，可在增加上颌后牙支抗的基础上，在牙弓左右侧施以不同的力量，一侧用向前的推力(如用打开曲或开大螺簧等)，另一侧用向后的拉力(关闭曲、关闭螺簧、橡皮牵引等)，控制前牙的左右滑动，以调整中线关系。

2.颌间非平衡力牵引法

用不平衡的Ⅱ类或Ⅲ类力牵引，以调整中线关系，通常是在双侧牵引的同时，在单侧施以更大的力，这比仅在一侧进行牵引而另一侧不牵引的效果更好。但如果系一侧后牙已完全矫治，而另一侧还有间隙未矫治的病例，则完全可以采用单侧的橡皮牵引方法，但正常侧一般应有颌间垂直牵引固位。

3.单颌固定牵引法

对上颌中线正常，下颌中线不正的患者，可以在上颌用较粗的方丝弓紧结扎固定牙弓，下颌则选用较细的圆丝弓(以利于牙滑动)，然后采用适当的颌间斜行牵引，通过下前牙的单侧滑动，改正下中线。

4.颌弓形态调整法

很多下颌中线不正的病例系因为牙弓形态不对称，单侧狭窄或侧方牙的倾斜所致。此时，应根据颌弓的形态，及时调整相应部位的弓丝，如系狭窄，则将该区弓丝微扩张，利用弓丝的弹力逐渐恢复其牙弓的正常形态，从而达到上、下牙弓协调、对称。对一些较严重的病例如单侧锁𬌗，必要时还应以上、下颌间交互支抗做唇舌向交叉牵引，以改正之。当颌弓形态协调后，通常中线也随之矫治。临床上，中线的矫治，常常不是一次即成。在临床中重要的是应随时注意中线的情况，在第二阶段排齐前牙的同时，及时调整中线关系，为第三期的治疗可以减少许多麻烦。

(二)关闭拔牙间隙

关闭拔牙间隙，实际上从治疗的第一阶段排齐牙齿时就开始进行。第二、第三阶段切牙中线的矫治过程，事实上也是关闭间隙的牙移动过程。因此，要获得最终合意的间隙关闭结果，从治疗一开始就应在切牙及中线关系的改正中，控制拔牙间隙两侧牙的相对移动量，要做到此点关键是支抗的设计。

Stoner根据拔牙后允许后牙前移的量，将支抗分为3类，即最小支抗、中度支抗及最大支抗。在方丝弓矫治技术中，临床常用的支抗方法及弓丝设计如下。

1.最小支抗的间隙关闭方法

最小支抗要求在间隙的关闭中允许后牙前移量超过间隙的1/2以上，即磨牙的前移量可超过前牙的后退量。由于临床中，更多的情况是控制后牙的前移，因而要实现允许后牙较多前移的最小支抗比较容易。一般仅在弓丝拔牙隙段上做一些简单的“∧”形弯曲等设计，以控制磨牙做整体移动即可。但是要控制切牙的最小量后退，如临床上切牙冠舌倾的病例却比较复杂。

在方丝弓矫治技术中，控制前牙最小量后移的方法一般有以下五种。

(1)尽可能将更多的侧方牙归并入牙弓前段支抗中连成一个整体，以增大前牙区的支抗牙单位量。为此，常根据情况尽可能拔除牙弓后份的牙，如第二前磨牙、第一磨牙，使拔牙间隙后移，从而为增大牙弓前段支抗单位创造有利的条件。

(2)选择与槽沟尺寸相当的方丝，并在方丝弓的切牙段形成冠唇向转矩，使其保持切牙冠的唇倾斜位，同时将后段方丝用砂纸磨圆、细，这样，在牵引切牙竖直的过程中，增加了前牙的稳定性，并且减小了后牙弓丝与槽沟间的摩擦力，从而为后牙更大相对前移创造了条件。

(3)逐一移动法，即以前方牙列为整体支抗，每次单一移动一颗后牙向前，例如，拔除第一前磨牙后，将 6 颗前牙连接在一起，先单独移动第二前磨牙，继而将到位的前磨牙与前牙连接在一起，以 8 颗牙为支抗单位，再单独移动第一磨牙等。

(4)制动辅弓：在前牙区设计辅弓拴扎固定，加强前牙转矩力，以控制前牙冠舌倾或后移。

(5)使用口外力，如采用面框，并设计前牵引钩，牵引移动后牙向前，从而能获得尽可能不影响前牙位置的后牙向前移动。此法多用于一些先天性失牙或非正畸拔牙的病例，但此种方法，需戴用面框，而且应尽可能全天戴用，同时对牵引力的要求也较严格，因而在学龄少年中常难接受，故比较少用。

2.中度支抗的间隙关闭方法

多数正畸患者都可归入中度支抗的类型，即在拔牙间隙的关闭中，前牙后退与后牙前移的比率为1∶1或 3∶2，也就是仅允许磨牙前移占去 1/2～1/3 的间隙量。在方丝弓矫治技术中，要控制中度支抗的前牙移动及关闭拔牙间隙，主要通过由方丝弓弯制的关闭曲及调整后牙的支抗单位来实现。

(1)关闭曲法：关闭曲的设计是多种多样的，曲的力量又与弓丝的粗细、曲高、曲间距，以及托槽间距等因素密切相关。但临床上，关闭曲的设计，主要应考虑到以下 3 个要求：①曲形简单易制，对患者刺激小。②能自动控制力的限度，即当患者不能按期复诊时，此力在间隙关闭到一定限度即停止，保持每月约 1 mm 的牙移动，以防止难以挽回的非理想移动。③不仅能使牙冠移动，也能产生牙根移动(控根移动)。

根据上述条件，临床上常选用以下 3 种垂直形关闭曲，用以实现 edgewise 技术中中度支抗关闭拔牙间隙。关闭曲可用圆丝弯制，但更多用方丝弯制，以便控制转矩及加大被移动牙段与弓丝间的摩擦力。

匙形曲：常用 0.016″×0.022″或 0.019″×0.025″的不锈钢方丝弯制，前者用于 0.018″规格的托槽，后者用于 0.022″规格的托槽。该曲具有合适的硬度，利于转矩，曲高 7 mm(下颌为 6 mm)，由于曲顶为椭圆形匙孔状，其实际曲长可达 10～12 mm。曲脚密贴，力量柔和，并有利于调节及力的自控。

泪点曲：同样应选用与托槽沟宽相应的不锈钢方丝弯制，曲高 7 mm(下颌为 6 mm)，曲顶至曲底呈一泪点形，底部密接。此曲弯制较匙形曲容易，但力量不如匙形曲柔和。应充分注意：①当采用弓丝末端向后牵拉回弯的方法调控关闭曲，或用弓丝牵引钩向后端结扎的方法调控关闭曲时，在上述两类垂直曲的曲底部，通常应形成每边 15°～20°的“∧”形弯曲，以产生控根的整体移动力。②在设计曲时，曲应放置于预计间隙关闭后的牙冠间中心位置，而不是现在间隙的中心位置，例如，在拔除第一前磨牙的情况下，曲应放于尖牙远中边缘部位置(距尖牙中轴 5 mm 左右)。③每次加力的方法为：夹持磨牙颊面管远中的弓丝末端向远中牵引，如果后段方丝与托槽间摩擦力太大，可用细砂纸微将后段方丝磨圆细，以利于牵引。④每次使曲打开后，应将各牙拴扎紧固定，使其摩擦力加大不滑动，以利于曲力回复时带动牙列关闭移动。通常，利用以上关闭曲的力量，每次打开曲 1 mm，可以顺利完成中度支抗关闭间隙牙移动。

T 形曲：曲高 6～7 mm，水平臂长约 11 mm，垂直臂间应密接，施力时打开。常用于尖牙近/远中及磨牙前移间隙的关闭，也可用片段弓技术中间隙的关闭。T 形曲由于附加了水平曲，不仅可以近远中关闭间隙，而且可以进行牙移动中垂直方向的控制(压入、伸出)等。

临床上常用的关闭曲，还有各种设计较多，如 Bull 曲、垂直关闭曲、三角状关闭曲等，也多运用于不同的病例中。

(2)除设计出良好的关闭曲并严格控制加力大小外，为了实现中度支抗的间隙关闭，临床中常需要采用改变前后牙支抗单位的技术方法，以控制后牙的过量前移。此时拔牙间隙的关闭常分两步进行。

第一步：牵引尖牙向远中：采用 0.016″的不锈钢硬圆丝，并在弓丝的磨牙颊面管近中处设计阻挡曲阻止磨牙前移，同时用橡皮筋、螺旋弹簧、J 钩等牵引尖牙向远中滑动到位。

第二步：用关闭曲及牵引关闭间隙：当尖牙后移到位后，继而将后移的尖牙与后面的牙连成一个支抗单位，再换用适当的方丝，如前述在侧切牙远中设计匙形曲或泪点曲，利用关闭曲的力量(必要时加颌间牵引)内收 4 颗切牙，关闭间隙。

分两步进行间隙关闭，通常可以达到 3∶2 的前后牙移动量，尽管治疗时间延长，但方法简单，效果稳定。在国内目前多使用 0.022″规格的方丝弓托槽，所以，先用 0.016″圆丝设计移动尖牙到位，然后再换0.019″×0.025″方丝关闭切牙远中间隙是目前临床中最常应用的方法。

一步法：在中度支抗的间隙关闭中，当拔除第一前磨牙并排齐前牙后，临床上也可不用先移动尖牙，而采用直接完成拔牙间隙的关闭，但此时必须加强后牙支抗。例如，Burstone 的局部弓技术，方法为首先分别将前牙及左、右后牙分段拴结，合并成单一部分，并用腭杠将左、右后牙稳定地相连在一起以加强后牙支抗，然后在前牙段与后牙段之间用 0.018″β-钛丝(TMA)弯制的 T 形收缩弹簧关闭拔牙间隙。弹簧的一个臂垂直地插入尖牙托槽管中，另一臂与 0.017″×0.025″的 TMA 弓丝焊接一起，并将此段弓丝放入磨牙辅助管中固定。通过牵引磨牙辅助管后方的弓丝末段张开收缩簧，可以起到收回前牙段并关闭拔牙间隙的效果。此法的缺点是自动控制力较差，由于前后段无固定连接，如果患者一旦发生单侧弹簧破坏，复诊又不准时，将造成难以挽回的结果，因此，在运用此技术时，必须缩短观察周期以避免发生意外。

3.最大支抗的间隙关闭方法

最大支抗的间隙关闭，意味着前牙后退与后牙前移间的比率为(2～4)∶1，即后牙前移量最大不能超过拔牙间隙的 1/3。这对一些前牙特别拥挤及严重超殆的患者特别重要，否则难以达到满意的治疗效果。

最大支抗设计的临床方法，在 edgewise 技术中有很多发展，常用的方法有以下 4 种。

(1)在磨牙区增加舌弓、腭杠等装置：可以将前牙后缩与后牙前移的比率改变为 2∶1。舌弓一般用0.9～1.0 mm的不锈钢圆丝弯制，一般将其焊接在磨牙带环的舌侧，或采用活动式插入舌管固定。Burstone将舌弓改良为由后方水平插入的设计，以便于插取及调整。由于下舌弓系从磨牙管的远中而不是近中插入，并且应使下舌弓位于下切牙的舌隆突位置，避免影响切牙的后退。Ricketts 改良了 Nance 腭托，将其由后向前弯曲后焊入磨牙带环舌侧近中部，以控制磨牙的旋转。通常，上颌支抗装置的弓丝应质硬、稳定。除非必要时，一般不主张在腭弓上制作扩大曲。舌弓、腭弓及腭托应根据患者的支抗要求在治疗的第一、第二阶段中使用，但拔牙间隙关闭后，在第三阶段治疗时应及时去除，以免影响其最终咬合位置的调整。

(2)尖牙、切牙分步后移：此法通常应在采用舌弓、舌杠、腭托的基础上，采用两步法，先将尖牙后移到位，然后将前后牙段各分别拴连成单一部分，再用关闭曲关闭间隙。此时可产生 3∶1 的缩回比率。前已述及尖牙后移的方法很多，如橡皮圈或橡皮链牵引、弹性线结扎、螺旋弹簧、J 钩牵引等向远中推移，一般临床中尖牙远中移动的理想力为 70～110 g，即可获得较好的尖牙移动。

Ricketts 在其生物渐进矫治技术中，用 0.016″×0.016″方丝，设计了一种尖牙无摩擦后移的弹簧片段弓，也是一种移动尖牙的好方法。此法一般结合桥形多用途唇弓压低并后移切牙的同时将尖牙后移，可控制磨牙前移量在 1/4 以内。但此种技术需在磨牙上附辅助管，缺点是力的自动控制差，因此必须严密注意患者的定期检查调整。

此外，采用 J 钩先单独作用于尖牙，移动尖牙向远中，由于不涉及口内其他牙的牵引，故能得到最大支抗的尖牙移动效果，因此口外力支抗是比较好的一种方法。但力量不能太大，以免造成牙周膜组织坏死、粘连，反而使牙不移动。

(3)口外力加强后牙支抗：设计上颌口外唇弓、J 钩等以加强后牙支抗或直接移动前牙向远中。此法可将前牙后移与后牙前移比率增加为 3∶1 或 4∶1。

对上颌后段使用口外力支抗是临床中最有效的一种明显而直接的加强支抗设计，也可以对下颌磨牙采用口外力，但对下颌一般更实际的加强支抗方法是对上颌磨牙用口外力，下颌弓丝作预备支抗弯曲(第二系列弯曲)，同时用Ⅲ类橡皮圈牵引达到加强下颌支抗的目的。

用口外唇弓加颌间橡皮圈牵引的方法始于 Tweed。他在双颌前突的治疗中，最初用口外弓及完整的上颌牙弓为支抗，先用Ⅲ类牵引后退下前牙。而上前磨牙的拔除仅是在下切牙已经完全后移完成之后。最后以Ⅱ类牵引及上磨牙向后倾的预备支抗来关闭上牙间隙。但如前所述，颌间牵引的指征仅为后牙有生长潜力的病例，否则将造成不必要的下颌后旋，这一点必须注意。

口外支抗的方向决定着其对磨牙的施力方向，因此，在设计中必须严格按照生物力学及矫治器有关章节中已述的原则进行。口外支抗的最大缺点是患者有不适感，并在很大程度上取决于患者的合作，因此尽管方法有效，其应用范围是有限的。

(4)骨支抗：采用骨板或种植钉作为抗基的支抗方法，可获得最大的支抗效果，甚至有人称之为“绝对支抗”。特别是微种植钉支抗方法，由于方法简单，效果稳定，可克服口外支抗不适感，依从性小，现已广泛应用于临床中。

(三)矫治磨牙关系

临床上矫治磨牙关系的主要方法有 3 种：①早期利用矫形力(口外支抗)促进或抑制颌骨的差异性生长。②利用拔牙间隙进行前后牙的移动以调整咬合。③Ⅱ类或Ⅲ类牵引，使牙及牙槽相对移动，从而达到磨牙的Ⅰ类关系。

1.利用口外矫形力促进颌骨的特异性生长

口外矫形力可影响早期颌骨的生长。青春发育期患者，由于尚有部分生长潜力，如能及时采用口外矫形力，多可收到较好的治疗效果。但使用此法时，对于男性与女性青春发育期时间的明显差异必须做到心中有数。通常，男性少年的青春期靠后，骨骼成熟期更慢，男女一般相差 2 岁左右，即 13 岁的女孩平均约与 15 岁的男孩发育阶段相同。因此，对女孩而言，15 岁时要从生长引导来改变颌骨及磨牙关系，已难实现。一般来说，临床中，使用口外力的理想年龄是 12～14 岁的男孩(当然还应结合身高、手骨片、性征等资料)，而女性患者的矫形应在此之前抓紧时机进行。

此外，还应充分了解上颌及下颌骨的发育过程有一定差异：在生长发育过程中，上颌骨的生长是持续的渐进过程，而下颌生长在青春期前有一段缓慢期，至青春高峰期再迅速增长并持续至成年。因此，在青春期促进下颌生长以改善Ⅰ类磨牙关系的潜力较大，临床上利用上、下颌骨的这种生长时间差，用口外矫形力抑制上颌或促进下颌生长，以调整磨牙关系，是可行的。

应当说明，时机不会失而复得。本节将颌骨矫形引导的内容放入第二阶段进行讨论，主要是基于矫治磨牙关系是第二阶段治疗的主要目的，以便于分步叙述。临床中对一些需通过促进颌骨生长来矫治磨牙关系的患者，特别是女性患者，从治疗一开始就应当首先考虑应用口外力，而没有理由等到完成牙齿排齐及牙弓基本排平之后。因为，对患者而言，每过一天就要减少一天有益于生长反应的可能性。

对骨性错𬌗早期应用口外力的主要目的是促进或限制颌骨生长，通过调整颌骨前后关系来改善其磨牙关系。但控制口外力的强度也能直接作用于牙齿调整磨牙关系，特别是用较小的口外力施加于第一磨牙时，例如，对一些伴有上磨牙前倾或前移的病例，此时适当的口外矫形力(每侧 200～400 g)可以直接竖直及后移上磨牙，改正磨牙关系。而对一些需前牵引上颌及抑制下颌生长，从而改善磨牙关系的患者，由于上颌弓代偿性狭窄，应同时注意上颌弓与下颌弓宽度的调整，常需适当扩大上颌弓(去代偿)，以适应牵引上颌弓后部与下颌间咬合关系的对应协调。口外牵引的各种方法、力学设计及使用要点。

2.利用拔牙间隙及差动力牙移动调整磨牙关系

前已述及，正畸拔牙有两种原因：①为排齐拥挤的前牙提供出必需间隙，同时避免造成过大的切牙前突。②当口外整形力已不能调整颌骨的Ⅱ类或Ⅲ类关系时，可为矫治切牙前突及尖牙和磨牙的咬合关系提供出间隙位置。临床中一般选择拔牙的部位为：第一前磨牙、第二前磨牙、第二磨牙及第一磨牙等。本节为讨论利用拔牙间隙的磨牙调整方法，以恒牙列早期常见Ⅱ类1 分类患者的拔牙部位为例简述之。

(1)选择性拔除上、下颌前磨牙，用颌间差动力牵引改正磨牙关系：在 edgewise 技术中，通过选择性拔除不同部位的前磨牙，通过改变上、下牙弓前后段支抗单位的方法，再进行颌间牵引也可达到磨牙关系的差动力调整效果，从而简化其治疗设计及缩短疗程。临床中常用于矫治Ⅱ类错𬌗的拔牙措施是选择拔除上颌第一前磨牙，而下颌拔除第二前磨牙。此时，下磨牙近中已无阻力，支抗减小，故在Ⅱ类牵引下将容易向前调整移动达到Ⅰ类磨牙关系。同理，单纯Ⅲ类错𬌗的矫治，如果拔除上颌第二前磨牙及下颌第一前磨牙，在Ⅲ类颌间牵引下，由于上磨牙段支抗减小，磨牙前移容易，故有利于Ⅲ类磨牙关系的迅速调整。

选择性拔牙后，采用 Z 形牵引方法可用于改正磨牙关系，在进行颌内牵引的同时，增加颌间牵引，有利于牙列的相对移动及磨牙关系的调整。由于 edgewise 托槽摩擦力大，向远中移动相对困难，一般在进行Ⅱ类牵引时，为避免上后牙前移，通常应增加上后牙的支抗(口外弓或腭杠等)。

(2)拔除上颌第二恒磨牙，推上后牙远中移动改正磨牙关系：推上颌磨牙向远中以矫治Ⅱ类错𬌗伴拥挤的非拔牙治疗方法，在活动矫治器的应用中已不陌生。尽管通过向后移动上颌磨牙获得间隙并矫治了Ⅱ类磨牙关系。但头影测量研究显示，这是有条件的。现已清楚，上磨牙的远中定位只是对那些尚有大量垂直生长及上颌牙生长潜力的患者才能实现。否则，即使患者十分合作并能长期坚持使用面弓口外牵引，要达到使上磨牙后移 2 mm 也是非常困难的，除非拔除上第二恒磨牙。并且拔除上第二磨牙后，还必须很好地戴用口外唇弓才能向后移动上颌磨牙，矫治磨牙关系。

对Ⅱ类畸形患者，当 7 拔除后，要达到磨牙关系的调整，关键有两点：①使用中等强度的口外牵引力(每侧 200～400 g)。②进行长期持续时间的牵引(12～14 小时/天)。只有这样才能移动磨上牙向远中，但向远中移动速度较慢，必要时建议采用口内摆式矫治器。

应注意，拔除 7 后，一般不主张用颌间Ⅱ类牵引来远中定位上第一磨牙。因为，这种牵引所造成的下牙弓近中倾斜移动比上第一磨牙远中移动大得多，甚至可造成磨牙的Ⅲ类关系。如果一定要用Ⅱ类牵引，则必须退后至下第二磨牙上作牵引钩，同时将下牙弓用与托槽尺寸相近的较粗方丝扎紧固定并作支抗弯曲或口外支抗，阻止下颌牙弓向前倾斜，而在上颌则选用较细（比槽沟窄 0.004 英寸为好）的弓丝以利于被牵引牙在弓丝上向后滑动。并且应逐一牵引第一磨牙，继而前磨牙向远中。牵引力不应超过 100 g 以使差动力最适于保持下牙弓不动，而仅上牙逐一后移，最终达到全牙弓关系的矫治。

对缺少第三磨牙牙胚的患者，一般不主张拔除第二磨牙，因为这将减少后牙的咀嚼单位，严重影响其预后功能。

（3）拔除第一恒磨牙：拔除第一恒磨牙的病例，大多系第一恒磨牙因早期患龋病或釉质发育不良，而不得不拔除者。在恒牙列早期，如果拔除了第一磨牙，由于后牙支抗单位仅有第二磨牙，因此，在利用此拔牙间隙时，应充分注意矫治力的大小及支抗的设计，以防止第二磨牙前移而丧失间隙。必要时，可采取推迟拔除单颌第一恒磨牙（上颌或下颌）的方法，如下颌前牙拥挤病例先拔下颌第一磨牙，上颌暂不拔牙，以完整的上颌为支抗；上颌前牙拥挤病例先拔上颌第一磨牙，以整体下颌为支抗，以利于前牙向后调整移动。此时，正确地设计支抗，合理地控制磨牙前移量是治疗成败的关键。反之，对临床中需切牙最小后移的病例（见后最小支抗节）拔除第一恒磨牙显然是合理而有效的一种途径，但此时应注意第二磨牙的状态及第三磨牙是否存在，以避免造成后牙咀嚼功能减弱。

3.颌间橡皮圈牵引

不同的牵引钩设计及不同的牵引方式将对牙列及牙列中前后牙的移动产生不同的效果，治疗中应给予充分注意。

对非拔牙及无牙列间隙的早期错𬌗病例，直接用颌间橡皮圈牵引，通过牙弓的相对移动改正磨牙关系也是常用方法之一。使用Ⅱ类牵引时，下颌弓将向近中移动，而仅有少量的上颌弓远中移动，以此达到磨牙关系的矫治。青春高峰期少年，由于下颌骨的生长潜力仍大，故Ⅱ类牵引能起到明显效果。

Edgewise 技术中，为了减小垂直分力使颌间牵引力更趋于水平向，一般可考虑先用适合的方丝弓固定上、下颌，同时将带环作至第二恒磨牙上，且在侧切牙远中翼（不是通常在尖牙近中）及第二恒磨牙近中设牵引钩。这将比在尖牙近中和下颌第一磨牙近中设牵引钩更为理想。因为其牵引的水平分力更大，而垂直分力更小，故更有益于磨牙前后关系的调整，同时也在一定程度上防止磨牙的伸长。同理，Ⅲ类颌间橡皮圈牵引时，可导致上磨牙伸长及因上磨牙的过度伸长而导致下颌向后下旋转。防止的方法除与Ⅱ类牵引相似，设计增大水平分力外，还可设计上磨牙的口外力高位牵引等。总之，颌间牵引对磨牙造成的垂直拉长问题及由此导致的下颌骨向后下旋转，临床上必须十分注意。因而采用长期颌间牵引矫治磨牙关系的方法必须十分谨慎和小心。

四、第四阶段：咬合关系的精细调整

第三阶段治疗结束后，牙齿（指牙冠）已经排齐，拔牙间隙关闭。上、下颌磨牙间也达到Ⅰ类咬合关系。但这些远未真正达到治疗目标中牙齿的生理咬合位置，更未达到牙列平衡和美学上的矫治要求。此时可能存在的问题有：①拔牙隙两侧牙齿由于倾斜移动，尽管牙冠已合拢，但牙根仍在原位改变不大，因而牙轴是倾斜的。②由于前牙舌向内收过度，切牙冠多呈不正常的舌倾。③上、下牙列垂直关系，由于牙冠的倾斜及颌间橡皮牵引力的使用可出现过度深覆𬌗及前牙或后牙区呈开骀关系。④中线可能仍未完全矫治。⑤由于牙冠大小变异造成的咬合问题，尚需妥善解决。因此，第四期治疗的宗旨，就是通过进一步的精细调整，最后矫治上述可能出现的问题，完善上、下牙列的咬合关系，尽可能使其达到理想、美观的治疗目标。

(一)牙弓及牙列关系的理想化

1.竖直牙根转正牙根

使牙根轴达生理平行，是维持矫治后牙齿的正常生理功能和咬合稳定的重要保证。方丝弓矫治技术在前期的牙冠移动中，常常也同时进行了控根移动，牙根的倾斜度一般不大，也比较容易竖直。通常，在此阶段采用的竖直牙根方法有如下 3 种。①利用方丝弓的第二系列弯曲，即在弓丝上设计与牙冠倾斜方向对抗的近远中力矩弯曲(如“∧”形弯曲、刺刀样弯曲)来逐步矫治根的倾斜；此法常用于一些轻度根倾的病例。并且，应选用弹性较好的 0.017″×0.025″β-钛丝(TMA)或直接用镍钛合金丝为好。②对于侧方牙齿的牙根竖直，如尖牙、第二前磨牙牙根的竖直可采用在弓丝上弯制附加曲的方法，常用有 T 形曲及箱形曲等可以辅助其牙根的转正，同时可关闭最后的少量间隙。此外，在主弓丝上附置弹性辅弓丝，将辅弓丝从颊面管一直延至尖牙部拴扎于全部侧方牙的托槽上，也可逐步达到竖直牙根的效果。③利用 edgewise 托槽的翼间垂直槽距设计各种正轴弹簧竖直牙根。此时主弓丝一般不能用太粗的钢丝(以免弹簧插入困难)，而太细的弓丝又常易致弓丝变形影响牙弓形态，因此，对深槽沟的 edgewise 托槽使用正轴簧最为理想。

2.切牙冠根的转矩移动

在第二阶段关闭间隙的过程中，常易造成切牙冠过度内倾，对中国人来说，由于人种的特征，正常切牙前突度较大，这种内倾带来的后果尚不明显，但对于牙前突度小的白种人来说，矫治过度内倾的切牙，是常规的重要治疗步骤。

方丝弓矫治技术用于切牙根转矩的方法，主要通过在弓丝切牙段作转矩扭曲，然后插入槽沟内达到切牙根的舌向移动。一般来说，对 0.018″规格的 edgewise 托槽，采用 0.017″×0.025″的弓丝有较好的转矩效果；对 0.22″规格的 edgewise 托槽，最好使用具有良好弹性的 0.021″×0.025″β-钛方丝弓来完成切牙的转矩移动，至于弓丝对各牙的转矩角度，可参照正常骀中国人的参考标准。

在 edgewise 托槽上也可使用与 Begg 技术相似的转矩辅弓进行切牙根的转矩移动，国外有成品转矩辅弓出售，使用时主弓丝多采用圆丝而不是方丝。但也有将辅弓焊接于方形主弓丝上的第三阶段成品转矩弓出售。

值得提及的一种转矩辅弓是 Burstone 设计用于Ⅱ类 2 分类错骀患者的一种转矩弓，对上切牙需较长距离转矩移动，而侧切牙相对少量移动时使用最为有效。使用时，将辅弓末端伸入磨牙颊面辅助管中，弓前份置于中切牙锁槽沟内扎紧，即可达到中切牙转矩的目的。

3.垂直关系的矫治

在第三阶段治疗结束后，前后牙的垂直关系一般不会有太大的问题，但有时也可出现前牙或后牙开骀或前牙深覆骀等，因此需要在第四阶段进行调整改正。

(1)前牙深覆骀的改正：在矫治前牙深覆骀前，首先应当分析出现此问题的原因。除了第一阶段排平牙弓骀曲线不彻底及治疗过程中牙弓骀曲线发生变化外，此时，最重要的应注意观察上唇与上切牙的关系并对比治疗前的变化。因为在此阶段，前牙深覆骀常因上颌切牙在长期Ⅱ类牵引下微拉长所致，对此，最好的解决办法是使用多曲方丝，但不加前牙牵引，或使用一个压入上切牙的辅弓。如果此时上牙弓用的是方丝弓，为达到切牙压入的效果，还可将主弓丝从尖牙远端剪断形成局部弓丝然后将切牙段弓丝与辅弓结扎，以达到最大压入切牙的目的。但如果用圆丝，则不能将弓丝从侧切牙远中剪断做片段性压入，因圆丝滑动，弹力改变可导致牙弓变形。

在此期使用辅弓时，还应特别注意保持牙弓的侧方形态，为此，可根据患者的需要设计腭杠或舌弓，以防止上磨牙向远中过度倾斜。对需要将切牙压入较多的患者，设计腭杠十分必要。但对切牙少量压入的病例，可不必考虑再用腭杠。

对㴔曲线尚未彻底改正的深覆㴔，且仍有生长潜力的患者，此期改深覆㴔的最好办法是重换一圆形弓丝(0.016″或 0.018″)作成加大的补偿曲线(上颌)或反 Spee 曲线(下颌)，放入牙弓内再次排平。此外，也可设计辅弓与切牙间的结扎加力以达到满意的压入效果。

(2)前牙开㴔的改正：同深覆㴔的处理方法一样，首先应当辨明形成开㴔的原因，对症施治，才能正确调整颌间关系和改正前牙反㴔。最常见的开㴔原因多系下弓丝太平直或反曲线导致下切牙过度压入所致，此时最好的办法是调整下颌弓丝，赋予其正常㴔曲度，让下切牙适当伸长(注意不是拉长上颌切牙)，以恢复固有的下颌曲线，从而改正开㴔。此间采用的下弓丝最好换用较细的圆丝。

如果前牙开㴔系托槽黏结位置不当(太靠近㴔方)所致，则可以重新调整托槽位置，或在弓丝上相应部位形成垂直阶梯状补偿弯曲来矫治。此外，临床上多在下颌弓丝上改放一细圆丝(0.016″或 0.018″)，并形成微小的㴔曲线和必需的垂直阶梯弯曲，而上弓丝一般用保留的整体方丝弓固定上颌牙列。然后，在上、下切牙间应用颌间轻力牵引上下切牙区，以关闭开㴔隙。

如果开㴔系后牙过多伸出所致，则矫治的方法比较困难，必要时应采用头帽及口外弓做高位牵引，而且如果系过多生长所致者，此牵引应继续到生长基本完成为止，并且应有较长的保持。

(3)后牙区开㴔的改正：后牙区的开㴔，常可因恒牙早期前磨牙牙冠萌出不足，造成托槽黏结时位置太近㴔方，或因治疗中托槽脱落或重粘位置不正，导致后牙牙冠倾斜、错位及矫治不充分、㴔曲线未排平等因素所致。如果后牙区无咬合接触是由于托槽位置的差异，应重新调整托槽位置或在相应的弓丝位置做阶梯曲调整；如果系牙齿倾斜、扭转所致，则应改正牙轴，进一步竖直牙齿；如果系㴔曲线及上、下牙弓关系不理想，则应再次用弓丝排平㴔曲线，最好用镍钛方丝并用后牙颌间垂直牵引的方法改正。后牙区颌间牵引的方法可因不同的目的进行不同的颌间牵引设计如箱形、三角线、平行四边形牵引等，必要时在后期可剪断上颌方丝(当上颌补偿曲线不足时，将方丝从上尖牙远中处剪断)或剪断下颌方丝(下颌 Spee 曲线过度时，从下尖牙远中剪断方丝)，然后再进行垂直颌间牵引，注意通常仅剪断单颌方丝即可，不需同时将上、下方丝都从侧方剪断；如果后牙开㴔系磨牙后倾(因治疗中弓丝过度后倾弯)或前倾(因牵引所致磨牙牙冠前倾)，则可在磨牙区用橡皮圈垂直牵引改正。

4.继续改正中线及调整牙齿大小的差异

有关中线矫治的各种方法，已在第三阶段治疗中做了详细介绍。矫治中线可一直持续至第四阶段，由于中线关系能局部反映出牙弓间的平衡协调和后牙关系的对应性，同时也与面部的美观、协调密切相关，因此，在第四阶段治疗中应继续作相应的矫治。第四阶段存在的中线不正有以下几种类型。

(1)牙性：由牙齿位置引起的上颌牙弓或下颌牙弓中线的偏斜所引起。临床上应鉴别中线的不正是由于上颌牙弓还是下牙弓的偏斜所致，上颌牙弓的中线对美观影响较大，矫治时以上颌牙弓的中线为基准，一般不应该让上颌牙弓去对偏斜的下牙弓中线。对下牙弓中线偏斜者，上牙弓用粗的方丝控制其位置，下牙弓用 0.018″(0.46 mm)或 0.020″(0.51 mm)的不锈钢圆丝，在两侧分别进行Ⅱ类和Ⅲ类牵引，必要时再在前牙区做斜行牵引。对上牙弓中线偏斜者，则在下颌用粗方丝，上颌用 0.018″(0.46 mm)或 0.020″(0.51 mm)的圆丝，进行相应的牵引。中线不正常需要一定程度的过矫治。

(2)功能性：个别牙齿的倾斜干扰或上、下牙弓横向位置的轻度不调，可以引起下颌位置的偏斜。对个别牙干扰者通过调整个别牙的位置或调𬌗，此后下颌的位置及中线可自动得以调整；单侧上颌牙弓狭窄者可调整弓丝形态，必要时使用颌间交互牵引；若上、下牙弓中线在主动改变下颌位时虽能对齐，但在下颌姿势位(息止颌位)时下颌偏向一侧，可最后通过单翼式活动保持器调整。

(3)骨性：对轻度的下颌骨性偏斜可通过调整牙齿的位置及牙轴倾斜来补偿。重度的骨性偏斜则只能通过外科(如颏成形)手术矫治。

(4)在影响中线关系及上、下牙弓的正常对应关系的因素中，值得重视的问题是上、下牙大小的差异和不调，特别是在治疗完成阶段，为达到最好正常𬌗的治疗目标精细地处理这种不调十分重要。为此，对上、下牙弓 Bolton 指数不调的个体，在治疗一开始就可采用邻面去釉即片切较大牙齿的邻面釉质部来逐步达到上、下牙量一致，此过程可延续至治疗的保持阶段。在最终治疗结束时，片切减径的方法，不仅能协调上、下颌牙量，同时由于片切加大了邻间接触面，也增大了牙弓后期疗效的保持和巩固。但应注意，考虑到牙邻面釉质厚度一般为 0.75～1.25 mm，故每侧去釉厚度一般应不超过 0.25 mm 为度。

对临床中较常见的上颌侧切牙变异(圆锥牙、过小牙)所致牙量不调的病例，在第四阶段治疗中通常应保留出侧切牙的正常大小间隙位置，用螺旋弹簧开大，或弓丝上形成阻挡曲保持间隙。一直到保持期后，再采用塑料或烤瓷冠面修复其外形，以达到满意稳定的咬合及美学效果，同样对个别牙冠缺损(外伤或龋坏)致中线不正病例的治疗，按保留其原牙位置间隙及后期修复的办法，同样能取得很好的效果。

此外，对上、下牙量轻度不调者，根据病例情况一般还可采用牙代偿的办法处理。例如，利用转矩力，使上切牙微前倾来掩饰过大的上切牙，或用上切牙微内倾来掩饰过小的下切牙，以及加大或减小尖牙的倾斜角等，通过轻微增大覆𬌗或覆盖，完全可以掩饰上、下牙量的不调关系。

(二)牙弓的最后调整——美学弓

当完成上述治疗后，为达到牙弓的理想和美学目的，还应进行上、下牙弓最后的精细调整和定位。标准 edgewise 技术，在治疗的最后阶段，对牙及牙弓的最后精细调整设计有常规化的理想弓、美学弓完成步骤，即利用方丝弓托槽，在方丝弓上按个体牙弓的大小、牙轴倾斜度、转矩度完成理想弓的第一、第二和第三系列弯曲(直丝技术可不作弯曲)，同时，协调上、下弓丝。并在弓丝上形成上下和谐的 Spee 弯曲。然后将弓丝拴紧入各牙托槽，一般即可达到理想弓的目标。

然而，即使将每个患者的牙都精确按标准定位，也难以完全达到上、下牙弓的咬合关系。由于弓丝与托槽相适越精确，需要的弯曲也越多，而用直丝托槽尽管预成角度、转矩及厚度，但对个体而言也难免无差异，因而简单的标准弯曲或直丝托槽必然造成其牙位不完全位于咬合位上。所以，在实践中，大多数情况还需要用颌间橡皮牵引进行辅助调整才能最终达到治疗所要求的牙位。

此外，edgewise 技术中大多使用了Ⅱ类或Ⅲ类牵引，并且为防止复发常以过度矫治为治疗目标(常规方法是超矫治 1～2 mm)，这种过度矫治是否适当，最后常需经受咬合考验。为此，在进行 edgewise 标准完成弓的精细调整之后，即在最后结束治疗进入保持期前可采用以下两个步骤进行自我调整考察：①在正畸矫治器撤除前 4～8 周应终止颌间橡皮牵引，允许其弹回以观察变化。②在治疗最后阶段，观察牙齿在没有粗弓丝存在时是否也能进入牢固的咬合关系。

后者多换入较细的直径为 0.016″或 0.018″的不锈钢硬圆丝以提供牙移动的自由度，同时弓丝上也必须形成必要的生理第一及第二系列弯曲。自我调整过程中一般多不必采用颌间橡皮牵引。但临床实践中如果需要，也可以适当使用一些牵引并进行适当的调㓞，常能促进自我调整的牙尽快进入最终的咬合。

如果上述两种最后检验结果满意，第四阶段的主动治疗即告结束。此时牙齿在生理位置上已完全排齐，上、下牙弓形态协调，覆㓞、覆盖正常，中线无偏斜，尖牙及磨牙均为Ⅰ类咬合关系，咬合稳定。

五、第五阶段：保持

当第四阶段治疗结束后，即可拆除牙上的带环及托槽。对患者来说，或许认为矫治已经完成。但作为正畸治疗全过程，则意味着另一个重要阶段"被动治疗阶段"才刚刚开始，因为被矫治的牙和牙列常处于极不稳定的状态，仍有回复到矫治前的趋势。由于下述原因的存在，常导致正畸治疗结果的不稳定和复发：①牙周膜及牙槽改建未恢复平衡；②咬合平衡尚未建立，牙齿处于不稳定的位置；③肌动力平衡尚未建立；④口腔不良习惯的继续存在；⑤不利生长型的继续存在。因此，必须再持续相当一段时间，控制牙位和咬合矫治状态，逐步地（而不是突然地）撤去正畸力装置或设计新的维持装置、调整咬合、促进组织改建、防止畸形复发。这就是保持阶段的治疗目标。

矫治后是否复发或需要长期（甚至终生）保持，也取决于矫治的设计、时间过程、技术措施，取决于患者的畸形程度、生理条件、发育年龄及遗传影响等。由于大多数的正畸治疗属"代偿性"治疗，在新的牙㓞颌面平衡代偿尚未完全达成稳定前，复发的可能性永远存在。但可以在方丝弓矫治器矫治中，采取以下措施防止复发。①诊断设计时：应充分考虑牙颌面的生长发育，扩弓治疗要严格选择适应证，且不超过一定的限度，确定矫治目标时要注意牙代偿的限度，应建立其与骨面的正确关系。②正畸矫治中：要注意建立下切牙与基骨的直立关系，以及合适的上下切牙角，应注意使拔牙隙两侧牙齿的牙根相互平行，对错位牙齿、异常覆㓞覆盖及颌间关系做适度的过矫治。③矫治完成后，通常需要根据具体情况采用不同的方法进行维持。

（一）与生长有关咬合改变的保持问题

相对而言，青春期患者局部牙周和牙龈因素所导致的牙移位复发是较短时间能解决的问题。而颌骨的生长差异在此期疗效的保持中由于时间更长显得更为重要。前已述及，青春期仍存在一定的生长潜力，这种生长力所导致颌骨的改变完全可能影响已经矫治完成的效果。临床上这种由于生长力所造成的变化多体现在颌骨生长的前后方向及垂直方向上（横向方向比较少）。因此对尚有生长潜力患者的Ⅱ类、Ⅲ类深覆㓞、开㓞等错㓞畸形矫治后的保持问题应予特别仔细和留心。

(1) Ⅱ类错㓞矫治后的保持：青春期患者过度矫治是控制Ⅱ类畸形牙位复发的重要方法，在矫治第五阶段中就应充分给予注意。因为即使采用良好的保持器，在治疗后牙位调整引起 1～2 mm的前后向变化是完全可能的，特别是施用Ⅱ类牵引的患者，一旦停止牵引，此种回复性牙移动常很快发生。而过度矫治，将为这种回复提供一定的补偿。

控制Ⅱ类畸形矫治后颌骨生长所致复发的方法一般有两种：第一种是采用较长期的晚间口外牵引（面弓等），以抑制上颌向前生长。第二种是使用功能性矫治器，如 activator、bionator 型功能性矫治器，以保持牙齿原位置及原咬合关系。对有严重骨骼问题的患者，保持时间应长于12～14 个月，最好能持续到生长已基本停滞为止。

（2）Ⅲ类错𬌗矫治后的保持：对恒牙初期患者，由于下颌相对于上颌仍有较大的生长潜力，随着下颌的生长，Ⅲ类畸形复发的可能性较大。同Ⅱ类畸形一样，保持器选择口外力装置（如颏兜）及功能性矫治器均可。但如使用口外力时，必须正确判断下颌生长的方向。临床上盲目的颏兜牵引常造成下颌后下旋转的后果，对此须十分小心。一般来说，中度Ⅲ类问题，用功能性矫治器或定位器完全能保持治疗后的咬合关系。如果正畸治疗后，复发系由下颌过量生长所致，则应成人后选择外科正畸的方法，此时保持常是无效的。

（3）深覆𬌗矫治后的保持：大多数错𬌗畸形的矫治都包括深覆𬌗矫治的内容。对深覆𬌗矫治后的保持方法，一般多采用可摘式小𬌗平面板保持器，此时保持器上的基底板同时也起到咬合平面板的作用，可限制下切牙的伸长。垂直生长多继续到青少年后期，因此深覆𬌗矫治后的保持，多需持续数年的时间，但后期不必全天戴用，仅晚上戴入即可。

（4）前牙开𬌗矫治后的保持：应注意开𬌗患者矫治完成后，不宜采用压膜式塑胶膜保持器，建议采用 Hawley 式保持器并应注意使高位唇弓置于切牙近龈方，即最大周径线近龈侧，从而阻止其退缩复发。此外，也可在切牙部唇面暂时黏固附牵引钩的局部弓丝，并维持颌间轻力牵引，以保持其已达成的覆𬌗接触关系。开𬌗矫治后复发的原因除可能系磨牙继续生长、已矫治切牙的回缩，以及下颌向下后旋转生长外，一些不良吞咽及舌习惯也可能是复发的原因。临床上，磨牙过长常是开𬌗复发的重要原因，因而，控制开𬌗患者上磨牙过萌是保持的重要途径。常采用的方法是高位牵引，用口外力控制磨牙生长或者采用后牙高𬌗垫的可摘式保持器。如采用后牙区高𬌗垫的 activator 或 bionator 等功能性矫治器装置，以过度牵张的肌力对抗后牙萌长。应注意此种后牙萌长及过度垂直生长常持续至青春后期，故此期间，患者充分合作，长期坚持戴用保持器是保持成败的关键。

（二）保持期牙周组织的改建

一般来说，当恒牙列初期的错𬌗畸形通过正畸力移动牙齿到位后，在新位置咬合力作用下，牙周韧带的重建还需要 3～4 个月的时间。而牙龈中的胶原纤维和弹性纤维的改建过程比牙周韧带慢。胶原纤维的改建需 4～6 个月。弹性嵴上纤维的改建更慢，在去除矫治器后，还需 1 年以上的时间。鉴于正畸治疗复发的重要原因之一是弹性纤维特别是嵴上纤维的回弹，有学者推荐用外科辅助的方法克服牙周纤维的回弹，这样能节省不必要的过度矫治操作及保持的时间。

牙周外科手术的辅助治疗方法，一般应在牙矫治到位，并使其在新位置保持 3 个月后才能进行，常用的方法有以下两种。

第一种方法是由 Ed wards 改进的嵴上纤维环切术（CSF）。即在局麻下用细刀尖插入牙龈沟直达牙槽骨嵴，沿唇及舌龈缘环切断牙周纤维。术后不需要包扎牙周，患者仅有轻微的不适感。

第二种方法是在每一牙龈乳头中心作一垂直切口，避开龈缘，在龈缘下 1～2 mm 处伸入颊、舌骨嵴处切断牙周纤维。

上述手术通常在矫治器最后拆除前几周进行。如果选择在撤除时进行，则应立即戴入保持器。显然第一种手术在撤去矫治器时进行比较容易，可避免矫治器弓丝的干扰。而后一种方法不受矫治器的干扰，故可提前进行手术。但由于创伤在龈内部，手术不宜推延到撤除时才做，以免戴入保持器时产生伤口压痛。据报道此两种方法所起的保持效果都是相同的。

(三)下切牙拥挤矫治后的保持

骨的继续生长不仅影响咬合，还可改变牙位，特别是下切牙拥挤患者在排齐下切牙后的复发问题，在临床中比较突出。

(1)下颌向前下旋转生长：将使唇肌压力作用于切牙，导致切牙舌向倾斜。目前认为这种下颌继续生长是正常或Ⅲ类患者形成下切牙拥挤的主要原因之一。因此，青春期患者下切牙区的保持多应持续至生长停滞，直到成年为止。

(2)第三磨牙的萌长：有关第三磨牙萌长是否造成前牙拥挤复发的问题，尚有不同争论。但由于第三磨牙的萌出，通常将持续至青少年后期才能确立。一般而言。对恒牙列早期患者，延长保持时间直到第三磨牙萌出(牙列完全稳定)的观点，对保持疗效较好。

(3)下切牙磨耗不足：H.Peck 和 S.Peck 发现，整齐排列的正常人下切牙，其牙宽度(MD)与牙厚度(FL)之比率约等于 1(MD：FL≥1)。通常，不超过 0.92，侧切牙不超过 0.95 时，才能保持稳定。如果此比率增大，则拥挤易复发，故提出对大多数患者应减小其下切牙近远中宽度以增大其稳定性。这与 Begg 有关澳大利亚土著人的牙齿因为生理磨耗大而减少了畸形发生的理论基本一致。而在临床中，使切牙邻面由点接触变成面接触时，也确能起到有效的稳定作用。因此，在保持期采用片磨下切牙间邻面的方法，不仅能为重新排齐拥挤切牙开拓间隙，同时也增大了邻间接触面，缩小了 MD/FL 比率。从而起到下切牙保持稳定的目的。

邻面去釉的方法，建议采用金刚砂条片锯进行片切。主要片切触点处，且釉质的片磨不能太多，一般每面不能超过 0.5 mm，并应同时采用 Hawley 式活动保持器的唇弓重新调整和排齐下切牙。此外，设计一个在模型上预先将牙片切排齐的尖牙至尖牙间局部活动保持器，对复发切牙拥挤病例的重新矫治和保持也可起到较好的效果。

(四)保持器的设计和选用

常用的保持器一般有可摘式保持器、固定保持器及功能性保持器三大类。

(1)Hawley 式活动保持器：最常用的一种可摘式保持器。由于设计简单、可靠，故使用最广。但此保持器的缺点是患者常取摘，易丢失折断；此外，由于其唇弓刚好通过尖牙远中的拔牙隙，如果设计制作时固位贴合不良，常易造成尖牙远中间隙复发。

(2)Begg 式活动保持器：适于矫治后牙间尚有少量余隙尚未完全关闭者。可通过连续长臂上的双曲加力，达到牙冠紧密接触的目标。但该矫治器不适于矫治后切牙轴较唇倾的病例，因为长臂易向龈方滑动而影响固位。

(3)夹板式活动保持器：适用于牙周病矫治后的患者及口唇形态缩的患者。牙周患者的保持器应在进食时戴用，而进食后取下清洗后再戴入，以保护牙列健康及稳定。

(4)舌侧弓丝式固定保持器：目前，为很多人提倡使用，特别是下前牙区。一般采用 0.017 5″多股辫状丝在前牙舌(腭)侧，第一前磨牙之间，沿舌隆突嵴形成一连续弓丝，再用黏结剂将其与前牙舌面分别黏固在一起固定。该保持装置不影响美观，对口腔功能妨碍小，不必取摘是最大优点，其缺点是一定程度影响口腔卫生。

采用舌丝或固定保持器时，舌侧丝的口内黏结多在拆除固定矫治器唇弓丝前进行，为便于固位丝的口内黏固，可先将已在模型上弯制适合好的舌侧固位丝放入口内就位，立即用结扎丝穿过牙间隙，暂时与唇弓丝拴扎定位，然后进行常规隔湿、吹干、黏固。黏固剂不能全部糊满弓丝，应点状黏结，留出牙间缝隙处，以保持生理牙动度。待舌固定丝黏固后，再撤去唇侧全部固定装置及结扎丝。

随着材料的进步和更新，目前更推广采用一种高强度玻璃纤维复合树脂(fiber reinforced composite,FRC)代替舌侧金属丝作为舌侧固定保持器材料。该材料和方法较金属丝黏固法更为快捷、方便，但其疗效尚待评价。

(5)功能性保持器：也是一种活动矫治器装置，将功能矫治器作为保持装置完全不同于在青春高峰期时促进骨生长的目的，相反是为了一定程度限制骨的继续生长，以及调整和保持牙位置的矫治后状态。因此，应根据矫治后的咬合关系进行改良设计。常用的功能性保持器有斜面导板、𬌗平面板、肌激动器等。其作用是限制前牙或磨牙生长、在一定范围内调整咬合差异；此外，在功能矫治器上，适当调整上切牙的舌侧边缘嵴，常能起到进一步调整覆𬌗、覆盖关系的效果。

(6)正位器：该矫治器的制作一般是在撤去固定装置前 4～6 周进行，先制作牙模型，并留取蜡记录，在技工室修整去除模型上的带环、托槽及间隙等，重新排列调整石膏牙的位置关系达理想位。然后，在理想位制作全塑胶定位器。戴入口腔后，由于正位器的塑料是一种软树脂，故能逐渐改正最后一些小范围的牙不齐达理想位置。正位器戴入后，最初每天白天应做4～6 小时轻咬压训练，并全天戴用，以利于牙的最后精确调整。正位器对控制恒牙列初期仍有少量生长潜力患者的矫治后保持也有效果。正位器的缺点是体积太大、比较不适，同时对咬合道的要求十分严格，因此制作上必须十分精确。该装置国外也有各型成品出售。

(7)压膜式保持器：目前已广泛应用的一种膜套型保持器。该保持装置类似定位器，制作简单，直接取模压制而成，因为透明，不影响美观，较受患者欢迎。但干扰咬合运动、易脆损是其缺点，为此，目前有各种改进。

(五)保持器的戴入和调整

通常，用固定矫治器进行各类错𬌗畸形矫治后，几乎所有的患者都需要保持。保持器的戴入和固定装置的撤除一般同时进行，为减小带环去除后牙间余隙的影响，可在 1～2 周前，先撤去带环(特别是压膜式保持器)。在固定装置撤除后，应立即做洁牙治疗，充分去除牙面及颈缘残留的黏结物和牙石、垢积物等，并立即戴入保持器，教给患者清洗方法。一般戴入保持器 1 周后，应做复诊检查调整。

保持器在前 3～6 个月内必须全天戴用，吃饭时可以摘下(除永久夹板固位的患者外)。以后保持器可部分(晚间)戴用，连续时间应至少 12 个月，以允许牙龈组织完成重建过程。非生长型患者此时即可停止保持。但对仍有生长潜力的患者，应延长保持器的部分戴用时间到生长完成为止。对有特殊需要的患者则应增加部分戴用时间，并辅以片切(邻面去釉)、口外力和功能性矫治器的使用等。对超限矫治后，牙弓及牙列仍处于不稳定位置的病例，如过度扩弓排齐牙列等患者，复发是难免的，除非进行长期保持。因此，在治疗计划前就应充分注意，并制订出必要的预后措施，才能获得稳定的治疗结果。

(张秋荣)

第十三章

牙体缺损修复

第一节　全瓷冠的应用

经过多年的使用和临床观察，金瓷修复暴露出它的缺点，比如颈缘泛青，口腔软组织对金属过敏，修复体的色泽失真，无法满足一些对美观要求较高的患者的需求。全瓷材料的理化和生物学性能稳定，修复效果逼真，正日益受到临床医师和患者的青睐。随着全瓷材料机械强度的不断提高，全瓷修复体的应用，由过去单纯制作嵌体、贴面发展到全冠、固定桥，乃至种植义齿的上部结构。全瓷冠是以陶瓷材料制成的覆盖整个牙冠表面的修复体，它具有色泽稳定自然、导热低、不导电、耐磨损、且生物相容性好无需金属结构，不透金属色等优点，是较为理想的修复体。但是，由于其脆性大，限制了它的应用。近年来，随着陶瓷材料性能的改进及义齿加工工艺的发展，增韧陶瓷被用于前后牙全瓷冠及少数牙缺失的全瓷固定桥的制作。

一、常用的全瓷系统

现在的全瓷修复系统种类繁多，根据材料的不同可以分为非氧化硅基的氧化铝陶瓷和氧化镁陶瓷(如 In-Ceram 系统)、氧化锆陶瓷(如 Cercon 系统)及氧化硅基的氧化硅陶瓷等，根据材料的加工工艺可分为渗透陶瓷、切削陶瓷、铸造陶瓷、电沉积陶瓷、堆塑致密烧结等。

(一)热压铸造陶瓷系统

IPS-Empress 全瓷是热压铸造陶瓷系统的代表，该系统首先由瑞士苏黎世大学和仪获嘉公司 1990 年推出，主要成分为白榴石晶体，经热压铸造后瓷块的致密度和晶体的含量可以得到提高。制作修复体的基本原理是采用失蜡注塑法，先制作底冠蜡型，包埋，然后按临床比色选瓷块铸造，利用白榴石晶体来增强，在高温高压条件下将白榴石增强的玻璃陶瓷软化注入型腔，形成雏冠，最后按全瓷修复体方式堆塑面瓷，表面再上釉着色而成。IPS-Empress Ⅱ 铸瓷以硅酸锂为增强剂，热压铸提高了密度和强度，着色和饰面瓷为陶瓷的表面强化，增加修复体的强度。具有美观、良好的半透明性、与牙釉质近似的折光性、良好的边缘密合性、抗折断性能及耐磨性能。

Empress Ⅱ 铸瓷的内冠材料的主要组成为占 60％的二硅酸锂晶体，外层涂层材料为单一的氟磷灰石晶体。玻璃基质中的二硅酸锂晶体长度为 0.5～4.0 μm，经过热压铸后，晶体的体积比可达到75％±5％。二硅酸锂属正立方体结构，对网络结构进行修饰。玻璃基质中还有一部分为正磷酸锂，分布在二硅酸锂内，使其抗折性能及耐磨性能得以提高，其挠曲强度可以达到约400 MPa。

EmpressⅠ型主要用于制作单冠、嵌体、贴面；EmpressⅡ可用于3个单位前牙桥的制作。在用于三单位桥方面，EmpressⅡ铸瓷只适用于单个前牙及单个前磨牙缺失的双端固定桥修复，且要求前牙缺失区的宽度≤11 mm，后牙缺失区的宽度≤9 mm，有夜磨牙病史的患者禁用。临床使用时应有足够的牙体预备，这是取得修复体成败的关键因素，修复体瓷层的厚度不应低于0.8 mm。该系统制作的全冠透光性强，美观，操作时间较短，热稳定性好，强度较高。但是，由于该系统没有提供特殊的颜色瓷块，对选择四环素牙及氟斑牙颜色的患者修复不适合。另外，常用陶瓷材料的实际强度值较实验理想条件下的低，在临床应用过程中，有出现瓷裂的现象。由于EmpressⅡ铸瓷制作的全瓷修复体密合性很高，试戴时如有高点，不能完全就位，应小心寻找高点，逐步磨除，避免强行就位，导致修复体折裂。

(二)玻璃渗透全瓷系统

1988年法国的Sadoun提出了一种名为粉浆涂塑的全瓷冠桥修复技术，后由德国Vita公司改进，以商品名In-Ceram推出。至今已推出In-Ceram A lumina(ICA)、In-Ceram Zirconia(ICZ)、In-Ceram Spinell(ICS)系列。ICA全瓷系统的瓷粉为含99.56% Al_2O_3的氧化铝微粒，平均大小为2.25 μm，有35%粒子直径不到1 μm。ICZ的陶瓷粉末为67%的氧化铝和33%的氧化锆，粒子直径在1～5 μm，而ICS的粉末组成为直径在1～5 μm的尖晶石粉末。厂家报道ICZ、ICA和ICS 3种系统的抗弯强度，其中ICZ为603 MPa，ICA为446 MPa，而ICS为378 MPa。粉浆涂塑铝瓷冠是将纯氧化铝粉浆涂布在复制的专用的耐高温代型上形成核冠雏形，在熔点以下温度烧成多孔结构，再用玻璃熔融渗透后消除孔隙，致密化，形成玻璃渗透氧化铝的复合体，再涂塑饰面瓷，完成全冠。

这里以ICA为主，介绍In-Ceram系统。该渗透陶瓷系统是采用工业上相互渗透相复合体理论，即形成玻璃氧化铝的相互渗透相复合体。由于烧结温度1 200 ℃低于正常铝离子的反应温度，1 μm以上的大粒子很少熔结，而0.5 μm以下的小粒子由于表面能增高，反应温度下降，大部分熔合，因此在预烧结后形成了以大粒子紧密相连而小粒子相互交融的三维多孔网状结构。该微结构在三维层次上互相缠绕但又密实，相互锁结的氧化铝本身连续连接，其周围的孔隙也可相互连通。由于孔隙的大量存在，ICA核冠雏形的强度很差。为了弥补这一缺陷，还需在核冠表面涂上特殊的玻璃进行渗透，得到氧化铝核。玻璃料熔化后渗入氧化铝孔隙内，减少了孔隙，弥补了基底制备过程中产生的裂纹，并与氧化铝基体呈三维网络相互锁结的关系，同时由于玻璃的热膨胀系数略低于氧化铝基底的热膨胀系数，在玻璃中引入了有利的微观压应力，增强了材料的抗折强度。氧化铝核成形后，表面用Vitadur-ALPHA面瓷堆砌即可。面瓷早先为Vitadur N，后来又推出了Vitadur-ALPHA，目前采用VM 7，与全瓷底层匹配。

ICZ的核冠底层在1 000 ℃时进行烧结，在1 140 ℃时进行玻璃渗透。为了提高In-Ceram冠的美观特性，另一种核材料ICS近年被推出，它同铝核比较，增加了透明度，但抗弯强度下降约46%。In-Ceram制作的修复体的边缘密合性良好，厂家报道In-Ceram嵌体的边缘适合性在35～50 μm，ICA单冠边缘适合性在18.6～45.0 μm，桥的适合性为58 μm，远低于100～120 μm的临床要求。In-Ceram在临床上可用于制作嵌体、贴面、全冠及固定桥。由于ICS具有较高的美观性能，但强度较弱，因此适用于制作嵌体和前牙冠；ICA则适用于前后牙冠和前牙三单位的固定桥；ICZ具有较高的机械强度，但透明度较差，因此可用于制作后牙三单位固定桥。

另外，渗透陶瓷制作全冠具有烧结烧烤和渗透烧烤的时间较长费时，对操作技术有较高难度要求的缺点。

(三)切削陶瓷全瓷系统

切削陶瓷全瓷系统是由瓷块和计算机辅助切铣系统共同组成。目前，所用的瓷块多以氧化锆为多。有代表性的系统包括 Cercon 系统、Procera All Ceramic 系统、Cerec/In-Ceram Alumina 系统、Cerec/In-Ceram AL 系统、Cerec/In-Ceram ZR 系统等。因氧化锆底冠出色的强韧性，极大地扩展了以往全瓷冠修复的范围。Cercon 系统制作修复体的基本原理是先在石膏模型上制作蜡型，将其固定在专用蜡型支架上，在其上均匀涂撒光扫描粉，然后将蜡型安放在扫描切铣机上，并按程序安装预成氧化锆瓷块，机器自动扫描蜡型，切铣瓷块，最后将切铣完成的底胚在专用烤炉中焙烧制成底冠，按程序堆塑饰面瓷，烧烤完成修复体。氧化锆增韧陶瓷全冠抗折强度令人满意，并且制作工序较金瓷修复体简单省时。但昂贵的整套专用设备及专用瓷块，使制作成本很高，限制了其应用。

Cercon 全瓷系统的瓷块组成为氧化锆，属于氧化锆增韧陶瓷(zirconia toughened ceramic，ZTC)，还有少量氧化钇、氧化铪、氧化铝及氧化硅。瓷块经高温烧结后，形成含二氧化钇的部分稳定氧化锆(Y-ZTP)。该氧化锆具有特有的应力诱导相变增韧效应，所以具有极佳的机械性能，是所有陶瓷材料中最高的，抗弯强度超过 900 MPa；极限负载能力强，在三单位桥上的承受力大约为 2 000 N；抗断裂韧性值可达 7 MPa · $m^{1/2}$。Cercon 瓷块结合 CAD/CAM 技术用于制备高强度氧化锆冠桥。制作时首先利用该系统的计算机辅助设计程序对修复体的底冠蜡型通过激光逐行依次扫描记忆。切铣系统先将预烧结的氧化锆瓷块粗加工形成雏形，然后细铣磨形成底胚形。切铣完成的底冠或支架放入专用烧结炉中烧结，该过程大约持续 6 小时，最终形成氧化锆底冠、支架。Cercon 瓷块具有优越的机械性能，临床上可用于制作嵌体、贴面、全冠及固定桥，可制作 6 个单位前牙桥和 4 个单位后牙桥。由于磨牙区的最大咬合力为 216～847 N，ZTP 在三单位桥上的负载极限为 2 000 N。Filser 等的实验显示当加载力为 500 N 时，ZTP 后牙三单位桥支架的失败率为 0，在加载力为 880 N 时，其失败率为 4%，远低于 IE2 和 ICA。Reiss 等从1987—2006 年间对1 101 例用 Cercon 瓷块制作的瓷嵌体进行了观察，报道其成功率为 84.4%±1.4%，临床显示修复效果良好。另外，ZTP 桥支架的连接面积仅需 6.9 mm^2 就可以满足后牙区的咬合负载，显著小于 IE2 连接体所需的面积，因此，Cercon 全瓷系统在制作后牙固定桥方面具有显著的优势。但是，由于 Cercon 全瓷系统的器械设备价格十分昂贵，因此在临床上的使用受到了限制。

Procera All Ceram 全瓷系统是经计算机辅助设计与制作系统加工形成的纯氧化铝高强度冠核基底，经干法高温加压烧结后在氧化铝底层上塑饰面瓷，完成修复体。具体程序是：首先技师将代型接触扫描后，数据传输至中心工作站进行 CAD/CAM 加工，计算机先切削形成相应放大的代型以补偿烧结收缩，然后在放大代型上采用纯度高达 99.9%以上的氧化铝粉末，以极高的压力将氧化铝粉末压结，然后按设计切削形成冠核基底，再在高于 1 550 ℃的温度下烧结，烧结收缩后即形成尺寸合适的冠核基底，其相当于烤瓷熔附金属冠的金属内冠，最后在氧化铝冠核基底上烧结热膨胀系数匹配的专用饰面瓷即可形成最终修复体。该系统的挠曲强度为 472～687 MPa。CAD/CAM 机加工陶瓷为预成瓷块，可在椅旁直接加工完成修复体。

Cerec/In-Ceram 系统是德国 Sinora 公司与 Vita 公司将 Cerec CAD/CAM 机械加工技术与 In-Ceram 技术结合起来的新型修复系统。Cerec/In-Ceram Alumina 系统是机加工玻璃渗透氧化铝；Cerec/In-Ceram AL 和 Cerec/In-Ceram ZR 系统分别为致密氧化铝、氧化锆全瓷。在 CAD/CAM 全瓷系统中，该系统较为先进，自动化程度高，临床应用数量较多。其基本原理是先获取数据，通过计算机三维形态设计(CAD)，利用计算机自动控制加工(CAM)制作全冠。瓷块具有很强的毛细管作用，玻璃渗透只需30～40 分钟，但是 Cerec Ⅰ 和 Cerec Ⅱ 只能制作单冠和嵌体，最新的 Cerec Ⅲ 型技术可以进行三单位固定桥修复。由于 CAD/CAM 设备昂贵，普及有困难。

Celay/In-Ceram 系统是苏黎世大学与 Vita 公司将 Celay 机械加工技术与 In-Ceram 技术结合起来的新技术，是用 Celay 技术加工渗透前的多孔陶瓷块。制作方法：先在代型上做暂时修复体，然后以暂时修复体为母板，在 Celay 切削机器上切削出瓷修复体。由于瓷块是用工业方法制成的成品，不需烧结烧烤，临床上可在 1 天内做出修复体。

二、全瓷冠的特点

目前，金瓷冠的应用很广泛，但它仍存在许多缺点，针对其缺点，全瓷冠应运而生。与金瓷冠相比，全瓷冠在以下几方面有其优缺点。

(一)美观

全瓷冠由于无金属结构，不透金属色，具有以下优点：①光泽自然、层次感强、透明效果理想，可重现与天然牙更接近的颜色效果；②无金属离子释放所引起的牙龈变色，减少“灰线”形成的可能性；③在霓虹灯下自然而无金瓷冠显出的底层颜色。

(二)生物学性能

全瓷冠具有生物陶瓷良好的生物相容性，在口腔环境中具有良好的耐腐蚀性能。另外，全瓷冠没有金瓷冠由于金属离子释放渗入牙龈而引起的牙龈慢性炎症及变色或过敏的缺点。

(三)机械性能

关于全瓷修复材料的研究，多集中在提高材料的强度和韧性上。某些氧化铝陶瓷系统的 3 点弯曲强度可达到 400～700 MPa，可用于单冠或 3 个单位桥的制作，但其断裂强度和韧性不够理想，不能用于长桥的制作。氧化锆增韧陶瓷有更高的断裂强度和韧性，弯曲强度可达到 900～1 200 MPa，断裂韧性是氧化铝陶瓷的两倍。

金瓷冠的瓷裂问题一直是临床上出现较多的并发症，其原因是金-瓷界面的结合仍不够理想。全瓷冠底层与饰面层均为陶瓷，其瓷-瓷界面的结合强度较金-瓷界面者高，因此其瓷裂一般不发生在瓷-瓷界面。但是，由于全瓷冠材料有一定的脆性，在某些部位会出现饰面瓷或底层瓷的折裂。例如，在前牙舌侧由于牙体预备的空间不够，底层就较薄，底层会出现折裂。再如，由于切缘的底层不够厚或需要恢复的切缘长度过大，在切缘堆塑的饰面瓷过厚，会造成饰面瓷的折裂(图 13-1)。因此，在制作过程中，既要保证底层瓷足够的厚度，又要设计好不同层材料所占的空间。

(四)牙体磨除量

由于陶瓷的脆性，全瓷冠的各面厚度较金瓷冠大，磨除的牙体组织也就多。全瓷冠的牙体磨除厚度一般是 0.8～2.0 mm，切缘(面)为 1.5～2.0 mm，唇面(颊面)为 1.2～1.5 mm，邻面为 1.0～1.2 mm，舌面为 1.2～1.5 mm，颈部肩台处磨除 0.8～1.0 mm。

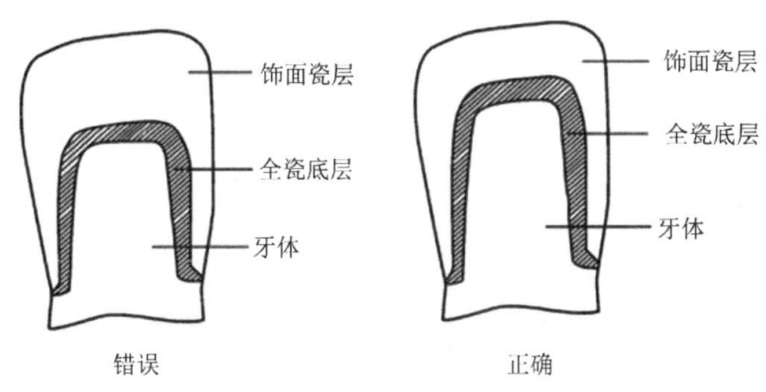

图 13-1　切缘饰面瓷与底瓷的厚度

(五)制作技术要求

全瓷冠的种类较多,其制作技术也不同。渗透玻璃陶瓷全瓷冠制作是采用多层堆塑成形,其设备、条件较简单,但制作技术要求高。热压铸瓷全瓷冠的底层是采用热压铸瓷的方法获得,需要专用铸瓷炉。CAD/CAM 全瓷冠的设备价昂,操作技术相对简单。

(六)费用

由于目前全瓷冠的设备条件要求高,成本高,又未形成大规模量的加工,其修复、制作的价格高于金瓷冠。

(七)X 线透射性

陶瓷全冠对 X 线部分阻射,在 X 线片上既清楚地观察到冠的边缘,又可以观察到冠内牙体影像,将树脂、汞合金等影像区别开来。另外,陶瓷全冠可避免因金瓷修复体给磁共振检查带来的不必要麻烦。

三、全瓷冠的适应证和禁忌证

(一)适应证

原则上所有需要金瓷冠修复的患者,只要在经济条件允许的情况下,都可考虑全瓷冠修复,尤其更适合下列情况。

(1)前牙切角、切缘缺损,不宜充填治疗或不宜选用金属烤瓷冠修复者。

(2)死髓牙、氟斑牙、四环素牙等变色牙,患者对美观要求较高者。

(3)牙冠缺损需要修复而对金属过敏者。

(4)牙缺损要求修复,同时不希望口内有金属材料存在者。

由于全瓷冠材料种类较多,性能上相互差异较大,因而选择全瓷冠修复时,还要根据牙位、咬合力的大小,适当选择强度、美观性满足要求的全瓷修复类型,而不能千篇一律。

(二)禁忌证

由于瓷材料本身的特性,目前全瓷冠仍然存在着一定的缺点,并有一些禁忌证。

(1)牙体组织的切割量大,年轻恒牙髓角高易露髓者。

(2)临床冠过短,无法获得足够的固位形和抗力形者。

(3)对刃未矫正或夜磨牙症者。

(4)牙周疾病需要用全冠进行夹板固定者。

(5)心理、生理、精神因素不能接受或不愿意磨切牙组织者。

(三)全瓷冠选用时注意事项

(1)由于陶瓷材料的脆性,全瓷冠一般用于前牙,或承受咬合力不大的前磨牙或磨牙。当用于后牙时,要保证全瓷冠的厚度,采取减少咬合力的措施,避免瓷裂。由于磨牙临床牙冠较短,面磨出量较金瓷冠多,影响到固位,在应用之前应估计到牙体预备后的牙冠龈向高度,同时将轴面锥度控制为 0°～8°角,将修复体边缘设计为龈下边缘形式。

(2)由于全瓷冠的牙冠磨出量大于金瓷冠,而且国人的牙冠小于白种人,用全瓷冠修复下切牙区的活髓牙,容易伤及牙髓,或不易获得良好的边缘密合性。

(3)由于全瓷冠边缘的厚度较大,特别是牙体舌侧颈部的磨除量大于金瓷冠,它不适用于颈部缩窄细小或临床牙冠过长的牙位,如下切牙或牙龈退缩严重的前牙或前磨牙。

(4)用全瓷冠修复错位牙、扭转牙和间隙牙时,最好预先作根管治疗,以保证磨除量,满足审美要求,同时达到良好的颈缘密合效果。如果畸形严重,建议采用其他修复方法或矫正措施。

四、全瓷冠的牙体预备特点

不同类型的修复体对聚合度、轴面预备形式、边缘线的位置及形式和宽度等都有特定的要求。全瓷修复的基牙预备应兼顾牙齿健康、功能、美观三方面的要求。维护牙齿的健康是指去净腐质,防治感染、防止修复折裂等;满足修复功能的要求是去除倒凹,做出共同就位道,设计好边缘的位置形态,做出良好的抗力形与固位形,恢复过低的垂直距离等;增进美观是指改善牙齿的排列、颜色、形状和质感等。全瓷冠的牙体预备应按照全冠的牙体预备的一般要求进行,如龋坏组织需去尽,预备的各轴面无倒凹,有一定锥度,冠的最大周径降至颈缘,在各面磨出足够的间隙等(表 13-1)。除此之外,全瓷冠的牙体预备还有其特殊之处。

表 13-1　全瓷冠的各面磨除量(mm)

	热压铸造陶瓷	玻璃渗透氧化铝	高强度纯氧化铝	氧化锆
唇颊面	1.0～1.5	≥1.0	0.8～1.5	≥1.5
舌面	1.0～1.5	≥1.0	0.8～1.5	1.0～1.5
切𬌗	2.0	1.5～2.0	1.5～2.0	1.5～2.0
邻面	≥1.0	≥1.0	≥0.8	≥1.0
颈缘	≥1.0(无角肩台)	1.0	0.8～1.0	≥1.0

(一)唇颊面预备

在唇颊面预备出 1.0～1.5 mm 的间隙。用一粒度较粗的金刚砂柱形针先在唇颊面切 2/3 处磨出深1.2 mm的纵行引导沟,再逐渐向近远中扩展,然后在唇颊面龈 1/3 处以同样方法磨除 1.0 mm的厚度,颈缘处先终止于龈上。

(二)舌面预备

前牙舌面分舌窝与隆突下轴壁两个面预备。在舌窝处,用火焰状金刚砂针均匀磨除的间隙,外形基本与舌窝的外形一致。在舌隆突下,需要做出与唇面颈 1/3 平行的轴壁,以磨除舌隆突至龈缘的倒凹。后牙舌面预备与颊面预备相似。

(三)切端预备(面预备)

以轮形针或柱状粗粒度金刚砂针在切缘磨出 1.5 mm 深的沟 2～3 个,然后向近远中向扩展。上前牙切缘预备时,形成向舌侧倾斜 45°角的斜面,下前牙的切缘预备则相反。后牙的预备与金瓷冠相似。预备过程中和预备后，应检查对刃位的磨除量，或侧方时功能尖与对颌牙的间隙。检查的方法包括以引导沟估计、直观法、咬蜡片测量法和咬合纸测量法。咬合纸测法是将咬合纸折叠成牙齿近远中径的宽度的一定厚度，放在患牙面，嘱患者咬紧，若可将咬合纸拉出，说明方间隙足够。

(四)邻面预备

用金刚砂针从已预备好的磨面紧贴唇邻轴面角向邻面切磨，将邻面的倒凹磨除，并控制两邻面轴壁向聚合度约为6°角，保证邻面肩台1.0 mm，最后将邻面预备扩展至舌邻轴面角处。活髓牙时注意观察髓角位置，要避免活髓牙穿髓。

(五)颈缘预备

颈缘处是全瓷冠与牙体对接的部位，易致龋，要求越密合越好，对全瓷冠的强度至关重要，因此颈缘预备是牙体预备最关键的内容。肩台的颈缘位置根据轴面而不同，唇面一般在龈缘下，其他的与龈缘平齐或在龈缘以上。预备出的肩台在轴面角处应与各轴面相连续，厚度均匀，表面平整(图13-2)。全瓷冠基牙肩台的基本形态为直角圆肩台或深凹形，这类肩台能够增加瓷冠在边缘部位的厚度并与应力的方向垂直，可增进瓷冠的抗折裂性和表面固位。

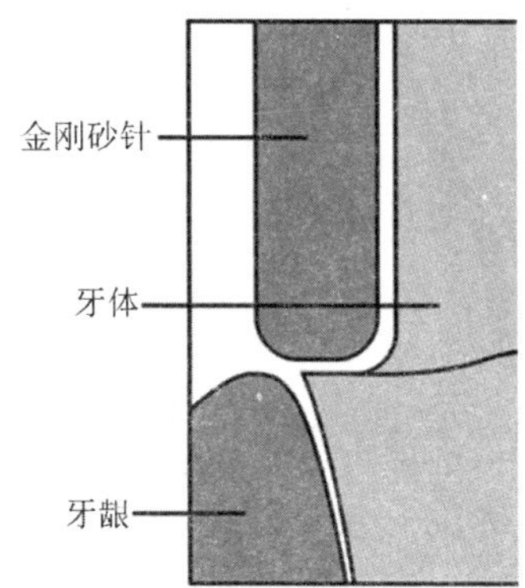

图13-2 颈部肩台预备

(六)精修完成

全瓷冠牙体预备的精修要求较金瓷冠高。精修时用金刚砂颗粒较小、直径较粗的金刚砂车针，预备完成的牙体表面应无任何倒凹和棱角，牙体外形光滑流畅，以防止瓷冠因应力集中而折裂。牙体预备应使瓷冠的厚度尽可能均匀一致。

(七)注意事项

(1)由于全瓷冠的牙体预备切割牙体组织多，活髓牙预备应在局麻下，采取间歇切磨、随时冷水喷雾降温的方法保护牙髓，特别是在髓角高的部位，应仔细操作。

(2)牙体预备完成终印模后，应在牙体表面涂布牙髓保护剂，并及时制作暂时冠，黏固保护牙髓。

(3)为得到最大的表面积和牙体支持，预备体的聚合度越小越好，但会对就位有影响。建议唇(颊)舌面的聚合度为6°～8°角，邻面的聚合度<6°角。

(4)预备牙应达到一定轴向高度，其中磨牙的预备高度至少为4 mm，其他牙齿不低于3 mm。如果高度不足，可考虑在轴壁上预备固位沟或箱体结构以加强固位。

五、全瓷冠的制作

按照材料和加工工艺的不同，全瓷冠的制作可分为多层制全瓷冠的制作、热压铸全瓷冠的制作、机加工全瓷冠的制作，现分述如下。

(一)多层制全瓷冠的制作

多层制全瓷冠是在代型上多层堆塑和烧结底层，然后进行饰面陶瓷堆塑烧结完成的，该方法制作的全瓷冠主要包括铝瓷全瓷冠和渗透玻璃陶瓷全瓷冠两类。由于铝瓷全瓷冠制作时需用一层铂金箔，不易推广，而且其烧结收缩性能差和抗折强度不理想，现已基本不用。目前用于临床的 In-Ceram Alumina 和 In-Ceram Spinell 渗透玻璃陶瓷全瓷系统分别是以氧化铝和镁铝类晶石为主晶相的渗透陶瓷，其抗弯强度高，达 370～600 MPa，烧结收缩仅为 0.21%～0.24%，与饰面瓷结合强度高。下面以渗透玻璃陶瓷全瓷冠为例介绍多层制全瓷冠的修复制作原理和技术(图 13-3)。

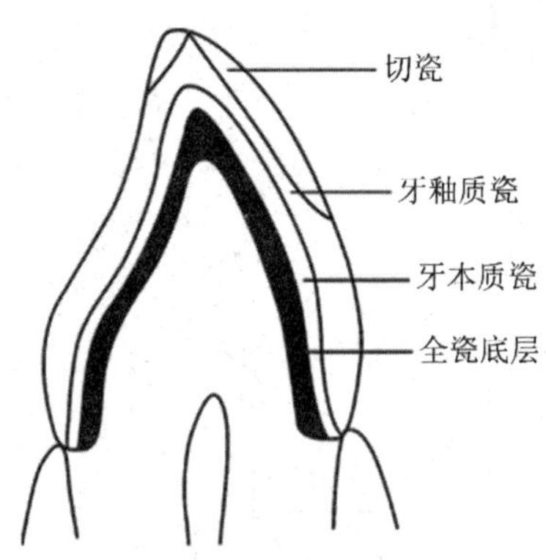

图 13-3　全瓷冠多层制烧结

1.牙体预备

其方法和程序如前述，所不同的是因在舌面不需堆塑饰面瓷，仅需预备 0.7～1.0 mm 的间隙。

2.印模、代型的制作

取印模预备工作模及代型与金属烤瓷全冠相同。

3.底层瓷冠的制作

按制作金瓷冠代型修整的原则修整代型后，用专用耐火材料复制专用耐火代型，涂布 45 μm 的隙料。然而用超声振荡器将铝瓷粉和调和液混成均匀粉浆，堆塑完成瓷冠底层坯体，送入专用烤瓷炉内，从常温升温 6 小时至 120 ℃，再用 2 小时升温至 1 120 ℃，并保持 2 小时。

4.底层瓷冠的玻璃渗透

瓷冠底层烧制完成后，进行玻璃渗透程序。在其底表面涂一层以专用玻璃料和蒸馏水混合的糊剂，先在 600 ℃条件下预热数分钟，再以 30 分钟将温度升至 1 100 ℃保温 4 小时，冷却后，将多余玻璃磨除和修形。如果磨不干净的底层冠要喷砂、再烧结后再喷砂，去除表面多余的玻璃。

5.饰面瓷的堆塑

按常规在底层冠表面堆塑烧结饰面瓷层，烧结完成后，修形，在代型上试戴，上釉。

(二)热压铸全瓷冠的制作

热压铸全瓷冠是用失蜡-熔瓷铸造-烤瓷技术完成的全瓷冠。该技术是1986年由Wohlwend提出,采用增强的白石榴石陶瓷为材料制作的全瓷冠,比可铸玻璃陶瓷的各方面性能有了较大改进,如收缩率大大降低,韧性、耐冲击强度提高。用于底层瓷冠的制作,有不同色别的预成瓷块供选色,因而色泽逼真自然。热压铸全瓷冠修复、制作过程如下。

1.牙体预备

其方法和程序如前述。

2.取印模、代型制作

同金属烤瓷全冠。

3.蜡型、熔模腔预备

在可卸代型上涂布隙料,以补偿瓷层烧结的体积收缩,用铸造蜡按牙冠应有外形的1.1倍完成蜡型。然后分别在面用直径4～5 mm的蜡条安插铸道,直接竖在专用的铸造底座上,以配套的包埋料和型圈包埋蜡型(图13-4)。包埋型圈放置1小时后,置于除蜡烤箱内,升温至850 ℃并保持30分钟完成除蜡。

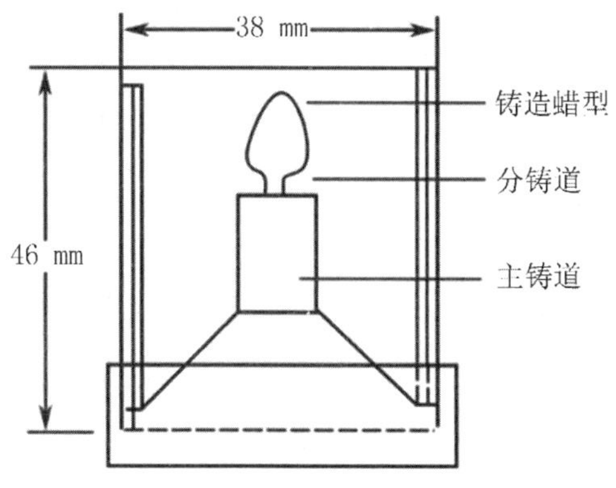

图 13-4　热压铸全瓷冠包埋

4.铸造

根据患者的比色结果选择合适的瓷块,放于专用铸瓷炉内,固定压磁棒,启动铸瓷程序,瓷块和铸圈在1 180 ℃温度下自动完成瓷块熔化,在0.5 MPa压力下铸造成形。然后取出铸圈,自然冷却,以笔式压力喷砂机用50～100 μm粒度的玻璃珠去除包埋料,金刚砂片切割铸道棒,修整面后,在以牙本质色树脂复制的代型上试戴,检查冠边缘密合度。

5.堆塑饰面瓷

为了色泽更加美观自然,可采取加饰面瓷完成全瓷冠。先将已完成的瓷冠切端的透明瓷磨出瓷层间隙及数条纵行指状沟,研磨外形后喷砂、清洁干燥,表面涂布专用结合瓷粉,然后选用合适的常用金属烤瓷粉中的切瓷、透明瓷等调成瓷浆,常规堆塑瓷,必要时采用内插法染色,形成特征色,置于烤瓷炉内,在920 ℃温度下完成饰面瓷烧结。

6.上釉

如在完成全瓷冠铸造后,其色泽、透明度及外形能够满足美观要求,可直接上釉。铸造全瓷冠或经过筑饰瓷的瓷冠在患者口内试戴,进一步调整咬合、外形,如有必要,可用表面染色法提高色泽和透明度。常规上釉,完成热压铸全瓷冠制作。

(三)机加工全瓷冠的制作

机加工全瓷冠的制作由计算机辅助设计与计算机辅助制作共同完成。该技术是将诸多工序简化为数据获取、修复体的计算机设计、数控加工 3 个主要工序，其三部分组成分别为三维测量装置部分、计算机辅助设计部分和修复数控加工部分。1985 年法国学者 Duret 推出了第一台牙科 CAD/CAM 系统样机，目前已有 10 余种牙科 CAD/CAM 系统问世，相继出现了 Duret 系统(法国)、Cerec 系统(德国)、Denticad 系统(德国)、Rekow 系统(美国)、Caudill 系统(美国)、Celay 系统(瑞士)、Procera 系统(瑞典)、DCS Pre-cident 系统(瑞典)、Digident 系统(德国)、Cercon 系统(美国)、Lava 系统(美国)等。

CAD/CAM 全瓷修复技术主要包括两个不同的方面:用于全瓷材料修复加工的 CAD/CAM 系统和适用于 CAD/CAM 系统的陶瓷材料。用于全瓷材料修复加工的 CAD/CAM 系统中包括扫描仪、修复体设计软件、高精度数控加工设备等。通过扫描仪将所修复牙齿的预备体及相关组织的形态形成数字模型，通过修复体设计软件设计出最终修复体或全瓷修复体的冠核基底形态，最后通过高精度数控加工设备加工成形。牙科 CAD/CAM 系统可以在较短时间内为患者制作全瓷修复体，加工过程标准、规范，人为误差小，减少了繁杂的技工加工步骤，省时省力，制作修复体精度高。目前，其在牙科中的应用越来越广泛，特别是高强度的氧化锆冠核基底的制作大多采用 CAD/CAM 技术。

现以 CerecⅡ系统为例，介绍机加工全瓷冠的制作技术及步骤。

1.牙体预备

牙体预备步骤与要求基本同其他全瓷冠修复常规。但需注意:在患牙的龈端应有明显的 90°角圆肩台，宽度>1 mm，以便计算机识别和保证全瓷冠有一定的强度。

2.摄像

在牙体隔湿、喷反光增强粉后，用口内摄像头对预备好的牙冠作口内摄像，获取牙冠三维形态数据，同时由计算机自动进行三维重建。上述摄像反复进行，直到取得满意影像为止。为操作方便，也可按临床常规取印模、翻制石膏模型后，在口外进行牙冠摄像。

3.自动设计和人工修改

Cerec 系统带有自己的修复体智能设计专家系统，操作者只需用轨迹球描出牙体上全瓷冠的边缘线和邻接线，就能根据牙冠和邻牙外形，参照正常牙的外形数据和全瓷冠设计原则，给出所要制作的修复体的设计图像，并在显示器上呈现出来。操作者还可根据实际情况，通过人机对话形式，对全瓷冠的设计进行修改，直到满意为止。

4.全自动数控加工

当全瓷冠的设计图像确定后，系统会根据其大小提示操作者放入全瓷冠尺寸的瓷块，然后自动进行刀具校对，铣切出所需全瓷冠。

5.全瓷冠的上色

为达到颜色逼真的美观效果，应对全瓷冠进行个别上色。用专用着色剂涂布全瓷冠表面，在烤瓷炉内 780 ℃条件下保温 2 分钟，缓慢降温即完成上色。

六、全瓷冠的试戴和黏固

(一)试戴

(1)在模型上试戴全瓷冠，检查其颈缘密合和邻面接触情况，精细调磨其形态，达到与邻面及同名牙的高度协调。在架上调咬合，使各个咬合状态下无早接触。

(2)在口内试戴时，除进行常规的试戴检查和调磨外，要特别注意消除全瓷冠邻面边缘与牙冠邻面肩台之间的支点。调磨时，应用冷水喷雾降温，并选用合适的磨切工具，尽量减少磨改时的产热和振动。

(二)黏固

1.黏固材料的选择

由于各类全瓷修复体的成分不同，对其黏固的方法也不同。以白榴石、二硅酸锂等晶体为增强相的陶瓷，如 IPS-Empress 等，其基质中存在大量的长石玻璃相，属于硅酸盐类陶瓷。该类陶瓷的强度一般不高，因此需要采用树脂黏结来增加强度。对于高强度的氧化铝和氧化锆陶瓷，也可使用普通的磷酸锌类黏结剂黏结。

2.内表面处理

以白榴石、二硅酸锂等晶体为增强相的陶瓷，由于经氢氟酸酸蚀后，晶体结构暴露而获得粗糙表面，增大黏结面积，有利于形成机械锁结，因此酸蚀是该类陶瓷黏结的基础。由于硅酸盐类陶瓷的强度不高，喷砂很可能破坏其表面的黏结层，反而降低黏结强度，因此喷砂并不是该类陶瓷黏结的必要步骤，而将黏结表面硅烷化，则是此类陶瓷黏结的重要步骤。硅烷偶联剂易与二氧化硅等以硅为主要成分的玻璃相结合，形成稳定的硅氧烷，其另一端的有机功能团则与树脂中的有机物结合，从而提高黏结能力。一般认为，酸蚀与偶联剂同时处理可显著提高瓷与树脂的黏结强度，并且减少微渗漏。

以氧化铝、氧化锆为主要成分的非硅酸盐类陶瓷材料，不但不易被氢氟酸酸蚀，而且其瓷黏结面也不易与单纯涂布的硅烷偶联剂形成化学结合。由于这类陶瓷的强度较高，喷砂处理一般不会破坏其表面的黏结层，因此喷砂有利于形成粗糙的黏结面。高纯度氧化铝全瓷在内冠烧结过程中，其内表面可形成类似酸蚀的粗糙表面，可利于黏结。

(王战芝)

第二节　桩核冠的应用

一、概论

(一)牙体缺损的修复原则

牙体缺损修复包括直接充填和间接修复，经根管治疗后的缺损牙通常都需要间接修复。而桩核冠常用于经根管治疗后的缺损牙修复。因此临床上根管治疗后的缺损牙修复往往需要明确三个问题：①需不需要冠；②需不需要桩；③何种桩。而修复体的选择通常是根据牙冠破坏的程度及牙位来决定。

传统概念中牙体缺损经根管治疗后需要冠保护，同时需要桩来增加强度。近年来的一些回顾性研究认为根管治疗后的前牙有时不一定都需要冠修复，而经根管治疗后的磨牙和前磨牙，以及大面积缺损的前牙则通常需要全冠或桩核冠修复。修复前应对剩余牙体结构的力学性能作充分评估，以便确定修复体的设计。缺损牙经全冠预备后轴壁的量会明显减少再加上原有开髓孔预备，剩余的牙本质变得薄弱，难以单独支持冠，通常需要核成形甚至桩的支持和固位。因此在牙冠大面积缺损时需要冠修复，同时也可能需要桩核修复。

应该明确，桩、核、冠为三个不同层次的修复体(图 13-5)，其中桩的作用是为核提供固位，同时将应力传导到牙根部而不至集中在牙颈部，对于颈部牙体组织薄弱的缺损牙可以减少牙颈部横折的风险；核的作用是为冠提供足够的固位，同时加强冠部牙体组织的抗力，为全冠提供支持；而冠的作用则是保护冠部牙体结构，同时恢复牙冠外形和功能。目前所采用的修复体包括：①桩、核、冠三体结构，如成品桩-核-冠。②核、冠二体结构，如银汞核-冠。③冠、桩核二体结构，如铸造金属桩核-冠、陶瓷桩核-冠。④核冠一体结构，如髓腔固位冠。⑤桩核冠一体结构等。同时桩、核、冠材料的选择也多种多样。因此究竟采用何种桩、核、冠设计和材料，需要对剩余牙体组织的固位形和抗力形进行充分评估，以便制订适合患者、适合患牙的治疗计划并成功实施。

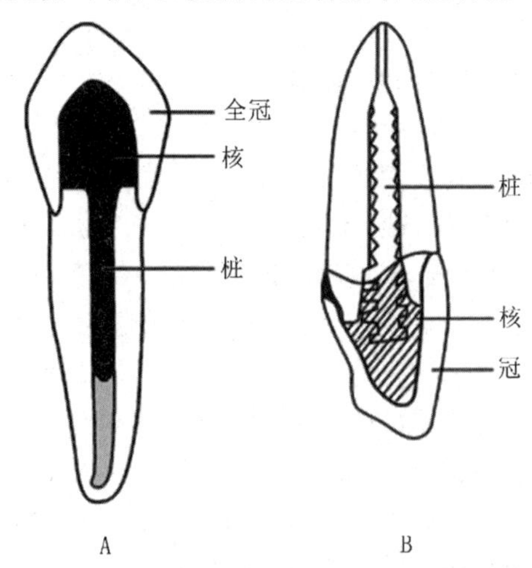

图 13-5　桩、核、冠为三个不同层次的修复体

A.铸造桩核-冠；B.成品桩-树脂核-冠

(二)牙体缺损范围评估

由于牙体本身的形态复杂，牙体缺损范围和形态具有多样性，因此目前未见统一标准加以描述。有人将牙体缺损按缺损程度大体分为轻度、中度和重度缺损，或按缺损范围分为缺损 1/3、1/2、2/3 等。但这样的描述未体现缺损部位，各型之间也难以严格的分界。临床上常规认为缺损 1 个轴壁以内为轻度缺损，2～3 个轴壁之间算中度缺损，3 个以上轴壁缺损属重度缺损。由于根管治疗水平的提高，各种类型的缺损牙均得以保存，如何描述缺损范围并用于桩核冠修复设计的参考，同时便于交流，尚需要进一步规范和统一。

(三)修复体种类

1.按修复体设计分

(1)桩、核、冠三体结构：桩、核、冠为不同材料的分体结构，如成品纤维桩-树脂核-全瓷冠、成品螺纹金属桩-银汞核-金属烤瓷冠等。

(2)核、冠二体结构：核和冠为不同材料，如树脂核-全瓷冠、银汞合金核-金属冠等。

(3)桩核、冠二体结构：桩核为同种材料的整体结构，但与冠分体，如铸造金属桩核-金属烤瓷冠、陶瓷桩核-全瓷冠、整体纤维桩核-全瓷冠等。

(4)核冠一体结构：核冠为同种材料的整体结构，如陶瓷髓腔固位冠、金属嵌体冠。

(5)桩核冠一体结构:桩核冠为一整体结构,如金属桩核冠、金属桩核烤瓷冠。

2.按修复材料分

(1)桩:金属桩的铸造金属桩和成品金属桩,非金属桩的纤维桩和陶瓷桩。

(2)核:金属核的铸造金属核和银汞合金核,非金属核的复合树脂核和陶瓷核。

(3)冠:包括铸造金属冠、陶瓷冠、金属烤瓷冠和金属树脂冠。

二、前牙桩核冠的修复

(一)全瓷髓腔固位冠

髓腔固位冠是利用髓腔固位,属于核冠一体结构。全瓷髓腔固位冠常用热压铸瓷(如 IPS-EmpressⅡ、E.max),固位原理为髓腔和根管口下 2～3 mm 机械固位和树脂黏结固位。适用于前牙轻度或轻中度缺损,临床牙冠短者(图 13-6)。

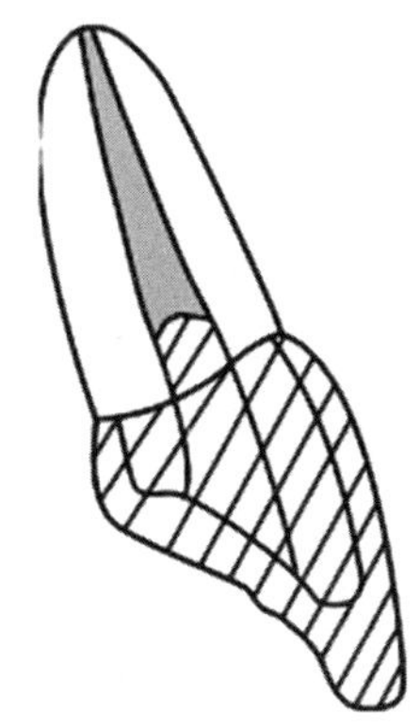

图 13-6　前牙全瓷髓腔固位冠

1.优点

(1)核冠一体结构,避免修复体与牙体间的多个界面。

(2)所需修复间隙小,适合咬合紧、修复间隙不足的情况。

(3)采用黏结修复,无金属基色,可尽显全瓷修复的美学效果。

(4)不置桩,减少桩道预备过程及桩所致的根折风险。

2.缺点

(1)在冠部牙体组织过少的情况下无法获得足够的黏结面积,固位效果不良。

(2)修复体进入根管较浅应力不能传导至根部牙槽骨,在过大应力作用下易发生冠方 1/3 根折。

(二)前牙纤维桩-树脂核

1.纤维桩的组成

纤维桩由各种连续的、无定向的纤维包埋于树脂基质之中,即环氧树脂聚合基质,加无机或有机纤维,经高压拉挤成形而制成。纤维沿着桩的长轴呈单一方向紧密排列,直径为 6～8 μm,约占桩体积的 60%。其中环氧树脂聚合基质具有高度的转化性和高度交联的结构,通过其赋予纤维相同的张力,使纤维桩具有高强度。

2.纤维桩的分类

(1)按纤维类型分类:分为碳纤维桩、玻璃纤维桩、石英纤维桩和硅纤维桩等。①碳纤维桩:

最早用于临床。由沿同一方向排列的碳纤维黏附于环氧树脂基质中而成；外观呈现黑色，具有不透光性，美观性欠佳，因此最先被玻璃纤维桩取代。②玻璃纤维桩最常用的是 E-glass 纤维，即电绝缘玻璃纤维，是由 SiO_2、Al_2O_3 及其他的碱金属氧化物组成的非晶相混合物。具有热膨胀低、软化温度高、强耐腐蚀和高电阻等特性。玻璃纤维含量的增加会使弹性模量随之升高。③石英纤维桩：石英纤维主要成分是 SiO_2，以晶体状态存在。石英是一种具有较低热膨胀系数的惰性材料，具有优良的机械性能、化学稳定性。弹性模量在 15～17 GPa，与玻璃纤维桩相似。透光性好，美观性好，有利于光固化。④聚乙烯纤维树脂桩在树脂聚合基质中加入聚乙烯纤维。在根管内注入流动性好的光固化树脂，然后预先浸渍好的聚乙烯纤维放入根管内，光固化。其弹性模量与牙本质接近，弯曲强度较其他种类纤维桩差；因是在口内固化，密合性较好。

相比较而言，玻璃、石英纤维桩与自然牙颜色相近，更适用于前牙和全瓷修复(图 13-7)。这两类纤维桩有不透明和透明两种，不透明的可以阻射 X 射线，便于临床检查；透明的具有光传导的功能，可以促进光固化及双固化型树脂水门汀在深部桩道内的充分聚合并提高黏结性能。

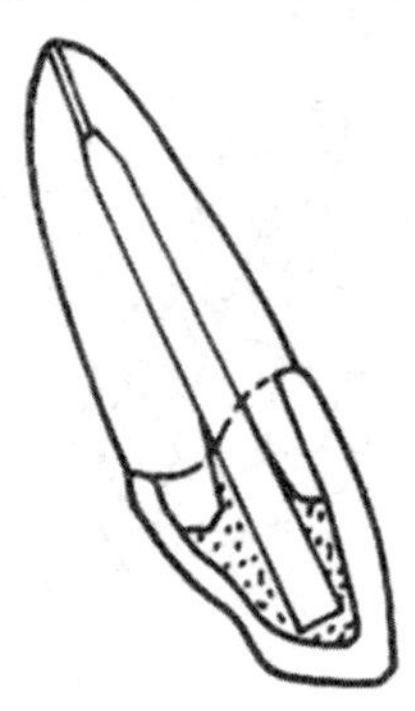

图 13-7　上前牙纤维桩-树脂核-瓷全冠

(2)按制作方式分类：分为预成形纤维桩和口内成形半成品纤维桩两类。预成形纤维桩在修复因严重龋损及各种牙髓病导致根管空大的牙齿或者根管是椭圆形的尖牙、下颌前磨牙时，需去除大量的根管内牙本质以获得桩与根管内壁间较好的适合性。此时水门汀的厚度会增加，如果水门汀的机械强度不高则可能在受力时成为整个修复体的薄弱点而导致修复失败。一些学者推荐修复这种类型的无髓牙时，可以根据根管的大小和形态，选择不同型号的纤维桩结合高强度流动复合树脂制备成与根管形态匹配的解剖型纤维桩，这种纤维桩具有良好的塑形性和根管适合性，在桩道预备过程中无需过多修整根管内壁的形态，可以保存更多正常的根管壁牙体组织；同时因为降低了树脂水门汀的厚度，可以消除材料聚合收缩可能造成的不利影响。

(3)按形状分类：根据纤维桩的形状可分为锥形、柱形及双锥度三种。柱形桩的固位效果较好且患牙牙根所受的应力分布比较均匀，但是预备桩道时在根深部需去除较多的牙体组织，会使根管壁变薄。锥形桩去除的牙体组织少，但是固位力较差且易于在根尖处形成应力集中点导致根折。目前使用最多的是解剖型平行锥状或者尖端为锥形的柱形纤维桩，既可以满足固位要求又可以避免去除较多的牙本质。有学者研制了一种带弯曲角度的纤维桩，形状更符合前牙的解剖形态，使得修复后的前牙行使咀嚼功能时沿纤维桩传向患牙的应力分散更为均匀。

3.纤维桩的生物机械性能

(1)弯曲强度：指材料在弯曲负荷作用下破裂或达到规定挠度时能承受的最大应力值。成品纤维桩的弯曲强度达 400 MPa 以上。Drummond 的研究表明，纤维桩弯曲强度显著高于氧化锆瓷桩。在动态负荷下纤维桩强度会显著下降。热循环应力会造成纤维桩的弯曲强度明显下降(7～63 ℃,6 000 次循环,纤维桩弯曲强度下降 11%～24%,而氧化锆瓷桩下降 2%)。Lassila 研究发现热循环应力使纤维桩的弯曲强度下降了大约 18%,弹性模量下降了 10%。在一定范围内,纤维桩直径越大,弯曲强度越大。Mannocci 比较了纤维桩在水中存放与室温下干放后的弯曲强度,发现两种情况下纤维桩的弯曲强度有显著差异。提示在操作时应避免纤维桩与唾液接触,注意隔湿。

(2)弹性模量:与金属桩比较,纤维桩最大的优点是其弹性模量与根部牙本质接近(图 13-8),从而桩与牙根形成同质性的结构,能有效传递和分散应力,防止桩与根管牙本质界面间应力集中造成根折。玻璃纤维桩弹性模量为 28.7 GPa,介于牙釉质和牙本质的弹性模量(分别为 83 GPa 和 18.6 GPa)。Akkayan B 比较了玻璃纤维桩、石英纤维桩、氧化锆瓷桩、玻璃纤维桩联合氧化锆 4 种桩核系统的抗折性能,结果发现石英纤维桩的抗折性能最好。石英纤维的弹性模量最接近牙本质,其抗折载荷最高,同时又防止了根内牙本质的应力集中。而金属桩核的弹性模量(145～203 GPa)较牙本质过高,容易产生应力集中,导致金属桩核与牙体组织界面的微裂纹,进而裂纹扩展导致根折。Newman 对 3 种纤维桩和不锈钢桩修复的牙齿进行了抗折性和折裂模式的比较,发现 3 种纤维桩之间抗折性无差别,但都低于不锈钢桩;纤维桩修复患牙后的折裂模式多为可修复性,有利于剩余牙体的保存。

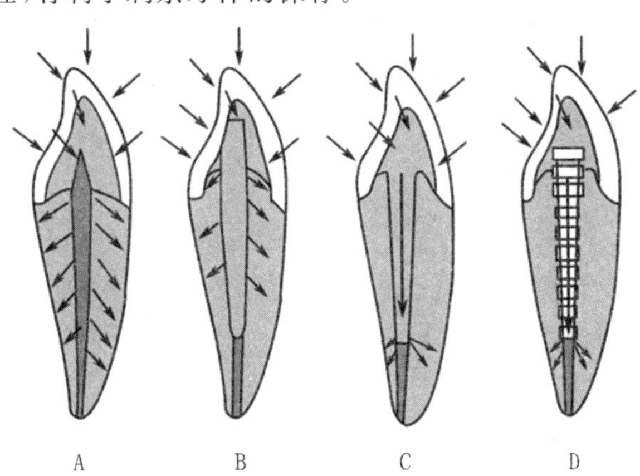

图 13-8　不同弹性模量桩的受力情况

A.天然牙应力均匀分布;B.低弹性模量桩(纤维桩);C.高弹性模量桩,铸造金属桩;D.成品金属桩

Fokkinga 发现,纤维桩修复后牙齿的抗折负荷值低于传统金属桩,但高于瓷桩,能满足临床要求。纤维桩修复后牙根发生的根折多可重新修复,而金属桩根折则多需拔除。但 Hu、Raygo、Mitsui 等多人研究显示,碳纤维桩、玻璃纤维桩修复患牙的抗折性与传统金属铸造桩相比并无统计学差异。Otil 采用了弹性模量为 16 400 MPa 的树脂人工牙,显示碳纤维桩核修复系统比金属桩系统显示更高的抗折性能。他们认为可能是在单一持续压力下,弹性模量高的金属桩不能与人工牙发生同等程度的形变,桩与根管壁的接触面由面变为点接触,在根管壁局部形成压力高峰,导致失败,而碳纤维桩一直与根管壁保持面接触。Akkayan 在比较了成品钛桩、石英纤维桩、玻璃纤维桩和氧化锆瓷桩修复根充牙的抗折性和折裂模式后发现:石英纤维桩的抗折性显著高于其他 3 种;玻璃纤维与氧化锆瓷桩无差别;石英和玻璃纤维桩修复牙的折裂模式多为可再修复性根折,而不可修复性根折则见于钛桩和氧化锆瓷桩。

(3)抗折性:主要用单一持续应力下桩核系统所能承受的最大应力值来表示。与牙长轴成130°角加载。Heydecke 和 Peter 发现金属桩的牙折大多位于牙根中部或根尖 1/3,而与牙本质弹性模量相近的碳纤维桩多为牙根颈 1/3 的可修复性牙折,并且桩折断后容易取出。

4.纤维桩的黏结

纤维桩的化学构成使其可以和黏结性的水门汀材料形成微机械和化学的结合,这在很大程度上可以提高桩在根管内的固位能力,因而,对桩钉直径和长度的要求也有所降低,可以保存更多的剩余牙体组织。树脂黏结剂除了黏结作用,还能封闭纤维桩与牙本质间的缝隙,减少微渗漏的发生。Usume 用液体渗透法测试了不锈钢桩、玻璃纤维桩、氧化锆瓷桩和聚乙烯纤维桩的冠向微渗漏情况。结果表明,在 6 个月内的任何时间段,聚乙烯和玻璃纤维桩的渗漏量显著低于其余两种桩。Balbosh 对玻璃纤维桩进行了 4 种表面处理:乙醇清洗、乙醇清洗加底涂剂处理、喷砂、喷砂加底涂剂处理。结果表明,底涂剂处理对增强固位并无效果,而喷砂可显著增强纤维桩的固位力。他们的研究还发现,对两种纤维桩进行热循环加载5~55 ℃ 3 000 次,其固位力与对照组相比并无显著差异。因此,对树脂黏结的纤维桩的热应力不必要过于担心。但 Purto 却认为,热应力会造成纤维桩的固位显著下降。

(三)陶瓷桩核

随着全瓷修复的广泛开展,陶瓷桩核越来越多地应用于临床(图 13-9)。根据陶瓷材料与制作工艺的不同,目前常用的陶瓷桩核:①铸造陶瓷桩核,如二硅酸锂陶瓷(IPS-Empress Ⅱ、E.max)。②切削陶瓷桩核,如氧化锆陶瓷(Cercon、Lava、Procera)。③复合陶瓷桩核,如成品陶瓷桩+铸造陶瓷核。陶瓷桩核所共有的优点为颜色美观性好,可配合透光性良好的全瓷冠修复;桩核一体化,避免多个弱界面的产生。

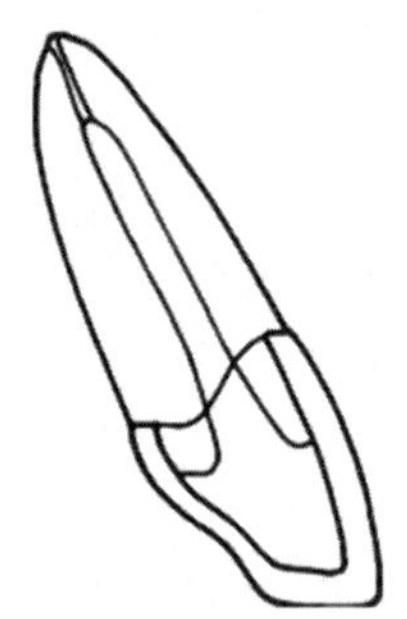

图 13-9　前牙陶瓷桩核-冠

1.铸造陶瓷桩核

采用失蜡铸造的方法完成。即桩核蜡型制作、包埋、失蜡,再热压铸完成陶瓷桩核。

(1)优点:①透光性好,美观性佳;②具有黏结性能,与根管壁形成牢固结合;③X 线透射,不影响日后磁共振等影像检查。

(2)缺点:强度偏低,需要足够的桩道预备量,X 线透射,对根管壁病变诊断不利,还有折断不易取出。

2.切削陶瓷桩核

采用计算机辅助制作完成。但由于桩道很深,不能直接通过桩道扫描获得数字化模型,通常预先制作桩核蜡型,进行蜡型扫描形成桩核的数字化模型,最后经过切削加工完成陶瓷桩核。但由于患牙根管直径有限,临床桩道预备要求高,切削过程中细长形态的桩成形较困难,因此加工过程尚需逐步完善，目前尚未广泛应用。

3.成品陶瓷桩＋铸造陶瓷核

采用预成氧化锆陶瓷棒，作为核桩蜡型的核心，包埋、铸瓷。氧化锆桩有较高的抗弯强度，与特制的铸造陶瓷能相互匹配结合成为陶瓷桩核。

优点：①既具有铸瓷核的透光性，又具有氧化锆的高强度。②操作性好，由于成品瓷桩有配套根管预备钻，桩道形态容易控制，精度可靠。因此这类桩核临床应用较多。

（四）金属桩核

1.铸造金属桩核

铸造金属桩核材料包括金合金、镍铬合金、钛合金等。具有良好的机械性能，但美观性较差。前牙铸造金属桩核多配合金属烤瓷冠及透光性低的全陶瓷冠，如氧化铝渗透陶瓷冠和氧化锆全瓷冠。但制作过程中需注意尽量保证冠的修复空间足够，以保证足够的瓷层厚度，以便达到良好半透明性(图 13-10)。

2.预成金属桩树脂核

由于核为树脂，因此美观性能较铸造金属桩核佳，但由于存在多个修复界面，即金属桩与根管壁、金属桩与树脂核、树脂核与牙本质、核与冠等，且金属与树脂难以形成良好的黏结界面，因此，对于前牙修复来说，此类修复体有逐渐被纤维桩树脂核取代的趋势(图 13-11)。

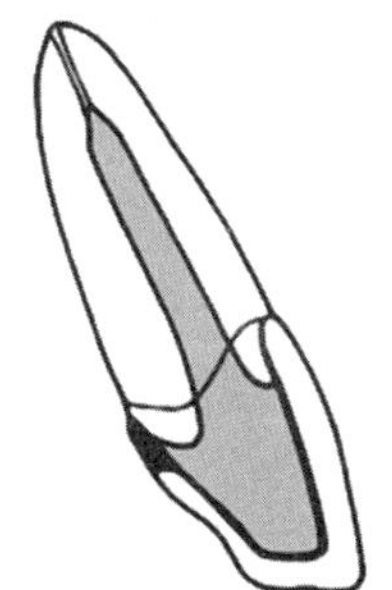

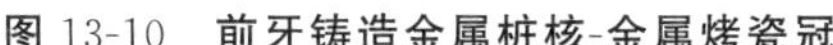

图 13-10　前牙铸造金属桩核-金属烤瓷冠

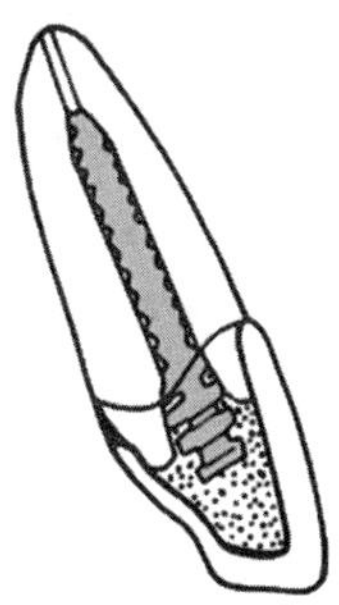

图 13-11　前牙成品金属桩-树脂核-金属烤瓷冠

（五）各种前牙桩核冠的适应证甄别

前牙修复首先强调美学性，其次是恢复功能。而对于已行牙髓治疗的前牙来说，如何能在保存牙体抗折性能的基础上尽量兼顾美观和功能，是修复医师面临的挑战。根据牙体缺损范围、美学效果及抗折性综合考虑，前牙区各类桩核冠的选择顺序为全瓷髓腔固位冠、纤维桩-树脂核冠、陶瓷桩核冠、金属桩核冠。

1.全瓷髓腔固位冠

适用于年轻恒牙、根尖发育未完成的患牙、修复间隙不足的患牙等，同时冠部牙体组织缺损轻度或轻中度，黏结面积足够，牙体变色不明显者，经良好根管治疗后，可首选全瓷髓腔固位冠。

2.纤维桩-树脂核冠

适用于单个牙的修复，如错位、扭转牙而非正畸适应证者；畸形牙直接预备固位形不良者；或邻面龋范围局限于龈上者。冠方剩余牙体组织可形成足够的牙本质肩领，特别是需作全瓷冠修复的患牙。

3.陶瓷桩核冠

适用于全瓷冠桥修复，或邻牙需行瓷贴面或全瓷冠修复的患者，选择陶瓷桩核冠可达到良好的美学效果。其中铸瓷桩核适用于单个牙修复;氧化锆桩核可用于桥基牙。如冠方剩余牙体组织不能形成完整的牙本质肩领,需要加强牙颈部抗力形,则最好选择氧化锆桩核。

4.金属桩核冠

适用于临床冠大面积缺损,或断面达龈下,但牙根有足够长度经临床牙冠延长术或牵引术后可暴露出断面以下最少 1.5 mm 的根面高度等情况。一般选择铸造金属桩核,配合金属烤瓷全冠设计,也可选择氧化锆全瓷冠。

(六)前牙残冠和残根保存修复的特点

1.前牙桩核冠的设计

牙体缺损修复体类型的选择主要取决于牙体缺损量的多少。当冠部牙体组织大部缺损时,只能采用桩核冠修复。前牙残冠和残根修复设计应注意:①剩余的牙体组织难以为全冠提供良好的固位;②根管治疗后的剩余牙体硬组织的减少导致牙齿强度的显著下降,修复后容易发生冠折根折。因此提高固位力和抗力的设计是桩核冠修复成功的关键,剩余牙体硬组织的设计要点如下。

(1)尽量保存剩余牙体组织:患牙的强度主要取决剩余牙体组织的量,尽量保存剩余牙体硬组织是桩核冠修复中的基本原则。根据所选择的最终全冠修复体的要求对剩余牙体组织进行预备,然后去除龋坏、薄壁等,其余的则为要求保存的部分。这部分剩余牙体将与核一起形成全冠预备体。

(2)牙本质肩领:牙本质肩领是大面积牙体缺损桩核冠修复中的一个非常重要的概念,要求最终全冠修复体的边缘要包绕剩余牙体组织断面 1.5～2.0 mm(图 13-12)。影响桩核冠修复后远期效果的因素中,剩余健康牙体组织的量和牙本质肩领的意义远远大于桩、核或全冠材料的选择。牙本质肩领可以提高牙齿完整性,增强患牙的抗折强度,防止冠根折裂。

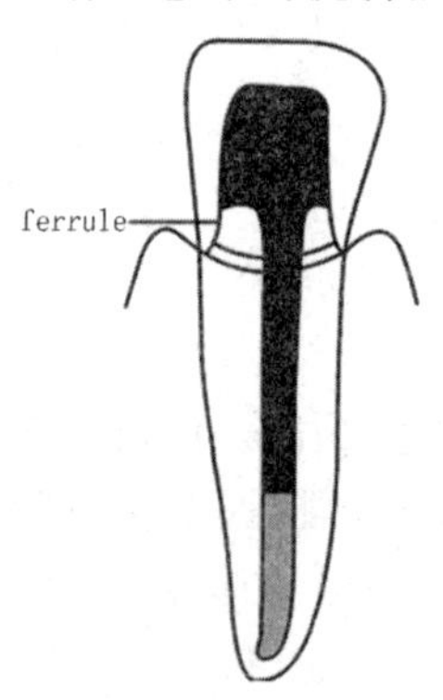

图 13-12　前牙修复中的牙本质肩领

(3)生物学宽度:当冠部牙体组织全部缺损或者缺损位于龈下时,剩余的牙体不能达到理想的牙本质肩领要求。为了获得牙本质肩领可以采用两种方法:一是牙冠延长术,去除一定的牙龈或牙槽骨,暴露根方牙体组织;二是牙根牵引术,通过正畸力将牙根向方牵引。牙冠延长术和牙根牵引术一定要遵从生物学宽度的要求。生物学宽度是指牙周组织的龈沟底至牙槽嵴顶之间至少保留 2 mm 的距离。这 2 mm 的生物学宽度包含 0.97 mm 左右的结合上皮和 1.07 mm 左右的牙周纤维结缔组织。生物学宽度是与修复学密切相关。

生物学宽度的临床意义:2 mm 的生物学宽度是保证牙周组织健康的基本条件。修复体龈缘位置不能过于向龈方伸展而造成结合上皮的损伤，从而破坏生物学宽度。在修复前的牙周治疗，如冠延长术、龈修整术等中，生物学宽度是决定其适应证选择及手术方案设计的重要依据。为了达到牙本质肩领和生物学宽度的要求，牙槽嵴顶以上至少要保留 4 mm 的牙体组织。包括 2 mm 的生物学宽度，1.5～2 mm 的牙本质肩领和 0.5 mm 的全冠边缘与龈沟底之间的距离。

2.桩的设计

(1)桩的功能：桩的主要功能是为核提供固位，当剩余的牙体不足以为核提供足够的固位时，则需要在根管内插入桩。因此并非所有的缺损牙都需要在根管内置桩。桩的另一个功能是可以改变牙根的应力分布，弹性模量是影响桩材料在牙根中应力分布的重要参数之一。理想的桩应具有和牙本质相同的弹性模量，使作用力可以沿整个桩长均匀分布，并有利于应力向牙根表面传导，减小应力集中。铸造金属桩弹性模量高，应力往往直接传导到桩与牙本质的界面而无吸收，使该处及桩根部应力集中，常导致不可修复性的牙折。纤维桩与常规铸造桩相比，除具有美观等优点外，更值得关注的特性就是具有与天然牙本质接近的弹性模量，有利于应力向牙根表面传导从而减少根内应力集中，降低根折发生风险。因此，医师应根据患牙修复后牙体抗折强度的预后来判断是否使用桩和使用什么材料的桩。

(2)桩的长度：桩的长度与固位和所修复的残根残冠的抗力都密切相关。适当增加桩的长度可以提高固位力和均匀分布应力。但过分增加桩的长度会导致过多地磨除根管壁牙本质，降低牙根的强度，破坏根尖的封闭。桩的长度取决于牙根的长度、牙根的锥度、牙根的弯曲度和牙根的横截面形态。对桩的长度有以下要求(图 13-13)：①桩的长度至少应与冠长相等；②桩的长度应达到根长的 2/3～3/4；③位于牙槽骨内的桩长度应大于牙槽骨内根长度的 1/2，达不到这一要求会导致根管壁在牙槽嵴顶区应力过度集中，易发生根折；④桩的末端与根尖孔之间应保留 3～5 mm 的根尖封闭区。由于根尖区侧枝根管多，因此根管充填难以完全封闭，而桩进入根尖封闭区容易引起根尖周病变。

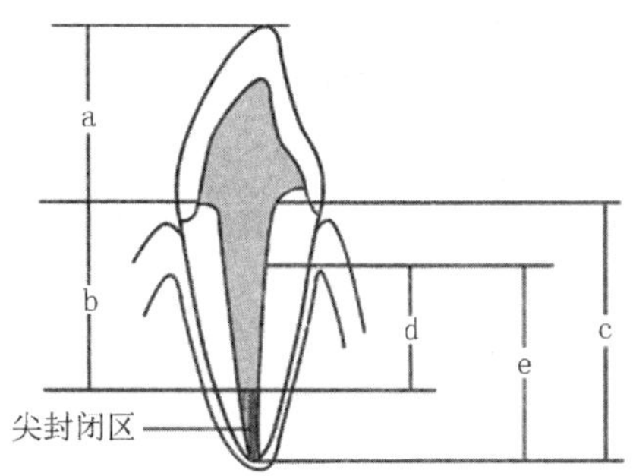

a.冠长度；b.桩长度；c.根长度，b≥a，b＝2/3～3/4c；d.牙槽骨内桩长度；e.牙槽骨内根长度，d≥1/2E

图 13-13　桩的长度要求

(3)桩的直径：桩的直径与桩的固位和牙根的抗力有关。增加桩的直径可以增加桩的固位和桩自身的强度，但是过分增加桩的直径必然要磨出过多的根管壁组织，造成根管壁薄弱，容易发生根折。桩周围的根管壁要求至少有 1 mm 的厚度。所以桩的直径取决于根横径的大小，理想的桩直径为根横径的 1/3。

(4)桩的形态：桩的形态主要有柱形和锥形。根据桩的表面形态又可分为光滑柱形、槽柱形、锥形、螺纹形等。柱形桩的固位优于锥形桩，但由于牙根形态一般为锥形，所以理想的桩形态应与根的形态一致。桩的末端不应为平行柱状，以避免磨除过多的根管壁，导致根管侧穿或根折。

螺纹形桩可以旋转嵌入根管内壁产生主动固位，在几种形态的桩中固位最好。但由于在桩的旋入过程中会在根管壁产生应力，增加了根折的风险，因此在根管壁较薄弱时应避免使用。

（5）桩核材料的选择：桩材料选择一是根据最终全冠的美观要求，二是要考虑桩对牙根抗折力的影响。全瓷冠有一定半透明性，金属桩核容易透出金属色，影响全瓷冠的美学效果。而核材料选择则需要考虑与牙本质颜色尽量相似者，如全瓷桩核、玻璃纤维桩-树脂核、石英纤维桩-树脂核等。不同材料的桩其机械性能差异很大，镍铬合金桩和全瓷桩的弹性模量远远大于牙本质，而纤维增强树脂桩的弹性模量与牙本质近似。为了防止根折，可选用弹性模量与牙本质近似的纤维桩。但这类桩在受力时变形较大，当牙冠剩余牙体组织不足时容易引起全冠边缘封闭的破坏。

三、后牙残冠残根的修复

（一）髓腔固位冠

修复体嵌入髓腔，𬌗面全覆盖，轴面部分覆盖或全覆盖，属于核冠一体结构。优点：核冠为一个整体结构，简化了修复步骤，减少了修复体之间的界面；由于不置桩，避免了根折风险；修复体所需龈距离小，适用于临床牙冠短，不宜行常规核桩冠修复的患牙（图 13-14）。

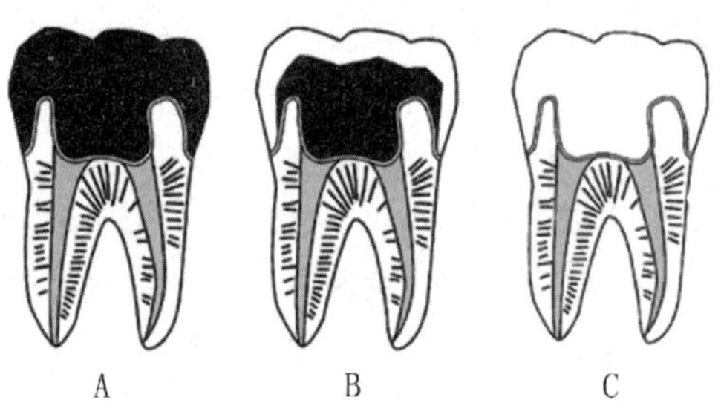

图 13-14　磨牙髓腔固位冠

A.金属嵌体冠；B.金属烤瓷嵌体冠；C.全瓷 Endocrown

1.金属嵌体冠

固位力主要来自髓室壁的固位形，要求髓腔壁有足够的固位形。可以尽量保存剩余牙体组织。

缺点：因金属颜色显露而不美观；金属用量大，如为贵金属则成本高；去除倒凹过程会去除正常牙体组织；边缘线长，易患继发龋。

2.金属烤瓷嵌体冠

与金属嵌体冠不同的是修复体口腔面上瓷，遮盖金属颜色，改善了美观。

3.全瓷 endocrown

修复体用全瓷材料制成，与常规嵌体冠不同的是，全瓷 endocrown 固位力除来自髓腔壁的固位形外，还增加了树脂黏结固位，因此髓腔固位形要求不如嵌体冠高。修复体覆盖面及轴面，边缘可置于龈缘或龈上，对接型肩台；美观性佳。

（二）髓腔固位核冠

1.髓腔固位树脂充填核冠

目前复合树脂核越来越多地用于牙体修复。优点是操作很容易，在数分钟内就可以聚合，可以马上进行核的牙体预备，减少患者就诊次数；另外树脂与牙体组织间有黏结作用；固位形要求不高，可最大限度地保存剩余牙体组织；树脂的弹性模量接近牙本质；可用于牙根条件不良的患牙作姑息修复(图 13-15)。

2.髓腔固位银汞充填核冠

银汞的抗折强度优于复合树脂。Kovarik 等在一项微观的研究中发现，在 100 万 r 34 kg (75 磅)的载荷条件下，67%的银汞核仍保存完好，而复合树脂核只有 17%保存完好。在同一研究中，玻璃离子核在最初 22 万 r 的载荷下就无法承受了。因此银汞合金是良好的成核材料。髓腔固位银汞充填核与复合树脂核不同的是，患者需要多一次就诊次数。另外，固位形要求更高，有时可配合使用辅助固位装置，如牙本质钉(图 13-16)。

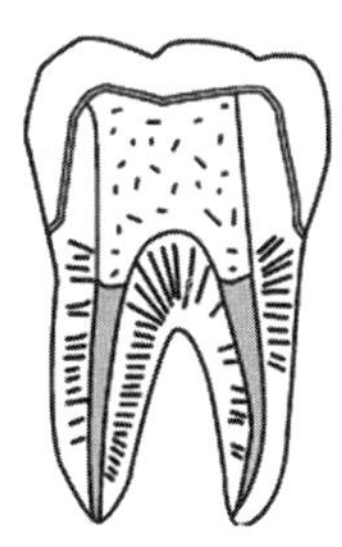

图 13-15　髓腔固位树脂充填核冠

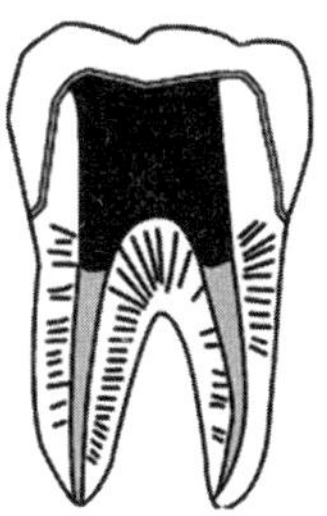

图 13-16　髓腔固位银汞充填核冠

(三)铸造金属桩核冠

由于根管治疗水平的提高和成熟，大量缺损后牙得以保存，当牙体缺损后剩余牙体组织难以维持充填体固位时，就必须使用桩来固位。而铸造金属桩核在后牙的残根残冠修复中应用最为广泛。有人研究，置桩后能使冠抗侧向力的能力从 15%增加到 48%。桩可由含镍、铬、铜、钛、金或铂等金属合金制成。在流电及腐蚀性方面，含钛、铂较高的合金和钴铬钼合金的性能较佳，而铜、镍铬合金较差。与前牙单根管不同的是，后牙根管形态多样，方向各异，多个桩如何取得共同就位道是后牙桩核冠修复中的难题。根据铸造桩核是否分体可分为整体铸造桩核和分体铸造桩核(图 13-17)。

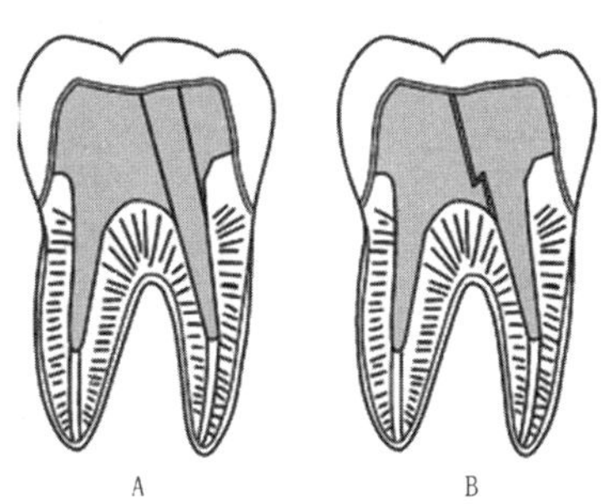

图 13-17　分体铸造金属桩核冠

A.插销式；B.分瓣式分体铸造金属桩核

1.整体铸造金属桩核

用于单桩桩核或双桩桩核能取得共同就位道者，桩核为整体铸造，戴入时整体就位。适用于单根或双根平行的前磨牙及中度缺损的磨牙。

2.分体铸造金属桩核

用于双根管或三根管后牙，各桩道不能取得共同就位道者。桩核分段铸造，戴入时分别就位。由于不同方向的就位道形成制锁结构，分体桩核具有优良的固位和抗力特性，适用于重度缺损的后牙。在后牙残根残冠的保存修复中，占据日趋重要的地位。但需要注意的是，分体桩一旦黏固，通常难以取出，不利于根管再处理，因此应保证完善的根管治疗后再行修复，否则不宜设计此类桩核。分体铸造金属桩核按桩分体设计形式的不同，可分为插销式分体铸造桩核和分瓣式铸造桩核。

(1)插销式分体铸造金属桩核：由主桩核和插销两部分组成，核与其中一个或两个相互平行的桩为整体铸造，其他与之不能取得共同就位道的桩以插销的形式与之连接，两部分分别制作铸型，分开铸造。就位时先将整体铸造的核桩就位，再将插销通过核桩上的孔道插入与核桩成一定角度的另一个或两个根管内，试戴、黏固完成，常规牙体预备，全冠修复。

(2)分瓣式分体铸造金属桩核：将与髓腔内壁方向较为一致的根管作主根管，将与髓腔内壁方向不一致的根管作次根管，各根管分别形成桩核，可按一定就位道进行拼接，成为完整的核预备体外形。与插销式分体桩核相比较，分瓣式桩核制作更难控制就位道，因此目前临床上应用渐少。

3.改良分体桩核冠

(1)插销固位一体式金属桩核烤瓷冠：插销式分体铸造金属桩核-冠的改良，不同的是核上直接烤瓷。用于临床牙冠短，间修复间隙不足的患者(图 13-18)。

(2)纤维桩插销-金属铸造桩核-冠：将铸造金属插销换为成品纤维桩，由于插销为统一规格，临床桩道预备时放插销的根管采用统一根管钻预备，技工室仅需铸造其他部分的桩核即可，制作过程可以简化。但不适用于根管过细，无法放置特定直径纤维桩的磨牙(图 13-19)。

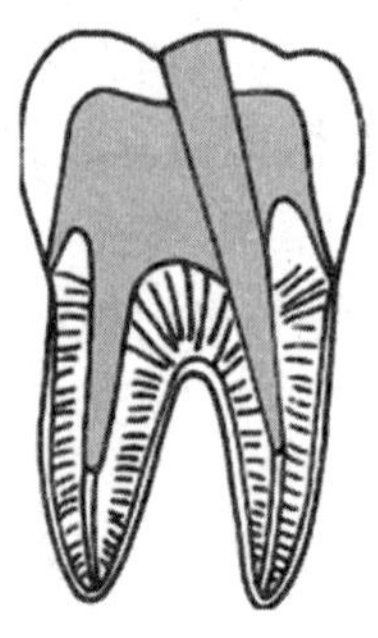

图 13-18　插销固位一体式金属桩核烤瓷冠

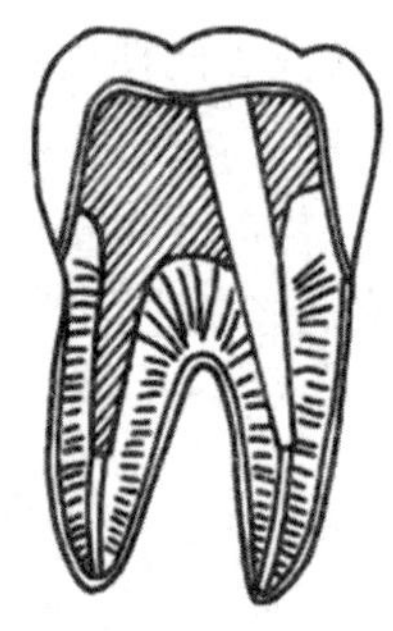

图 13-19　纤维桩插销-金属铸造桩核-冠

(四)成品金属桩固位核冠

成品金属桩或预成桩。厂家一般都会制作出不同直径大小的一套预成桩供医师选择，其外形有平行桩，有平行加末端锥形桩(根尖 1/2 或者 1/3 为锥形)；最初均采用金属材质，有镍铬合金的，有钛合金的；表面有螺纹、十字纹等为增加固位力或水门汀排溢而设计的构造。桩核系统可按机械固位方式分为被动桩(黏固)或主动桩(螺纹)。螺纹桩比黏固桩固位好，但对牙齿产生较大的应力。除了各系统根管预备的配套钻针不同，这些系统的技术很类似。此类桩核冠为三体结构，即成品桩＋树脂/银汞核＋全冠，适用于根管治疗后的中度缺损后牙修复(图 13-20)。

(五)后牙桩核冠的适应证甄别

对于根管治疗后的后牙，修复原则是在保证牙体抗折能力的基础上尽量恢复功能，其次兼顾美观。修复体的设计和材料选择主要根据牙体缺损范围而定。

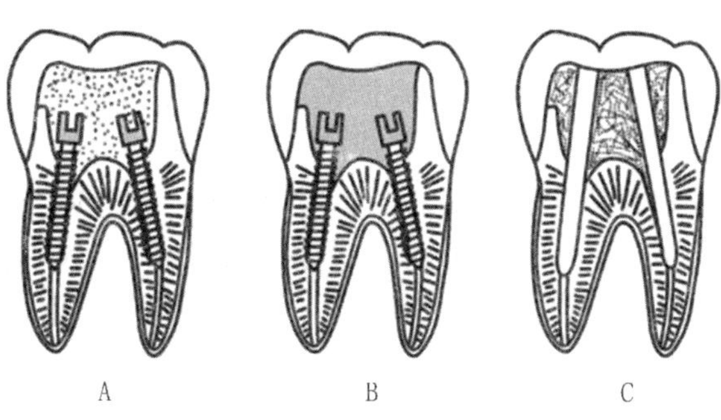

图 13-20　成品桩核冠

A.金属螺纹桩-树脂核-全冠；B.金属螺纹桩-银汞核-全冠；C.纤维桩-树脂核-全冠

1.轻度缺损的磨牙

如 1～4 个轴壁缺损，但局限在 1/3 内，或一个轴壁缺损，未超过龈 1/3 者，剩余牙体组织足以提供核材料的固位，因此可选择全瓷髓腔固位冠、金属/PFM 嵌体冠、髓腔固位银汞核冠或髓腔固位树脂核冠。

2.中度缺损的磨牙

如缺损虽仅涉及 1 个壁，但深达龈下者，或涉及 2～3 个轴壁，垂直高度未超过中 1/3 者，剩余牙体组织不能单独为充填核材料提供固位，但牙体预备后尚有完整的牙本质肩领，因此可选用成品桩-树脂/银汞核-冠修复，或整体铸造的单桩核-冠修复。如果余留髓腔壁深度超过 2 mm，临床牙冠短者，也可以选择一体结构的髓腔固位冠。

3.重度缺损的磨牙

牙体大面积缺损，剩余牙体组织少，但尚有完整的牙本质肩领存在，如缺损范围达 2～4 个轴壁，垂直高度达颈 1/3；或缺损虽然仅涉及 2 个轴壁但已达龈下，牙本质肩领至少有牙冠直径的 1/2 以上，则常规选择铸造金属分体桩核-冠修复。

4.超重度缺损磨牙

如缺损范围达 3～4 个轴壁，且均达龈下，几乎没有牙本质肩领，一般不应考虑保留，应予以拔除，选择种植义齿修复。另外，死髓牙作为义齿基牙风险大大高于单个牙的修复。在没有 1.0 mm的牙本质肩领存在的条件下，前磨牙不应作桥基牙，甚至独立修复都有风险，应考虑拔除。研究表明，经牙髓治疗后的牙如果选作游离缺失可摘局部义齿基牙，它们失败的可能性是不作为基牙的 4 倍。而作为固定义齿基牙，其失败的可能性是单个牙修复的 2 倍。即使有牙本质肩领结构，在跨度超过一个缺牙单位的固定义齿中，使用死髓牙仍表示怀疑。如果负荷过大，牙体结构将有可能发生折断。牙髓治疗牙的修复涉及的牙数越多，修复所需的时间就越长，技术要求就越精细。如果必须行固定义齿修复，则建议改用种植体支持式固定义齿。

（王战芝）

第三节　前牙部分冠美学修复

前牙部分冠美学修复是指使用全瓷材料，联合借助固位形固位和黏结固位两种固位形式，对前牙较大面积缺损进行美学修复的修复体形式。按照传统的定义，部分冠往往是由金属制作，主要是应用于牙齿唇颊面完整，而其他轴面或咬合面需要修复治疗的患者。但是，随着瓷材料的发展，尤其是瓷与牙体组织之间的黏结技术的不断成熟，越来越多的前牙大面积牙体缺损可以使用部分冠进行修复。部分冠可以看成是瓷贴面的变体，或者是不完整的全冠，是介乎两者之间的修复形式。多使用长石类光线通透性好的瓷材料，使用铸造或CAD/CAM加工的手段制作。其特点是设计灵活，其宗旨是在最大限度地保护余留牙体组织与获得固位之间达到平衡，并满足美观的需求。

一、适应证

如果牙体的缺损通过瓷贴面修复无法获得足够的强度，而使用全冠修复又要磨除过多健康牙体组织时，可采用部分冠修复。例如，前牙的缺损涉及切缘和切角及大部分牙体，有较大的缺损间隙需要使用修复手段恢复与邻牙的接触关系时。

二、牙体预备

部分冠的使用是为了在进行牙体预备时使用合理的最小预备量，在获得修复体的固位和抗力的同时，尽量多地保留健康牙体组织，并留有充足的黏结面积。瓷贴面的固位力完全依靠黏结力，冠的固位力来自固位形。部分冠的固位力不仅要来自牙体预备产生的固位形，还要利用黏结剂所获得的黏结力，两者缺一不可。

在进行牙体预备时，应考虑以下四方面因素。

(1)保护牙髓牙本质复合体，尽量少磨除健康的牙体组织。

(2)尽量增大黏结面积：黏结剂能与釉质形成稳定持久的黏结，而与牙本质的黏结受多方面因素限制，因此，应尽量多地保留釉质黏结面积。在牙齿上能利用的黏结面积越大，所获得的黏结力就越大。

(3)单纯依赖黏结尚不能提供部分冠足够的固位，需要用固位形辅助固位。因此，在不占用黏结面积的前提下设置辅助固位，如增加侧壁固位、固位沟槽等。

(4)需要保留足够的修复体的厚度，以满足修复体自身强度的要求：全瓷修复材料尤其是长石类瓷，虽然有较为理想的透光性，但强度较低。瓷材料的断裂起始于材料表面的微裂纹在外界应力的作用下发生扩展，最终导致材料整体的失效断裂。导致材料断裂的最小应力与材料本身的厚度呈反比。因此，在部分冠承受力的区域保留足够的瓷材料厚度才能使部分冠在咬合时不致发生断裂。

三、部分冠的美学处理

(一)部分冠设计时的美学考虑

修复体的边缘与牙体组织的结合区是美学处理的薄弱环节，因为修复体需要通过黏结剂与牙齿黏固，修复体和黏结剂的折光率和遮光率与天然牙齿有差异。因此，应尽量将修复体与牙齿的结合区放置在肉眼难以辨别的区域，如邻面和唇面的颈缘处。利用修复体的折光性，在设计修复体的外形和边缘线时，可适当制作成一定厚度的斜面，既扩大了釉质的黏结面积，同时也使颜色过渡得更自然。

(二)部分冠黏结时的美学处理

当制作完成的部分冠修复体在口内试戴时,需要使用与黏结树脂颜色一致的试色糊剂模拟黏固后的色彩学效果。如果发现最终的混色效果未达到整体美学要求,可从两方面作出调整。

1.修复体本身的染色处理

部分冠的修复体一般是由长石类材料制作,有与之相配套的瓷外染色金属氧化物材料,以低于材料软化温度的烧结温度和程序,对修复体进行染色处理。

2.调节黏结树脂的颜色

部分冠的黏结类似于瓷贴面,因此可以使用瓷贴面的树脂黏结系统,使用不同颜色的黏结树脂混色调配出适合的颜色,也可以在黏结树脂中加入着色树脂调配混色效果。

(史燕萍)

第四节　后牙牙体缺损的嵌体修复

一、非金属嵌体修复的临床应用

非金属嵌体是指用复合树脂和全瓷等非金属材料制作的嵌体,用于恢复牙体缺损患牙的形态和功能的修复体。传统用于后牙牙体缺损嵌体修复的材料主要是各类金属,但金属材料存在美观不足、磨耗对天然牙、金属离子析出、牙体着色等问题。近年来随着复合树脂和全瓷材料性能的不断改善,非金属嵌体正以其美观和良好的修复性能越来越多地被医师和患者选择。

(一)直接修复与间接修复的比较

后牙牙体缺损的修复方法包括直接修复和间接修复两种方法。

1.直接修复

直接充填修复以其简便、快速的特点长期以来在临床普遍应用。常用的非金属充填材料是各类复合树脂,由于复合树脂光固化时存在聚合收缩和固化不全的问题,初步固化后的树脂会继续发生聚合反应,使其体积继续收缩。树脂固化产生的聚合收缩力为 40～50 MPa,树脂与牙釉质的黏结力为 15～20 MPa。当聚合收缩力超过树脂与牙本质、牙釉质的黏结力时,树脂与牙体组织界面就产生裂隙,这是充填修复后产生微渗漏的根源。微渗漏会造成充填体边缘着色、继发龋、牙髓炎,以及充填体松动脱落等问题。目前尚未发现一种直接充填技术能完全消除微渗漏。另外对于牙体缺损涉及牙尖的患牙,直接充填修复因为不能恢复理想的面形态,因此也无法恢复良好的咬合功能。对于有邻面缺损的患牙,直接充填也很难恢复良好的邻接关系,而导致食物嵌塞的问题。

2.间接修复

间接修复是指修复体在洞形外完成后,用黏结剂将修复体黏固在缺损的牙体上恢复牙体的形态与功能。由于间接修复体是在口腔外完成的,树脂固化时的收缩也是在口腔外完成的,这样就消除了直接充填修复时固化收缩对黏结的影响。间接修复树脂固化产生的体积收缩,在嵌体黏固时,黏结剂填补了收缩的体积,提高了修复体的边缘密合性,这意味着嵌体修复技术是一种能够减小微渗漏的有效方法。有研究报道,多功能黏结剂能在牙本质黏结界面形成混合层,它与树脂嵌体的单体成分相似，因此提高了树脂嵌体修复在洞壁的密合性。另外，树脂嵌体在二期处理过程中，单体转化率明显提高，这不仅使修复体的抗张强度、耐磨性和抗溶解性等物理机械性能大幅度增强，也减少了游离单体对牙髓的刺激。

(二)间接修复技术和材料的选择

1.复合树脂嵌体的间接修复技术

复合树脂嵌体与复合树脂直接充填相比较，由于树脂嵌体是在体外光照加热、加压固化之后再进行黏结，所以树脂在聚合收缩、微渗漏等方面的问题明显减少，因此继发龋和边缘染色发生的可能性也降低，术后敏感减轻，同时也避免了复合树脂附加固位钉充填后因固位钉腐蚀、氧化所致的固位钉周围牙本质和复合树脂染色的问题，有利于维持远期美观效果。与全瓷嵌体相比较，树脂嵌体制作工艺简单，费用较低，能满足多数人的美观需求，容易被医师和患者选择和接受。但复合树脂的抗压强度与瓷嵌体有较大的差距，远期修复效果不如瓷嵌体。

复合树脂嵌体材料的特点：复合树脂修复材料是一类由有机树脂基质和经过表面处理的无机填料，以及引发体系组合而成的牙体修复材料。复合树脂嵌体是近十年兴起的一种新型嵌体材料。嵌体复合树脂与充填用复合树脂是有差别的，嵌体用复合树脂材料的激活剂与催化剂大多需要在高温高压下才能发挥作用，所以嵌体复合树脂在操作时都需进行二期处理，材料的各种性能才能达到设计要求，否则树脂材料的诸多缺点就会影响修复效果。为了减轻树脂材料的缺陷，通常需要改变树脂组成的无机填料或改良聚合方法，使其物理性能得到改进。近年来，随着高强度复合树脂材料的应用和嵌体制作时二期处理技术的应用，以及树脂黏结剂的使用，后牙嵌体修复的临床效果有了大幅度的提高，加之树脂嵌体良好的美观效果，简单的制作工艺，较低的成本，使其具有良好的临床应用前景。

2.瓷嵌体修复技术

瓷嵌体修复技术按照加工工艺划分，有机械加工的瓷嵌体、热压铸造陶瓷嵌体、玻璃渗透尖晶石陶瓷嵌体和金沉积基底烤瓷嵌体。

(1)机械加工的瓷嵌体：机械加工的瓷嵌体是通过 CAD/CAM 技术完成的。CAD/CAM 技术是近20 年迅速发展起来的一种综合计算机应用系统技术。其主要特点是加工精度高(加工精度0.005～0.1 mm)，不受被加工对象形状复杂程度的影响，制作完成的嵌体准确度高，与基牙密合。可减少就诊次数，节约制作所需要的大量时间，有效提高了临床与技术室的工作效率和工作质量，但需要专门的仪器设备，费用较高。CAD/CAM 技术包括两种类型：第 1 种是利用机械加工的方法切削瓷块，使其一次成形为修复体的形状，再经染色完成最终的修复体；第 2 种是先用机械加工的方法切削预烧结的低密度瓷块为修复体的形状，再经二次烧结成致密的高强度修复体，之后经染色完成最终修复体的制作。

(2)铸造陶瓷嵌体：常用的有铸造玻璃陶瓷嵌体和热压铸造陶瓷嵌体。①热压铸造陶瓷嵌体：热压铸造陶瓷技术是采用失蜡法的工作原理通过热压铸造工艺成形的一种铸瓷修复技术。此类修复技术已商品化的材料代表是 IPS-Empress 陶瓷材料。②铸造玻璃陶瓷：又称微晶玻璃。铸造玻璃陶瓷技术也是采用失蜡法的工作原理通过铸造工艺成形的一种铸瓷修复技术。

(3)粉浆涂塑玻璃渗透尖晶石陶瓷嵌体：这种技术是采用粉浆涂塑技术成形，即将高纯度细颗粒的氧化镁制成注浆，涂塑在耐火石膏代型上，经过熔融法烧烤和渗透烧烤，其代表是 In-Ceram Spinell陶瓷材料。

(4)金沉积基底烤瓷嵌体：这种技术是应用金沉积技术制作金基底层，再在其上烤瓷完成嵌体的制作。

(三)间接修复技术临床应用注意事项

与传统的直接充填修复相比，嵌体可以在模型上制作完成，恢复原有的牙体形态，恢复良好的咬合功能和邻接关系，修复体能高度抛光，容易清洁等，是一种比较理想的牙体缺损修复方式。但嵌体只能修复缺损部位的牙体，不能保护存留部分的牙体组织。因此，嵌体有严格的适应证和禁忌证。

1.适应证与禁忌证

(1)适用金属嵌体修复的牙体缺损原则上也适用于非金属嵌体修复。与金属嵌体修复相比较，非金属嵌体还适用于以下情况：①因金属嵌体修复不能满足美观需求者，可设计非金属嵌体修复。②患牙缺损较多牙体预备固位形不足，需要增加辅助固位形时，可设计树脂黏结的瓷嵌体或树脂嵌体修复，利用树脂黏结剂与瓷和树脂良好的黏结性能，弥补固位形不足可能导致的固位不良的隐患。③当患牙缺损较多，存留的牙体组织为薄壁弱尖时，可设计树脂黏结的瓷嵌体或树脂嵌体修复，利用树脂黏结剂将患牙与嵌体连结成一个整体，有利于保护薄弱的存留壁和牙尖组织。④有金属过敏史的患者。

(2)金属嵌体修复的禁忌证原则上也适用于非金属嵌体修复。与金属嵌体修复相比较，非金属嵌体在以下情况时应慎用：①患牙需要保守性嵌体修复时，应慎用费用较高的瓷嵌体，可选用费用较低且黏固性较好的树脂嵌体。②患有夜磨牙或紧咬牙等咬合性疾病患者，因其过度的咬合负荷应慎用耐磨性不足的树脂嵌体和脆性较大的瓷嵌体。

2.修复设计

(1)原则：牙体预备前应首先去除腐质并检查患牙缺损的部位、大小和缺损部分的形状，同时要仔细检查存留牙体组织的咬合接触位置，在此基础上按照牙体缺损的大致形态设计嵌体的窝洞形状，不需要作预防性扩展，不需要预备特殊的辅助固位形。这些要求符合牙体预备要求中最小损伤原则，可以使牙体组织得到最大限度的保留，使牙体的抗力和强度丧失最少，从而达到减少牙齿折裂发生的目的。金属嵌体牙体预备的基本原则多数也适用于非金属嵌体的牙体预备。

(2)洞形设计要求(图 13-21)：与金属嵌体相比较，非金属嵌体牙体预备的一些特殊要求如下。①与金属嵌体要求洞壁向面外展 3°～5°角不同，非金属嵌体洞形的轴壁向面外展要增加到 6°～8°角，以利于嵌体顺利就位。因洞壁外展增加而减小的摩擦固位力可通过高强度的树脂黏结剂弥补。②瓷嵌体要求咬合面洞的深度≥1.5 mm，轴面预备≥1.5 mm，以满足瓷材料的使用要求。③非金属嵌体洞形预备要求表面光滑、圆钝，不强求洞壁点、线、角清晰，洞壁可留存倒凹，洞壁上的倒凹可用树脂充填的方法处理平整即可。④非金属嵌体不能预备洞斜面，这是与金属嵌体在牙体预备要求中最重要的区别。洞斜面在金属嵌体中有防止边缘牙体组织折裂和增加边缘密合度的作用，在非金属嵌体修复中这两个问题是通过树脂黏结剂良好的黏结强度来解决的。⑤嵌体的边缘设计要避开咬合接触区，面的边缘设计位置应与正中接触点保持 1 mm 的距离，以免出现黏结剂磨损或黏结面开裂。⑥洞底平面不做底平的严格要求，以去净龋坏牙体组织为准，也可用垫底材料修平底面。

(3)有关嵌体洞形设计的力学研究：有研究提示，嵌体洞形的宽度越大，越容易使孤立牙尖成为应力集中区。当洞形的颊舌径宽度大于牙体颊舌径宽度的 1/3 时，牙尖的折裂概率明显提高。因此建议洞形的颊舌径宽度以小于牙体颊舌径宽度的 1/3 为宜。有研究报道，嵌体洞形的深度对患牙的抗折强度有明显的影响。洞形加深，牙体的抗折强度减弱。因此对于过深的洞形应在牙本质薄弱处和髓室底用树脂垫底材料作垫底处理。树脂垫底能显著减少全瓷嵌体和基牙牙尖折裂的危险。浅而宽的洞形若使用弹性模量高的材料修复,可以较好地保护薄弱牙尖;当洞形较深时,洞底通常比较薄弱,使用与牙体组织弹性模量接近的材料修复,在改善洞底部应力集中方面具有一定的优越性。对瓷嵌体不同洞壁锥度的研究提示:洞壁锥度不超过 7°角应力分布较好。对洞形龈壁的研究显示:增加龈壁高度,尽量减小龈壁宽度有利于减小修复后牙体的应力。龈壁角度的有无对牙体应力无影响。高嵌体修复时,牙本质应力集中现象有所改善,应力分布趋平缓。提示临床修复时,当嵌体窝洞宽度较大时可以考虑高嵌体修复。

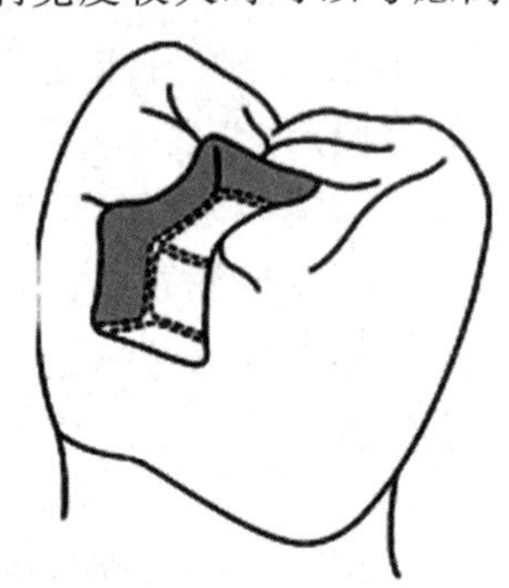

图 13-21 嵌体邻补面牙体预备外形

3.树脂嵌体间接修复技术直接法

(1)树脂材料的选择:从材料的理化性能方面考虑,应选择硬质树脂材料;从美观方面考虑,要选择与邻牙近似的树脂色型。

(2)制作方法:按照非金属嵌体牙体预备原则完成牙体预备,隔湿,吹干预备体,洞壁涂布一薄层硅油,将选择好的树脂材料按照洞的深浅分 1～3 层充填,分层固化。为方便将嵌体取出,可在嵌体表面黏固一个小塑料棒。

(3)二次固化:将初步固化的树脂嵌体放入专用的热固化箱内光照加热固化。

4.树脂嵌体间接修复技术间接法

(1)树脂材料的选择:同直接法。

(2)制作方法。①牙体预备:按照非金属嵌体牙体预备原则完成牙体预备,要求各轴壁相互平行,洞形所有线角均需光滑圆钝,以防应力集中导致嵌体折裂。②排龈:常规排龈线退缩牙龈组织,减少龈沟液分泌,以便精细印模的制取。③制取印模:硅橡胶制取印模,要求印模清晰、完整。④灌注模型:用硬质石膏灌注模型,要求模型完整、工作区清晰,无气泡。⑤临时嵌体的制作:在原始印模即牙体预备之前制取的印模相应的牙位区域注入临时嵌体材料,注入量以注满预备牙的牙冠阴模为宜,快速将印模放入口内就位,在材料要求的时间内保持不动并在弹性期内将印模和临时嵌体从口内取出,待其完全凝固后常规打磨、抛光。隔湿,吹干预备牙体,将临时树脂嵌体就位于洞形内,修整外形,调整咬合,选用无丁香油的氧化锌临时黏结。

5.非金属嵌体的试戴与黏结

(1)黏结材料的选择:目前临床多采用树脂黏结剂。因为瓷嵌体在制作过程中不可避免地会出现气孔和裂纹等缺陷,严重影响修复体的强度等机械性能,树脂黏结剂可渗入其中的裂纹,限制裂纹进一步扩展和延伸,封闭裂纹形成屏蔽,防止水等液体对瓷的侵蚀作用,增强修复体的抗疲劳性能。同时能将瓷嵌体与牙齿通过黏结连结成一个整体,显著提高患牙和修复体的强度。有研究表明,树脂黏结剂使瓷与牙体之间的黏结层起到了一个缓冲带的作用,吸收了力,从而提高了瓷与牙体组织的黏结强度，保证了修复体具有良好的固位，增强了瓷嵌体和基牙的抗折强度，使全瓷嵌体的临床效果和保存率均有明显提高。树脂黏结剂的种类较多，临床操作方法也略有差别，使用时应严格按照产品说明书要求操作，以确保黏结效果。

(2)牙体洞形的清洁与嵌体的处理：黏结前应仔细去除洞壁上残存的临时性黏结材料，并彻底清洁洞壁。树脂嵌体在黏结前可以用笔式喷砂机轻轻喷砂处理黏结面。

(3)排龈：在患牙的龈沟内放入牙龈收缩线将牙龈排开，一方面将预备体的龈向预备边缘充分暴露出来，防止黏结剂进入龈沟内刺激牙龈，另一方面也可预防龈沟液和血液对黏结剂的污染。

(4)黏结：按照产品说明书要求规范操作，黏结界面需按要求处理，有条件者要使用橡皮障隔离唾液。多余的黏结剂应彻底清除，否则可对牙龈造成刺激，出现牙龈炎、牙周炎。对于透明度高的全瓷修复体，应事先用试色糊剂选择不同颜色的黏结剂，以期达到黏结后的美观效果。

6.垫底材料的选择与使用

(1)垫底材料的选择：嵌体修复时经常会使用垫底材料，垫底材料对嵌体修复的远期效果有影响。从生物安全性能考虑，垫底材料应该是对牙髓无毒、无刺激。从力学性能考虑，如果材料的弹性模量存在差异，功能状态时修复体和基牙的应力分布与集中也会不同。大量研究表明：选择弹性模量接近牙本质的垫底材料，有助于改善修复体和基牙的抗力性能。从黏结效果考虑，垫底材料与嵌体黏结剂的结合方式最好为化学结合。目前常用的垫底材料有玻璃离子水门汀、氢氧化钙、流动型复合体和复合树脂垫底材料。

(2)垫底材料的使用。①玻璃离子水门汀：有酸碱反应固化型和光固化与酸碱反应固化双固化型。其材料性能在色泽上具有半透明性，颜色与牙齿相近似，不会出现因垫底材料的颜色而影响嵌体的色泽美观。玻璃离子水门汀与牙本质形成化学性结合，黏结强度可达到 55 MPa，抗压强度可达到 200 MPa。对牙髓刺激性小，当牙本质厚度≥0.1 mm 时，对牙髓无刺激作用。另外，由于材料中添加了缓释氟化物，具有一定的防龋能力。但近期的研究发现，玻璃离子在很多方面存在不足：如物理性能相对较差，生物相容性不理想，与嵌体材料的黏结性不足等。②氢氧化钙：是一种盖髓垫底材料，易操作，抗压强度高。但因其弹性模量与牙本质和嵌体材料相差很大，容易产生应力集中，所以临床要求其垫底厚度不能超过 1 mm，并且需要根据垫底材料的性能，在其上再垫一层与嵌体黏结剂结合力强的垫底材料，以保证获得良好的黏结效果。③流动型复合体：属于单糊剂型光固化玻璃离子水门汀，临床易操作。具有良好的边缘密合性；与牙本质形成化学性结合；对牙髓刺激性小，可用于间接盖髓；具有放射线阻射性，方便 X 线检查；含氟具有抑菌性和抗龋能力。④复合树脂：近年来，复合树脂也被用作瓷嵌体的垫底材料。随着牙本质黏结剂的不断改进，新一代的自酸蚀黏结剂可以与牙本质形成混合层，封闭牙本质小管，有效地防止了术后牙髓敏感，为树脂垫底技术的广泛应用提供了条件。

(3)垫底材料在嵌体修复中的力学研究：从力学性能方面考虑，在垫底材料的选择中以弹性模量为主要参考指标。因为材料之间弹性模量的差异，会使修复体产生不同的应力分布。弹性模量越接近牙本质和修复材料，越有利于修复体和牙体的抗力性能。有学者对不同垫底材料对嵌体修复的影响作了力学分析。研究结果：树脂基底的垫底材料比玻璃离子垫底材料能显著减小全瓷嵌体和基牙牙尖折断的危险。对不同光固化玻璃离子垫底材料的研究结果是：推荐使用高弹性模量的材料作为全瓷嵌体的垫底材料。很多研究发现，垫底材料的厚度影响全瓷嵌体的抗折性能。实验结果是：树脂基底较厚的瓷块比基底薄的瓷块抗折性更好。

7.非金属嵌体修复设计的固位与抗力

与牙体缺损全冠、桩冠、部分冠等其他修复设计不同，嵌体修复设计的难点包括了固位与抗力两个方面。如何在设计和牙体预备时做到既能少磨牙最大限度地保存牙体组织，又能满足嵌体修复的固位与抗力要求，了解嵌体设计的力学特点和嵌体材料的力学性能，有助于找到这两方面的平衡点。

(1)非金属嵌体修复的固位：与金属嵌体的固位一样，非金属嵌体也是通过嵌体与牙体组织之间形成的静态机械摩擦力、动态约束力和化学黏结力的共同作用形成的。固位形的设计和洞形轴壁的预备决定着嵌体静态机械摩擦力和动态约束力的大小，其中洞轴壁向面外展的角度与固位力成反比，非金属嵌体为了达到顺利就位，嵌体洞形的轴壁向面外展从标准要求的5°角增加到8°角，但这个角度的要求在临床牙体预备时很难准确做到，且此向聚合角度不利于机械固位。另外，在金属嵌体修复设计时，可利用钉洞等辅助固位形增加固位，但这对非金属嵌体不适用。因此，在非金属嵌体修复的固位方面，黏结剂的黏结固位作用在很大程度上起到了补充和加强作用。此外，树脂黏结剂与瓷和树脂嵌体材料之间良好的结合，不仅保证了修复体的黏结效果，同时还提高了修复体的强度。树脂黏结剂的使用为嵌体固位中黏结固位作用的重要性提供了良好的基础和保证，但应注意严格按照树脂黏结剂的产品使用要求操作。

(2)非金属嵌体修复的抗力：包括嵌体的抗力和牙体组织的抗力两部分。①嵌体：脆性材料的瓷嵌体，由于其材料的力学特点是抗压不抗拉，在相同载荷的情况下较金属嵌体更容易受应力集中的不利影响，出现瓷崩裂的问题。实验研究提示：瓷嵌体的厚度不少于2 mm就可保证它的强度。树脂嵌体材料的弹性模量与牙体组织接近，受力时的应力分布比较均匀，抗力性能较好。②牙体组织：影响牙体组织抗力的因素有牙体组织的存留量，预备体洞形的深度和点、线、角的形态特点，以及嵌体材料和垫底材料的弹性模量。牙体预备时磨除的牙体组织越多，存留牙体组织的抗力性能就下降越大。在这方面，非金属嵌体在设计和牙体预备的要求中，更多地考虑了对存留牙体组织的保护，优于金属嵌体的设计要求。在洞形深度方面，洞形越深，存留牙体组织的抗折能力越差。因此，在保证嵌体厚度的前提下，对于过深的洞形应作垫底处理。应力分布的特点是容易在直线的点、角处形成应力集中，非金属嵌体牙体预备要求的洞形表面光滑，线、角圆钝有利于避免应力集中，形成均匀应力分布。高弹性模量的嵌体材料受力时产生的变形小，牙体组织的应力分布比较均匀；低弹性模量的嵌体材料受力时产生的变形大，牙体组织的应力分布容易出现集中的情况。嵌体材料与牙体的弹性模量越接近，越有利于力的传导与分布。树脂嵌体受力时对牙体组织和自身的应力影响都比较小，就是因为树脂嵌体材料的弹性模量与牙体组织接近。

8.非金属嵌体修复后容易出现的问题与处理

(1)嵌体修复后疼痛：嵌体在完成黏结后立即出现疼痛，这种情况多为牙髓受到刺激引起的过敏性疼痛，一般黏结后一段时间疼痛可逐渐减缓消失。如黏结后出现咬合疼，多为咬合创伤引起，应检查咬合，作调处理。如果使用一段时间后出现疼痛，多为嵌体松动产生继发龋所致。这种情况需要拆除嵌体，重新治疗修复。如果使用一段时间后出现咬合疼，多为根尖周问题引起，应作相应的检查和处理。

(2)嵌体修复后牙齿折裂和嵌体折裂：牙齿折裂是因为咬合力过大或存留的牙体组织抗力不足引起的。适应证选择不合适、修复后咬合不平衡造成局部应力过大等都是造成牙齿折裂的原因，应根据折裂的具体情况作相应的处理，例如，牙髓治疗后行全冠或桩冠再修复。瓷嵌体容易出现折裂的问题，这主要是因为瓷嵌体厚度不足、洞形设计不合理或咬合力过大所致。

(3)嵌体修复后松动脱落:这种情况多为嵌体制作的精确度不够,嵌体与牙体不密合;黏结剂选择不合适或操作不当;洞形过浅固位力差等原因引起的,应认真查找原因并作相应的处理。

(4)嵌体边缘微渗漏:这种情况多为嵌体制作的精确度不够,嵌体与牙体不密合或黏结剂质量问题引起的。早期无症状,随着问题的发展可出现牙齿敏感、嵌体与牙体黏结边缘出现色素沉着等问题。早期可采用窝沟封闭的方法治疗,如果范围大或出现继发龋,就应该拆除修复体,治疗后重新修复。

二、嵌体的特殊形式——嵌体冠

(一)嵌体冠的概念

嵌体冠虽然是由嵌体和冠两部分组成,但它们是一个统一的整体。嵌体冠中的嵌体部分起主要固位作用,冠用于恢复牙体的外形,建立良好的咬合关系,保护薄弱的存留牙体组织。

(二)嵌体冠的分类

(1)根据制作材料的不同,嵌体冠可分为金属嵌体冠、全瓷嵌体冠和树脂嵌体冠。①金属嵌体冠:是利用失蜡铸造法的原理制作完成的。这种方法制作简单,是临床最常用的一种传统制作方法。制作嵌体冠的合金有金合金、金银钯合金、镍铬合金等。金合金化学性能稳定,铸造收缩小,机械性能和生物学性能较其他金属材料更适合用于制作后牙嵌体冠。②全瓷嵌体冠:多采用CAD/CAM技术制作完成。这种制作方法技术要求高,费用较高。但由于全瓷嵌体冠具有与天然牙相近似的颜色和半透明性,具有良好的美观性能,目前正在被越来越多的医师和患者所接受。例如,用可切削的二氧化锆瓷块制作的无饰瓷二氧化锆嵌体冠。③树脂嵌体冠:是使用硬质复合树脂光固加热加压完成的。这种方法制作简单,价格较低,适合儿童乳磨牙嵌体冠的修复。

(2)根据固位方式的不同,嵌体冠可分为髓室固位嵌体冠和髓室-根管联合固位嵌体冠。①髓室固位嵌体冠:利用髓室固位的嵌体冠。适用于髓腔比较深大,深度在2.0 mm以上,缺损位于龈上1.0 mm以上,轴壁厚度不少于1.0 mm,经过完善根管治疗的磨牙残冠。②髓室-根管联合固位嵌体冠:这类嵌体冠除了利用髓室固位之外,还需要利用部分根管的固位来保证修复体具有足够的固位力。适用于髓室深度不足,如髓室深度不足2 mm,为获得足够深度固位,通过根管口向下扩展,获得可靠的固位深度以保证修复体的固位。

(三)嵌体冠的适应证

(1)严重磨耗,咬合紧;牙体组织大面积缺损,同时伴有龈距离小;经完善根管治疗的磨牙。

(2)牙体组织大面积缺损,但缺损位于龈上,存留壁的高度和厚度不少于1.0 mm,髓腔深大,利用髓腔可获得足够的固位力,经完善根管治疗的磨牙。

(3)根管钙化、髓石、断针、塑化致根管无法扩通等原因,部分根管不能进行完善根管治疗的磨牙。

(4)牙体大面积缺损,经完善根管治疗后可利用髓腔固位的乳磨牙。

(5)若固定桥基牙临床牙冠短,可设计嵌体冠修复的基牙。

(四)嵌体冠的优缺点

(1)嵌体冠与桩核冠相比,嵌体冠简化了临床操作过程,只需将髓腔形态进行磨改使之符合嵌体洞形即可;免除了根管预备的操作程序,避免了根管侧穿的危险性;减少了制取根桩蜡型的操作;节省了医师的临床操作时间;减少了患者的就诊次数;也减少了牙根折裂的危险,但其适应证范围比桩核冠窄。

(2)嵌体冠与嵌体相比,嵌体冠覆盖了牙齿的整个咬合面,避免了嵌体修复时单个牙尖承受的过大应力,避免了牙尖折裂的风险;起到了保护薄壁弱尖的作用。适应证范围比嵌体宽,但磨除牙体组织比嵌体多。

(五)嵌体冠的牙体预备

1.髓室洞形预备

要求按照髓室形态预备出嵌体洞形,洞轴壁外展 2°~5°角,并应与预备后轴面取得共同就位道。不要求绝对的底平,轴壁无倒凹,轴壁上的倒凹可用树脂修平整,髓室底可用垫底材料修平整(图 13-22,图 13-23)。金属嵌体冠应按照金属嵌体洞形预备要求预备出洞斜面;瓷嵌体冠和树脂嵌体冠要按照非金属嵌体要求各轴壁相互平行,洞形所有线角均需光滑圆钝,不预备洞斜面。

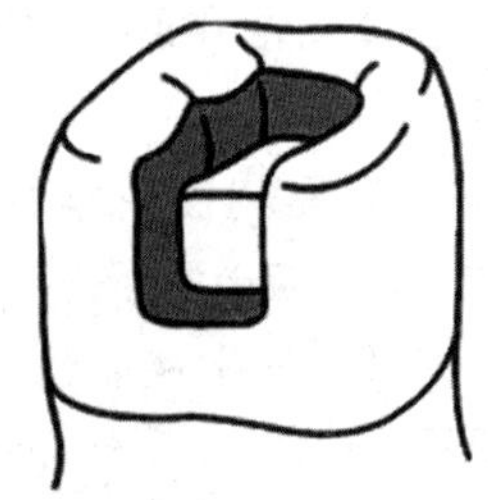

图 13-22　嵌体冠牙体预备外形

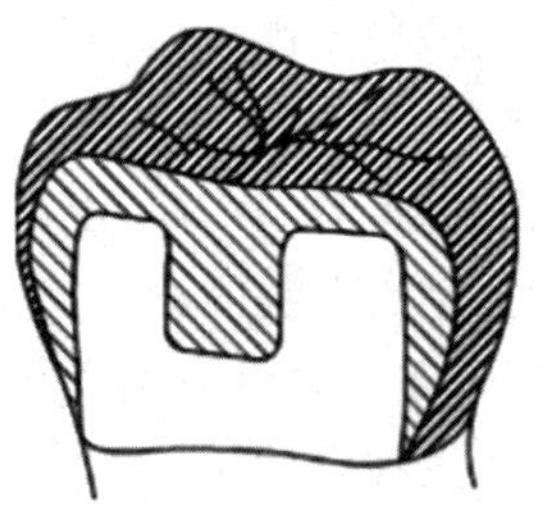

图 13-23　嵌体冠剖面

2.冠预备

按照全冠要求预备各轴面,向聚合度 2°~5°角。

3.髓室固位嵌体冠的牙体预备

除了遵循以上髓室洞形预备和冠预备的要求之外,如果髓腔底部直径大于口部直径,为了尽量保存剩余牙体组织,可利用充填填补倒凹方法,获得底平壁直的髓室箱状固位形。

4.髓室-根管联合固位嵌体冠的牙体预备

除了遵循以上髓室洞形预备和冠预备的要求之外,还需要做部分根管的预备。如果髓室洞形深度<4 mm,需要向下预备部分根管以增加固位力,预备深度 3~4 mm。

(六)排龈、制取印模和灌注模型

1.排龈

常规排龈线退缩牙龈组织,减少龈沟液分泌,以便精细印模的制取。如邻颈部缺损齐龈或龈下 1.0 mm 以内,必要时进行局部牙龈切除术,以确保嵌体与颈部缺损面的密合。

2.制取印模

硅橡胶制取印模,要求印模清晰、完整。

3.用硬质石膏灌注模型

要求模型完整、工作区清晰,无气泡。

(七)嵌体冠的制作

通常是在口外模型上制作完成嵌体冠。

1.金属嵌体冠

失蜡铸造法完成。具体操作要求参照金属嵌体和铸造全冠的制作。

2.全瓷嵌体冠

多采用CAD/CAM技术制作完成。具体操作要求参照全瓷嵌体的制作。

3.树脂嵌体冠

多用硬质复合树脂光固加热加压完成。具体操作要求参照树脂嵌体的制作。

(八)嵌体冠设计的力学合理性

1.嵌体冠设计的特点

对于存留牙体组织少,同时伴有龈距离小的患牙,如果单纯设计环抱固位的冠修复,难以获得良好的固位力,容易出现牙冠脱落的问题。如果设计桩冠修复,修复体的固位虽然得到了解决,但不能使存留牙体组织的抗力强度增加,反而会增加牙根折裂的概率,因为桩只有增加固位的作用,没有增加存留牙体组织强度的作用,而对于这种缺损类型,嵌体冠的设计是基于将髓室洞形的固位,合理地用于弥补单纯轴壁环抱固位形的不足。既解决了修复体固位的要求,又不影响存留牙体组织的抗力强度,是一种理想的修复设计。

2.嵌体冠固位的特点

嵌体冠的固位是通过嵌体的冠内固位和全冠的冠外固位相结合的结果。嵌体和基牙轴壁间可形成很强的机械嵌合力,能够为修复体提供大部分的固位力,加之冠边缘形成的环抱固位力及黏结剂提供的黏结力,可以为修复体提供足够的固位。

3.嵌体冠抗力的特点

嵌体冠嵌入髓室内,同时覆盖牙体外部,内外形成一个整体,大大提高了患牙在行使功能时的抗力,使患牙具有更强的抗折裂能力,良好的黏结剂不仅能增强固位力,更能紧密连结修复体和基牙,使其成为一个整体有效分散缓冲咬合力,提高修复体的抗折裂强度。

4.嵌体冠的特殊应用

儿童乳磨牙龋坏导致牙体大面积缺损是儿童牙体的常见病和多发病。由于牙体缺损多,临床常规的充填方法难以获得良好的固位,充填物反复脱落的问题成为儿童牙体治疗的难题。充填治疗也不能恢复牙冠的形态、咬合关系和邻接关系,影响咀嚼功能。乳磨牙由于其特殊的解剖结构和生理发育特征,临床牙冠较短,牙根也会逐渐吸收,全冠修复效果差,也不宜设计利用根管固位的桩冠修复。儿童乳磨牙嵌体冠的修复设计,合理地利用了位于髓室内的嵌体部分固位,为修复体获得良好的固位提供了有效的保证。

(史燕萍)

第十四章

牙列缺损修复

第一节　固定义齿的设计要领

一、适应证的选择与把握

固定桥修复能够最大限度地恢复患者的咀嚼功能、语音功能及缺失牙的解剖形态，基本上不改变口腔原有的环境，戴用舒适，容易适应，美观，是受患者欢迎的修复方式。与可摘局部义齿相比较，固定桥基牙的牙体磨除量较大，少数患者难以接受；固定桥制作的难度较大；固定桥修复有更为严格的适应范围，并非所有牙列缺损患者都适合固定桥修复。因此，修复前必须对牙列缺损患者的口腔局部环境进行周密的检查，并结合患者的个体特点和全身情况进行综合分析，确认能否达到固定桥修复的预期效果。为此，应该严格控制其适应证，可以从以下几方面考虑。

(一)缺牙的数目

固定桥的力主要由缺牙区两侧或一侧的基牙承担，必要时将相邻牙共同选作基牙，所有基牙共同分担桥体的力。固定桥较适合于少数牙缺失的修复，或者少数牙的间隔缺失，即 1 个牙或 2 个牙缺失，由 2 个基牙支持。如为间隔的少数牙缺失，可增加中间基牙作支持。对多数牙的间隔缺失，应持谨慎态度，在有条件设计中间种植基牙时，也可以设计固定桥。若前牙的咬合力不大，中切牙和侧切牙累加达到 3～4 个时，只要尖牙的条件好，也可以设计前牙固定桥。总之，考虑缺牙的数目是防止基牙超过负荷能力造成牙周损害，导致固定桥修复失败。对于口内缺失牙太多而余留牙很少的情况下，在没有其他辅助固位、支持措施时，不能采用固定桥修复。

(二)缺牙的部位

牙弓内任何缺牙的部位，只要符合少数牙缺失，或者少数牙的间隔缺失，而基牙的数目和条件均能满足支持、固位者，都可以考虑固定桥修复。对缺牙的部位要求较为特殊的是末端游离缺失的患者。如第二、第三磨牙游离缺失的患者，要求单端固定桥修复，其桥体受力会对基牙产生杠杆作用，可以用第二前磨牙和第一磨牙同时做基牙，基牙支持力量足够，桥体选择减轻力设计形式，设计单端固定桥修复第二磨牙。如果只用第一磨牙做基牙，则要求基牙条件好，对颌牙为可摘局部义齿的患者，且桥体的颊舌径和面近远中径均应减小；对颌牙为天然牙或固定桥时，通常不应设计单基牙的单端固定桥。对于多个磨牙游离缺失的患者，牙槽骨条件允许种植者，可以借助种植基牙，设计种植基牙固定桥或种植基牙-天然牙联合固定桥，以解决末端游离患者固定修复的问题。

(三)基牙的条件

固定桥基牙和桥体承受的力几乎全部由基牙来承担，故基牙的条件是患者能否接受固定桥修复治疗的关键性因素，也是适应证选择中最重要的条件。

1.牙冠

理想的基牙的牙冠龈高度应适当，形态正常，牙体组织健康。临床实践中，常常遇到牙冠硬组织缺损或牙冠发育畸形者，只要不影响固位体固位形的预备，能满足固位的要求，可以作为固定桥的基牙；如果牙冠缺损面积过大、牙冠形态不良、临床牙冠过短等，均必须采取增强固位力的措施。例如，牙体形态调整预备为有利于固位的形态；增加牙体的龈向垂直高度；预备辅助固位形；使用根管内桩核固位等，必要时增加基牙数目以满足固定桥的固位要求。达到上述条件的牙冠，可选作基牙。

2.牙根

基牙牙根应该粗壮并有足够的长度。多根牙的牙根有一定的分叉度最好，支持力最强。随着患者年龄的增长和牙周疾病等原因，牙根周围可能出现牙槽骨吸收，要求最多不超过根长的1/3。必须选用牙槽骨吸收较多的牙做基牙时，应该增加基牙数。对于牙根短、小、细的患者，除使用根桩固位的措施外，也应该增加基牙数。

3.牙髓

基牙最好是健康的活髓牙。如系牙髓有病变的牙，应进行完善的牙髓治疗，并经过一定时间的观察，证实病变已治愈，不影响固定桥的效果者，可以选作基牙。经牙髓治疗后，考虑到牙体组织脆性增加，应采取桩核等措施增加牙体强度。牙髓治疗不彻底或治疗导致余留牙体组织大量减少时，不宜选作基牙。

4.牙周组织

基牙要承担自身的和桥体的力，必须要求基牙牙周组织健康。最为理想的情况是牙周无进行性炎症，根尖周无病变，牙槽骨及颌骨结构正常，牙槽骨几乎无吸收。但是在临床上很难遇到理想的状况，较为常见的是牙周无不可治愈的炎症，无病理性动度，牙槽骨虽有不同程度的吸收，其吸收最多不超过根长的1/3。牙周病患者经过综合治疗后，要求用固定桥修复少数缺失牙，条件可适当放宽，增加基牙的数目，设计类似牙周夹板的多基牙固定桥。

5.基牙位置

通常要求基牙的位置基本正常，无过度的牙体扭转或倾斜移位，以便牙体预备时，易于获得基牙间的共同就位道和少磨除牙体组织。个别严重错位的牙，征得患者同意后，可以将牙髓失活后用核冠改变牙冠轴向并用作基牙，取得基牙之间的共同就位道。

(四)咬合关系

缺牙区的咬合关系要求基本正常，缺牙间隙有适当的龈高度，对颌牙无伸长，有良好的间锁结关系，缺隙侧邻牙无倾斜移位。如果邻牙倾斜，对颌牙伸长等，只要能采取措施，调磨短伸长牙，或调磨基牙倾斜面，或者改变固位体的设计，均可以制作固定桥。对于牙缺失导致咬合紊乱者，或伴有余留牙磨耗严重，垂直距离降低不能单独使用调的方法，应该在经过调、咬合板治疗后作咬合重建。对于缺牙间隙的龈高度过小的患者，一般不宜设计固定桥。患者牙列的覆关系对适应证有一定的影响，通常不适宜为重度深覆的患者设计固定桥，原因是前伸运动时，下前牙容易撞击上前牙造成创伤。对其他的深覆的患者，应结合口内情况分析，只要牙体预备能够为固位体提供足够的间隙，患者无咬合和颞下颌关节症状，就可以考虑做固定桥修复，并注意避免正中与前伸的早接触。

（五）缺牙区的牙槽嵴

缺牙区的牙槽嵴在拔牙或手术后 3 个月完全愈合，牙槽嵴的吸收趋于稳定，可以制作固定桥。缺牙区的牙槽嵴的愈合情况与拔牙时间、手术创伤范围、患者的愈合能力等有关。对缺牙区剩余牙槽嵴要求是愈合良好，形态基本正常，无骨尖、残根、增生物及黏膜疾病。临床上常有患者要求立即修复或拔牙后短期内修复，早期修复有助于患者恢复功能和美观，功能性刺激可能减缓牙槽嵴的吸收，可行暂时桥修复。随着牙槽嵴的吸收，桥体龈端与牙槽嵴黏膜之间会形成间隙，影响美观和自洁，待牙槽骨吸收稳定后，可做永久性固定桥。

不同患者牙槽嵴的吸收程度不同，不同的部位牙槽嵴的吸收程度亦不同，对适应证和设计有影响。前牙缺失牙槽嵴吸收较多时，桥体牙龈端至牙槽嵴顶通常留有间隙，或者勉强关闭间隙，但桥体牙过长，都会影响美观（图 14-1）。可用可摘式基托关闭此间隙，但是必须注意保持口腔清洁卫生；也可将过长的桥体牙颈部上牙龈色瓷，使之与邻牙的颈缘协调。后牙牙槽嵴的吸收较多时，由于对美观影响小，可以设计非接触式桥体，或者设计接触面积较小的桥体。

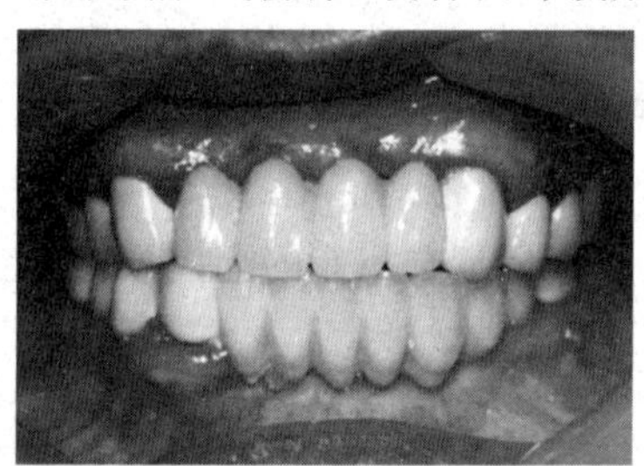

图 14-1　牙槽嵴吸收较严重，不美观的固定义齿修复

（六）患者年龄

患者的年龄对固定桥适应证的选择有一定的影响，随着临床诊疗水平的提高，年龄对适应证的影响正在逐步减小，一般说来，青年和壮年阶段是最佳年龄段，即 20～55 岁内。年龄过小的恒牙特点是临床牙冠短、髓腔大、髓角高，有时根尖尚未发育完全，牙的患龋率较高，在作牙体预备时容易发生意外穿髓。而老年患者经常有牙周组织退缩的情况发生，若年龄过大，牙周组织退缩明显，牙根暴露，牙周支持力下降，还可因牙的倾斜或移位较难取得共同就位道；老年患者常常伴有牙松动、颈部龋齿、重度不均匀磨耗、食物嵌塞和口腔卫生不良的不利因素，给固定桥修复带来困难和不良后果。对于老年患者个别牙缺失，牙槽骨虽有一定程度的吸收，但余留牙无或仅有轻微的动度，牙体组织健康，口腔卫生良好，也可以考虑设计固定桥。如果想要减少牙体磨除量，固位体可以设计龈上边缘形式。

（七）口腔卫生情况

固定桥是患者不能自行摘戴的修复体，虽然设计时要求固定桥能够自洁和易于清洁，但由于固定桥结构的特殊性，桥体龈端和邻间隙难于清洁。患者的口腔卫生差，牙垢沉积，菌斑集聚，容易形成龋病和牙周病，导致固定桥修复失败。为患者制作固定桥前，必须进行完善的牙体、牙周治疗。让患者认识到保持口腔清洁卫生的重要性并密切配合，形成良好的口腔卫生习惯，仍然可以进行固定桥修复。

(八)余留牙情况

在决定选择固定桥设计时，不仅要考虑基牙的健康情况，而且要考虑口内余留牙的情况，特别是在同一牙弓内。要求余留牙牙冠无伸长、下沉及过度倾斜，无重度松动，无不良修复体；牙冠无龋坏或龋坏已经治疗；无根尖周病或牙周病。对于无法保留的患牙，拔牙应纳入患者的治疗计划内并在固定桥修复前进行；一旦在固定桥修复时出现患牙去留问题，应该全盘考虑，是否继续制作固定桥或改变设计为可摘局部义齿。

(九)患者的要求和口腔条件的一致性

在适应证的选择中，应该充分考虑患者的要求，患者在较充分知晓固定桥优缺点后，有制作固定桥的主观愿望，并能接受牙体预备的全过程，能够合作，有良好的依从性，应充分考虑这类患者的要求。患者的主观愿望常和患者的口腔医学常识有关，也和良好的医患沟通有关。口腔医师应认真负责地如实介绍固定桥的相关知识，进行口腔医学的科普宣传。

二、主观愿望与客观条件的协调

口腔的局部条件是选择固定桥的决定因素，医师必须考虑患者的要求和口腔条件的一致性，是最佳适应证还是可选择的适应证，是非适应证还是绝对的禁忌证，应该明确界定。当口腔的客观条件符合患者的主观要求时，固定修复通常能够取得较好的效果；当两者发生冲突时，医师应对患者作耐心细致的解释和引导，取得患者的理解和配合，选择适宜的修复方法，而不能无条件地满足患者的任何要求，否则可能造成事与愿违的结果。固定桥修复虽然有着显著的优点，但也不能滥用，如果选择应用不当，反而会给患者带来不必要的损害。下面一些情况不宜采用固定桥修复：①患者年龄小，临床牙冠短，髓腔较大，髓角高，根尖部未完全形成时。②缺牙较多，余留牙无法承受固定义齿力时。③缺牙区毗邻牙(基牙)牙髓、牙周已有病变未经治疗时。④缺牙区的龈距离过小者。⑤末端游离缺失的缺牙数 2 个或超过 2 个时。⑥基牙松动度超过Ⅰ°时或牙槽骨吸收超过根长 1/3 者。⑦拔牙创未愈合，牙槽嵴吸收未稳定者。

非适应证或者禁忌证并非绝对不变，经过彻底治疗的牙髓病、牙周病患牙，依然可以用作基牙；经调磨伸长牙，可能解除牙间锁结；增加基牙或采用种植基牙等手段，可达到固定桥的固位的要求；牙槽嵴吸收未稳定者经过一段时间，吸收稳定后可作固定桥修复。

在临床实践中，适应证的把握是十分重要的。然而，因患者存在个体差异，口内条件各不相同，医师对适应证的掌握尺度经常有差异，通常没有一个绝对的界限，可以有最佳适应证，可接受的适应证，有一定保留条件的适应证、非适应证或者禁忌证。尽管如此，医师应站在患者的立场上，从长远考虑，掌握好适应证的尺度，而这个尺度衡量着医师的医疗技术知识和水平，甚至衡量着医师的职业道德水准。应该注意的是医师如过分放宽适应证，可能给患者带来不必要的损害与痛苦。

三、基牙的合理选择与保护

作为牙支持式的修复体，固定桥修复成功与否，在很大程度上取决于基牙的选择是否正确。基牙是固定桥的基础，基牙的健康是固定桥存在及行使功能的重要前提，不合理的固定桥设计往往首先导致基牙及其牙周组织的损伤而使修复失败。因此，保护桥基牙并维持其长期健康是固定桥设计必须遵循的原则。

保护桥基牙应从基牙的牙髓、牙体和牙周组织三方面来考虑。在基牙上设计固位体时，要根据基牙的形态及修复体所要求的固位力和支持力选择固位体的种类，尽可能少磨除牙体组织。固位体的设计应该尽可能地减少继发龋的发生，以保持其牙体组织的健康。同样，固位体的设计也应尽可能保持正常的牙髓活力，尤其是年轻患者，牙齿的髓腔较大，更应注意对牙髓的保护。桥基牙的牙周组织健康对保证修复体长期存在并行使功能是非常重要的，应该按照生物力学的原则进行设计，以保证桥基牙在功能活动中不受损害。近年来，随着理工科学的迅猛发展，各学科之间的交叉融合也日益增多，各种先进的技术和方法被引入口腔科学，不少学者进行了口腔生物力学方面的研究，并取得了大量的科学的实验结果。应用这些研究成果指导修复临床，就有可能使固定桥的设计建立在更符合生物力学原理的基础上，这对维护基牙的健康，预防疾病发生，延长固定桥的使用寿命都是十分重要的。此外，修复体的外形应该有利于自洁，对牙龈组织有功能性按摩作用，以促进基牙的牙龈和牙周健康。

基牙的主要功能是支持固定桥，负担着基牙自身和桥体额外的力，故要求基牙要有足够的支持负重能力。同时，固定桥是靠固位体固定在基牙的冠或根上才能行使功能，因此要求基牙预备体应该满足固位体的固位形要求，牙冠部或根部提供良好的固位形，所以基牙应有良好的固位作用。由于固定桥将各基牙连结成为一个整体，故要求各基牙间能够取得共同就位道。选择基牙时，应考虑以下因素。

（一）基牙的支持作用

固定桥所承受的力，几乎全部由基牙的牙周组织承担，基牙及牙周组织的健康对于固定桥的支持作用非常重要。基牙的支持能力的大小与基牙的牙周潜力有关，即与基牙牙根的数目、大小、长短、形态、牙周膜面积的大小及牙槽骨的健康密切相关。就牙根的数目而论，多根牙比单根牙支持力的能力大；牙根粗壮比牙根细小支持作用强；牙根长比牙根短的支持作用强；从牙根形态来看，分叉的多根牙比单根牙或融合牙根负重能力强，牙根横截面呈椭圆、扁圆或哑铃形时支持作用好。在具体选择时，应该考虑临床牙冠和牙根的比例，临床冠根比例若能达到 1∶2 或 2∶3较为理想。冠根比为 1∶1 时，是选择基牙的最低限度，否则需要增加基牙。

通常认为，健康的牙周组织均具有一定的牙周潜力，而牙周潜力与牙周膜面积呈正比关系，故牙周膜是固定桥支持的基础，可用牙周膜面积来衡量基牙的质量及是否能选为基牙。牙周膜的面积与牙根的数目、大小、长短、形态有关。长而粗壮的多根分叉牙，牙周膜面积大，支持能力强。临床上，要求各桥基牙牙周膜的面积总和等于或大于缺失牙牙周膜面积的总和。在应用这一原则时，还应该注意下述三个问题。

(1)牙周膜面积是不断变化的，当牙周退缩，或牙周袋型成时，牙周膜面积相应减小。必须正确判断不同程度牙槽骨吸收后的剩余牙周膜面积，以便作出符合实际情况的设计。特别应该注意牙周组织有一定程度退缩或者伴有牙周损害时，牙周膜面积的变化大，牙周膜受损的程度和部位与牙周膜减少的程度密切相关。牙周膜的附着面积在牙根的各部位是不相同的，单根牙以牙颈部最大，故牙颈部牙周膜的丧失会导致该牙较多支持力的丧失。而多根牙以根分叉处附着的牙周膜面积最大，因此，牙槽骨吸收达根分叉时，牙周膜面积和支持力才会有较多的损失。当牙周膜的面积减小，牙周支持组织的耐力也随之下降，牙周储备力也相应减小。

(2)牙周膜的正常厚度为 0.19～0.25 mm，此时的支持能力最大。随着咀嚼功能和牙周的病理变化牙周膜厚度会发生变化，无功能的失用牙的牙周膜变窄；有咬合创伤或松动牙的牙周膜变宽虽然不影响牙周膜面积，但是均减小了支持能力。

(3)牙周膜面积的大小并不是决定固定桥设计的唯一因素。根据牙周膜面积来决定桥基牙

的数量，在临床上具有一定的参考价值，但并不能适用于所有情况。例如，3|3 的牙周膜面积之和<21|12 之和，当 21|12 缺失，仅以 3|3 为桥基牙作固定桥修复，按照牙周膜面积的计算，这种修复是不恰当的，必须增加桥基牙。但临床实践证明，如果前牙牙弓较平直，扭力不大，患者的咬合力不大时，而 3|3 冠根正常，牙周组织健康，咬合关系正常时，可以用两尖牙作为基牙支持 321|123固定桥。在单端固定桥的修复中，也不能单纯根据牙周膜面积的公式计算来确定基牙。例如，|6 的牙周膜面积>|7，如果以|6 为桥基牙作单端固定桥修复|7，虽然按照牙周膜面积的计算是可行的，但因为单端固定桥所受的较大的杠杆力作用，必然导致修复的失败。因此在设计时，要考虑尽量减小或避免对基牙牙周健康不利的杠杆力、侧向力。

固定桥的力通过牙周膜传导给牙周组织和牙槽骨，故牙槽骨及支持组织的健康直接影响固定桥的支持作用。基牙周围骨质致密，骨小梁排列整齐，其支持力大。相反，对于日久失用或牙槽骨吸收多或牙周存在炎症的牙，均因支持力减弱不宜选作基牙；如果必须作为基牙，应经过相应的治疗后，再慎重选用，并在该侧增加基牙。固定桥设计一般有三个基本类型：双端固定桥、单端固定桥和半固定桥。在条件许可时，应尽可能采用双端固定桥。一般来说，两个健康基牙可以恢复一个缺失牙的生理功能。但若缺失牙较多，或基牙的条件不够理想，或各基牙条件悬殊，要决定基牙的数目就比较困难。单端固定桥由于其缺乏平衡的支持，基牙受到较大的旋转力，容易造成基牙牙周的损害应慎用。后牙游离端缺失的单端固定桥修复，桥体长度不应超过一个牙单位，否则再多的基牙也不能获得良好的远期效果（图 14-2）。

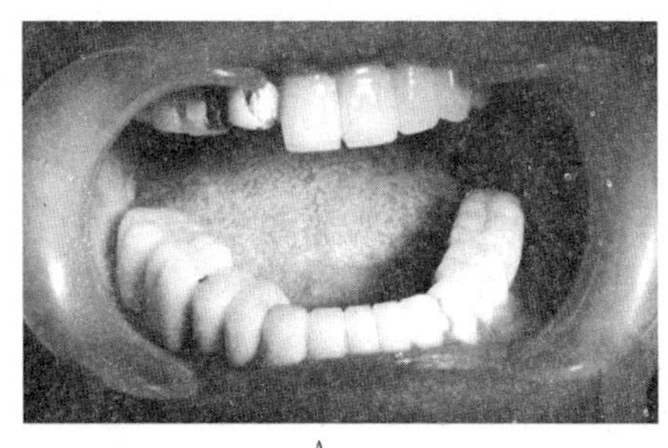
A

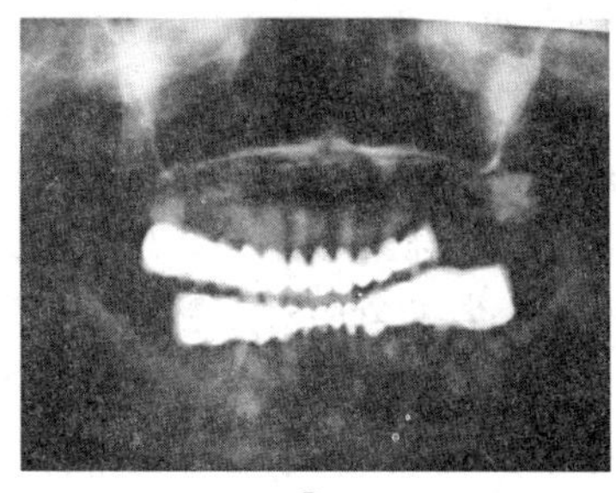
B

图 14-2 失败的后牙单端固定桥修复

当固定桥基牙支持力不足时，可以增加桥基牙的数目，以分散力，减轻某个较弱桥基牙的负担。原则上，增加的桥基牙应放在较弱的桥基侧，才能起到保护弱桥基牙的作用。如|6 缺失，用|57 作桥基牙的双端固定桥，若|5 牙周情况稍差，为了减轻基|5 的负担，而增加|4 为桥基牙，形成三基牙固定桥。也有采用力比值的方法来判断基牙的支持力，并据此选择基牙和确定基牙数目。但无论以何种方式确定基牙的支持力，必须遵循的原则：桥基牙负重的大小应以牙周支持组织能够承担的限度为依据，维持在生理限度以内，即牙周储备力的范围内，这样才有维持牙周组织健康的作用。若其负担超过了生理限度，将会损害牙周组织健康，进而导致固定桥的失败。这是固定桥设计中的一条重要生理原则。

造成固定桥失败的原因很多，最常见者是桥基牙负担过重逐渐松动，或固定桥的固位不良，固位体松动脱落。因此，在临床上对桥基牙的选择，桥基牙数量的决定和固位体的设计十分重要。在设计中既不能盲目增加桥基牙，也不能让桥基牙超负荷工作，还必须注意少磨除牙体组织，保护牙髓及牙体组织的健康。设计中还要考虑使各基牙受力平衡，力分布均匀，使固定桥的设计符合生物力学的原则。总之，应结合患者的实际情况，全面考虑桥基牙的健康、缺失牙的部位、咬合关系、桥的形式、患者的咀嚼习惯等有关情况，综合分析，以判断桥基牙的支持能力，作出合理的修复设计。

(二)基牙的固位作用

基牙良好的固位作用不仅可以对抗固定桥功能运动中的脱位力，而且对基牙的健康也是至关重要的。固位作用与基牙的牙冠形态有密切关系，使用根内固位方式时，与牙根有一定的关系。基牙牙冠必须有足够的牙体组织、适当的形态和良好的牙体结构，为固位体提供固位形。基牙牙冠的形态和结构与固位体的固位形和抗力形有密切关系。通常，牙冠长、体积大可增大基牙预备面和固位体的接触面积，并能获得辅助固位形以增加固位力。牙冠短小或畸形，例如，锥形牙冠，固位效果不好。牙体组织结构正常，固位体固定在坚实的牙体组织上，不仅固位作用好，抗力作用亦好，不易引起牙体组织折裂。相反，钙化不良或釉质发育不全的牙，其组织结构松软或残缺，容易磨损导致牙冠高度降低，对固位体的固位形和抗力形都有影响。此外，容易发生继发龋，导致固位体的松动，进而造成牙髓病变，最终可能导致固定桥的失败。

对于龋病引起的牙冠大面积缺损牙，应在去净龋坏组织后，根据牙冠剩余牙体组织的情况来判断能否用作基牙。有时需要先治疗和填充后，才能满足固位体的固位形要求。如果龋坏已损及牙髓，必须经过彻底的牙髓或根管治疗，用桩核恢复缺损的牙体组织形态。如果系其他原因所致缺损牙，填充后不影响固位体的固位形者，可直接选作基牙；否则将在治疗后用桩核固位和恢复冠部外形。对于严重磨耗、磨损牙，牙尖高度降低，咬合接触紧，牙本质暴露或已接近牙髓的牙，在牙体预备时，磨出固位体面的间隙相当困难，而且牙冠轴面高度不足，固位体的固位力和抗力均不足，是否能作基牙要慎重考虑。既保证足够的固位力又能保持牙髓的活力最好，否则作牙髓失活，以便取得辅助固位形，才能选作基牙。基牙最好是活髓牙，有正常的代谢能力和反应能力，以维持牙体组织的健康。如果患牙已经过完善的牙髓治疗或根管治疗，牙体组织因失活而逐渐变脆，容易出现牙尖折裂。对无髓基牙的固位形设计，除采用充填材料填充恢复牙冠外形外，必要时应采取固位钉或桩核增强固位，保护基牙受力时不会折裂。对基牙牙冠几乎完全缺损的根内固位者，要求牙根粗大，有足够的长度，能提供良好的根桩固位形，且要经过完善的根管治疗。

在有条件时，可根据患者的具体情况考虑用种植体作桥基进行固定义齿修复，但对于能否联合使用天然牙与种植体进行固定桥修复，存在不同的观点。在开展种植体修复较早的北美部分国家，目前主张不采用联合应用的固定桥修复，其理由是种植体与牙槽骨为骨性结合，没有动度，而天然牙是由牙周膜将其与牙槽骨连结在一起的，有一定的动度，天然牙与种植体联合应用时受力不均衡，无论对天然牙还是种植体都是有害的，而最终导致修复的失败。而目前国内仍有采用天然牙与种植体联合应用的固定桥修复，认为种植体能起到良好的辅助固位和支持作用，使固定桥修复的适应证范围扩大，且有较长期的成功患者作为支持。固位体足够的固位力是固定桥成败的关键因素，而不同结构的固定桥对固位力的要求不一定相同。为基牙设计固位力时，除考虑基牙自身的条件外，还应考虑固定桥本身对固位力的要求。这些要求包括固定桥的类型、力的大小、桥体的跨度、桥体的弧度、固定桥的材质等。当患者的力越大，桥体跨度越大，桥体弧度越大时，对基牙的固位力要求越高。

(三)基牙的共同就位道

因固定桥的各固位体与桥体连结成为一个整体，固定桥在桥基牙上就位时只能循一个方向戴入，所以各桥基牙间必须形成共同就位道。在选择基牙时，应注意牙的排列位置和方向，这与牙体预备时能否获得各桥基牙的共同就位道有密切关系。在一般情况下，只要牙排列位置正常，顺着各桥基牙的长轴方向作牙体预备，即可获得共同就位道。对有轻度倾斜移位的牙，可适当消除倒凹，或稍微改变就位道方向，便可获得共同就位道。对于严重倾斜移位的牙，为了求得共同就位道，必须磨除较多的牙体组织，这样容易造成牙髓损伤而且严重倾斜的牙，力不易沿着牙长轴传导，牙周组织易受创伤。但近年来，经光弹性实验证明，桥基牙倾斜在 30°角以内者，在固定桥修复后，尚可改善倾斜桥基牙的应力状况。可见基牙倾斜度在一定范围内仍然可以选作基牙。

对于倾斜移位的牙，如果患者年轻，在有条件时最好先经正畸治疗改正牙位后，再选作桥基牙；或者选择适当的固位体设计，使牙体预备时既能取得共同就位道，又不至于损伤牙髓，并在另一端增加桥基牙以分散力仍可选作桥基牙。如向舌侧倾斜的下颌磨牙，固位体可设计为暴露舌面或部分暴露舌面的部分冠，既可求得共同就位道，又可尽量少磨牙体组织。对于错位严重的牙，如果已影响牙体预备，则不宜选作桥基牙。当缺失牙的情况复杂时，如缺牙较多或有间隔缺牙需要选用多个桥基牙时，应先取研究模型，在导线观测仪上设计就位道。在考虑共同就位道的同时，必须注意尽量少切磨牙体组织，又要考虑排牙的美观效果，调整缺隙的大小。总而言之，在求得桥基牙的共同就位道时，不能为此而损伤基牙的牙髓和牙周组织，并以此作为取舍桥基牙的重要参考因素。

目前，随着修复技术的提高，固定义齿修复的适应证范围有所扩大，临床上有很多固定桥的设计是前面提到的三种基本类型的组合，可称为复合固定桥。有时固定桥的跨度可达全牙弓，这种分布对基牙的支持、固位及共同就位道都有所影响。

四、固位体的设计

固位体是固定桥中将桥体连接于桥基牙上的部分，它借黏结剂固定在桥基牙上。固位体能抵御各种外力，并将外力传递到桥基牙及其支持组织上，同时保持本身的固定，不至于因外力而松动脱落，这样才能很好地发挥固定桥的功能。因此，它是固定桥能否成功的重要因素之一。

(一)固位体设计的一般原则

(1)有良好的固位形和抗力形，能够抵抗各种外力而不至于松动、脱落或破损。

(2)能够恢复桥基牙的解剖形态与生理功能。

(3)能够保护牙体、牙髓和牙周组织的健康，预防口腔病变的发生。

(4)能够取得固定桥所需的共同就位道。

(5)固位体的美观要求以烤瓷固定桥修复前牙缺失，多采用全冠固位体，固位效果好美观，坚固耐用，不仅可以较好地修复缺失牙，对桥基牙的颜色、外形、排列等都可加以改善。

(6)固位体材料的加工性能、机械强度、化学性能及生物相容性良好；经久耐用，不易腐蚀和变色，不刺激口腔组织，无毒性。

(二)固体位的分类

固位体一般分为 3 种类型，即冠外固位体、冠内固位体与根内固位体。

1.冠内固位体

冠内固位体即嵌体固位体，因其固位力差，外形线长，容易产生继发龋。对活髓牙来说，嵌体洞形的预备因需要一定的深度易伤及基牙的牙髓；对死髓牙而言，嵌体起不到应有的保护作用，因此目前临床上已很少采用嵌体作固位体。但如果桥基牙已有龋坏，在去净龋坏后，只需将洞形稍加修整，且缺牙间隙小、咬合力小或对固位体的固位力要求不太高，也可考虑选用嵌体作固位体。此外，嵌体还可以向面和轴面扩展，形成“嵌体冠”，利用冠内及冠外联合固位形以满足固位力的要求。

2.冠外固位体

冠外固位体包括部分冠与全冠，这是固定桥最多采用，也较理想的一种固位体。其固位力强，牙体切割浅，能够满足美观的需要，能较好地保护桥基牙牙体组织，适应范围广。传统的部分冠包括金属铸造 3/4 冠及锤造开面冠，不过，随着口腔修复技术的发展，目前已不再采用锤造开面冠。部分冠磨切牙体组织较全冠少，其固位力较嵌体强。前牙 3/4 冠暴露唇面，可选作前牙固位体，但因其达不到理想的美观效果，目前已应用较少。3/4 冠也可在金属修复中作后牙固位体，特别是前磨牙。对于某些倾斜基牙，部分冠更易取得共同就位道。

全冠固位体包括铸造金属全冠、金属塑料全冠、金属烤瓷全冠、全瓷冠。全冠固位体因为覆盖桥基牙的各个牙面，其固位力最强，对桥基牙短小，缺失牙多，桥体跨度长，承受力大者，全冠是最适合选用的固位体。全冠固位体对于无牙髓活力的桥基牙还有保护作用，并能同时修复基牙的缺损。铸造金属全冠因其金属的颜色对美观会有影响，所以主要用作后牙固位体，一般不用于前牙与前磨牙。目前，前牙与前磨牙应用较多的是金属烤瓷全冠固位体和金属塑料全冠固位体，不仅固位力强，且美观效果好，既可作为前牙桥的固位体，也可一并修复桥基牙的变色、釉质发育不全、畸形和缺损等。全瓷冠固位体由于其强度已有较大改善，目前应用已逐渐增多，但因其需要磨除的牙体组织相对较多，适应证还需严格把握。

3.根内固位体

根内固位体即桩冠固位体。其固位作用良好，能够恢复牙冠外形，符合美观要求。根内固位体主要用于经过完善根管治疗的死髓牙。对于某些牙位异常，且没有条件作正畸治疗的患者，可通过根内固位体改变牙的轴向，以此增进美观。目前，因为烤瓷修复技术的发展，根内固位体一般与全冠固位体联合使用，即将根内固位体做成桩核，再在桩核上制作全冠固位体，这样可更容易地获得共同就位道。

(三)影响固位力的因素

固位体与单个牙修复体不同，它要承担比单个牙修复体更大的力，且受力的反应也与单个牙不同，故要求更大的固位力。固位体固位力的大小，取决于桥基牙的条件、固位体的类型及牙体预备和固位体制作的质量。

1.基牙形态对固位力的影响

由于通常采用冠外固位体，只要基牙的牙冠长大、牙体组织健康、咬合关系正常者，能够获得较大的固位力；反之，牙冠短小、畸形、牙体组织不健康或牙体组织缺损，都可以影响其固位力。在此情况下，应选择固位力较大的固位体，如全冠固位体。对于根内固位体，牙根粗长、牙体组织质地坚实的基牙，能够获得较大的固位力。

2.固位体的类型对固位力的影响

固位体的类型对固位力的影响很大，一般情况下，全冠的固位力大于部分冠，部分冠的固位力大于嵌体。在选用部分冠作固位体时常需要加辅助固位形，以增强固位力，如切沟、邻轴沟、针道等。嵌体的固位效果最差，在需要时也应考虑增加辅助固位形，或采用嵌体冠，以满足固位和抗力的需要。根内固位体由于桩核的种类较多，其固位力的大小也不同，通常铸造金属桩核的固位力较成品桩核的固位力更大。

3.固位体的制备对固位力的影响

全冠固位体的固位力与基牙轴面的向聚合度有关，基牙牙体预备时，如果向聚合度过大，固定桥容易发生向脱位。为保证固位体有足够的固位力，又有利于固定桥的戴入，在所有基牙的轴壁彼此平行的前提下，要求向聚合角度不超过 5°角。尖牙呈菱形，邻面短小时，邻轴沟的长度受限，可将远中切面适当向唇面延伸，或者在尖牙的舌隆突上加一针道，以增强固位力。嵌体固位体的固位力较差，要求洞形有一定的深度，点角和线角清晰，洞轴壁的龈向聚合度宜小，必要时增加辅助固位形，或采用高嵌体固位体的形式。

4.双端固定桥两端固位力的平衡

双端固定桥两端桥基固位体的固位力应基本相等，若两端固位力相差悬殊，则固位力弱的一端固位体易松动，而固位力强的一端固位体又暂时没有脱落，患者不易察觉，其后果往往是松动端桥基牙产生继发龋，甚至损及牙髓，而固定端的基牙的牙周组织往往也受到损害。因此，固定桥两端的固位力应基本相等，若一端固位体的固位力不足时，首先应设法提高固位力，必要时增加桥基牙，以达到与另一端固位体的固位力相均衡。单端固定桥由于杠杆力的作用，且固定端承担了全部力，故对固位体的固位力要求高，应特别重视。

5.固定桥的结构和位置等对固位力的影响

固定桥的形态结构不同对固位力的要求也有所不同，固位体固位力大小设计应与力的大小、桥体的跨度及桥体的弧度相适应，桥体跨度越长、弧度越大、力越大者，要求固位体的固位力越大，必要时可增加基牙数来增加固位力。此外，固定桥的刚度越小，变形性越大，对固位体的固位力要求越高。固定桥在牙弓中所处的位置不同，其承受的咬合力的大小和方向是不同的，对固位力的影响也不同。总之固位体的固位力大小应适合固定桥的需要。

6.固位体的就位道

固位体的就位道影响固位力的大小，因此在设计时可以利用制锁作用来提高固位力。固定义齿的共同就位道不仅取决于基牙的形态、位置和排列，还取决于固位体的设计。在选择固位体时，必须考虑各固位体之间应有共同就位道。一般而言，获得共同就位道的难度以全冠固位体最大，部分冠次之，嵌体最小。在使用根内固位体时，如果直接用桩冠作固位体，因其易受根管方向的限制，很难通过预备的方式与其他基牙求得共同就位道，此时可先做核桩，当其固定在根管内以后，再于核上设计制作全冠固位体。此法的优点是，在桥基牙的核形上预备全冠固位体比在根管内预备桩道固位体更容易取得共同就位道。当一端基牙颊舌向倾斜，全冠固位体不易求得共同就位道时，可将倾斜端的固位体设计为部分冠，将倒凹大的一面作适当的暴露。

（四）固位体的边缘设计

对于全冠固位体而言，边缘即颈缘，其伸展的范围视桥基牙的条件和修复体对固位力要求的大小而定。对于牙冠短小的基牙，固位体的边缘应尽可能向根方延伸，因为固位体边缘越向根方伸展，其固位力越大。当然，这种延伸是以不损伤牙周组织为前提的。对于牙颈部明显缩小的牙，或牙周有一定退缩的基牙，固位体边缘的延伸意味着要磨除较多的牙体组织，如果牙冠比较长大，则不必把固位体的边缘延伸至龈缘处。对于前牙来说，固位体的唇面一定要延伸至龈缘下，这样才能保证美观的效果。部分冠的边缘线在前牙不能伸展到唇面，以免影响美观。冠内固位体的边缘应延伸到自洁区。

(五)固位体对基牙的修复和保护

1.一并修复桥基牙的缺损

若桥基牙有缺损和畸形,在设计固位体时应予以一并修复,若牙冠已有充填物,固位体应尽量将其覆盖,这样可防止充填物的脱落。

2.防止桥基牙牙折

固位体的设计应防止桥基牙产生牙尖折裂,冠外固位体因牙的面完全被覆盖,不易发生牙尖折裂,而冠内固位体则应该注意在面的扩展,适当降低牙尖高度,并将其覆盖,从而避免发生牙尖折裂。另一方面,全冠固位体虽能有效地保护基牙的牙体组织,但在某些情况下,需要与根内固位体联合应用,例如,没有牙髓的前牙及前磨牙,在全冠修复的牙体预备后,其颈部牙体组织很脆弱,尤其是有楔状缺损的牙,修复体及基牙易从牙颈部发生折断。因此,全冠固位体修复前在髓腔用桩加强是很重要的。应用断面较低的残根作基牙时,固位体在颈部应对残根有一个箍的保护作用,以防止残根的纵折。

(六)特殊桥基牙的固位体设计

1.牙冠严重缺损牙的固位体设计

此类牙多为死髓牙或残根,只要缺损未深达龈下,牙齿稳固,应尽量保留。先进行彻底的根管治疗,在根管内插入并黏固桩,用银汞合金或复合树脂充填形成核形,再在其上制作全冠固位体。前牙可先做金属铸造核桩,再做全冠固位体。

2.牙冠严重磨耗牙的固位体设计

在临床上常见患者的磨牙因磨耗变短,如果作常规的全冠牙体预备,面磨除后则会使牙冠变得更短,固位力下降。对于这类牙的处理有两种方法,如果是活髓牙,可只预备各轴面,设计制作不覆盖面的开面冠,但这类固位体要求有性能良好、不易溶解的黏结剂。如果基牙是死髓牙,经过根管治疗后,可从面利用髓腔预备箱状洞形,设计成嵌体冠固位体,利用箱状洞形增加固位力。

3.倾斜牙的固位体设计

对于无条件先用正畸治疗复位的基牙,可以改变固位体的设计,以少磨除牙体组织为原则来寻求共同就位道。如临床上常见下颌第一磨牙缺失后久未修复,造成第二磨牙近中倾斜移位。当倾斜不很严重时,在牙体预备前仔细检查设计,使倾斜牙与其他桥基牙一道按最适合的共同就位道进行预备,其原则是不损伤牙髓,尽可能少磨除牙体组织。如作全冠固位体牙体预备时,因为牙的倾斜,其近、远中的垂直轴面都较短,即使在远中面向龈方延伸,固位作用仍有限,而且易在龈端形成台阶。此时可作成不覆盖远中面的改良3/4冠固位体,在颊、舌侧轴面预备出平行轴沟,以增强固位。如果磨牙倾斜比较严重,还可设计为套筒冠固位体。其方法是,先按倾斜牙自身的长轴方向进行牙体预备,制作内层冠,将内层冠的外表面做成与其他桥基牙有共同就位道的形态,最后按常规完成固定桥。先黏固内层冠,再黏固固定桥。固位体(即外层冠)的边缘不必伸至龈缘,因内层冠已将牙齿完全覆盖。当然,有时出于美观需要,也要求外层冠覆盖到龈缘。

近年来,由于黏结技术的迅速发展,对于严重倾斜的桥基牙已有采用少磨牙体组织的黏结固定桥予以修复,即采用金属翼板固位体,由颊舌方向分别就位,并与桥体面部分组合而成。但这类黏结桥需拓宽足够的邻间隙,才有利于自洁作用。

五、常规及特殊条件下的固定义齿设计

牙列缺损患者口腔局部条件的差异较大,根据固定桥的适应证范围,结合患者的具体情况,

如基牙条件、缺牙数目、缺牙的部位、余留牙情况、缺牙区牙槽嵴的情况等，进行综合分析，在此基础上制定修复治疗方案。对于已经确定作固定桥修复的患者，必须确定最适当的固定桥设计。在固定桥类型中，双端固定桥支持的力大，两端基牙承受力较均匀，对牙周健康有利，如果无特殊情况，应尽量采用双端固定桥。由于固定桥共同就位道的获得存在不同的难度，能够采用短固定桥时，尽量不设计复杂的长固定桥。单端固定桥桥体受力时基牙接受扭力，故应严格掌握适应证，慎重选用该设计。中间种植基牙的应用，将长固定桥变为复合固定桥，减轻了基牙的负担。种植基牙的应用，使游离缺失也可以设计天然牙-种植体联合固定桥。随着附着体在临床的应用增多，对某些牙列缺损，固定-可摘联合桥为另一种可采用的设计。

在不同的固定修复设计中，尽管有些方案更加完善，但是受限于患者的各种条件，不一定能够成为最终选择的设计，修复医师需要在掌握原则的前提下，结合患者口内的具体情况综合考虑而定。

(一)固定义齿修复类型的设计

1.单个牙缺失

一般有较好的条件选择双端固定桥的修复，如果基牙条件理想，在单个牙游离缺失的患者中，还可以考虑单端固定桥修复。考虑到对基牙和余留牙的保护，在具备条件时，种植修复应该是首选的方法。

2.两个牙的连续缺失

对基牙的支持和固位力要求相对更高，有时需要通过增加基牙的方法来保证支持力和固位力。发生在前牙或前磨牙的连续缺失，通常可以用两个基牙修复两个缺失牙，但如果是磨牙缺失，通常需要增加基牙。磨牙的游离缺失达两个牙，则不能采用常规的固定桥修复，只有在配合种植的前提下，才能以固定义齿修复。

3.两个牙的间隔缺失

对于间隔缺失的牙，既可以是双端固定桥，也可设计为复合固定桥，如果间隔的余留牙在两个牙以上，尽可能设计为两个双端固定桥，应尽量避免长桥的设计。跨度过长的固定修复体在制作、受力、维护、后期治疗等方面都有一定困难。

4.3 个牙或多个牙缺失

发生在牙弓后段的 3 个牙连续缺失，一般不考虑设计固定桥修复。多个切牙连续缺失，如果咬合关系正常，缺隙不大，在尖牙存留，且牙周条件良好时，可设计以尖牙为基牙的双端固定桥；如果咬合紧力大，尖牙支持和固位均不足，应增加前磨牙为基牙设计双端固定桥。

(二)固定义齿修复材料的选择

1.金属固定桥

修复体用金属整体铸造而成，机械强度高，桥基牙磨除的牙体组织相对较少，经高度抛光后表面光洁，感觉舒适。其缺点是不美观，故只能适用于比较隐蔽的后牙固定桥，特别适宜于后牙区失牙间隙缩小或龈距离小的情况，也适宜于基牙牙冠较短的患者。虽然其适用范围小，但在某些情况下仍不失为一种有效的设计。

2.非金属固定桥

主要包括全塑料和全瓷固定桥。塑料固定桥因材料硬度低，易磨损，化学性能不稳定，易变色，易老化，对黏膜刺激较大，故一般只用作暂时性固定桥，其优点是制作方便。目前虽有一些新型树脂材料投入临床应用，但一般也限于制作短期的固定桥修复体。全瓷固定桥硬度大，化学性能稳定，组织相容性良好美观，舒适。随着口腔材料研究的进展，陶瓷材料的强度特别是韧性得到很大程度的提高，全瓷固定桥已较广泛地用于临床，特别是用于前牙的修复。

3.金属烤瓷固定桥

金属烤瓷固定桥是目前临床应用最广的一种固定修复体。金属部分可增加修复体的机械强度，并加强桥体与固位体之间的连接。陶瓷材料能恢复与天然牙相协调的形态和色泽，满足美观的要求。由于这种修复体兼有金属与非金属的优点，故为临床上广为采用，对前、后牙都适用。

(三)固定义齿修复的补设计

固定修复体恢复的力与咀嚼功能，主要取决于修复体的面设计。修复体的面是其咬合功能面，即上前牙的切嵴和舌面，以及下前牙的切嵴和后牙的面。面形态恢复是否合理，直接关系到固定桥的咀嚼功能。面的恢复应从以下几方面考虑。

1.补面的形态

面的形态应根据缺失牙的解剖形态及与对颌牙的咬合关系来恢复。面的尖、窝、沟、嵴都应与对颌牙相适应，在恢复咬合关系时，咬合接触点应均匀分布，并使接触点的位置在功能尖部位，尽量靠近桥基牙面中心点连线。适当降低非功能尖的高度，以减小固定桥的扭力。切忌前伸或侧向的早接触。有研究表明，正常牙齿牙周膜对垂直力与侧向耐力的比值为3.49：1。

2.补面的大小

咬合面的大小与咀嚼效能有关，也与基牙承担的力大小有关。为了减轻基牙的负担，保持基牙健康，常需要减小力，要求桥体的面面积小于原缺失牙的面面积，可通过适当缩小桥体面的颊舌径宽度和扩大舌侧外展隙来达到此目的。桥体面颊舌径宽度一般为缺失牙的2/3；基牙条件差时，可减至缺失牙宽度的1/2。一般来说，若两基牙条件良好，桥体仅修复一个缺失牙，可恢复该牙原面面积的90％左右；修复两个缺失牙时，可恢复原缺失牙面面积的75％，修复3个相连的缺失牙时，可恢复此三牙原面面积的50％左右。在临床设计时，这些数值仅作参考，还需结合患者的年龄、缺牙部位、咬合关系等具体情况灵活应用。减少力，减轻基牙负担的措施除了减小桥体的颊舌径外，还可以加大桥体与固位体之间的舌外展隙，增加食物的溢出道，减小面的牙尖斜度等。对于单端固定桥，由于其杠杆力的作用，面减径以减小力更是必要的措施，可在近远中向和颊舌向各减径1/3～1/2。

3.固定义齿修复的补重建

无论是何种牙的修复都会涉及重建的问题。固定桥修复，特别是多个牙单位的长桥修复，重建是十分重要的，通过面整体的位置和形态的设计完成。对于前牙而言，可以通过固定桥修复，建立新的关系，以增进和改善美观等功能。对于后牙而言，可以通过固定桥修复，建立新的曲线和有利的咬合关系。

六、固定修复设计中的美学要点

固定桥修复的设计中，美观设计是十分重要的，尤其是前牙固定桥修复。修复体的美观效果主要与修复体的形态、色泽及其与口腔组织的协调性有关。前牙的非对称性修复对修复的协调性要求更高。

(一)美学修复材料的选择和应用

选用美学修复材料是获得理想美学效果的基本条件。随着人们审美要求的提高和美学修复材料的发展，口腔修复体正向着自然逼真、美观、舒适的方向发展。口腔固定修复经历了从金属全冠到开面冠、3/4 冠，从开面冠、3/4 冠到塑料全冠，从塑料全冠到金属烤塑、烤瓷冠、全瓷冠的变化过程。在这些修复材料中，陶瓷材料由于具有良好的生物学性能和美观的修复效果，成为主流材料。非贵金属烤瓷修复是目前临床应用最广泛的修复方式，具备陶瓷美观、生物相容性好及强度高的优点，但易出现颈缘层次不清楚、颈缘灰线、金属底层影响瓷层颜色再现的问题。近年来，贵金属烤瓷和全瓷材料发展很快，可明显改善固定修复的美学效果。全瓷冠桥的制作技术有粉浆涂塑和渗透玻璃陶瓷技术、热压铸陶瓷技术、CAD/CAM 机加工技术、CAD/CAM 机加工和渗透复合技术。为了模仿天然牙的层次感，全瓷冠桥一般为多层次的制作方法，即用上述各种方法完成高强度全瓷基底冠或者桥架后，再分层涂塑饰面瓷，易于成形，同时减小修复体表面硬度，避免过多地磨耗对颌牙。

(二)固定修复与牙龈美学

牙龈美学是固定修复美学的重要组成部分，健康的牙龈是获得理想牙龈美学的前提基础，特别是在前牙，牙龈的美观性显得尤为重要。

1.修复材料对牙龈的影响

临床上使用的非贵金属烤瓷修复体多采用镍基合金，除易引发牙龈炎症外，牙龈变色的情况也常有发生。色差仪分析显示，变色牙龈的明度值和饱和度降低，颜色变得紫红，尤其是边缘龈和龈乳头的改变更显著。

金属烤瓷冠修复后牙龈变色的原因一直存在争议，一部分学者认为是基底冠中的镍、铬和铝瓷竞争形成氧化物经光线折射所致；而部分学者认为是底层冠中的镍、铬在电化学的作用下析出、聚集并进入牙龈，导致牙龈变色；还有人推测可能是修复体颈部悬突刺激或损伤引发炎症所致。有研究发现牙龈变色时牙龈组织结构发生了改变，牙龈组织存在明显炎症反应，且与时间存在明显正相关，变色牙龈的吞噬细胞发生凋亡，机体的免疫防御系统受到破坏，并促进了自由基的产生，最终在自由基代谢失衡下引发牙龈变色。还有一种牙龈染色现象是可逆的，即金瓷冠黏戴后，游离龈发生变色，冠取下后，牙龈色泽又恢复正常状态。常用的非贵金属不透光，若唇侧龈缘处的牙体预备不足或不规范，基牙游离龈就会呈现出暗色，这是由于游离龈的光透性及金属底层冠对牙根的阻光作用造成的。可采用瓷边缘技术或选择耐腐蚀的材料覆盖金属边缘，抑制金属氧化物的溶解、析出，同时遮盖金属黑线。非贵金属的腐蚀防护包括在冠内壁涂饰金粉，在颈缘烧制金泥，沉积镀金等。

贵金属合金用于烤瓷修复可减少因金属离子析出而造成的牙龈毒性和变色。贵金属含量增多有利于耐腐蚀性的提高，金铂合金、金钯合金最常用于金瓷冠的制作。

2.修复技术对牙龈的影响

修复治疗与牙周健康密切相关，在修复前应获得最佳的牙龈状态，同时在修复中应以最小的创伤来维持修复牙齿周围正常健康的牙龈外貌。

(1)修复前的牙龈预备：修复前首先要对基牙及失牙区的牙龈健康状态进行评估，对患有龈炎或牙周疾病的应先予治疗以恢复健康。其次应对牙龈作修复美学的评估，对于影响修复美感的牙龈作相应的修整和处理。如对牙龈增生者可行龈成形术，以恢复牙龈的波浪状曲线美；对轻度牙龈退缩者，可适当调整邻牙的牙龈曲线，也可将修复体颈缘设计成龈色或根色，以达到视觉上的和谐；对一些不愿作正畸治疗患者的错位牙和扭转牙，可通过牙龈成形术，以改善牙龈缘曲线或调整牙面长宽比例使之协调；对失牙区牙槽骨缺失较大的可考虑在修复前行牙槽骨重建术或在桥体部分设计义龈，重建和谐自然的龈齿关系。

(2)龈边缘线的设计:修复体龈边缘的位置关系到牙龈的健康与美观。有学者对不同边缘位置的金瓷冠分析表明,冠边缘位于龈下时,龈沟内酶活性均提高,龈下边缘会使牙周组织发生炎症反应,出现细胞营养障碍,细胞渐进性坏死等变化,唾液成分的改变也会进一步加强底层金属的电化学腐蚀。

有调查显示,在微笑时大约有67%的人会显露牙龈,在大笑时这一比例将提高到84%。尽管修复体龈下边缘线对牙周健康不利,但临床上在进行前牙的瓷修复时常常倾向采用龈下边缘线,以期获得美观效果,而龈上边缘线仅仅适用于牙龈退缩、牙冠轴面突度过大的后牙修复。

采用龈下边缘线时操作中应注意以下几点。①牙体预备:要求冠边缘和附着上皮间保持1 mm或更大的距离,应避免损伤牙龈及上皮附着,因为龈沟内面上皮的损伤可能改变游离龈的高度,使冠边缘外露或出现颈缘"黑线"影响美观。同时,为提供瓷料的美观厚度及避免颈缘悬突对牙龈的刺激,唇颊侧颈缘须磨除1 mm的肩台宽度。②在牙体预备过程中,机械刺激会导致牙龈组织中成纤维细胞和内皮细胞明显增生,并出现一过性的血管扩张。Ito H认为牙体预备时有时会伤及牙龈,金属核上的金属残渣有可能移植入牙龈引起着色。Sakai T等发现金属离子可影响黑色素细胞的新陈代谢并诱导黑色素细胞渗入牙龈组织结构表面,从而发生病理性色素沉着。③排龈线的应用:牙体预备前就应将排龈线放于龈沟内,使牙龈暂时向侧方或根方移位,减少操作时对龈组织的损伤。另外,取模时应再次使用排龈线,这有助于控制龈沟液渗出及出血,暴露龈下边缘线,且有利于印模材料的充盈。④暂时修复体:暂时修复体是在完成永久修复前维持牙龈位置形态并保护牙髓、保持预备空间的措施,同时,作为最终修复体的导板,其外形、大小、形态和边缘放置都将为最终修复体提供参考,暂时修复体质量的好坏直接影响最终修复体的牙龈反应程度。0.2 μm的粗糙度是塑料表面有无细菌黏附的界限,常规的抛光处理很难达到如此的光洁度,所以塑料表面通常都有细菌黏附。暂时修复体必须与牙体边缘密合,表面光滑,应避免其边缘压迫牙龈,以致牙龈退缩,使用时间不宜超过2~3周。

(3)固位体龈边缘的制作要求:为维护牙龈的健康美,瓷修复体必须具备良好的适合性,要求其龈边缘与患牙衔接处形成连续光滑一致的面,避免形成任何微小的肩台。修复体还应恢复生理性外展隙,便于牙龈的自洁和生理性按摩,同时也应恢复好邻接触点,以避免食物嵌塞引起牙龈炎症,桥体尽量采用轻接触的改良盖嵴式设计,修复体应光滑,防止菌斑附着,对牙龈产生刺激。

(三)固定义齿的外观

(1)设计固定义齿外观时,应根据患者的年龄、性别、职业、生活习惯及性格特点等来决定修复体的形态、排列、颜色和关系等,并适应个体口颌系统生理美、功能美的特点。修复体的轴面应具有流畅光滑的表面、正常牙冠的生理突度,以利修复体的自洁、食物排溢及对龈组织的生理按摩作用。良好的邻面接触关系不仅符合美观要求,也有利于防止食物嵌塞,维持牙位、牙弓形态的稳定。面形态的恢复不能单纯孤立地追求解剖外形美,而应与患牙的固位形、抗力形,以及与邻牙、对颌牙的面形态相协调。面尖嵴的斜度及面大小应有利于控制力,使之沿牙体长轴方向传递。在固定修复时,对高位微笑和中位微笑的患者,还必须注意处理好烤瓷冠边缘与牙龈缘的关系,不能因颈缘区金属边缘外露,患者为掩盖不美观金属色而影响自然微笑。

(2)固定义齿桥体的美学设计也十分重要。桥体的唇颊面以美观为主,颜色应与邻牙协调,大小和形态应该与美观和功能适应。桥体的大小指近远中横径和切龈向的长度,缺隙正常时较易解决，缺隙过大或过小时则应利用视觉误差加以弥补，使过大过小的桥体看起来比较正常。如较大的缺隙，桥体唇面应增大外展隙，加深纵向发育沟；缺隙过大时，可在唇面制成一个正常宽度的牙和一个小窄牙，或两个基本等宽的牙。如遇较小缺隙，在基牙预备时应多磨除基牙缺隙侧邻面的倒凹加大间隙，或加深桥体唇侧的横向发育沟。唇颊面还应注意唇面的突度和颈嵴的形态，都应参照对侧同名牙。桥体唇颊面的颈缘线应与邻牙协调，若桥体区牙槽嵴吸收过多，可采用龈色瓷恢复或将颈部区染成根色。桥体的邻间隙处不能压迫牙龈，以免引起炎症。桥体龈面的唇颊侧与牙槽嵴黏膜应恰当接触，在舌侧则尽量扩大其外展隙，减少与牙槽嵴顶舌侧的接触，有利于食物残渣的溢出，且美观舒适，自洁作用好。当固定桥修复需要适当减小桥体力时可通过缩减桥体舌侧部分的近中、远中径，加大固位体与桥体之间的舌外展隙，减小桥体面的接触面积减轻力，同时可以维持颊侧的美观。

(3)连接体是连接固位体和桥体的部分，既要有足够大小，保证固定桥的抗变形能力，又不能影响美观效果。连接体应位于基牙近中或远中面的接触区，在前牙区可适当偏向舌侧，面积$\geqslant 4\ mm^2$，连接体四周外形应圆钝和高度抛光，注意恢复桥体与固位体之间的楔状隙及颊舌外展隙，利于自洁作用及食物流溢。

(四)医患审美统一

医师在决定治疗之前，尤其是在使用新技术、新材料之前，必须仔细检查患者的口腔局部及全身健康情况，根据具体情况向患者推荐合适的治疗方法，并解释说明原因及费用等情况，征得患者同意后方可进行治疗。同时，必须加强与患者的沟通，正确对待患者的要求，严格掌握适应证，维护良好的医患关系。作为口腔修复医师除了要熟练掌握口腔医学知识和技能外，还必须具备美容学、心理学的知识，具有较高的审美能力及审美品位。对于不同的患者，能够根据其各自的特点，如性别、年龄、职业、肤色、面部特征等选择合适的修复方法、适当的修复体形态及颜色，达到“以假乱真”的效果。同时，口腔医师有责任和义务向患者提供口腔健康教育和指导，使患者掌握正确的修复体维护方法，建立良好的口腔卫生习惯，维护口腔健康和美观效果。

(五)固定修复美学误区

1.美学修复就是做烤瓷冠

有些患者认为牙齿不整齐或是颜色不好看，就找到医师要求做烤瓷冠，把前边露出来的牙齿全部做上烤瓷冠，看上去就能更美观。美学修复要考虑牙齿的排列、牙齿与口唇的关系、牙齿与牙龈的关系等，这些都不是简单的仅通过做烤瓷冠可以解决的，可能还需要借助于正畸或者牙龈手术。美学修复的方法有很多种，贴面、全瓷冠等也是较理想的修复方法。医师需要充分与患者沟通，了解患者需求和个性特征，仔细检查制定方案，才能达到个性化的自然美观效果。

2.为了效果好，尽量多做瓷冠

一般情况下，多做瓷冠能减小修复难度，提高修复效果，但是做瓷冠的过程对牙齿来讲是种不可逆的损伤。因此修复医师应在修复范围、修复方式与修复效果中找到最佳的平衡点，通过漂白、充填、贴面与瓷冠相结合的综合治疗方式，达到牙体损伤最小、魅力提升最大的效果。

(王战芝)

第二节 暂时修复体

对于固定修复(包括冠、桥等)来说,使用暂时修复体是十分必要的。

一、暂时修复体的功能

(1)恢复功能修复体可以恢复缺损、缺失牙和基牙的美观、发音和一定的咀嚼功能。

(2)评估牙体预备质量可以评估牙体预备的量是否足够,必要的时候作为牙体预备引导,再行预备。

(3)保护牙髓暂时修复体可以保护活髓牙牙髓不受刺激,牙体预备过程的冷热及机械刺激可能对牙髓造成激惹,暂时黏固剂中的丁香油或氢氧化钙成分可以对牙髓起到安抚作用。

(4)维持牙位及牙周组织形态维持邻牙、对颌牙、牙龈牙周软组织的稳定性。对于牙周软组织手术,如切龈的患者,暂时修复体可以引导软组织的恢复,形成预期的良好形态。而对于边缘线位于龈缘线下较深的患者,修复体可以阻挡牙龈的增生覆盖预备体边缘。

(5)医患交流的工具暂时修复体还可以作为医患沟通交流的媒介,患者可以从暂时修复体的形态及颜色提出最终修复体的改进意见。

(6)暂时修复体可以帮助患者完成从牙体缺损到最终修复的心理及生理过渡。

正因为暂时修复体的功能不仅仅是保护牙髓和维持牙位稳定,因此部分医师只为活髓牙作暂时修复的观念是不正确的,暂时修复体应该是牙体缺损修复,特别是冠修复的常规和必要的步骤。良好的暂时修复因为在最终修复体制作期间为患者提供功能和舒适,可以增强患者对治疗的信心和治疗措施的接受程度,对最终修复体的治疗效果也有明显的影响。

二、暂时修复体的要求

作为暂时修复体,应该满足以下的基本要求。

(一)能有效保护牙髓

要求修复体具备良好的边缘封闭性,以避免微漏,形成微生物的附着,隔绝唾液及口腔内各种液体的化学及微生物刺激。因为要隔绝对牙髓的机械物理刺激,因此制作修复体的材料具备良好的绝热性,因此导热性较低的树脂类材料最常采用。

(二)足够的强度

暂时修复体要能够承受一定的咬合力而不发生破损,对于需要长时间戴用的暂时修复体,最好采用强度较高的材料制作。一般复合树脂类材料制作的修复体耐磨性好,但脆性较大,在取出的时候较易破损;丙烯酸树脂类材料则具有较好的韧性,但耐磨性较差;金属类材料强度较好,但因为颜色的问题只能用于后牙。暂时修复体在取出的时候最好能够完整无损,因为最终修复体经常会出现形态和颜色不满意需要重新制作的情况,修复体还可以继续使用,无需花费时间和精力重新制作一个新修复体。

(三)足够的固位力

同时在功能状况下不脱位。临床上一旦暂时修复体脱出没有再行黏固,在最终修复体试戴的时候会出现明显的过敏现象，影响试戴操作。严重的情况下还会导致牙髓的不可复性炎症影响修复治疗的进度。

（四）边缘的密合性

临床上不能够因为暂时修复体戴用时间短而降低对边缘适合性的要求，相反，暂时修复体边缘对修复效果的影响是极为明显的。临床上也经常发现，如果暂时修复体戴用期间牙龈能保持健康和良好的反应，最终修复体出现问题的概率也会很低，反之最终修复体出现问题的可能性也会很高，因此对暂时修复体边缘的处理应该按照对最终修复体的要求进行。边缘过长、过厚会导致龈缘炎、出血水肿、龈缘的退缩、牙龈的增生等问题，有些问题如龈缘退缩可能会是永久性的，将会导致最终修复体美学性能受影响；相反，如果边缘过薄、过短或存在间隙，则在短时间（1 周之内）就会导致非常明显的牙龈组织增生，也严重影响最终修复体的戴入和修复效果。为保证暂时修复体边缘的密合性，最好在排龈以后，边缘完全显露的状况下再进行暂时修复体印模的制取或口内直接法修复体的制作，这样可以很清楚、精细地处理修复体的边缘。

（五）咬合关系

暂时修复体应该恢复与对牙良好的咬合关系，良好的咬合关系不仅利于患者的功能和舒适感，还对修复效果产生影响。如果咬合出现高点或干扰，会对患者造成不适，形成基牙牙周损伤甚至肌肉和关节功能的紊乱；反之，如果与对牙没有良好的接触或没有咬合接触，则会导致牙位的不稳定或伸长，影响最终修复体的戴入。

（六）恢复适当的功能

一般情况下，我们要求暂时修复体恢复适当的咀嚼发音功能，这样可以评估修复体功能状况下的反应，以及修复体对发音等功能的影响，对于特定的患者，则需要暂时修复体行使咀嚼功能。对于前牙缺损的患者，必须要恢复正常的形态和颜色达到一定的美学效果，避免对日常生活的影响，增强患者对治疗的信心和对治疗的依从性。

三、暂时修复体的类型

暂时修复体的制作技术多样，可以从氧化锌丁香油暂时黏固剂或牙胶封闭小的嵌体洞到暂时全冠甚至固定桥。按照制作时采用预成修复体还是个别制作修复体，暂时修复体可以分为预成法及个别制作法两类；按照是在口内实际预备体上制作还是在口外模型上制作的修复体，又可以分为直接法和间接法两类。

（一）预成法

预成法是采用各种预成的冠套来制作暂时修复体的方法，一般可在口内直接完成，简便、省时。预成法技术包括成品铝套（银锡冠套）、解剖型金属冠（如不锈钢冠、铝冠）等用于后牙的成品冠套，以及牙色聚碳酸酯冠套、赛璐珞透明冠套等用于前牙的成品冠套。预成技术所采用的是单个的成品，因此只适用于单个牙冠修复体的制作，对于暂时性的桥体，则一般采用个别制作的方法。使用时挑选合适大小的成品，经过适当的修改调磨，口内直接黏固并咬合成形；或口内直接组织面内衬树脂或塑胶，固化后取出调磨抛光后直接黏固。

1.解剖型金属冠

口内直接法制作后牙暂冠的方法之一。采用大小合适的软质的成品铝冠或银锡冠，经边缘修剪打磨后，直接黏固于口内，咬合面的最终形态通过患者紧咬合后自动塑形。此种暂时修复如果面暂时黏固材料过厚，在经过一段时间咀嚼以后咬合面下陷，可能会与对牙脱离接触形成咬合间隙。这类暂时修复体的边缘不易达到良好的密合,故不宜长期戴用。此外,也不适合作固定桥的暂时修复体。

2.牙色聚碳酸酯冠套

采用牙色的树脂成品冠套,在口内直接或模型上内衬树脂或塑胶形成的暂时冠修复体,因为是牙色材料,一般用于前牙以获得较好的美学效果。冠套内衬以后,修复体的边缘和形态可以进行精细修磨和抛光,因此可以获得良好的边缘密合性,修复体可以较长时间戴用而不对牙周造成刺激。制作时应注意,在完全固化之前最好取下修复体再复位,以防止预备体存在倒凹导致材料完全固化后暂冠无法取下。

3.赛璐珞透明冠套

采用透明的赛璐珞成品冠套,同前牙色树脂冠套一样内衬牙色树脂或塑胶制作暂冠。其临床操作过程与前述牙色树脂冠套的方法相同。

(二)个性制作法

个性制作法是按照患者的口内情况,个别制作的暂时修复体。包括透明压膜内衬法、印模法、个别制作法等。按照材料不同,可采用口内直接制作和取模以后模型上间接制作技术。

1.透明压膜内衬法

在牙体预备前制备印模,牙体缺损处可以先用黏蜡在口内恢复外形,然后再取模,灌注模型,然后采用真空压膜的方法形成类似于成品冠套的透明牙套。牙体预备后同样取模灌注模型,将制备好的牙套内衬牙色塑料或树脂,复位于预备后模型上,固化以后形成暂时修复体。可用于简单的单冠及复杂的暂时修复体制作。调拌自凝塑料(口内直接法制作的情况下采用树脂或不产热塑胶),然后填充到压膜组织面预备体相应部位,就位到模型上或口内。预备体部位预涂分离剂。口内直接法制作时,在材料完全固化前最好反复取戴一次以防止固化后无法取下。

2.印模法

较适合制作暂时性固定桥,在牙体预备前制备印模,牙体缺损处可以先用粘蜡在口内恢复外形,然后再取模。牙体预备后将暂冠材料注入印模内,然后直接复位到口腔内,固化以后则形成暂时修复体。这种技术制作的修复体可以保持患者原有牙体的形态和位置特征,患者易于接受,但对于需要改变原有牙齿状况的患者及长桥等复杂情况则操作会显得比较复杂。采用不产热的化学固化复合树脂口内直接制作暂时修复体。这类材料对组织的刺激性小,加上固化时材料产热很少,不会对预备牙体产生热刺激。但材料较脆,打磨和取戴时易破损。在口内直接制作暂时修复体应注意邻牙倒凹过大时,可能导致修复体取下困难。制作前可以适当填除过大的倒凹以避免。

3.个别制作法

牙体预备后制取印模并灌注模型,由技师采用成品塑料或树脂贴面,用自凝牙色塑料或树脂徒手形成修复体的技术。因为需要的步骤较多,因此比较费时。由于是徒手制作,可以较大幅度地改变原来牙齿的排列和形态以接近最终修复体的状况,适用于比较复杂的修复患者,特别是桥体修复的患者。但对于不需要改形改位的情况,可能跟患者原有的牙齿形态差别较大。

四、暂时修复体的黏固

暂时修复体的黏固一般采用丁香油暂时黏固剂,一般可以获得 1～2 周短期的稳固黏固;对于需要较长时间使用的暂时或过渡性的修复体,则可以采用磷酸锌、羧酸锌或玻璃离子黏固剂等进行黏固。但后期暂冠取下时相对比较困难，并且预备体表面可能残留黏固剂，去除比较困难。全瓷类修复体或最终修复体需要用树脂黏固或预备体有大面积树脂材料的情况下，应该避免使用含有丁香油材料的暂时黏固剂，因为丁香油是树脂的阻聚剂，会导致黏结界面树脂层不固化，导致黏结强度下降甚至失败。因此树脂黏结界面应该杜绝丁香油污染，如果不慎使用其作暂时黏结或黏结面受到污染，应充分用牙粉和乙醇清洁后再进行黏结操作。目前市场上已出现了不含丁香油的轻羧酸基类和氢氧化钙类暂时黏固剂材料，专门用于树脂黏结类修复体的暂时修复体的黏固。

（史燕萍）

第三节 全瓷固定桥

一、全瓷固定桥的特点和适用范围

随着高强度陶瓷研究的不断开展，全瓷修复技术的临床应用日趋广泛。目前国内外的临床应用已从前后牙单冠发展到了前牙固定桥，乃至后牙的固定桥修复，展示出全瓷固定桥修复在口腔修复领域广泛的应用前景。

全瓷固定桥没有金属基底，无需遮色，具有独特的通透质感，其形态、色调和透光率等都与天然牙相似。长期以来一直因陶瓷的脆性限制了其临床应用。随着材料学的发展，现已研制出多种机械性能、生物相容性、美观性都非常好的材料，推动了全瓷固定桥的应用。目前在临床上常用的有 In-Ceram Alumina、IPS-EmpressⅡ、氧化锆材料等多种材料可用于制作全瓷固定桥。

全瓷固定桥为无金属修复，具有良好的生物相容性，美观逼真，不同的全瓷修复系统具有不同的强度。目前全瓷固定桥不仅可以用于前牙，一些高强度的全瓷材料还可用于后牙四单位的固定桥修复。但由于全瓷修复需要磨除较多的牙体组织，因此更适用于无髓牙的修复，而髓腔较大的年轻恒牙作基牙时，为不损伤牙髓，建议不采用全瓷固定桥修复。此外，咬合紧的深覆患者，特别是内倾性深覆，不易预备出修复体舌侧的空间，也不宜采用全瓷固定桥修复。

二、临床技术要点

全瓷固定桥的临床技术与全瓷冠修复相同，主要包括比配色、牙体预备、排龈、制取印模、暂时修复、黏结修复体等步骤。

（一）牙体预备

牙体预备应遵从以下原则。

1.保护牙体组织

牙体预备应在局麻下进行，牙体预备应避免两种倾向，不能一味强调修复体的美学和强度而过量磨除牙体导致牙体的抗力降低；也不能够过于强调少磨牙而导致修复体外形、美观和强度不足。

2.获得足够的抗力和固位形

满足一定的轴面聚合度和高度，必要时预备辅助固位形以保证固位；后牙咬合面应均匀磨除，避免磨成平面，应保留咬合面的轮廓外形。同时功能尖的功能斜面应适当磨除，保证在正中和侧方咬合时均有足够的修复体间隙。

3.边缘的完整性

颈缘应该清晰、连续光滑、并预备成相应的形态。目前包括烤瓷修复体均主张 360°角肩台预备，主要是保证预备体边缘的清晰度使制作时边缘精度得以保证，舌腭侧的边缘可采用较窄的肩台或凹形等预备方式。

4.保护牙周的健康

主要涉及颈缘位置的确定，包括龈上、平龈和龈下边缘。以前认为边缘不同位置与基牙继发龋及牙龈的刺激的严重程度有关，但目前的共识是，边缘的适合性相比于边缘的位置而言才是最主要的因素。因此，不论采用何种位置，保证最终修复体边缘的适合性才是问题的关键。对于美学可见区，如前牙和前磨牙唇面、部分第一磨牙的近中颊侧等，为保证美观，一般采用龈下 0.5 mm的边缘为止；而对于美学不可见区，如前牙邻面片舌腭侧 1/2 及所有牙的舌腭面，则可以采用平龈或龈上边缘设计。龈上边缘的优点包括牙体预备量少、预备及检查维护容易、容易显露(甚至印模前可以不进行排龈处理)、刺激性小、容易抛光等。应此，对于后牙和前牙舌侧、邻面偏舌侧 1/2 的边缘，推荐龈上边缘设计。对于牙冠过短，需延长预备以增加固位者，可采用龈下边缘，但须排龈保证精度。

(二)比色

全瓷固定桥多用于前牙修复，比色、配色是十分重要的工作。比色有视觉比色和仪器比色两种方法，视觉比色简单易行，是目前临床最常采用的技术，但影响因素较多，准确性受到一定的影响；仪器比色法不受主观及环境因素的影响，准确度高，重复性好，但操作复杂，相应临床成本较高，普及性不高。

视觉比色法采用比色板进行。经典的 16 色比色板因本身设计存在的不足，临床颜色匹配率据研究还不到 30%。新型的 Vita 3D Master 和 Shofu Halo 比色板等基于牙色空间及颜色理论设计，比色的准确度较经典比色板大幅提高，临床颜色匹配度可以达到 70%～80%。在有条件的情况下，最好采用新型比色板及配套的瓷粉，以提高临床颜色及美学效果。比色时可采用"三区比色"及"九区记录法"，配合使用特殊比色板进行切端、颈部、牙龈、不同层次分别比色，最大限度地将颜色及个性化信息传递给技师。最好连同比色片一起进行口内数码摄像，将数码照片通过网络传递给技师作仿真化再现参考。因为比色片只能传递颜色信息，其他更重要的信息如个性化特征、半透明度、表面特征等可以通过照片的方式得以传递。比色最好在牙体预备之前进行，以避免牙体预备后牙齿失水及操作者视觉疲劳影响比色的准确性。

(史燕萍)

第十五章

可摘局部义齿修复

第一节 可摘局部义齿的分类

在牙列缺损患者中，由于缺牙的部位及数目不同，可能出现的排列组合多达 65 000 余种。为了方便医师、技师间的交流，有利于患者的研究、讨论和记录，国内外学者从不同的角度提出了各种分类。

牙列缺损的分类方法要表达可摘局部义齿的设计，必须包括牙列缺损的情况、义齿的支持方式、义齿的固位方式 3 个重要内容。本节主要介绍牙列缺损的几种常见分类方式：Kennedy-Applegate 分类、Cummer 分类、王征寿分类、Bailyn-Beckett 分类、Skinner 分类、APC 分类等。经过多年的临床应用，每种分类法各有优缺点，其中，Kennedy-Applegate 分类、Cummer 分类、王征寿分类、Bailyn-Beckett 分类是较为常用的分类方法。1925 年 Kennedy 依据主要缺牙区在牙弓中的位置把牙列缺损分为四大类。1942 年 Cummer 根据固位体在牙弓中的位置，即按支点线和牙弓的关系把可摘局部义齿分为四大类。王征寿分类法根据缺隙数和卡环数目，将义齿分为六类。1928 年 Bailyn 根据可摘局部义齿修复后，口腔软硬组织承担力的部位不同将牙列缺损分为 3 类：牙支持式、黏膜支持式、牙-黏膜混合支持式。1959 年 Skinner 把牙列缺损时牙弓剩余的基牙和提供支持的牙槽嵴联系起来，把牙列缺损分为 5 类。2002 年 McGarry 提出了一种新的分类方法，按诊断标准为基础，将修复治疗的复杂程度分为 4 类。此外 1970 年，Miller 指出应用最广泛的方法仍是 Kennedy 分类，但是他没有考虑到剩余牙槽嵴的条件、余留牙的情况及咬合关系等因素。尽管有报道说牙列缺损的发生率在持续下降，但牙列缺损的类型仍然很多。考察各类牙列缺损组合，对常见的情况进行分类，对制定牙列缺损者的治疗方案是非常有利的。目前的分类方法很多，主要应该满足以下要求：直观反映牙列缺损的类型，易于区分牙支持式与牙-黏膜混合支持式可摘局部义齿，易于普遍接受。

一、Kennedy-Applegate 分类

（一）Kennedy 分类

Kennedy-Applegate 分类最初由 Kennedy 于 1925 年提出，是目前临床上广泛应用的一种分类方法。他在对牙列缺损进行分类的同时，提出了义齿设计的原则。Kennedy 依据缺牙所在部

位及其与存留天然牙的关系，将牙列缺损分为4类。决定基本类型的缺牙区以外的缺隙被作为亚类缺隙(图15-1、图15-2)。①牙弓双侧后部缺牙，远中为游离端，无天然牙存在。②牙弓单侧后部缺牙，远中为游离端，无天然牙存在。③牙弓单侧缺牙，缺牙间隙近远中均有天然牙存在。④牙弓前部跨中线连续缺牙，缺牙间隙远中有天然牙存在。1960年Applegate对分类进行了补充。⑤牙弓单侧缺牙，缺牙间隙近远中均有天然牙存在，近中天然牙支持力弱，不能做基牙。即义齿鞍基在一侧，鞍基前后都有天然牙，但后部的天然牙可做支持和固位基牙，而前部的天然牙较弱，未用作基牙，故需要在对侧设计间接固位体。与第三类缺失相似，单侧牙缺失，双侧设计。⑥牙弓单侧缺牙，缺牙间隙近远中均有天然牙存在，近中天然牙支持力强，并能做基牙，即义齿鞍基在一侧，鞍基前后都有天然牙，前后部的天然牙均可做支持和固位基牙，同时在对侧设计间接固位体，增强支持和固位。与第三类缺失相似，单侧牙缺失，双侧设计。

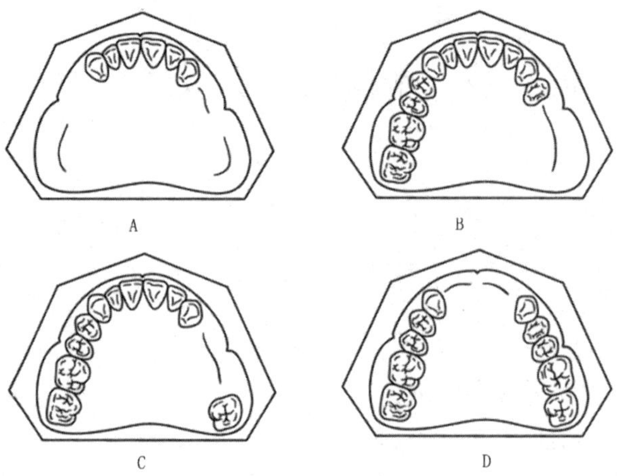

图15-1 Kennedy分类法

A.Kennedy第一类；B.Kennedy第二类；C.Kennedy第三类；D.Kennedy第四类

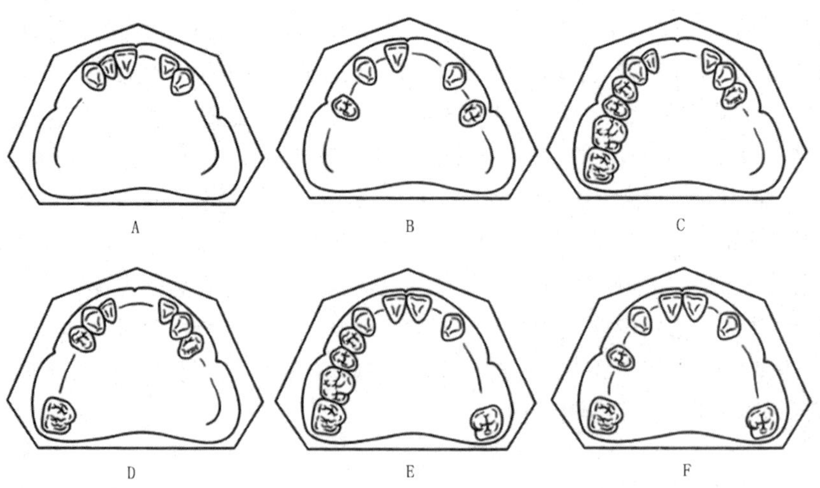

图15-2 Kennedy分类的亚类

A.Kennedy第一类第一亚类；B.Kennedy第一类第四亚类；C.Kennedy第二类第一亚类；D.Kennedy第二类第二亚类；E.Kennedy第三类第二亚类；F.Kennedy第三类第四亚类。

(二)Kennedy 分类应用的 Applegate 法则

若没有一定的使用规则，Kennedy 分类很难适用于所有牙列缺损的情况。Applegate 提出了应用的8条原则。

(1)应该在可能影响分类结果的牙拔除之后进行分类。

(2)若第三磨牙缺失，但不修复，则分类时不考虑在内。

(3)若第三磨牙缺失，并用作基牙，则分类时应考虑在内。

(4)若第二磨牙缺失，但不修复，则分类时不考虑在内。

(5)最后部缺牙决定分类。

(6)决定分类的主要缺牙区以外的其他缺牙区决定亚类，并按数目命名。

(7)亚类只考虑额外缺隙的数目，而不考虑其范围。

(8)第Ⅳ类缺损没有亚类。

(三)Kennedy 分类的优缺点

Kennedy 分类法表达了缺牙间隙所在的部位，体现了可摘局部义齿鞍基与基牙的关系，直观地反映了牙列缺损的情况，易于区分牙支持式与牙-黏膜混合支持式可摘局部义齿。将牙列缺损形态与义齿基本设计联系在一起。然而 Kennedy 分类法在应用中仍存在一些局限性。首先，只表明了牙弓中缺牙的部位和缺隙数目，而不能反映缺牙的数目和前牙复杂的缺失情况；其次，亚类无法表明部位，不能反映缺牙对患者生理、心理及功能的影响；再次，不能反映义齿的支持、固位及结构等。

(四)Kennedy 分类各类型的研究

最初建立牙列缺损的分类是为了可以简明描述缺牙的情况，在长期的应用和研究中，Curtis 在1992 年，Anderson 在 1959 年对 Kennedy 分类的发生率进行了统计。结果表明，Kennedy 第一类牙列缺损的发生率最高，且下颌多于上颌，Kennedy 第四类牙列缺损的发生率最低。但随着人们生活水平的提高和口腔卫生保健意识的增强，近年来 Kennedy 一类牙列缺损的发生率有所减少，而 Kennedy 二类牙列缺损的发生率有所增加。

二、Cummer 分类

1942 年 Cummer 按照直接固位体在牙弓中的位置，也就是支点线和牙弓的关系提出了 Cummer 分类法。他将牙列缺损分为四类，其中主要直接固位体的连线称为支点线或卡环线。有学者认为 Cummer 分类应视为牙列缺损修复后对可摘局部义齿支架的分类方法(图 15-3)。

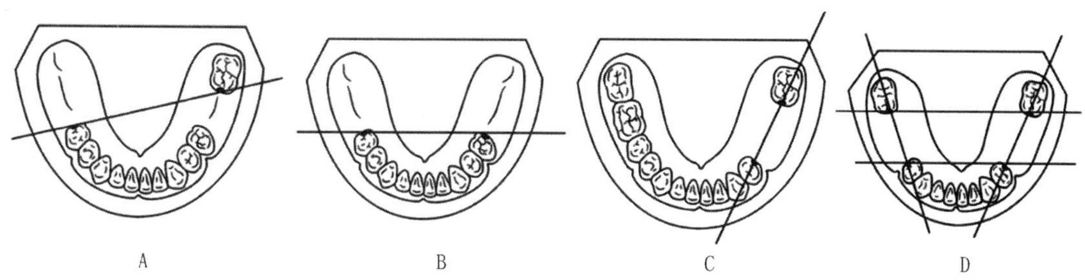

图 15-3　Cummer 分类

A.第一类斜线式；B.第二类横线式；C.第三类纵线式；D.第四类平面式

(一)Cummer 分类

1.斜线式

支点线斜割牙弓。

2.横线式

支点线横割牙弓。

3.纵线式

支点线位于牙弓一侧而且成前后方向。

4.平面式

支点线构成多边形。

(二)应用举例

1.斜线式

斜线式可摘局部义齿的两个直接固位体位于牙弓两侧,斜线相对。两直接固位体连成的支点线斜向分割牙弓。此情况通常需要设计间接固位体,且尽量放置在支点线的中垂线所通过的牙上。

2.横线式

横线式可摘局部义齿的两个直接固位体位于牙弓两侧,横线相对。两直接固位体连成的支点线横向分割牙弓。此情况通常也需要设计间接固位体,且尽量放置在支点线的中垂线所通过的牙上。

3.纵线式

纵线式可摘局部义齿的两个直接固位体位于牙弓同侧,呈前后方向。此情况通常不需要设计间接固位体,多为单侧活动桥。

4.平面式

平面式可摘局部义齿有 3 个或 3 个以上的直接固位体,这些直接固位体连成的支点线构成三角形或多边形。这种情况下一般也不需要设计间接固位体。

三、王征寿分类

1959 年王征寿根据可摘局部义齿形式分为 6 类(图 15-4)。

(一)王征寿分类的类型

(1)牙弓一侧有缺牙,缺牙区前后有基牙,不与对侧牙发生连接关系。

(2)牙弓两侧都有后牙缺失,不论义齿末端是否游离,必须将两侧鞍基连接在一起。

(3)仅有一侧后牙缺失,不论义齿末端是否游离,必须与对侧牙连接在一起。

(4)缺牙在两侧基牙的前面,包括以缺失前牙为主的义齿。

(5)一侧后牙缺失,且末端为游离端,但不与对侧相连。

(二)王征寿分类的依据与运用法则

王征寿以三位数号码命名,即百位数代表类别,十位数代表义齿固位体的数目,个位数代表主要缺牙区以外的缺隙数。

(1)因为一般义齿都有两个固位体,所以第三个固位体标记为 1,以此类推。

(2)分类以最后缺牙区为主。

(3)连续的前后牙缺失,基牙均在缺牙的远中,属于第四类。

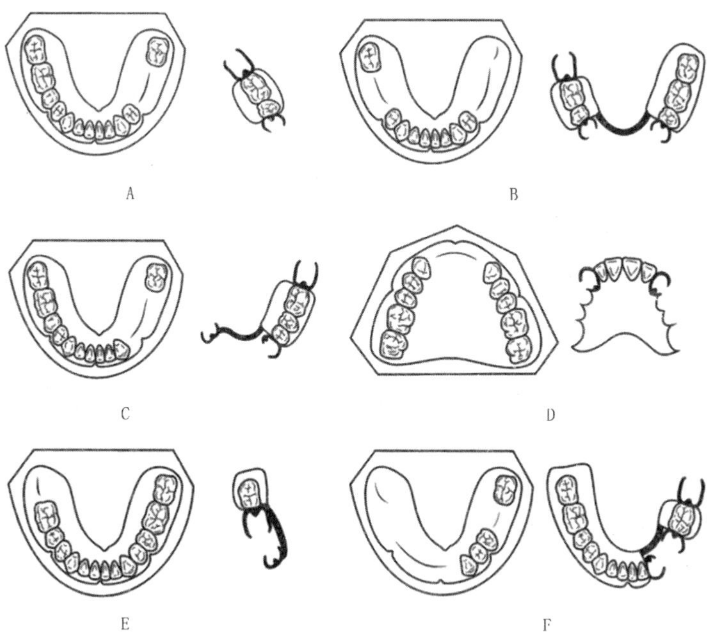

图 15-4　王征寿分类

A.王征寿第一类;B.王征寿第二类;C.王征寿第三类;D.王征寿第四类;E.王征寿第五类;F.王征寿第六类

四、Bailyn-Beckett 分类

(一)Bailyn 分类

1928 年 Bailyn 根据可摘局部义齿修复后,口腔软硬组织承担力的部分分类(图 15-5)。

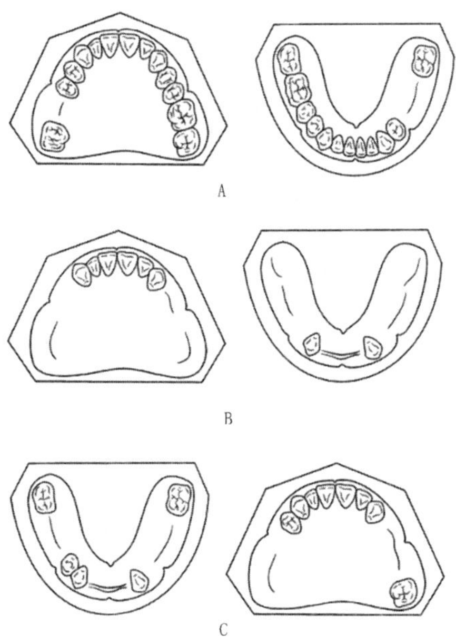

图 15-5　Bailyn 分类

A.牙支持式;B.黏膜支持式;C.混合支持式

1.牙支持式

缺牙间隙前后都有基牙,而且两基牙之间的缺失牙数≤3。这种情况咀嚼时产生的力主要通过可摘局部义齿的固位体传导到基牙,由基牙及周围牙周膜等支持组织承担。

2.黏膜支持式

缺牙间隙只有一侧有基牙,即末端游离缺失者。这种情况咀嚼时产生的力主要通过可摘局部义齿的基托和大连接体传导到缺牙区的牙槽嵴黏膜及黏膜下的硬组织,由大连接体及基托下被覆盖的软硬组织承担。

3.牙-黏膜混合支持式

缺牙间隙前后两侧都有基牙,而且两基牙之间的缺失牙数>3,或是基牙的支持能力较差。这种情况咀嚼时产生的力主要通过可摘局部义齿的基牙及周围牙周膜、周围支持组织、大连接体、基托下的软硬组织等支持承担。

在临床上并不能仅依据缺牙数目或缺牙间隙两侧是否存在基牙就判断义齿的支持形式,还应该结合基牙的牙周支持状况、缺牙的间隙长度、殆龈距离、殆关系协调与否、缺牙区的牙槽嵴情况等因素综合考虑。

(二)Beckett 分类

1953 年在 Bailyn 分类的基础上,Beckett 进一步提出应依据局部义齿各缺牙区的基牙和支持组织的情况进行分类。根据 Beckett 分类方法,缺牙区被分为两类。

1.牙支持式

见图 15-6,缺牙间隙前后两侧都有基牙,且基牙牙体牙周状况良好,咀嚼时产生的殆力通过支托传导,几乎全部由基牙承担。此时,缺牙区的黏膜承受力较小。

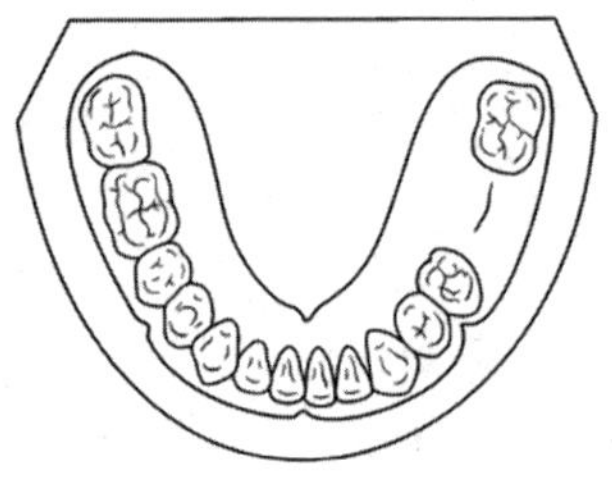

图 15-6 牙支持式

2.黏膜支持式

见图 15-7,咀嚼时产生的殆力全部由可摘局部义齿基托下被覆盖的黏膜及硬组织承担。这种情况又分为两个亚类。①第一亚类:缺牙间隙一侧有基牙,末端为游离缺损;②第二亚类:缺牙间隙前后两侧都有基牙,且基牙牙体牙周状况不佳或缺牙间隙过大,基牙无法完全承担咀嚼时产生的殆力。

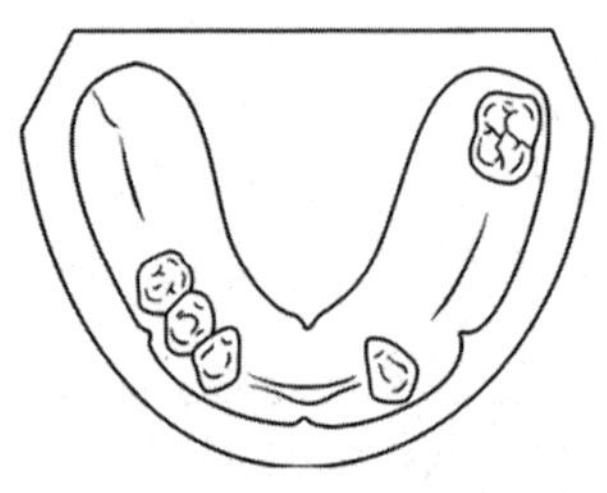

图 15-7 黏膜支持式

五、Skinner 分类

1959 年 Skinner 把牙列缺损时牙弓剩余的基牙和提供支持的牙槽嵴联系起来，认为可摘局部义齿是否合理主要看基牙和起支持作用的牙槽嵴之间的力分布是否合理，能否发挥最大支持作用。Skinner 把牙列缺损分为 5 类。

(一)Skinner 分类的类型

(1)可摘局部义齿基托的前后都有基牙。

(2)可摘局部义齿的基牙位于基托的后方。

(3)可摘局部义齿的基牙位于基托的前方。

(4)可摘局部义齿的基牙位于基托的中间，即基牙前后都有基托。

(5)可摘局部义齿的基牙位于牙弓的一侧。

(二)Skinner 分类的统计

Skinner 对各类型发生率进行了统计：Ⅰ发生率 14%；Ⅱ发生率 8.5%；Ⅲ发生率 72%；Ⅳ发生率 3%；Ⅴ发生率 2.5%。Skinner 分类是出于生理和解剖两方面考虑，有助于合理选择可摘局部义齿设计，最大程度地发挥口腔软硬组织的支持作用。

六、ACP 分类

2002 年 McGarry 提出了一种新的分类方法，按诊断标准，将修复治疗的复杂程度分为四类，即 ACP 分类。ACP 分类取决于缺牙区的位置范围、基牙条件、关系和剩余牙槽嵴条件 4 个方面，每一个方面又由简单到复杂分为 4～5 个评判标准。在临床记录时按表格填写。如 4 个方面都符合标准一，则为Ⅰ类，当存在不同标准时，按最复杂的那项分类。另外，只要患者存在全身其他系统疾病并发生口腔表现或存在颞下颌关节紊乱等情况，则为Ⅳ类(表 15-1)。由于可摘局部义齿分类众多，有必要从临床工作实际出发做一总结，以期能直观反映各种分类方法的特点(表 15-2)。

表 15-1　ACP 分类临床记录表

ACP 分类临床记录表
缺牙区的位置和范围
缺牙区仅累及单侧牙弓，后牙缺失＞2 个
缺牙区仅累及双侧牙弓，后牙缺失＞2 个
后牙缺失＞3 个
缺牙区多个，缺牙范围广
累及颌面部缺损
基牙条件
基牙牙体牙周健康，不需要修复前治疗
基牙条件较好，仅需要简单龋病治疗或龈炎治疗
基牙条件较差，需要牙体、牙周治疗或矫正治疗
基牙条件很差，需要复杂的修复前治疗

续表

殆关系
没有殆紊乱,Ⅰ类磨牙关系
需要局部殆关系调整,Ⅰ类磨牙关系
需要殆重建,改变殆曲线,但垂直距离不变,Ⅱ类磨牙关系
需要殆重建,改变垂直距离,Ⅱ或Ⅲ磨牙关系
剩余牙槽嵴
一类牙槽嵴
二类牙槽嵴
三类牙槽嵴
四类牙槽嵴
其他
全身其他系统疾病并发生口腔表现
颞下颌关节紊乱
不能配合治疗

表 15-2　可摘局部义齿分类的比较

分类	提出时间	分类依据	优点	缺点	评价
Kennedy	1925	缺损在牙弓中的位置	直接体现鞍基与基牙关系,为支架设计提供一定参考	不反映缺牙数目,不反映义齿支持、固位	>50%院校采用
Cummer	1942	直接固位体的连线与牙弓的位置关系	指导可摘局部义齿固位、稳定设计和固位体的设置	不反映多缺隙牙列缺损情况	应称为牙列缺损修复后可摘局部义齿支架的分类
王征寿	1959	三位数表示义齿设计形式、缺牙部位、缺牙数目	反映缺牙多少与义齿设计关系	不能指导可摘局部义齿的设计	号码命名在记录、归档、教学等有实用价值
Bailyn	1928	口腔软硬组织承载殆力的部位	可指导义齿支架设计	没考虑到牙周支持、缺牙间隙、跨度、殆龈距离、殆关系缺牙区牙槽嵴情况	可摘局部义齿支架设计的标准之一
Beckett	1953	可摘局部义齿各缺牙区的基牙和支持组织情况	可指导义齿支架设计	没考虑到牙周支持、缺牙间隙、跨度、殆龈距离、殆关系缺牙区牙槽嵴情况	可摘局部义齿支架设计的标准之一
Skinner	1959	牙弓剩余的基牙、提供支持的牙槽嵴	合理选择大连接体、固位体		最有效的发挥口腔软硬组织的支持作用
ACP	2002	按修复治疗的复杂程度	诊断、操作一致性,有利于交流、评估		方法客观,但还需在实践中进一步论证

(王战芝)

第二节　支架的模型设计及制作

一、确定颌位关系

以下简要介绍五种确定可摘局部义齿颌位关系的方法。

(一)模型的直接对合

该方法适用于余留牙存在足够的接触,现有的颌位关系很明确,或义齿基托上仅有少量牙需要修复且没有病理性的表现时。用此方法可手持对颌模型发生咬合。对位模型后应用黏性蜡将模型基部连接,牢固地保持在咬合位置上,直至确保完成上架。此方法保存现有的垂直距离及天然牙列间可能存在的不平衡。在接受这样一个颌位关系记录之前,应该进行关系分析及纠正不平衡。这一方法具有明显的局限性,但是至少可以避免患者发生错误颌位的可能性,其效果仍然优于余留牙无足够咬合关系时的记录。

(二)有余留后牙时的颌位记录

该方法是第一种方法的修正。常用于有足够余留牙来支持,但手工对位不稳定时的Kennedy 第Ⅲ或Ⅳ类的牙列缺损。临床通常使用的是颌间蜡记录法。然而,此方法确定的正中关系位的准确性会受到诸多因素的干扰,如蜡的体积、黏度及冷却后变形,过多的蜡压迫软组织变形等。从口内取出和转移到架过程也常常会引起记录变形。所以比较切实可行的蜡记录方法:指导患者反复行正中关系位咬合,直至患者能比较自如到达正中关系位咬合。然后将一块均匀、柔软的基板蜡放入患者上下牙间,引导患者正中关系位咬合。取出蜡记录,立即冷水冲洗冷却。再次将蜡记录放入患者口内,矫正因蜡冷却可能产生的变形。再次取出蜡记录并冷水冷却。

用锋利刀片去除延展过度的蜡。要求达到蜡记录不与所有的黏膜转折发生干扰。可以将修形后的蜡记录再次放入患者口内试戴和检验。蜡记录需要使用咬合记录糊剂进一步校正。咬合记录糊剂才是最终记录咬合的介质。涂布咬合记录糊剂于蜡记录两面,放入患者口内行正中关系位咬合,直至糊剂完全固化方能取出蜡记录。去除所有溢出蜡记录以外的多余糊剂,保存咬合区牙尖印记。当对颌牙列完整时,甚至可以直接使用咬合记录灌注石膏模型,作为对颌模型。

使用咬合记录糊剂的优势:①密度均一;②闭合时容易移开;③平面复制准确;④三维稳定;⑤材料固化前,患者可以自行对咬合关系进行细微调整;⑥上架时,变形可能性小。使用咬合记录糊剂时也应注意以下三个细节:①使用糊剂记录咬合关系前,必须达到患者能自如准确地回到正中关系位;②模型必须准确,这样才能精密地配合咬合记录;③用钝刀修整进入倒凹、软组织或深沟内的记录材料。

(三)在记录基托上利用蜡堤记录上下颌关系

这种方法用于缺失牙比较多,一侧或双侧远中游离端缺失,且余留牙无咬合的患者。无牙区的简单蜡记录是绝对不可取的。蜡堤的多余部分可能会干扰软组织,引起蜡记录复位变形。这种方法除了使用蜡堤代替缺失牙,关键在于使用准确的记录基托。这种基托通常使用光固化或自凝树脂制作。除去模型组织面填倒凹区域,基托与模型应该是紧密贴合。另外基托不能过薄而导致变形,或者过厚影响组织运动。记录基托应尽可能与最终修复体的基托一致。如果颌位记录不在制作修复体的终模型上制作，就失去了制作的意义。在制作好的基托上放置蜡堤记录正中关系位的咬合记录，然后转移至架上。

（四）完全用蜡堤确定颌位关系

余留牙完全无咬合接触，如单颌无牙颌等，需要完全通过蜡堤记录咬合关系。在极少数情况下，口内仅余的牙齿没有咬合，也不影响非正中运动时，也可以采取这种方法。在这种情况下，颌位关系记录的确立完全建立在蜡堤上。必须由准确的颌位记录基托来支持蜡堤。这种记录咬合关系的方法很接近于全口义齿的转关系过程。和全口义齿的制作一样，它涉及面弓的应用、架的选择、记录正中关系和非正中关系等方面。

（五）通过殆轨迹记录来确定殆关系

这种方法采用记录殆轨迹和使用咬合模板，不需要取对颌模型。当采取静态颌位记录时，无论是否非正中的关节运动，都根据一个特定的概念来排列人工牙直到恢复咬合。另一方面，当采取功能性记录时，要调磨人工牙使之适应记录下来的非正中运动。这些运动受余留牙的影响变得更为复杂。多数学者认为，当对颌为修复体时，用任何功能性记录确定的尖牙诱导具有功能性的关键作用。这样的理论是根据在非正中运动时，对颌牙达到功能性接触时，尖牙可以诱导下颌运动。也有人指出，尖牙将本体感受器的冲动传递给咀嚼肌，这样，即使没有实际的接触导向，仍会对下颌的运动产生影响。但是，只要修复体中存在天然牙，这些余留牙将是下颌运动的主要影响因素。仅仅观察静态上下牙的关系，然后将下颌移到各种非正中位来观察是不够的。有必要发展一种动态的概念以便产生和面部骨骼、肌、颞下颌关节达到功能性平衡的，这种平衡应该同时存在于余留天然牙之间。记录轨迹的具体步骤如下。

(1)用于支持蜡堤的义齿基托应与最终义齿基托具有相同的精度和稳定度。最理想的是直接采用最终义齿基托，这里就体现出金属基托的优势了。

(2)告知患者，蜡堤必须戴用 24 小时或更长。除了就餐时取下，包括睡觉时都应该戴用蜡堤。经过试戴，下颌运动的所有边缘位均可被记录下。这种记录不仅包括自发的侧向运动，而且还包括由于位置改变引起的颌位运动中的不自主侧向运动，同时还应记录睡眠中的边缘位和习惯性运动。

(3)24 小时后，蜡堤的平面应该呈现连续光滑的光泽面，提示在所有的边缘运动中，蜡堤与对颌牙有功能性接触。无接触中缺如的部位应该加足蜡。指导患者取戴这种蜡堤，并说明在咀嚼过程中，蜡会被对颌牙磨耗成形，并在天然牙上留下蜡屑，需要偶尔清洁。蜡堤试戴后，先前的下颌位置可能会发生改变，在下一次就诊时就可以完成记录了。但是如果要记录所有的不自主运动或由于位置变化而引起的运动，患者应再试戴蜡堤一段时间。

(4)在经过第二次 24～48 小时试戴后，记录应该完全准确。作为保持垂直距离的余留牙应该保持与蜡堤接触。蜡堤应该能够反映所有边缘运动时牙尖位置的完整光滑面。这样在可摘局部义齿上建立的和对颌牙或人工牙之间的咬合要比仅在口内调更为平衡。

轨迹记录法还有其他优势，这使得在实际工作中获得颌位关系成为可能。在这种情况下，义齿支架完全就位，对颌牙完全行使功能。在一些患者中，当深覆或下颌发生旋转时，无论是单侧还是双侧，轨迹记录可能恢复丧失的垂直距离。已完成的记录需要转换成为咬合模板。这常常需要在记录已重新就位并已确定在工作模型上或加工模型上，用模型泥围模，仅暴露出用作垂直终止支点的蜡记录和区域。然后用硬代型石膏充填以形成咬合模板。

确定好颌位关系后，妥善保存颌位记录，待支架铸造完成后再上架制作义齿。

二、模型设计

模型设计的基本过程是用观测器的分析杆检查诊断模型上各基牙和黏膜的倒凹情况，画出观测线。结合临床检查的资料，制订口腔预备计划，并确定基牙的数量及分布，卡环的类型和位置，倒凹的大小，确定基托范围，选择和设计共同就位道。

（一）模型观测

观测诊断模型是确定正确的诊断和治疗计划所必需的步骤。其目的如下。

（1）确定最佳就位道，去除或减小义齿就位和摘出时的干扰。

（2）确定基牙邻面是否能或需要预备平面作为引导义齿取戴时的导平面。

（3）测量基牙上的倒凹，定位可用于固位的区域。

（4）确定牙和骨性干扰是否需要去除或选择其他就位道来避开。

（5）确定最佳就位道，兼顾义齿的美观效果。

（6）制订一个准确的口腔预备计划。包括导平面的位置，去除过大的倒凹及影响就位道的干扰。先用红笔标记这些区域，再用倒凹测量尺测量能够安全去除（不暴露牙本质）的牙体组织量。

（7）描绘基牙外形高点，对需要避免、去除或填充的不利倒凹进行定位。

（8）记录最佳就位道的模型位置作为以后的参考。

（二）确定就位道

选择就位道要求在保证义齿良好固位的前提下，合理利用患者的口腔条件，设计美观、便于患者自行取戴的义齿。决定就位道的因素有导平面、固位区、干扰和美观。

1.导平面

必须确定或预备出相互平行的基牙邻面作为义齿取戴时的导平面。这样才能避免义齿摘戴时对义齿、接触的牙齿和义齿覆盖软组织的损伤。同时导平面是保证卡环固位作用的必要条件，它能保证义齿沿正确的就位道方向摘戴。

2.固位区

固位区是相对于确定的就位道而言的。义齿取戴过程中，卡臂通过基牙的凸面时受力弯曲，金属抗变形时产生的力量就是固位力的来源。牙弓两侧每个主要基牙上的固位力很难达到完全平衡（大小相等、位置对称）。均衡固位力可以通过改变就位道，从而增大或减小倒凹深度来获得；或者通过改变卡臂的设计、大小、长度或材质来实现。同时，必须存在明确的针对卡环卡臂的跨弓对抗装置（如卡环对抗臂），固位力只要能抵抗适当的脱位力即可，也就是说它应该是义齿保持适当固位所需的最小程度。

3.干扰

干扰可以通过调磨牙体去除，甚至拔牙和用修复体改变牙体形态来消除。但是如因某种原因无法去除时，干扰因素应优先于固位和导平面来考虑，往往必须通过改变就位道或牺牲固位和导平面来消除。

4.美观

通过选择最佳就位道能够使人工牙的排列位于最美观的位置，也能使卡环金属和基托材料最少暴露。当前牙缺失，需要可摘局部义齿修复时，美观因素可能比其他因素都更为重要。通常需要选择较垂直的就位道，使人工牙和天然牙都不需过多调改。但是活动义齿的修复不能为了追求美观而损伤剩余口腔组织健康或影响义齿使用功能。

(三)义齿设计的最后确定

确定好就位道以后就要按此就位道方向定位并标记所有计划需要修整的口腔组织。拔牙和手术应该优先考虑,以允许足够的愈合时间。支托的位置由义齿的支架设计决定。因此在确定就位道以后,应在诊断模型上画出支托的初步位置。义齿的最终设计包括:①标记有口腔预备和义齿设计的诊断模型;②显示设计和每个基牙治疗计划的图表;③显示整个治疗计划的工作图表,以便快速查阅和核对;④记录有每项治疗费用的报价单。

三、完成工作模型

按照设计好的治疗计划和义齿设计进行口腔预备后,就可以制取工作印模和灌注工作模型。由于义齿是在加工厂进行制作,所以医师和技师的交流直接影响到义齿的品质。医师通常需要向技师提供如下信息:①义齿设计单,包括义齿的材料、义齿的修复范围等。②一个经过观测的诊断模型和义齿的设计标示。③正确上好架的工作模型,并标示好软硬组织外形高点。以上3项必不可少,否则义齿品质将受到影响。医师确定好的就位道需要在工作模型上标记3个分散的记号,以便技师能够重复定位工作模的平面,从而确定就位道。经过定位工作平面后,工作模型需要进行系列处理方可进行义齿的制作。

(一)去除不利倒凹

填充工作模上影响义齿支架制作的倒凹是进行义齿制作的第一步。义齿坚硬部分(支架除卡臂尖以外的所有部分)所经过的倒凹区必须填充。硬质嵌体蜡可作为理想的填倒凹材料,使用方便并且便于用观测仪蜡刀进行修整。翻制耐火模型时的温度不宜过高,以免熔化填倒凹的嵌体蜡影响翻制模型的精度。填倒凹之前需要在工作模上刻画出大连接体的轮廓。刻画线深度约0.5 mm,临近龈缘区域不做刻画。标记线呈浅凹形,在连接体边缘处变浅。这将有利于防止食物嵌塞,同时又缓冲牙龈区域。

填充倒凹时,应稍过量地填充一些,然后刮除多余材料。刮除材料的方法有平行去除法和带锥度去除法。医师应该在设计支架时明确指出使用何种填充倒凹的方法。一般而言,平行去除法适合于牙支持式的义齿,而混合支持或软组织支持式义齿最好也使用平行去除法。但是对于义齿固位欠佳的义齿,为了防止义齿移动时引起压痛,可以考虑使用带锥度去除法。对于卡环固位臂尖端部分的填倒凹,可以适当制作出一个平面,用于指导安放卡环蜡型的位置。

导平面和大、小连接体经过的所有倒凹区都必须填倒凹。其他一些可能增加翻制模型困难的倒凹也必须使用硬质基托蜡或油泥填塞。这些区域不涉及就位道,因此不需要使用观测仪。修整填倒凹的嵌体蜡时必须小心谨慎,如不慎蹭伤基牙模型则可能引起戴义齿困难和支架调磨,可能破坏导平面的作用。

(二)边缘封闭

主要针对上颌,为增加金属支架的边缘封闭性,在非硬区部分将金属支架与黏膜接触的边缘轻轻刻画出0.5 mm深的凹槽,同理上颌后堤区也需刮去少许石膏。

(三)垫蜡处理

在鞍基区牙槽嵴均匀地垫0.5～1.0 mm厚的薄蜡片,预留增力网下塑料的空间,以利于将来缓冲或垫底。在硬区也要铺0.2～0.3 mm的蜡以进行缓冲。注意铺蜡的范围应比金属基托边缘略小,以保证金属基托边缘的封闭性。在游离缺失的患者,应在铺蜡的后份切出直径2 mm左右的孔,以制作支架上的支撑点。舌腭侧的铺蜡边缘将形成支架组织面的金属塑料衔接线或称完成线，因此边缘应切割成<90°角，与将来的外完成线错开 1～2 mm，且边界清晰。

（四）翻制耐火模型

完成上述工序以后就可以翻制耐火模型了。翻制模型使用的是一种琼脂。取得印模后一般需要冷却 1 小时左右再打开型盒。取出工作模型，然后灌注印模。填倒凹与使用何种合金制作支架无关，但是翻制模型时的材料就应由铸造合金决定。如使用低熔合金时，可以采用石膏翻制模型，但如果是高熔合金时，必须使用磷酸盐包埋料翻制模型。

（五）制作支架蜡型

首先应转移工作模上的设计标记于耐火模型上，包括各部分结构的标记：支托凹的大小和部位，塑料基托范围，金属基托、网状、板及杆、连接体、卡环分别用不同颜色的铅笔标记。一般金属部件用红色笔标记，塑料基托用蓝色笔标记。然后按照预先设计的位置和方案制作支架蜡型。现在通常使用的是成品蜡型。安放好蜡型后，应稍加压力使其与耐火模型精密贴合，不易移位。使用雕刀小心去除超出标记线的蜡型。

（六）铸道口的标记

使用反插法的铸道设计时，应该在石膏工作模上标出铸道口的位置，一般是在上颌腭顶或下颌口底中央。

（七）记录模型与观测器的空间位置关系

在模型的颊侧边缘或后缘，用分析杆标定两条相互平行的线，以记录模型与观测台的空间位置关系。

（八）注意事项

（1）应先将模型平放，分析杆与模型垂直，画出导线。然后倾斜模型画出导线，两条导线的共同倒凹区才是可用于固位的有效倒凹区。

（2）在模型填充倒凹时不可填入过多，否则义齿完成后会出现食物嵌塞；如填入不足会出现义齿就位困难。

（3）边缘封闭线刻画的深度应依据口腔内相应区域黏膜的可让性确定。

（4）牙槽嵴顶区垫蜡应稳固，否则复模时会产生移位导致复模失败。

（5）模型在观测仪平台上的定位记录，供复模后校正耐火模型的倾斜角度。

四、铸造支架的弯制卡环制作

可摘局部义齿的固位体可以采取直接铸造法完成，也可以使用锻丝弯制卡环来完成。很多医师认为锻丝弯制卡环弹性优于铸造卡环，而且弯制卡环更易调改。由于锻丝的界面为圆形，所以其机械性能各向相近，被认为比半圆形铸造卡环弹性更好。锻丝卡环的材质可分为贵金属（如金、钯、铂、银等）和非贵金属（如不锈钢、镍铬合金、镍铬钴合金等）。由于贵金属材料昂贵，所以镍-铬-钴合金作为弯制卡环的材料使用最为广泛。非贵金属锻丝没有贵金属锻丝的回复性，临床使用效果肯定。弯制卡环多用于过渡义齿或义齿修补。弯制卡环制作方法很多，没有太多固定规则。

弯制卡环有四种方法结合到可摘局部活动义齿上。①将弯制卡环包埋进入义齿基托：这个方法在义齿修补时使用得最多。②将弯制好的卡环包入蜡型，然后铸造修成整体的义齿：这种方法的缺陷就是可能会影响到弯制卡环的使用寿命。③使用电焊接技术，将弯制卡环和做好的支架焊接起来：这是一种比较可靠的制作方法。但是，如果焊接点选择在小连接体或支托上时，焊接的热量可能会对锻丝的物理性能产生不良影响。最佳焊接点应选择在支架的主体部分,并远离容易弯曲变形的区域。这样,即使焊接对支架产生影响,也会被基托树脂所覆盖。焊接材料一般选择镍基质的工业合金,当然,贵金属也可用于焊接,但是并无明显优势。④激光焊接技术也被广泛应用于锻丝卡环的焊接:现在一般使用氩气作为焊接的保护气体,防止焊接过程中氧化物的形成。如果焊接点将被包裹在义齿基托中,则不需要特殊的抛光处理。

五、激光焊接的应用

20 世纪 90 年代初激光焊接技术被引入口腔修复领域,可以对铸造引起变形的支架、桥架进行切割、定位后焊接来提高修复体的精度,同时用来修复较小的铸造缺陷。激光焊接是最近几年应用于口腔修复体焊接的一项新工艺、新技术,牙科激光是利用红外线光谱,通过激光器积累能量,在极短的时间内定向发射、释放能量,使能量集中在焊件的焊接区,导致局部金属熔化使焊件连接成一整体。它属于熔化焊,具有焊件接头强度高;金属材料结构均一,耐腐蚀;无需包埋,焊接方法简单,且准确性高;在氩气保护下,防止焊接面氧化等特点,由于这些独有的特点,使得激光焊接在口腔修复中有非常广阔的应用前景。

激光是一种电磁波能量,具有良好的相干性、单色性和方向性。它通过把很强的能量集中于一点使金属熔化进行焊接,具有以下优点:①焊接热源为光束,无需与焊区直接接触,可以透过玻璃窗进行焊接;②热影响区小,可以获得精确的焊接接头,在靠近烤瓷或树脂贴面的部位和义齿鞍基处亦可直接焊接;③激光束不受磁场的影响;④无需包埋,省时、快速,而且可以减少包埋过程产生的误差;⑤激光焊接的所有参数,如频率、能量级等都是预先设置好的,由机器自动操作,初学者容易掌握。

六、试戴

为了制作出生物学上可接受的修复体,可摘局部活动义齿在交给患者之前必须经过试戴。这一步骤应包括:①义齿基托组织面的调整,实现和支持软组织的协调;②调整以适应支托和义齿其他金属部分;③人工牙列上的最后调使之与对颌达到平衡。

(一)义齿基托组织面的调改

为了达到义齿和支持组织的最佳吻合状态,应该使用指示糊剂。这种糊剂必须能易于在组织接触时被移位,并且不附着在口腔组织上。一种易于获得的指示糊剂可以通过等量混合植物油和氧化锌粉剂获得。

不应该过度调改义齿以避免发生疼痛来打发患者。应该常规使用指示糊剂,确定压痛点进行调改。均匀地薄薄涂布一层指示糊剂于口腔支持组织上,然后手指施压于义齿。不能指望一次足够大的力量加压义齿可以记录所有压力区。医师应该用手指加以超过患者预期的垂直向和水平向的力量,依次移动并得到检测。在压力过大的区域,指示糊剂会移开,相应的义齿上标记区就是需要缓冲的位置。然后需要多次重复这一步骤,直至过大压力区消失。但是如果患者口腔较干燥,这一方法不宜使用。因为糊剂容易粘在组织上,而义齿上的无糊剂区域将被误认为压力区而被缓冲。

压力区最常见于以下区域。①下颌:前磨牙区牙槽嵴舌面;下颌舌骨嵴;义齿边缘伸入下颌舌骨嵴后的间隙;下颌升支附近的远中颊侧边缘和外斜嵴。②上颌:覆盖上颌结节的义齿颊侧翼缘区的内侧;颧牙槽嵴处的义齿边缘;翼上颌切迹处义齿可能撞击翼下颌韧带或翼突钩。另外,上、下颌牙弓均可能有骨尖或不规则的骨突，这些区域义齿都必须缓冲。需要缓冲的程度取决于印模的准确性、工作模的精度和技师的操作。虽然印模技术、印模材料和制作工艺都有了长足的提升，但是技术的失误、一些非人为因素总是存在的。所以医师的职责就是将创伤控制在最低水平，义齿的初戴必须有极大的耐心和责任感。

(二)义齿支架的殆干扰

任何来自支托或义齿支架其他部分的殆干扰都应在关系确立之前或之中消除。当然，如果口腔准备充分，义齿设计合理，并不存在这种调整。但是一旦存在殆干扰，必须在试戴义齿时得到足够的重视和合理的处理。如果省略口内试支架的步骤，义齿制作的效果将大打折扣。

(三)调殆使天然牙和人工牙达到殆平衡

可摘局部义齿初戴的最后一个步骤就是调殆，使义齿在下颌各个方向运动中与天然相协调。当双颌同时修复时，调过程与全口义齿调殆类似。特别是口内仅余留少量天然牙，且无咬合时，更是如此。但是当余留牙较多，而且在下颌运动过程中，有一个或多个天然牙咬合时，这些牙在某种程度上会干扰下颌运动。因此，有必要使可摘义齿上的人工牙列与任何现存的天然牙咬合协调。

牙支持式可摘义齿的调殆可以用任何一种口内方法精确完成。但是对于游离端可摘义齿，应用架比采取口内调殆更为准确。因为在口腔闭合力量的作用下，远中游离端义齿会出现移动，表现为口内调殆无法解释的差异。采用无压力咬合记录上架调殆，义齿通常都可获得比较理想的调殆效果。当上下颌都有可摘义齿需要调殆时，最好从单颌开始，只戴入单颌义齿，消除所有干扰以后，再戴入另外义齿完成调殆。该方法的主要思路就是将调整好的单颌视为一个完整的牙弓。一般而言，先调整哪颌可以任意决定，但是如果一颌为牙支持式义齿，另一颌义齿存在软组织支持，那么应该先调整牙支持式义齿，直至该义齿与对颌所有天然牙咬合良好后，方可进行另一颌义齿调殆。如果双颌义齿都是牙支持式，应先调改余留牙较多的义齿。在调殆后，人工牙的解剖形态应该恢复到具有最大咀嚼效率。通常可以通过恢复窝沟或溢出道、颊舌向减径来增加牙尖锐利程度及减小向高度来得以实现。下颌牙的颊斜面和上颌牙的舌斜面尤其应该减径，以确保在闭合至尖窝位时，这些区域不受干扰。应尽可能将与天然牙相对的义齿人工牙的解剖形态恢复到最大功效。虽然在下次复诊中仍然可以继续调殆，但是患者不能如期复诊的可能性总是存在。宽大而无效的咬合面可能会造成支持组织负担过大，而引起创伤。因此应尽可能在初戴的时候达到一个理想的咬合接触。

初次调殆后，患者的肌肉系统会慢慢适应戴入义齿以后引起的变化，并达到一个新的平衡点。经过一个适当的时间后应嘱咐患者复诊，进行再次调殆。一般认为两次完善的调殆已经充分，但是每隔6 个月定期复查咬合状态是十分必要的，这样可以避免由于义齿支持组织改变或牙齿移动而引起的创伤性殆干扰。

(四)对患者的指导

将义齿交予患者并不是初戴的终结，戴义齿后与患者的沟通和指导直接影响到义齿的使用和患者的认知度。应该告知患者最初可能会发生一些不适和小问题，大多是因为义齿体积引起舌体运动受限，患者主观上应尽力去克服和适应。另外，还必须指明，虽然在制作的整个过程中，医师和技师已经尽力避免和预防戴义齿后的疼痛，但是疼痛的发生还是很常见的，患者应给予充分的理解和支持。和患者讨论发音问题时，应强调义齿可能会影响说话，这是患者必须自行克服的唯一问题。除去制作失误或牙列排列问题，大部分患者戴入义齿后不会存在太大发音困难，而且这种说话障碍通常会在数天消失。

关于义齿戴入后大多数患者或多或少存在舌体运动受限和异物堵塞感。医师应检查义齿形态，避免过厚，或位置不佳。常需减薄的区域是下颌义齿的远中舌侧边缘。医师可以通过戴入义齿后手触摸义齿边缘，以确保义齿此处最薄。嘱咐患者注意维护口内余留牙和义齿的清洁，预防龋齿的发生。要尽量避免食物残渣的堆积，尤其是基牙和小连接体的下方。要经常使用按摩牙刷按摩义齿基托相对应的牙槽嵴顶软组织，防止牙龈炎的产生。关于夜间是否需要佩戴义齿，目前认为应该依据患者的情况而定。虽然夜间取下义齿可以让牙槽软组织获得休息，但是由于义齿在水中浸泡会产生体积上的改变，所以患者常诉次日戴义齿轻微不适。唯一必须佩戴义齿睡觉的患者就是夜磨牙的患者。因为取下义齿后，患者余留牙在夜间发生不自主的磨牙时会受到较大的损伤。如果取下可摘局部义齿后，对颌为全口义齿时，建议也不要佩戴全口义齿。这样夜间休息时，余留牙就不会影响到全口义齿的牙槽支持组织。一般戴义齿后的第一次复诊不应间隔时间过长，建议在戴义齿后 24 小时进行。这样可以尽早发现义齿不适之处，利于维护患者口腔组织健康。

(王战芝)

第三节　可摘局部义齿的设计

可摘局部义齿的设计一直被视为较复杂的问题，虽然目前世界上存在许多采用计算机分析的专家设计系统，如 1985 年日本的 Meada 系统，1989 年美国的 MacPRD 系统，1991 年英国的 RaPiD 系统，1993 年中国的吕培军系统等，但由于牙体缺损种类繁多，以单颌 14 颗牙齿计算，仅上颌或下颌的缺牙组合类型就达 16 382(＝2^{14})种之多，加上患者特殊的口腔软硬组织状况和对牙列缺损修复提出的个别要求，设计方案更加复杂多变。

一、可摘局部义齿的设计原则

可摘局部义齿的设计必须遵循一定的基本原则，才能达到恢复缺失组织的生理形态和生理功能的目的，否则将可能造成牙列中其他牙齿和牙齿支持组织的损害。

(一)尽可能保护口腔软、硬组织的健康

1.义齿支持组织的受力应符合生理状态

(1)合理分配基牙和基托下组织承受的𬌗力：牙支持式义齿的设计原则是考虑到基牙能承受人工牙传递并分配的𬌗力，因此，缺牙区基托下组织承受的力较小，其受力状况与固定义齿相似。黏膜支持式义齿的设计原则是考虑到牙列中的余留牙无法承受除自身受力之外的其他附加外力，因此，人工牙的受力基本上由基托下支持组织承担，故必须扩大基托面积，尽可能减轻支持组织单位面积上的受力。混合支持式义齿的设计原则是利用牙列中的余留牙和缺牙区支持组织共同承受人工牙传递的力，因此，设计的关键是如何合理分配𬌗力。如基牙条件较好、缺失区牙槽嵴条件欠佳，则可以考虑在基牙上设计固位和稳定性较好的卡环类型，义齿受到的𬌗力主要由基牙承担，基托下组织起分散力的作用。如基牙牙周条件欠佳，而缺失区牙槽骨丰满、黏膜致密，则在基牙上尽量设计减轻基牙受力的卡环类型，同时扩大基托面积，𬌗力主要由基托下组织

承担。

(2)减轻倾斜牙、孤立牙和错位牙的受力：倾斜牙在承受正中咬合的垂直力时，会产生使牙齿进一步倾斜的侧向力，从而损伤牙周组织。因此，义齿设计时应慎重考虑在此类牙上放置固位体和支托。支托与垂直小连接体之间形成的角度应＞90°角，使殆力尽可能沿基牙长轴传导；必要时，也可在支托的对侧设计辅助支托，从而防止对基牙的不利作用。对于孤立牙和错位牙能否放置固位体或支托，则应视义齿的整体设计和该牙承受力的能力而定，原则上孤立牙和错位牙承受的力不能超越其生理阈值。

2.义齿的组成部分应尽可能不影响自洁作用

现代可摘局部义齿的设计观念认为义齿除具有良好的固位和稳定，以及坚固耐用之外，还必须具有保护口腔卫生，即维持口腔的自洁作用。主张义齿设计简单、灵巧，强调可摘局部义齿戴入口内，其组成部分不应影响食物流对牙龈的清洁和按摩作用，从而防止菌斑黏附于基牙和义齿表面。如卡环与基牙的接触面积应尽可能减小，并且保持紧密的接触；卡环和支托表面应光洁圆滑，与基牙牙体接触的边缘线也应流畅、起伏自然而连续；修复体各部件的组织面应与所接触的口腔软、硬组织密合，一方面利于固位，另一方面也防止食物残渣滞留和软垢形成；同时义齿的基托应尽量按设计要求做到边缘伸展充分，封闭良好；支架设计应简洁，舌、腭杆放置应不妨碍舌及咀嚼肌群的生理运动；避免不必要的牙龈覆盖；修复体各部件的磨光面应高度抛光，边缘圆滑易清洁；修复体形态应与口腔软硬组织协调，尽可能保持原有的口腔自洁作用不被破坏。

3.防止义齿不稳定因素对组织的损伤

可摘局部义齿支持组织的可让性存在差异，如牙齿的可动度很小，而缺牙区软组织的可让性较大；即便是软组织，覆盖在口腔硬腭区的黏膜与非硬区的黏膜可让性也存在差异，因此，混合支持式义齿和黏膜支持式义齿在受力时无法均匀下沉，支持组织可让性小的区域容易形成支点，造成义齿的压痛和不稳定。此时，一方面需要对可让性较小的部位进行缓冲，减少不稳定；另一方面，由于义齿的下沉性不稳定现象，修复体在使用一段时间后，缺牙区牙槽骨和覆盖的软组织会吸收、萎缩，造成基托与黏膜之间出现间隙，应及时对基托组织面进行重衬，防止义齿下沉造成基托下组织创伤。同时由于支持组织之间存在可让性的差异，当游离端义齿基托下软组织产生位移时，末端基牙受到较大的扭力。因此，在设计固位体和连接体时，必须考虑减轻末端基牙的扭力，如采用近中支托、远中固位臂等，以保护基牙的健康。

(二)义齿应有良好的固位与稳定

1.义齿应具有良好的固位力

可摘局部义齿的固位力主要来源于义齿部件与天然牙之间产生的摩擦力、基托与黏膜之间产生的吸附力、表面张力和大气压力，对下颌义齿来说还存在义齿重力。一般来说牙支持式义齿的固位力主要由直接固位体提供；黏膜支持式义齿的固位力除由直接固位体提供外，吸附力也起到调节固位力的作用；而混合支持式义齿的固位力视牙列缺损类型和缺牙后邻近基牙及缺牙区软硬组织健康状况而定。

(1)固位力大小：单颌可摘局部义齿的固位力一般在 0.8～1.5 kg，此固位力可以抵御义齿在功能状态下所产生的脱位力，特别是咀嚼黏性食物或瞬间产生过大的侧向力。

(2)固位体数目：单颌可摘局部义齿的卡环数目一般在 2～4 个。如果卡环数目小于此范围，必须考虑采用其他方法来增加固位力，如扩大基托面积以增加吸附力等。

(3)固位体类型和制作方法：应根据基牙倒凹调整后所绘制的观测线来选择卡环的类型；有

时要充分利用卡环组合,以保证足够的固位效果。应根据修复体需要的固位力情况来选择卡环的制作材料和方法,如铸造卡环可提供较强的纵向固位力,而锻丝卡环可提供较强的横向固位力。应根据模型观测线和卡环金属材料的弹性和刚性来确定卡环臂进入基牙倒凹区的深度,不宜过深,以免摘戴时产生过大的侧向力和扭力。

(4)基牙选择:理想的基牙牙冠外形应有明显的倒凹区和非倒凹区之分,以利于卡环的固位臂进入倒凹区,发挥有效的固位作用。同时,基牙的支持组织也是基牙选择的关键因素,一般磨牙为优先考虑的基牙,其次为尖牙、前磨牙。此外,除个别牙缺失或牙列单侧缺损需做单侧设计外,基牙的位置应尽可能安放在牙弓的两侧,通过相互制约作用,达到较好的固位效果。

(5)就位道:通过改变义齿的就位道,可以调整基牙倒凹的深度和坡度,从而选择合适的固位体,或者利用制锁作用来增减固位力。

2.义齿应达到良好的稳定性

稳定是可摘局部义齿发挥功能的先决条件。可摘局部义齿的不稳定在临床上主要表现为翘起、摆动、旋转、下沉。翘起是指游离端义齿受食物黏着力、上颌义齿受重力等因素作用,游离端基托向向转动脱位,但不脱落。摆动是指义齿游离端受侧向力作用造成的向颊、舌向的摆动。旋转是指义齿绕纵支点线的转动。下沉是指义齿受力作用时,基托向组织面下压。

(1)消除义齿转动性不稳定的方法:可摘局部义齿的翘起、摆动和旋转等属于转动性不稳定。消除转动性不稳定的主要方法是抗衡法和消除支点法。

抗衡法是指当可摘局部义齿沿支点线、回转线扭转或倾斜时,在支点线、转动轴的对侧使用对抗性、平衡性的措施。针对翘起性不稳定,可在游离端缺失区的邻近牙上放置直接固位体,而在直接固位体的远处或对侧放置间接固位体,此时直接固位体(即支点线)与基托末端之间的距离为游离距,而直接固位体(即支点线)与间接固位体之间的距离为平衡距,显然,平衡距越大,对抗游离距的能力越强,义齿的稳定性越好;同时还可利用靠近缺失区基牙的远中倒凹或远中邻面的制锁作用来制止义齿末端的翘起。针对摆动性不稳定,除设置间接固位体外,还可在单侧游离端义齿的对侧牙弓上设置直接固位体;适当降低人工牙的牙尖斜度;选择合适的大连接体连接两侧牙弓;充分扩展缺失区的基托等措施来控制义齿游离端的摆动。针对旋转性不稳定,可通过减小人工牙面颊舌径;加宽支托;利用卡环体部的环抱作用或者邻面基托的制锁作用等措施来减小义齿的旋转。

消除支点法是指当可摘局部义齿的部件与口腔硬组织之间形成支点时,采用缓冲和取消支点的方法,获得义齿的稳定。可摘局部义齿可能存在的支点有两种:一种是支托、卡环等在余留牙上形成的支点;另一种是基托和基托下组织形成的支点。对于在余留牙上形成的支点,通常在去除支托或调整卡环后,即可提高义齿的稳定性;对于在基托下的骨突、骨尖、硬腭区的明显骨隆突等支点,则必须通过对这些区域的基托组织面进行缓冲,来提高义齿的稳定性。

(2)消除义齿下沉性不稳定的方法:可摘局部义齿的下沉是游离端缺失修复中的突出问题,常常由此造成牙槽黏膜的压痛和基牙的损伤,需要加以重点预防。消除下沉性不稳定的主要方法是减压法、功能印模法和对抗法。此外,当义齿在下沉中遇到支点时,还应采取相应的消除支点的措施。

减压法是指通过扩大基托面积、减小人工牙颊舌径、减少人工牙数目等措施,降低义齿组织面牙槽黏膜上的力。功能印模法是指对游离端牙槽黏膜采取压力印模,以获得缺失区软组织在功能状态下,即压力状态下的形态,从而减小义齿在受到力后的进一步下沉,并保持基托组织面与支持组织的一致。对抗法主要是指通过使用覆盖基牙、种植体等措施，增加义齿的支持点，对抗义齿的下沉。由于减压法和功能印模法的主要目的是将下沉的影响最小化，所以并未从根本上消除游离端缺失所带来的弊端。与之相比，对抗法通过在游离端的远中使用支点，则从根本上消除了下沉性不稳定所带来的问题，因为此时义齿的支持形式从混合支持转变成了牙支持。具体应用时，可在远中游离端植入种植体，然后通过球帽附着体、磁性附着体或者以套筒冠的形式与可摘局部义齿相连。

在消除可摘局部义齿下沉性不稳定的方法中，还有一种值得探讨的措施，那就是在支点线的对侧使用具有固位作用的间接固位体，如放置在前牙区的卡环、邻间钩等。当游离端基托下沉时，这些间接固位体确实可以起到抵抗义齿下沉的作用，但放置间接固位体的基牙同时也会受到向的作用力，当缺失区较大、义齿组织面与牙槽黏膜贴合较差时，过大的向作用力将可能导致基牙的损伤。即便义齿制作精良，由于游离端下沉的不可避免，随着时间的延长，如果不注意重衬，仍可导致基牙牙周组织的损伤。所以，对于游离端义齿，一般建议在支点线的对侧只设置不具有固位作用的间接固位体，如切支托、𬌗支托、舌板、带连续卡环的舌杆等。但这有时可能会导致义齿的固位力不足，或者是由于直接固位体的位置靠后而不便于取戴，因而，在必须设计此类间接固位体时，最好使用锻丝卡环，利用其优良的弹性，减小对基牙的扭力；或者是使用杆型卡环，并且将卡臂尖端靠近基牙的远中倒凹区。

（三）义齿应与生理性补关系协调

牙列缺损后，患者容易形成偏侧咀嚼或者下颌前伸咀嚼，长此以往，会导致左右侧颞下颌关节运动不对称、咀嚼肌收缩不协调及面部不对称等。因此，可摘局部义齿不仅要修复缺失牙的形态，更要恢复咬合功能，保持颞下颌关节、咀嚼肌两者之间的协调性。

1.建立协调的𬌗关系

采用可摘局部义齿进行修复，应保证义齿戴入口内后，牙列在正中咬合时，人工牙与天然牙或人工牙与人工牙之间具有最广泛的尖窝接触关系，这样不仅会提高咀嚼效率，而且由于参与咬合的牙齿牙周感受器增加，有助于尽快达到神经与咀嚼肌之间的功能协调。同时，应保证下颌在作前伸和侧方运动时，人工牙与对颌牙之间的接触是建立在与患者咀嚼肌群、颞下颌关节相协调的关系上。如个别前牙缺失，人工牙的排列可参照邻牙的咬合关系，前伸运动的调整，使其与邻牙的运动协调。若多数前牙缺失，则需考虑前伸切道斜度，即前牙弓的弧度和覆𬌗、覆盖，同时注意调整侧方咬合运动和尖牙的位置关系，避免侧方干扰。如个别后牙缺失，人工牙的咬合调整只需与邻牙协调，和对颌牙形成良好的接触关系即可，而多个后牙缺失时，在保证与对颌牙正中位广泛均匀的接触情况下，还需注意横曲线和纵曲线及运动的协调性。

2.短牙弓修复

很多患者，尤其是年龄较大的患者在不修复缺失后牙时，其咀嚼功能即使不能达到最佳，但也已经足够，此即“功能性牙列”理论：认为有 20 颗或更多颗天然牙，尤其是至少有 3 对有咬合接触的后牙时，也可以获得足够的功能和舒适度。短牙弓（shorted dental arch，SDA）就是对此理论的一种应用，采用短牙弓修复时，往往只将牙列修复到前磨牙区。诚然，许多临床研究结果表明，对于大多数适应证患者而言，短牙弓修复并未引起明显的颞下颌关节症状和牙周症状，但短牙弓理论目前还未得到广泛推广。

短牙弓修复尤其适用于年龄较大，经济能力有限的患者，但修复成功的关键在于选择合适的患者，同时要求患者保留的前牙和前磨牙的长期预后应该是良好的。短牙弓修复的禁忌证：①严重的Ⅱ类或Ⅲ类切牙关系；②已经存在颞下颌关节功能紊乱；③严重的病理性磨损；④严重的牙周疾病；⑤患者年龄低于40岁；⑥功能异常。

（四）义齿应符合审美的要求

一般来讲，口腔中每个牙齿与对侧的同名牙，无论形状、大小、颜色、体积、解剖结构及颈缘位置基本都是对称的。因此在修复个别牙缺失时，可以参照对侧同名牙。如果缺牙间隙不对称，可以采用倾斜、扭转、重叠等方式将人工牙做适当的调整，以达到与对侧同名牙和邻牙的对称、协调。

若多数牙缺失，尤其是前牙区缺失，必须根据患者的牙弓、剩余牙列、脸型、肤色、年龄等多种因素来选择人工牙；同时要注意人工牙与人工牙或者人工牙与天然牙之间的比例关系，以及人工牙近远中径、切龈距离和颈缘线的自然、协调。对于人工牙颜色的选择，可以通过比色板来对比邻近的天然牙和对颌牙，或者对比肤色，来达到人工牙颜色与患者自身的协调。

（五）义齿应坚固耐用

可摘局部义齿戴入口内后每天大约要承受百次以上＞10 kg的咀嚼压力，因此修复体必须坚固耐用。在修复体设计与制作中必须考虑各组成部分的坚固性，应保证大连接体、基托、支托等在力的作用下不变形、不折断；人工牙与树脂基托或树脂基托与金属支架之间不折断、不分离；固位体在反复摘戴中不变形、不折断等。同时，制作义齿的材料应具有良好的耐腐蚀性，在复杂的口腔环境中，不应该产生腐蚀。

二、可摘局部义齿的分类设计

出于不同的分析角度，牙列缺损可有多种分类方法，本节仅以目前应用最广泛的Kennedy分类来讨论每一类牙列缺损的可摘局部义齿设计要点。在临床工作中，就每一位牙列缺损患者而言，由于口内余留牙状况、缺牙区软硬组织状况、咬合状况等都会有所不同，因而，即便是相同的缺失部位和缺牙数目，在具体设计时，仍需参照患者的自身条件和口腔内的个别情况进行相应调整，并遵循前面所述的可摘局部义齿设计原则，不可一味应用标准的设计方案。

（一）Kennedy第一类缺损

1.牙列缺损特点

此类为双侧游离端缺失，并可包含另外的缺牙间隙，即亚类缺失。由于缺牙区黏膜组织与天然牙可让性的不同，所以义齿在受力时会出现软组织压缩，远中基托下沉。

2.义齿设计要点

(1)混合支持式义齿设计：Kennedy第一类缺损中如前磨牙及磨牙区部分牙齿缺失，缺牙区邻近天然牙牙体及牙周支持组织健康，缺牙区牙槽骨吸收不明显，一般采用混合支持式义齿进行修复。𬌗力由基牙和基托下的支持组织共同承担。

由于缺乏远中端的支持，Kennedy第一类缺损修复后义齿容易出现翘起、摆动、旋转、下沉等不稳定现象。因而，设计时必须采取有效措施，加强义齿的稳定。如在支点线对侧增设间接固位体、在末端基牙的远中面预备导平面、采取压力印模、增加基托面积、减少人工牙数、降低人工牙牙尖斜度等。同时，应避免义齿的组成部分，如支托、卡环体等与牙体之间，以及基托和骨突之间形成支点。由于缺牙区基托的下沉，牙槽骨会不断吸收，应该嘱患者定期复查，及时在基托组织面加衬。

由于基托向缺牙区位移，直接固位体应设计为RPI卡环、RPA卡环、改良RPA卡环、改良回力卡环等，使卡环固位臂的卡臂尖位于支点线的游离端或者接近支点线，这样当义齿绕支点线运动时，卡臂向龈方移动，可以减小基牙扭力。安放近中支托和远中固位臂也是一个有利于基牙健康的设计，因为当义齿受外力作用向脱位时，义齿沿近中支托旋转离开支持组织，卡环固位臂则紧贴基牙和远中倒凹区，抵抗义齿向脱位，而近中支托和小连接体及卡环体又有对抗义齿侧向移位的作用。

(2)黏膜支持式义齿设计：如前磨牙及磨牙全部缺失，或者多数后牙缺失、缺牙区邻近牙齿的牙周支持组织有吸收、无法承担过多力时，应采用黏膜支持式义齿进行修复。此时，𬌗力主要由基托下的支持组织承担，以减少基牙受力，防止基牙牙周组织再次损伤。设计黏膜支持式义齿时，在𬌗力的作用下，基托下软组织被压缩，引起基托下沉，容易造成黏膜压痛，或形成溃疡。而且力持续作用可加速牙槽嵴吸收，同时义齿下沉又可导致接触不良，影响咀嚼效能。因此，为保护牙槽嵴的健康，缓解其吸收速度，必须采取相应的措施：①减少人工牙的数目，当上下颌相对应的末端后牙都缺失，如第二磨牙，此时可以不修复，减少游离鞍基的长度；②降低人工牙的牙尖斜度，减小人工牙的颊舌径，加大食物溢出道；③在不影响口腔组织功能活动的情况下，适当增加基托面积，减少牙槽骨单位面积上所承受的负荷；④嘱患者定期复查，及时在基托组织面加衬。采用黏膜支持式义齿时，一般选择单臂、双臂、杆型卡环，不安放支托，义齿的固位力除来源于固位体外，还要依靠基托的吸附力和黏着力。

3.典型患者设计

典型患者设计见图 15-8。

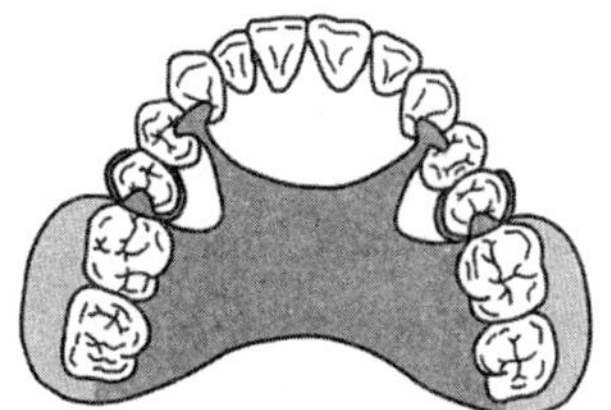
A.上颌肯氏Ⅰ类缺失的设计之一

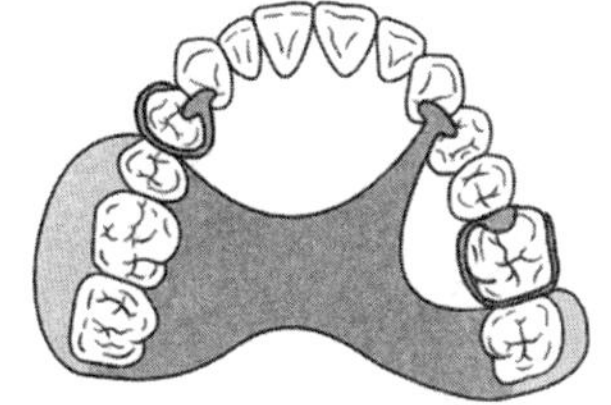
B.上颌肯氏Ⅰ类缺失的设计之二

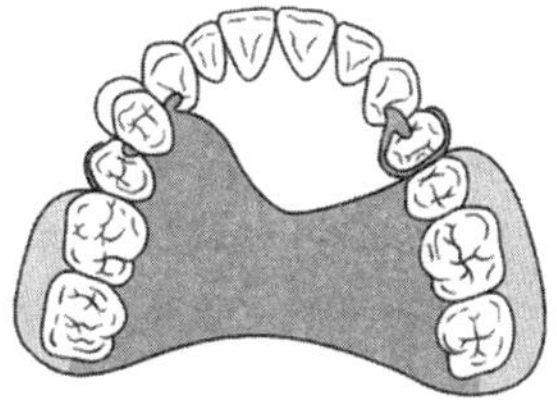
C.上颌肯氏Ⅰ类缺失的设计之三

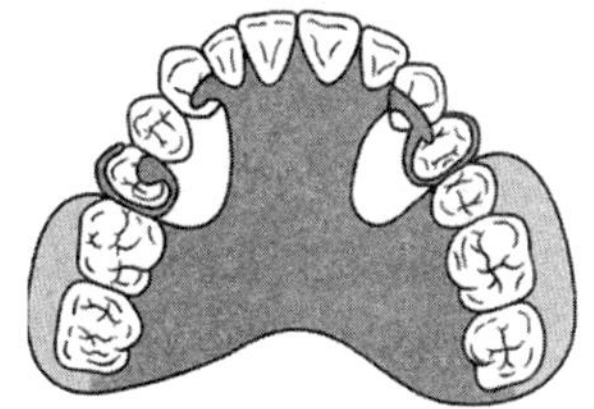
D.上颌肯氏Ⅰ类缺失的设计之四

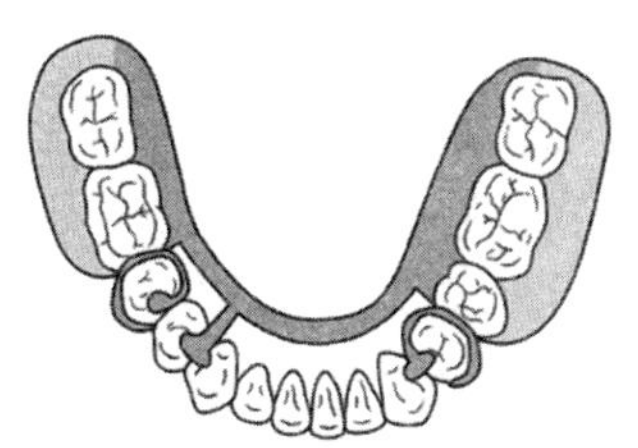
E.下颌肯氏Ⅰ类缺失的设计之一

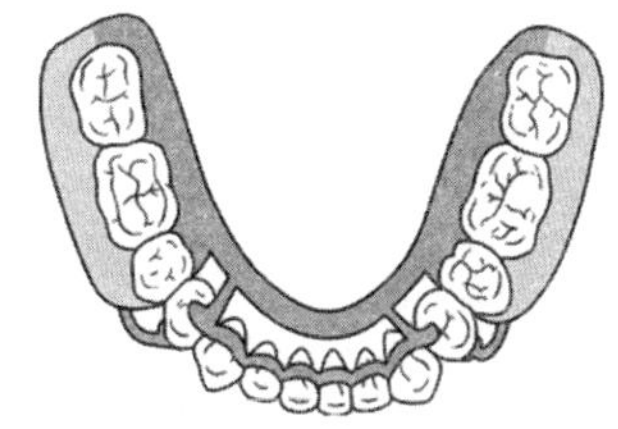
F.下颌肯氏Ⅰ类缺失的设计之二

图 15-8　肯氏Ⅰ类缺失的设计

(二)Kennedy 第二类缺损

1.牙列缺损特点

此类为单侧游离端缺失，除主要的缺失间隙外，可包含亚类缺失。牙列缺损的特点与Kennedy 第一类缺损基本相同。

2.义齿设计要点

(1)混合支持式义齿设计：Kennedy 第二类牙列缺损一般采用混合支持式义齿设计，义齿的固位力主要靠固位体获得，殆力则由基牙和基托下的支持组织共同承担。义齿修复时会产生与Kennedy第一类缺损相同的不稳定情况，如翘起、摆动、旋转、下沉等，因此，需要采用类似的措施以增加义齿的稳定性。通常只有当第二磨牙缺失时才考虑单侧设计，否则一般为双侧设计，直接固位体安放在牙弓的两侧，并在近缺失区基牙上设计RPI卡环、RPA卡环、改良RPA卡环、改良回力卡环等，以减小基牙扭力。如果在此类牙列缺损的对侧后牙区还存在亚类缺失，可在亚类缺失的两侧放置直接固位体，使固位体的连线形成平面形。但须注意，由于卡环固位臂的卡臂尖位于支点线的非游离端，此时亚类缺失的近中基牙在义齿游离端基托下沉时将受到卡环的向扭力，有可能造成基牙牙周组织的损伤。因此，可将近中基牙的卡环设计为锻丝卡环或者杆型卡环，因为锻丝卡环臂与基牙是线接触而不是面接触，能提供更大的弹性，从而更好地缓解功能应力，而杆型卡环臂的横截面为半圆形，且扭转位于不同的平面内，对基牙的应力较小；或者仅在近中基牙上设置支托，不放卡环。

(2)黏膜支持式义齿设计：当单侧缺牙数较多，对侧也存在缺牙区，牙列中能为义齿提供支持的天然牙较少；或者牙列中余留牙的牙周支持组织欠佳时，应设计为黏膜支持式义齿。此时，殆力主要由基托下的支持组织承担。采用黏膜支持式义齿时，基托下支持组织的受力特点与Kennedy第一类牙列缺损基本相同，因此，对口腔软硬组织健康的保护措施也基本相同。义齿一般选择单臂、双臂和杆型卡环，不安放支托，义齿的固位力除来源于固位体外，还包括基托与被覆盖组织之间的吸附力，以及义齿部件与余留牙之间的摩擦力。

3.典型患者设计

典型患者设计见图15-9。

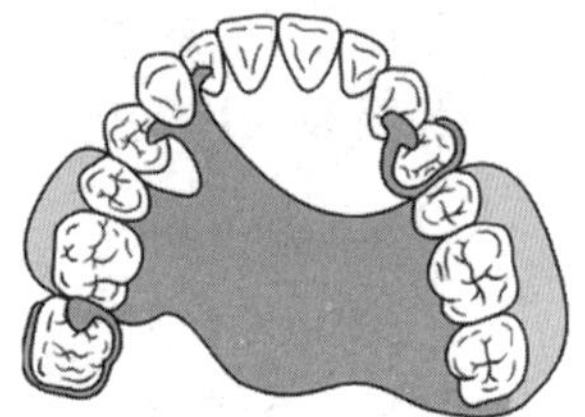

A.上颌肯氏Ⅱ类缺失的设计之一

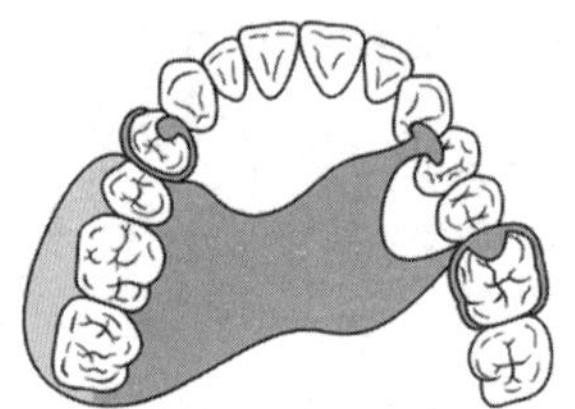

B.上颌肯氏Ⅱ类缺失的设计之二

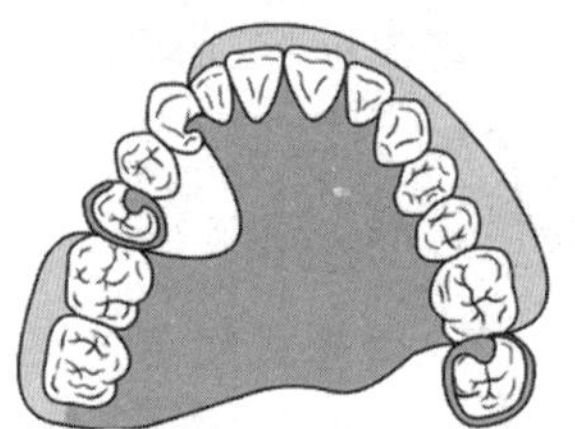

C.上颌肯氏Ⅱ类缺失的设计之三

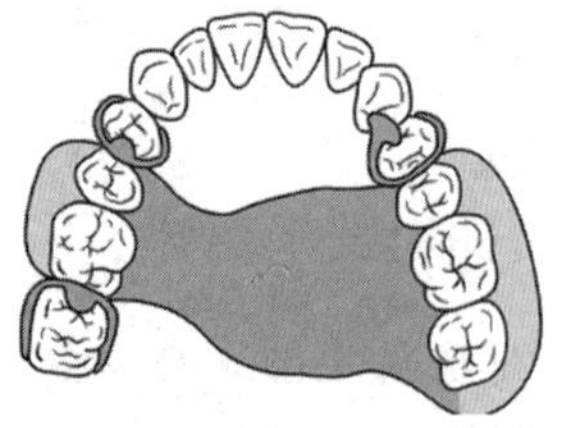

D.上颌肯氏Ⅱ类缺失的设计之四

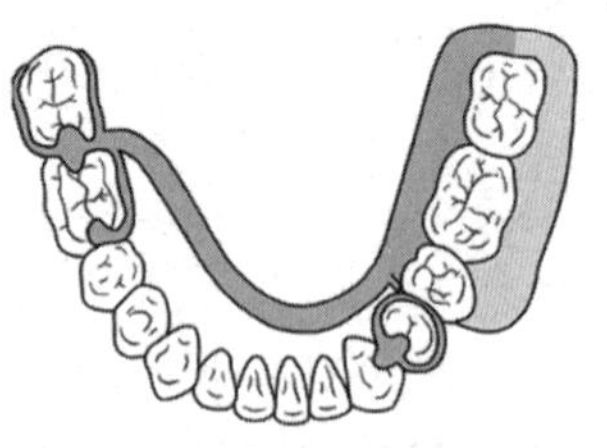

E.下颌肯氏Ⅱ类缺失的设计之一

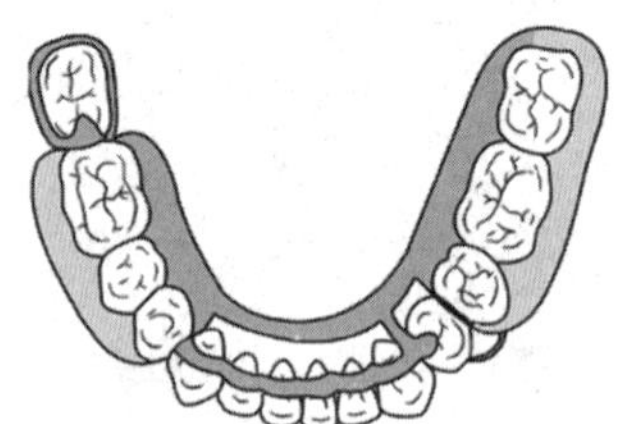

F.下颌肯氏Ⅱ类缺失的设计之二

图15-9 肯氏Ⅱ类缺失的设计

(三)Kennedy 第三类缺损

1.牙列缺损特点

此类为牙弓单侧的非游离缺失，即缺牙区近远中都有天然牙，除主要的缺失间隙外，可包含亚类缺失。Kennedy第三类缺损如两端都能提供天然牙支持，则基托不会下沉，义齿的固位、稳定和支持作用都较好。

2.义齿设计要点

(1)牙支持式义齿设计：缺牙区邻近天然牙牙周支持组织健康、能为义齿提供支持时，Kennedy 第三类牙列缺损一般设计为牙支持式义齿。当缺牙数较少，𬌗力主要由缺牙区两侧基牙承担，其原理与固定义齿相似。此时义齿虽然一般不会出现下沉，但可能出现摆动、旋转等不稳定现象，这主要是由于义齿的支持形式为线支持所致。因而，当缺失牙较少时，应加宽、加长支托，并将义齿调至侧方运动无早接触，使义齿达到稳定。当缺失牙较多，或者对侧也有缺牙时，则应在牙弓两侧均设计直接或间接固位体，然后采用大连接体将两侧连成整体，使义齿的支持形式由线支持转为面支持，从而获得良好的稳定。此类牙列缺损因缺牙区两侧天然牙都能为修复体提供固位，因此固位效果优于 Kennedy 第一、二类牙列缺损，义齿基托的附着力和黏着力一般只是起辅助固位作用。

(2)混合支持式义齿设计：当缺失牙较多、缺牙区跨度大，但牙周支持组织健康时，或缺牙区一侧天然牙不健康或不宜放置支托时，可以设计成混合支持式义齿，只在基牙的另一侧和/或对侧放置支托，𬌗力由基牙和基托及大连接体覆盖的支持组织共同承担。此时，义齿的支持形式与 Kennedy 第一、二类牙列缺损采用混合支持时相同，会出现类似的不稳定现象。因而，设计时必须采取与 Kennedy 第一、二类牙列缺损相同的措施以保证义齿的稳定(参考 Kennedy 第一、二类缺损)。

(3)黏膜支持式义齿设计：如缺牙较多、缺牙区跨度大、余留牙牙周组织吸收、邻近缺牙区的天然牙无法承受额外力；或者因面磨损/耗，无法获得支托的位置时，则需设计成黏膜支持式义齿，𬌗力主要通过基托和大连接体下的支持组织承担。采用黏膜支持式义齿时，支持组织的受力特点与 Kennedy 第一类牙列缺损基本相同，因此，对口腔软硬组织健康的保护措施也基本相同。

3.典型患者设计

典型患者设计见图 15-10。

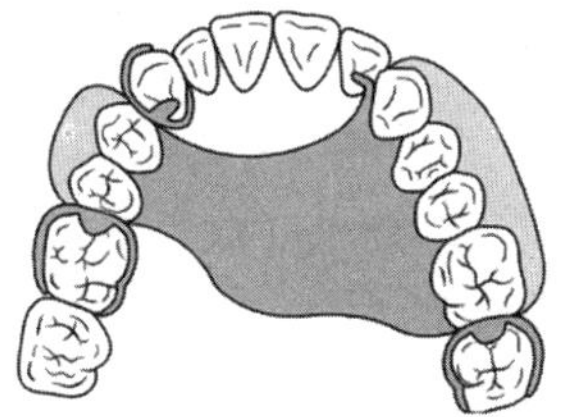

A.上颌肯氏Ⅲ类缺失的设计之一

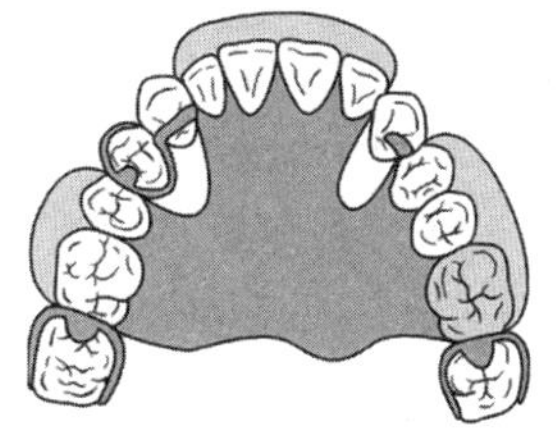

B.上颌肯氏Ⅲ类缺失的设计之二

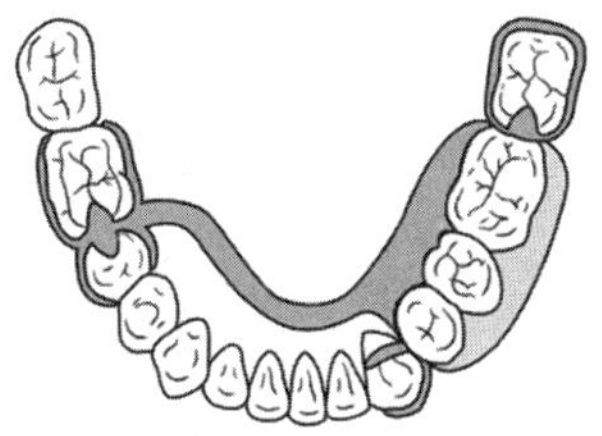

C.下颌肯氏Ⅲ类缺失的设计之一

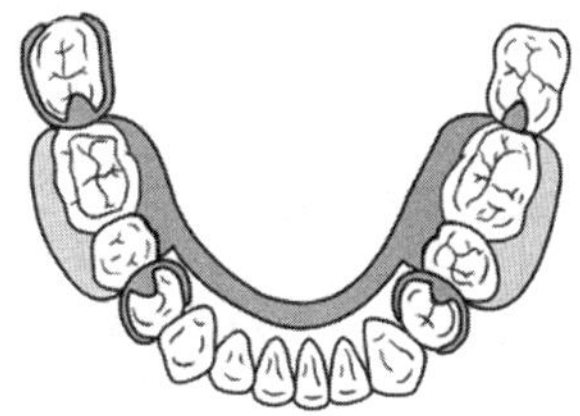

D.下颌肯氏Ⅲ类缺失的设计之二

图 15-10　肯氏Ⅲ类缺失的设计

(四)Kennedy 第四类缺损

1.牙列缺损特点

此类为双侧连续非游离缺失,即天然牙在缺隙的远中,不包含亚类缺失。Kennedy 第四类缺损由于涉及前牙区牙齿缺失,对患者的语言、美观和功能都造成直接影响,因此,设计时必须兼顾功能与美观。

2.义齿设计要点

(1)混合支持式义齿设计:当 Kennedy 第四类缺损的邻近天然牙不能提供直接支持作用,或者虽能提供支持作用,但缺牙较多、缺失区较大时,一般采取混合支持式义齿设计,由基牙和基托下组织共同承担力。此时,由于缺牙区覆盖的黏膜组织存在一定的可让性,缺损特点与 Kennedy 第一类牙列缺损类似,但为近中游离缺失,因而,必须考虑加强义齿的稳定,抵御因咀嚼力造成的义齿翘动。如个别前牙缺失,可在前磨牙区放置直接固位体,利用远中延伸的基托起间接固位作用。如多数前牙缺失,除在缺牙区的邻近牙齿安放直接位固体外,还可在远端磨牙区安放间接固位体,并尽量使间接固位体至直接固位体的距离比直接固位体至缺牙区前端的距离远。在设置直接固位体时,仍需参照 Kennedy 第一类牙列缺损的要求,尽量减小对基牙的扭力,但注意此时缺失状况恰与 Kennedy 第一类牙列缺损相反,故应设置远中支托。设计时还必须注意到前牙的美学特点。一般前牙区牙齿缺失,修复体唇侧可不设计基托,使人工牙颈缘与口腔组织紧密贴合,以达到自然仿真效果。仅当前牙缺失数目较多并伴有牙槽嵴缺损时,才在唇侧放置基托,以弥补组织缺损并恢复面部应有的丰满度。此外,义齿的固位体应尽可能放置在后牙区,原则上尽可能少暴露金属。单个前牙缺失,不愿显露卡环者,也可设计为无卡环义齿或舌侧卡环义齿。上颌前牙缺失时,修复体的设计还与前牙区的覆𬌗、覆盖关系密切。如为正常覆𬌗、覆盖关系,可按患者要求选择基托类型;但当前牙为深覆𬌗、深覆盖时,则应视其程度区别对待。

(2)牙支持式义齿设计:如缺牙较少,缺牙区两侧邻牙牙周支持组织健康并可提供支持时,也可在两侧邻牙舌侧边缘嵴或舌隆突处放置支托,在两侧后牙区设计间隙卡环或联合卡环;或者当下颌个别前牙缺失,两侧余留牙牙周组织健康时,仅在两侧邻牙设置舌面板,并与后牙区间隙卡环相连,是为牙支持式义齿设计。此时义齿的固位、稳定、支持作用都较好。

(3)黏膜支持式义齿设计:偶尔当前牙缺失较多、余留牙牙周支持组织较弱时,也可考虑黏膜支持式义齿设计。此时除在两侧邻牙放置直接固位体外,还需在两侧最远端基牙放置卡环,不设计支托,尽量扩大基托面积,减小支持组织承受的力。

3.典型患者设计

典型患者设计见图 15-11,图 15-12。

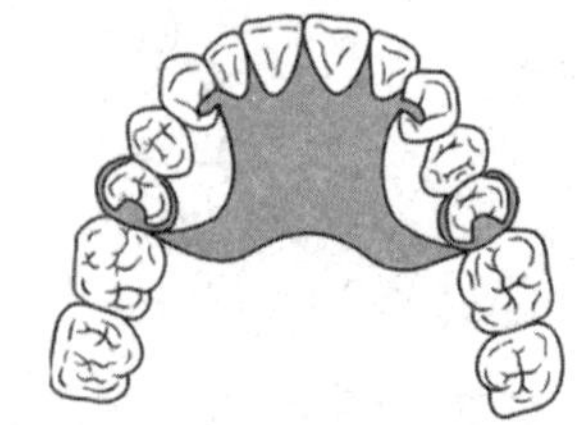

A.上颌肯氏Ⅳ类缺失的设计之一

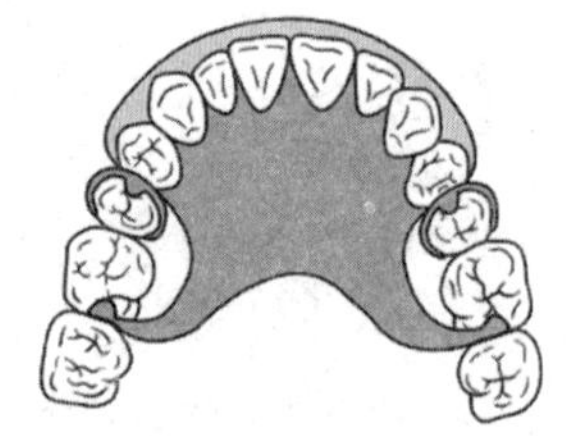

B.上颌肯氏Ⅳ类缺失的设计之二

图 15-11 上颌肯氏Ⅳ类缺失的设计

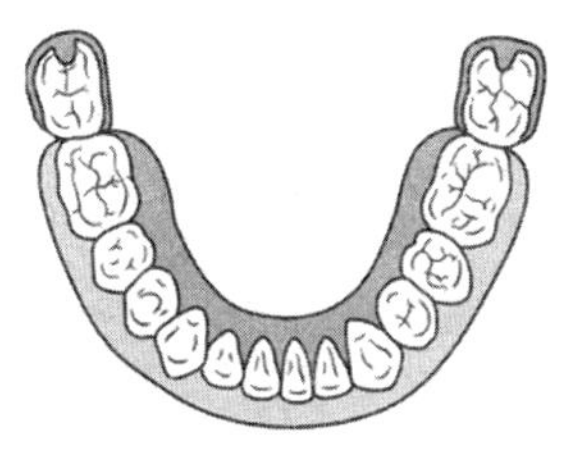

A.下颌肯氏Ⅳ类缺失的设计之一

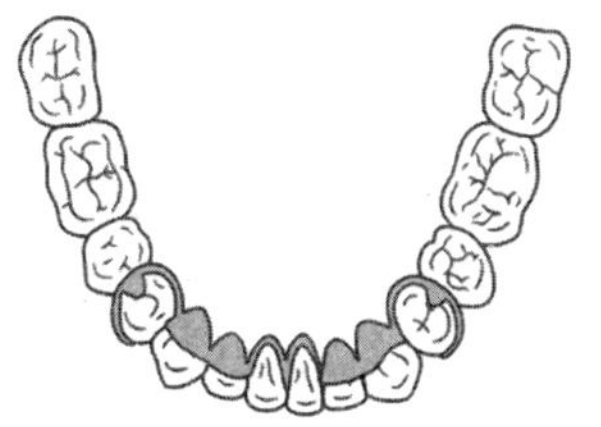

B.下颌肯氏Ⅳ类缺失的设计之二

图 15-12　下颌肯氏Ⅳ类缺失的设计

(王战芝)

第四节　过渡性及治疗性可摘局部义齿的修复

过渡性及治疗性可摘局部义齿是可摘局部义齿中较为特殊的一部分，通常在具有修复牙列缺损这个最主要的作用之外，还兼有其他重要的作用和功能。过渡性可摘局部义齿主要是为了短期的美观和功能需要，让患者暂时性使用的可摘局部义齿，长期的戴用反而可能会损害患者的口腔健康状况。治疗性可摘局部义齿是为了解决除牙列缺损以外的其他口腔疾病问题而设计的可摘局部义齿，具有多样化的功能和用途。

一、过渡性可摘局部义齿

在最终完成局部缺牙患者的治疗处理期间，可摘局部义齿常被作为临时治疗方案来维持患者的外观和稳定，这种可摘局部义齿本质上是临时性的，所以被称为过渡性可摘局部义齿，也称为暂时性可摘局部义齿。当余留牙将全部丧失而无可避免使用全口义齿时，过渡性可摘局部义齿也用于辅助患者逐步过渡到无牙颌的状态。然而医师需要让患者了解使用过渡性可摘局部义齿只是暂时性的，如果长期戴用而没有辅助护理时，会损害与其相邻的牙齿和支持组织。

(一)过渡性可摘局部义齿的作用

1.恢复美观

过渡性可摘局部义齿可以修复缺失的前牙或后牙，以保持美观。

2.间隙保持

近期内拔牙或外伤性缺牙所导致的缺隙，通常在组织愈合期间应该予以保持。对于年轻患者，应该保持间隙至邻牙发育完成，以便作为固定修复的基牙或者可以植入种植体。对于成年患者，保持间隙可以防止邻牙和对颌牙在正式修复完成前发生移位和伸长。

3.重建咬合关系

可以使用过渡性可摘局部义齿建立新的咬合关系或咬合垂直距离。对于需要咬合重建的患者，可以将过渡性可摘局部义齿黏固于天然牙上或者戴用垫，直到患者适应并依赖其所建立的咬合关系为止。

4.调整基牙与剩余牙槽嵴

一些可摘局部义齿的基牙在最终修复前有一段时间没有咬合接触，突然承受义齿所施加的力后会发生一定程度的下沉。如果正式的修复体初戴后基牙下沉，将会改变修复体的咬合关系，并可能导致修复体压迫牙龈。如果事先戴用过渡性可摘局部义齿，力通过支托作用于基牙，基牙在制取正式修复体的印模之前已经下沉，于是在义齿力的作用下可以变得比较稳定。对于游离端缺失牙的患者，在正式修复以前可以戴用一段时间的过渡性可摘局部义齿，通过基托来刺激牙槽嵴，这种支持组织的功能性调整有助于最终的游离端可摘局部义齿获得更加稳定的支持作用，并且能够增加患者的适应性和满意度。

(二)过渡性可摘局部义齿的设计要点

最终的可摘局部义齿设计原则也同样适用于过渡性可摘局部义齿。但是，考虑到过渡性可摘局部义齿只是临时使用的特点，我们通常使用树脂基托来制作义齿，以及采用黏膜支持来简化设计。基托的广泛伸展是一个重要的设计要点，既可以减轻黏膜的负荷，又可以保证相对较弱的树脂基托有足够的强度。固位力的获得来自基托的伸展区与组织面的吸附力，以及人工牙和基牙之间的紧密接触。对于复杂的患者，患者自身的面部肌肉的控制也是获得固位力的重要因素。这种简单的黏膜支持的树脂基托可摘局部义齿对牙周组织和牙槽嵴有潜在的严重危害，因此不能长期使用。但是这种危害的趋势可以通过三个方面来减少。

1.基托的边缘距离牙龈至少 3 mm

这对于上颌义齿较容易达到，但对于下颌义齿比较困难，因为树脂基托的强度和刚度有限，树脂基托连接体要求设计为板状。虽然可以通过使用铸造的舌杆来获得龈缘间隙，但是它们的适合性和舒适性不佳，而且进一步添加前牙也不容易。

2.通过包埋在树脂基托里的锻造或铸造的支托来提供牙支持

这适用于龈缘被覆盖或者由于治疗计划需要较长时期使用过渡性可摘局部义齿的患者。

3.使用锻造或铸造的固位体来获得额外的固位力

锻造固位体制作容易但常缺乏精密度。铸造卡环与支托结合可以提供牙支持和更好的密合性，但制作较复杂。

(三)过渡性可摘局部义齿的类型

1.即刻可摘局部义齿

当前牙拔除后，在骨吸收稳定之前的这段时间内(通常为 3 个月左右)，患者需要一个过渡性的义齿来维持美观和保持间隙。这常常在拔牙前就完成义齿的制作，拔牙止血后立即戴用，因此称为即刻可摘局部义齿。这种义齿通常在牙槽嵴形状稳定后被最终的可摘局部义齿所替代，因为不可能在口内试戴，所以在制作时不能使用铸造的金属支架。

2.延期的修复治疗

在患者进行牙周治疗期间，特别是兼有外科治疗时，由于余留牙的牙周支持组织的状态不稳定，可以用过渡性可摘局部义齿进行修复，以解决最终修复前的美观和功能问题。

3.儿童或年轻患者在生长发育完全前的修复

对于儿童或年轻的局部缺牙患者，在生长发育期间不适宜使用固定义齿或种植义齿等永久修复体，这就需要一系列的过渡性可摘局部义齿来简单而有效地改善美观和功能。这些患者的永久修复常常被推迟到恒牙萌出和必要的正畸治疗完成以后才能进行。在进一步发育和牙萌出期间，仅仅采用简单的黏膜支持和覆盖可摘局部义齿来恢复缺失牙和颌面高度，并且树脂基托方便调改和替换，从而可以避免不必要的组织损伤。这样的义齿还能作为正畸治疗完成后的间隙保持器。

4.向无牙颌过渡的训练可摘局部义齿

当牙列缺失不可避免时，患者从单个牙逐渐拔除，过渡到无牙颌，这个过程通常需要使用过渡性可摘局部义齿。这种简单的树脂基托制成的黏膜支持式义齿是专门为从过渡性义齿转化为全口义齿而设计的。这样在全部牙齿缺失前，让患者有学习使用义齿的机会，训练患者早日适应全口义齿。这种义齿戴用的时间较长，在此期间可以进行修改，必要时可以加补缺失牙和重衬。

二、治疗性可摘局部义齿

可摘局部义齿由于结构相对简单，容易制作，取戴方便，所以除了常规修复缺失牙列外，还经常用于牙周病的修复治疗、颞下颌关节紊乱病的治疗、牙间食物嵌塞的治疗及部分颌面缺损的修复等，这些义齿常称为治疗性可摘局部义齿。

（一）牙周病

牙周病的临床特点是牙周组织的慢性进行性破坏，早期自觉症状不明显，容易被人们所忽视，因此患者就诊时已不是牙周病的早期，而以中、晚期牙周病更为多见，甚至已失去保存牙齿的机会。治疗牙周病，必须在控制感染的前提下，消除局部的刺激因素，使用一定的辅助方法，进行必要的手术治疗，尽可能地保存牙齿，不要轻易拔牙。对于松动牙的固定，是牙周综合治疗中重要的一环。

牙周夹板是一种治疗和固定松动牙的矫治器，它将多个松动牙连结在一起，或将松动牙固定在另外牢固的健康牙上，使之成为一个新的咀嚼单位。使用牙周夹板进行良好的松牙固定，可以分散力，减少松动牙的牙周组织负荷，消除创伤因素，恢复咀嚼功能，改善全身健康，促进牙周组织愈合及创造改建条件，并对其他治疗起巩固疗效的作用。早期牙周病牙齿无明显的松动，经全身或局部炎症控制、牙周洁治和消除创伤等，不一定需要做夹板固定。但是牙齿松动不同时进行固定则疗效不佳，仅作松动牙固定而未经综合治疗亦达不到预期效果。据文献报道，牙周病经夹板固定治疗（配合其他综合治疗）的临床疗效可为70％～90％，说明夹板固定是牙周病修复治疗的专业方法，也是必要的措施。牙周夹板可分为固定式夹板和可摘式夹板，也分为暂时夹板和恒久夹板。这里我们要讲述的是可摘式恒久夹板。此类夹板易于患者保持口腔卫生，并且便于进行其他牙周治疗。它除了具有可摘局部义齿的常规各种组成部件外，还设计有一些松动牙固定装置。

1.固定卡环

它不同于常规卡环，其任何部分均不应进入倒凹区，卡环臂位于导线之上，卡环的颊舌两臂相互对抗起到固定松动牙的作用。

2.双翼钩

双翼钩位于相邻两个前牙之间的切外展隙处，一个双翼钩固定两个松动的前牙，常为金属铸造，对美观有一定影响。

3.颊钩

颊钩位于相邻两个后牙之间的颊外展隙处。

4.补垫

补垫用于需要升高垂直距离，恢复咬合关系，同时固定松动牙。因牙列的面为垫所覆盖，故可达到分散力，消除创伤的目的。可摘式恒久夹板基托的伸展范围与普通的可摘局部义齿基本相同，但是要求基托与牙齿接触的部分一定要位于牙的外形高点处，并十分密合。在龈乳突处的基托，则要有足够的缓冲。这样既能使夹板获得固定松动牙的较好效果，又可以避免刺激牙龈组织。

(二)颞下颌关节紊乱病

与颞下颌关节及咀嚼肌存在密切的关系，紊乱、干扰是颞下颌关节重要的致病因素。关系不稳定的患者对外力的适应性和抵抗力较低，创伤因素也易于诱发颞下颌关节的病理变化进程。根据颞下颌关节的因素病因理论，在许多情况下用可摘局部义齿修复牙列缺损，在咀嚼时合理的分布力负荷，常常可以改善颞下颌关节紊乱病的症状。采用可摘局部义齿对颞下颌关节紊乱病的治疗是夹板治疗的延续。可摘局部义齿能够更好地顾及美观和发挥生理功能的需要，故其采用的治疗颌位与患者原有的正中位非常相似。如果这种颌位的效果不佳，还可以再做一副夹板，与义齿交替使用。在牙列缺损时，可先制作人工牙-夹板胶联一体的修复体，经过一定的调整到达理想的颌位后，再给患者使用铸造的修复体。

如果患者前牙深覆，纵曲线过大，平面倾斜时，都可以利用可摘局部义齿的夹板部分重建平面，改善咀嚼效果。对于牙列远中游离缺损的比例，如果颞下颌关节出现髁突后移、关节后间隙变窄等问题时，用可摘局部义齿及时修复可以避免髁突撞击颞骨鼓板导致的疼痛出现。

(三)牙间食物嵌塞

牙间食物嵌塞是临床上经常遇到的问题，有时也较难处理。食物嵌塞后往往可以使牙周组织产生迅速地破坏。适当地调、选择性拔牙、及时地充填和修复治疗都是解决牙间食物嵌塞的途径。以下讨论的是可摘防嵌器，可摘防嵌器有三种类型。

1.带附件的可摘防嵌器

带附件的可摘防嵌器对于牙齿稳定，无严重磨耗的部分型和广泛型后牙间垂直向食物嵌塞，用可摘局部义齿修复缺失牙的同时，特意在其上设置防止食物嵌塞的附件(即铸造联合支托)，对消除食物嵌塞具有良好的效果。如为混合型食物嵌塞，联合支托的颊侧还可以设计翼板。联合支托的应用还可以分散力及增强义齿的固位力和支持力。可以单侧或双侧设计，双侧设计用杆连接。

2.补垫式可摘防嵌器

补垫式可摘防嵌器对于咬合重建具有重要意义。主要用于严重磨耗，垂直距离明显降低的部分型和广泛型后牙间垂直向食物嵌塞患者。垫的厚度必须根据息止间隙的大小决定，并以此决定使用的材料为树脂还是金属，或者结合使用。

3.夹板式可摘防嵌器

夹板式可摘防嵌器对于后牙部分型和广泛型混合式食物嵌塞，在颊、舌侧使用树脂，不锈钢丝通过尖牙和第一前磨牙间、最后磨牙远中及嵌塞牙间的联合支托的连接体与树脂基托相连的夹板式可摘防嵌器。可以用整体铸造法制作，效果更佳。有时也起到牙周夹板的作用。

(王战芝)

第五节　咬合关系异常时可摘局部义齿的修复

一、深覆殆、深覆盖

深覆殆、深覆盖是一种常见的错殆畸形。上前牙缺失兼深覆殆，尤其是Ⅲ度深覆殆患者，由于下前牙切缘与上颌硬腭之间间隙很小，甚或没有，因此给修复设计带来困难。而且，随着缺牙时间的延长，深覆殆还会进一步加重。使用可摘局部义齿修复时，最大的难度在于为基托获得足够的修复间隙。对于此类患者，最佳的治疗方案是先行正畸治疗，再行义齿修复。但有些患者经济不允许或不愿做正畸治疗时，可根据患者的具体情况进行一些改良设计。

（一）腭侧金属基托式义齿

调磨下前牙切缘后，若能获得 0.5 mm 以上的咬合间隙，可按常规设计成腭侧铸造基板式义齿。

（二）平导式义齿

患者不愿调磨牙齿或调磨下前牙切缘后仍不能获得基托修复间隙者，可结合矫治的方法进行修复。具体方法：在两侧第一或第二前磨牙上放置间隙卡环，左右尖牙之间的舌侧基托加平导，基托伸至第二前磨牙的远中。若缺牙多，可伸展到第一磨牙的远中。要求在正中时下前牙与平面导板有均匀接触，后牙应有约 2 mm 的咬合间隙。

戴用方法：除刷牙和饭后漱口外，其他时间均应戴用。并嘱其经常咬紧导板，每隔两周复诊一次，如发现后牙有接触可重新加厚平导，直至获得足够的修复空间，时间需 3～6 个月。戴平导式义齿可压缩缺牙区牙槽嵴、压低下前牙和升高后牙。矫治完成后可修改原义齿后继续戴，但最好重新制作。对于深覆殆兼深覆盖的患者，上前牙缺失往往伴有余留前牙的唇倾，缺牙间隙变大，而且余牙间也存有小间隙。此时，可在制作的平导式义齿上加双曲唇弓及切端钩，内收唇倾的上前牙，减小覆盖，关闭间隙，同时也使缺牙区间隙恢复正常。当然，在矫治过程中需逐渐缓冲内收前牙的舌侧基托，直至其恢复到正常位置。对有明显下颌后退的患者，在深覆殆矫治后，可改平导为斜导，以引导下颌向前。应注意在制作平导时不宜过厚，否则会导致缺隙相邻牙的唇向移位。

（三）唇侧基托式义齿

唇侧基托式义齿适用于少数上前牙缺失，下前牙切缘咬至硬腭黏膜，唇侧牙槽嵴吸收较多或下前牙有磨耗，且尖牙和第一前磨牙或第一、二前磨牙间可取得卡环间隙者。具体方法：基托放在前牙唇侧，颈缘覆盖牙体1 mm左右，卡环通过两侧尖牙和第一前磨牙或第一、二前磨牙牙间隙放于第一前磨牙或第二前磨牙的舌侧。优点：因基托放于唇侧，不受下前牙影响，避免了基托的折裂；无需磨短下前牙，可避免牙本质过敏及牙髓的损伤；腭侧无基托，患者戴后感觉舒适；结构简单，制作简便，价格低廉。

二、低位咬合

低位咬合在修复临床上比较常见，目前尚无一确切定义，一般指因牙列重度磨耗、磨损等原因而导致牙冠长度和咬合垂直距离(OVD)比原来减少，息止间隙超过正常范围者。低位咬合可引起牙本质敏感、口腔功能障碍(咀嚼、美容、发音等)、肌疲劳感、颞下颌关节紊乱病(TMJDS)等一系列问题，从而给修复设计带来困难。对于牙列缺损伴有低位咬合的患者，在进行可摘局部义齿修复前，必须考虑是接受并维持现有的关系，还是计划通过调或重建的方法来改善现有的关系。当修复治疗只考虑修复缺失牙时，修复体只能补偿缺失的牙齿，维持余留牙已经存在的关系和咀嚼效能。但当面严重磨耗或有干扰等情况时，应该考虑通过调或重建来改善咬合关系，可通过诊断模型对咬合关系和咬合运动状况进行分析，明确改善咬合关系的治疗方案。

调𬌗或重建都必须遵循原则，即牙列缺损修复后的关系与患者的生理咬合状态、咀嚼肌的收缩力和颞下颌关节的运动轨道相协调。因此，在确定治疗计划时必须首先确定是否保持或改善现有的咬合垂直距离、正中𬌗和非正中𬌗接触关系。如果需要通过调整来改善咬合关系，则必须在口内选择性调磨前进行咬合分析，在诊断模型上进行模拟调改，才能做口内的调𬌗。调𬌗是不可逆的，因此调𬌗前必须慎重。对于需要进行重建的患者，同样需要诊断模型和诊断蜡型作出详细的重建治疗方案并确定每个治疗步骤。对需重建的患者，系统化和标准化的诊断与设计流程是保障咬合重建修复成功的关键。与咬合重建相关的疾病具有临床表现多样、病因混杂及修复设计影响因素多等特点，这些特点可能造成诊断不准确、不全面和修复设计缺陷，进而影响咬合重建的治疗效果。目前，口腔修复领域缺少公认的、系统的与咬合重建相关疾病的诊断流程，在临床工作中也缺少相应的修复设计流程，很难全面、准确地考虑影响咬合重建的各种因素。以下是国内一些学者通过临床实践总结出来的与咬合重建相关的疾病的临床诊断流程和修复设计流程。

(一)临床诊断流程

(1)进行与咬合检查，包括静态的与动态的咬合两方面内容。可通过诊断模型对咬合关系和咬合运动状况进行分析。

(2)进行咬合垂直距离与水平颌位关系检查。

(3)结合病史、临床检查与下颌运动轨迹描记等分析评价颞下颌关节的健康状况。

(4)进行包括咀嚼效能、力与发音情况的口颌系统的功能检查。

(5)进行口腔颌面部美学评价。关注与牙齿及咬合相关的面下 1/3 的美学问题。

(6)进行口腔颌面部的一般修复检查。

(7)进行原有义齿的检查。评价戴用原有义齿时患者与咬合、颌位关系、功能与美学状况，以及义齿的固位与稳定、舒适度及对发音的影响等。原有义齿可为新的修复提供有意义的参考，部分地简化临床诊疗工作。

(二)系统化修复设计流程

(1)确定是否进行与咬合调整。

(2)确定是否进行水平颌位关系及咬合垂直距离调整：由于患者的异常颌位是长时间逐步形成的，在没有颞下颌关节功能异常的情况下，是否强行纠正下颌前伸与偏斜、加高咬合垂直距离，应慎重考虑。一般来说，若无需要，对老年患者的𬌗与颌位关系尽量不变动。对有 TMJDS 者应适当恢复 OVD；对虽无TMJDS临床表现，但因咬合面磨耗等原因使 OVD 过低致咀嚼不利、发音障碍、咬合创伤、牙本质过敏、深覆𬌗咬牙龈及咬腮咬舌者，也需通过适当恢复 OVD 而达到满意的疗效；另外，若现有的 OVD 严重影响修复效果或根本无法修复，也需升高咬合。对需升高咬合者，其咬合升高多少应根据口颌系统功能障碍的程度、机体的适应性、临床冠根比、髁突的位置等来综合考虑。咬合稳定和舒适是髁突稳定和生理性肌平衡的指标，故咬合升高量应以患者感觉舒适为准。一般来说，咬合升高后的下颌位置以不超过息止颌位为好。

(3)确定修复部位与范围：对于牙列完整或单牙列缺损或异常的患者，当 OVD 需要加高较多、上下牙列不协调及曲线异常需要大幅度调整时，应考虑是否需行双颌修复重建咬合；对于部分牙列出现缺损和异常咬合的患者，应结合患者的修复要求、病因、临床表现、余留基牙的健康状况，以及预期的修复后功能、美学效果及不同修复类型的特点，选择进行部分牙列修复还是全牙列修复重建咬合。

(4)选择修复体的种类：不同的咬合异常患者及咬合重建治疗的不同阶段应选用不同种类的修复体，必要时应将多种修复手段相结合进行修复设计。在各种不同种类的修复中，可摘义齿过渡性修复与治疗性垫的应用是咬合重建修复的关键步骤，对于建立稳定的及功能性咬合，纠正曲线与颌位关系异常，纠正下颌运动异常与美学缺陷，促进颞下颌关节改建和口颌系统的功能调整具有重大意义。

(5)进行义齿的设计可摘式咬合重建的修复形式有垫式可摘义齿、覆盖义齿、套筒冠义齿等。在遵循咬合重建的原则下，RPD 的修复与常规的义齿修复方法基本相同，垫 RPD 修复有其特殊性。使用垫升高咬合是在使用咬合板进行位调整以后，颞下颌关节紊乱的症状基本消除，恢复的垂直距离和下颌位置调整正确，患者已经适应了新的颌位后进行的。垫修复通常是单颌修复，一般设计固定在曲线曲度较大或伴有牙缺失的上颌或下颌上。若需要升高的间隙较大，则需要考虑在上下颌同时制作。所使用的材料有金属和树脂。

必须重视咬合重建的每一个环节和步骤，循序渐进，其中包括医患交流和沟通、完善的根管治疗和基牙预备、暂时性修复体的试验治疗等，对修复体形式也要做科学的选择和周密的设计，以求最符合患者的情况，另外选材和技工的精心制作也是保证修复成功的关键性步骤。

(王战芝)

第十六章

附着体义齿修复

第一节　概　　论

一、附着体的特点

(一)固位和稳定

采用附着体作为可摘义齿的固位体与采用短基牙作为覆盖义齿的固位体或采用卡环作为可摘局部义齿的固位体的固位原理有所不同。前者根据各附着体的阴阳性结构的结合形式或衔铁与永磁体间的磁引力形成固位力,后者主要利用卡环固位体与天然牙或义齿组织面与基牙之间摩擦力来达到固位效果,其固位效果前者明显优于后者。同时附着体的机械嵌合、锁结结合、磁力作用等都不会随义齿摘戴次数增加而出现固位力明显下降。由于附着体的结构特性使修复体在修复牙列缺损、牙列缺失、颌面缺损时的固位和稳定性增加。

(二)美观效果

附着体一般安置于基牙的近中或远中部位,有些安置于基牙牙根根面上,在义齿修复牙列缺损、牙列缺失后,从唇颊面观无固位体暴露,能达到患者的美观要求,避免卡环固位体金属暴露而影响美观效果,能达到美学修复要求。对于在前牙区基牙有牙冠变色、龋患、扭转等的病例,通过附着体的设置能改变基牙,使基牙牙冠形态和色泽与缺牙区人工牙协调,达到自然美观的效果。

(三)咀嚼效能

附着体为固位体的修复体在修复牙列缺损或牙列缺失后,修复体能取得较好支持、稳定和固位效果。因此在行使咀嚼功能时能恢复患者原有的咀嚼效率,特别在咀嚼黏性食物时不会因食物的黏性作用使义齿脱位。

(四)制作工艺

因附着体的类型不同,在义齿制作中的工艺流程有所不同,但附着体义齿制作中有其共性即要求精度高,对所用材料要求较高,有些还需专用设备,如观察研磨仪、激光焊接器等。

二、附着体分类

临床应用的附着体类型很多,各附着体都有其品牌名称,为了在临床选择附着体、设计附着体义齿修复方案、讨论和阅读文献资料既方便又有科学性和规律性，因此对附着体提出了不同分类方法。

(一)根据附着体安放在基牙上位置分类

根据附着体义齿的设计，其固位体放置在基牙的位置不同可将附着体分为 3 类。

1.冠内附着体

安置在基牙部分的附着体阴性结构镶嵌在基牙牙冠内，不突出牙冠外，附着体阳性结构设置在义齿上(图 16-1)。

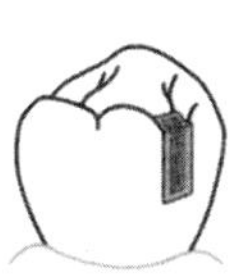
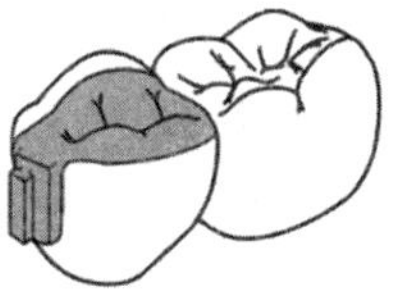

图 16-1　**冠内附着体**

2.冠外附着体

安置在基牙部分的附着体阳性结构部分或全部突出于牙冠外，阴性附着体结构设置在义齿上(图 16-2)。

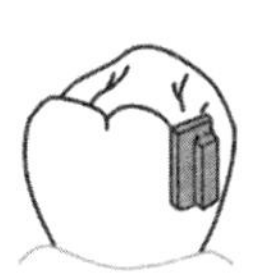
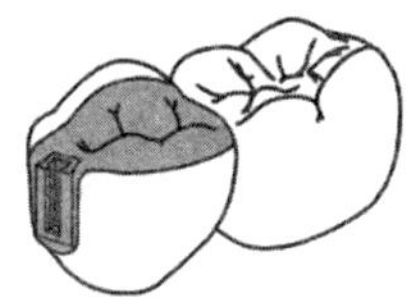

图 16-2　**冠外附着体**

3.根面附着体

基牙部分的附着体结构安置在基牙牙根的根面上或根面内，另一部分附着体结构设置在相对应部位的基托内(图 16-3)。

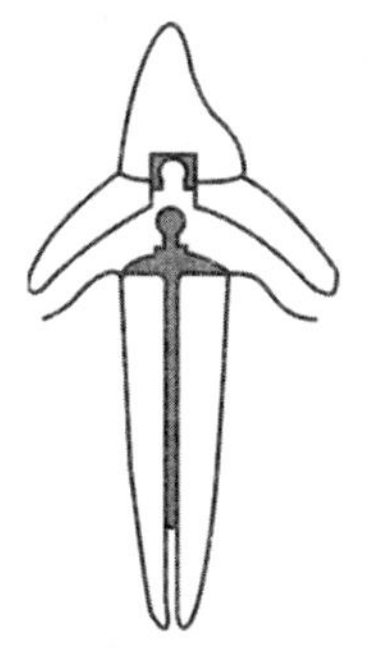

图 16-3　**根面附着体**

(二)根据附着体固位原理分类

根据附着体固位原理可将附着体分为机械式附着体和磁性附着体。

1.机械式附着体

机械式附着体中各类附着体的固位原理有所不同，又可将其分为以下几种。

(1)制锁、摩擦式附着体：此类附着体阴性结构部分形成小斜面角度，在附着体阴阳性结构结合时产生制锁及摩擦作用。如栓体栓道式附着体属于此类附着体(图 16-4)。

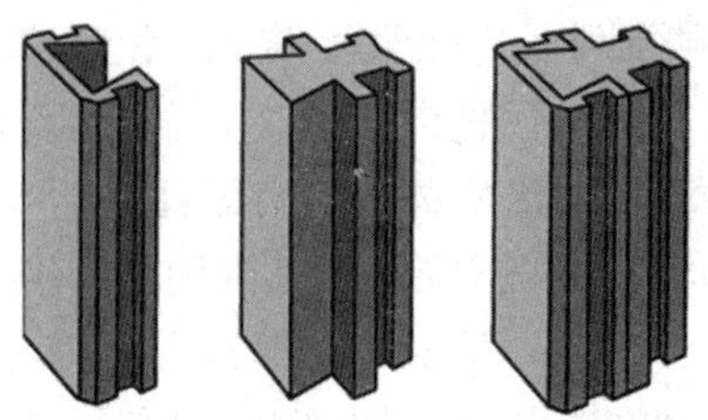

图 16-4　自锁、摩擦式附着体

(2)定位锁式附着体:此类附着体阴性和阳性结构结合时,附着体颊舌向通过定位锁固定作用形成固位力。附着体阴阳结构分离前,必须沿颊舌向解除锁的定位,才能使附着体阴阳结构分开。如 SJ-1 型插锁式附着体(图 16-5)。

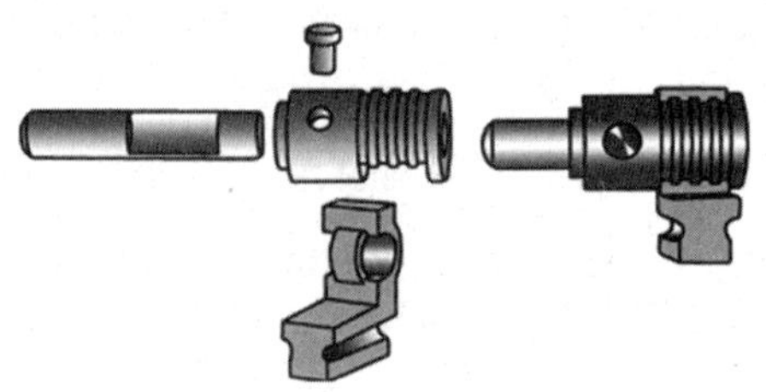

图 16-5　插锁式附着体

(3)球铰链式附着体:此类附着体有制锁作用,附着体阳性结构呈球状,附着体阴阳性结构结合,靠摩擦原理形成固位力,如 Dalbo 式附着体(图 16-6)。

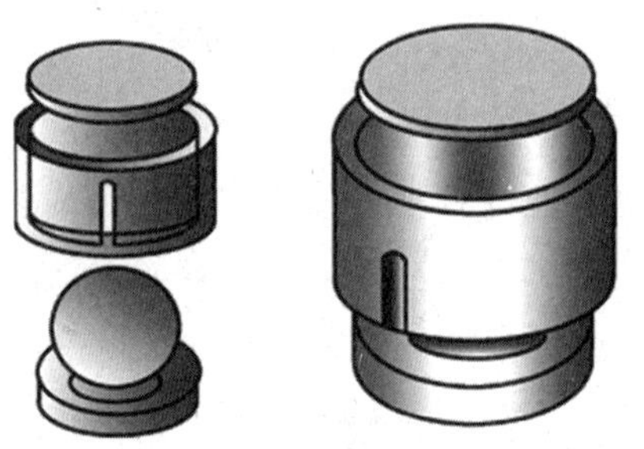

图 16-6　Dalbo 式附着体

2.磁性附着体

此类附着体的衔铁结构安置在牙根根面、基牙邻面或种植体基桩顶端面,永磁体安置在义齿组织面,通过衔铁与永磁体间的磁引力形成固位力(图 16-7)。

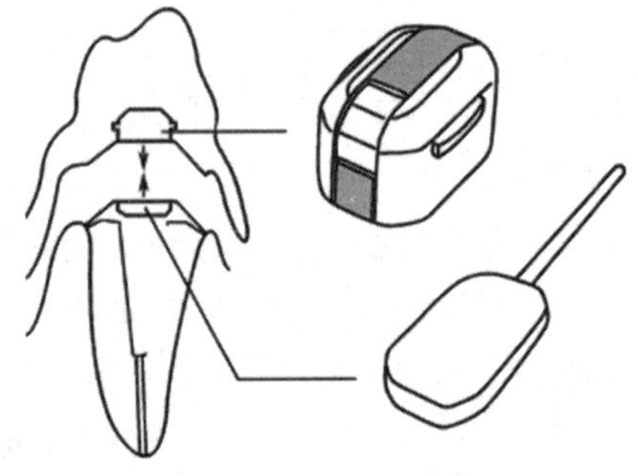

图 16-7　磁性附着体

(三)根据附着体精密程度分类

根据附着体阴阳性结构的精密程度可分为两类。

1.精密附着体

精密附着体阴阳性结构均为金属成品件,附着体的两部分结构密切吻合。附着体金属成品件靠焊接或黏结或物理固位方法固定于基牙上和义齿上(图 16-8)。

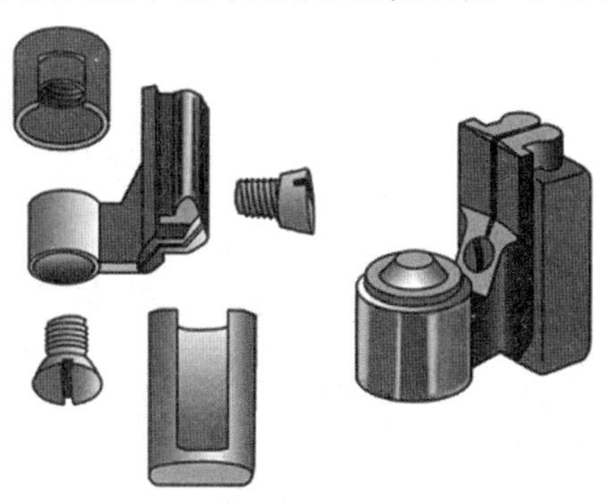

图 16-8 精密附着体

2.半精密附着体

半精密附着体阴性阳性两部分结构一般是附着体一部分结构为塑料熔模件预成品,另一部分为金属成品件。如塑料熔模件预成品与冠基底层蜡型或义齿支架蜡型连结成整体,通过包埋、铸造、研磨形成附着体金属件,其精密程度比精密附着体低(图 16-9)。

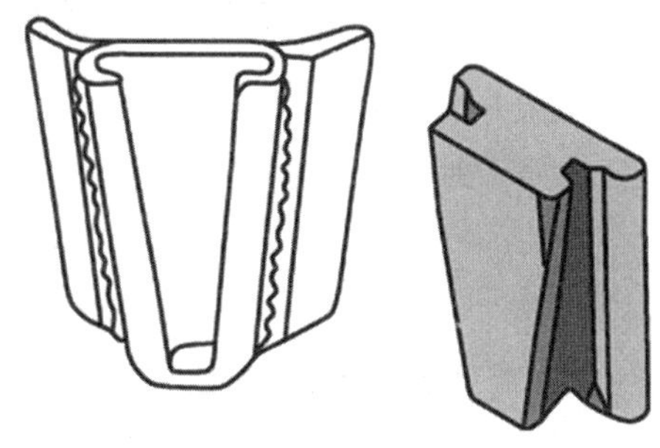

图 16-9 半精密附着体

(四)根据附着体之间接合形式分类

根据附着体阴性和阳性部分之间结合形式可分为两类。

1.刚性附着体

附着体阴阳性结构部分接触密合并呈刚性结合,除就位相反方向外无任何活动度,在义齿中起到较强的支持作用。

2.弹性附着体

附着体的阴阳性两部分结合后,阴性与阳性结构之间有一定方向和一定量的可动度,此动度根据附着体的设计可以多方向旋转运动,也可以沿一个方向作铰链运动。此类附着体可减轻基牙承受的负荷,而增加缺牙区基托下支持组织受力。

(五)根据附着体制作工艺分类

根据附着体制作工艺不同可将附着体分为两类。

1.成品附着体

成品附着体阴阳性结构为金属成品件或塑料熔模件预成品，也可以是附着体阴阳性结构中一部分为金属成品件，而另一部分为塑料熔模件预成品，与义齿的结合形式同精密附着体和半精密附着体相似。

2.自制附着体

自制附着体可根据临床修复体设计自行制作附着体，通过附着体的蜡型制作、包埋、铸造、研磨来完成。如 C.S.P 附着体是从套筒冠演变形成平行沟、箱体、肩台等结构的附着体，能承受较大的垂直负重力和抵抗义齿旋转(图 16-10)。圆锥型套筒冠也可属于自制附着体，它通过研磨仪切削和研磨制作内冠，形成内冠圆锥角 4°～8°角，再通过外冠制作形成固位体(图 16-11)。

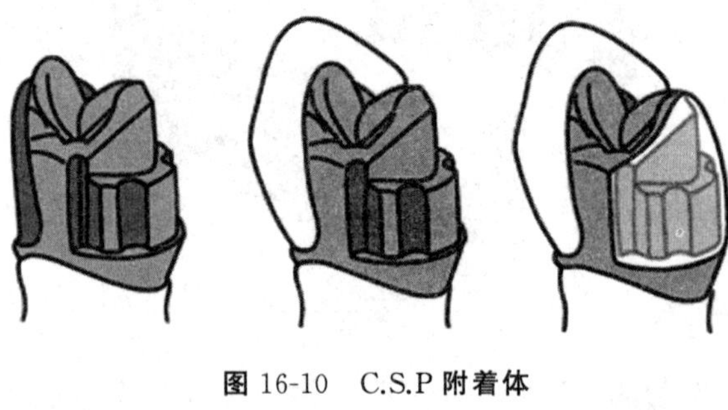

图 16-10　C.S.P 附着体

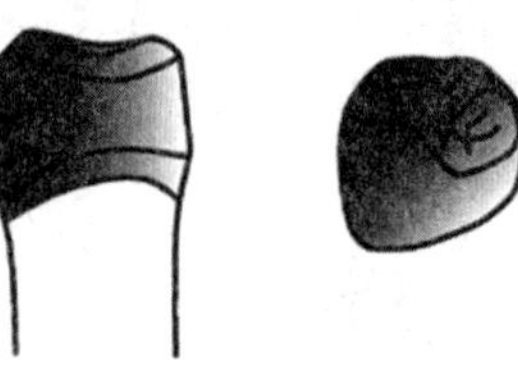

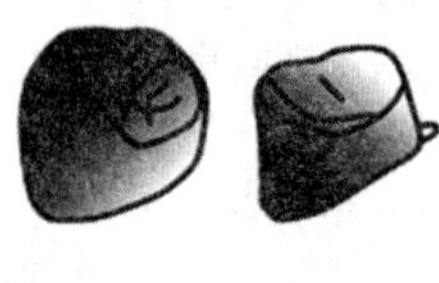

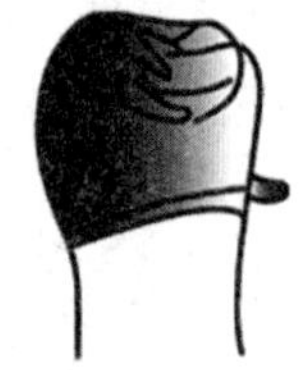

图 16-11　套筒冠

三、附着体义齿的组成

附着体义齿各部分组成是根据修复体设计而定，其组成部分可以有可摘义齿、固定义齿和种植义齿的组成结构(图 16-12)，因此附着体义齿根据临床修复体设计其组成部分各有所不同。

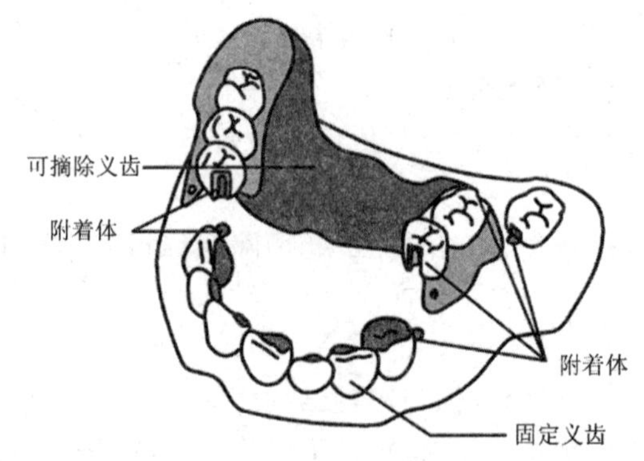

图 16-12　附着体义齿组成

(一)可摘式附着体义齿

可摘式附着体义齿由附着体、全冠、人工牙、基托和大连接体组成。附着体在义齿中起到固位与支持作用。可摘式附着体义齿的组成部分中附着体一部分结构与基牙的金属基底冠或金属全冠连结形成整体，在基托处附着体另一部分结构与支架密切结合，义齿的可摘部分通过附着体与义齿的固定部分连结形成完整的修复体，义齿可摘部分可自行摘戴（图 16-13）。

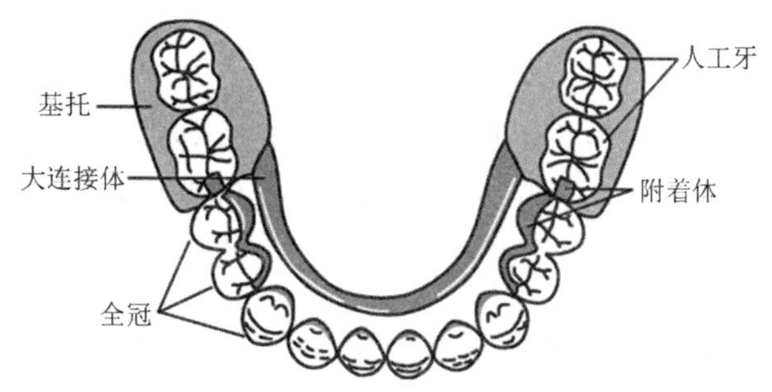

图 16-13　可摘式附着体义齿

（二）固定式附着体义齿

固定式附着体义齿由附着体、全冠、桥体和连接体组成。在义齿中附着体的一部分结构与桥体形成整体，而另一部分附着体与基牙上的金属基底冠或金属全冠连接，义齿两部分结构，通过附着体阴性与阳性部件结合形成一个完整的修复体单位。在修复体黏结时，缺牙区两侧基牙上的烤瓷冠或金属全冠按设计分先后分别黏结，形成固定义齿（图 16-14）。

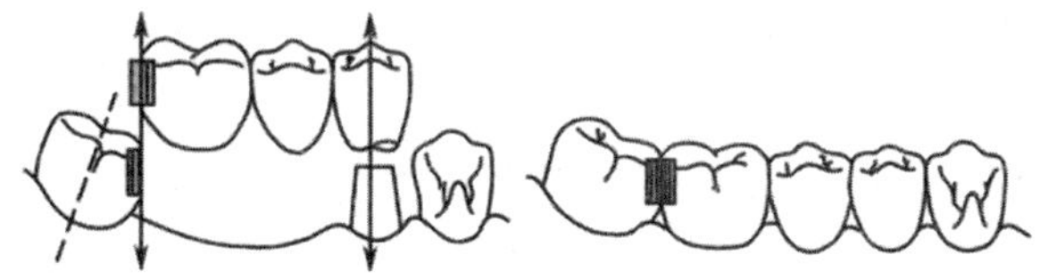

图 16-14　桥体式附着体义齿

（三）覆盖式附着体义齿

覆盖式附着体义齿由基牙、种植体、上部结构（附着体结构）、人工牙、基托和大连接体组成。附着体一部分结构安置在基牙牙根根面或种植体基桩顶端，而另一部分附着体结构与义齿基托结合。修复体通过附着体两部分部件的结合，为修复体提供固位与支持（图 16-15）。

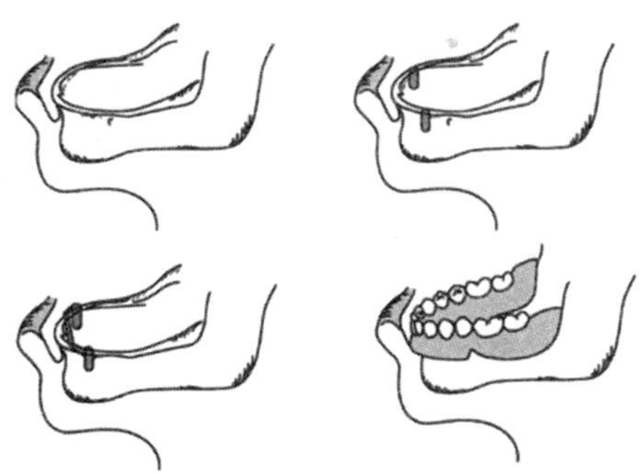

图 16-15　种植覆盖式附着体义齿

四、附着体义齿适应范围

附着体义齿的临床应用范围较广，可用于各种类型的牙列缺损和牙列缺失，但有时也会受到口腔硬软组织的条件限制。附着体义齿制作精度及成本较高，在选择附着体作义齿固位体时，应综合考虑患者的口腔硬软组织条件、患者对修复体的具体需求、修复后远期疗效等，选择附着体义齿修复方式时需慎重。

(一)附着体义齿的适应范围

1.各类牙列缺损修复

附着体义齿可适用于各种类型的牙列缺损，特别是在选择固定义齿无法取得共同就位道时，通过附着体义齿设计能取得共同就位道，此外在先天性牙列缺损和颌骨部分切除伴牙列缺损修复设计中附着体均能取得良好的固位与稳定作用。

2.牙列缺失修复

牙列缺失修复治疗中，可以选择种植体及上部结构为附着体的固位与支持方式。由于附着体作为义齿的固位体，可使牙列缺失修复获得良好的效果。

(二)选择附着体义齿的注意点

1.龋易感患者

有些患者由于多种因素牙齿容易龋坏，而且龋齿经修复治疗后，仍易发生继发性龋。此类患者采用附着体义齿修复牙列缺损后，安置附着体的基牙如发生龋病，将会造成修复失败。

2.中、重度牙周炎者

牙列缺损伴中、重度牙周炎患者，患牙牙槽骨明显吸收，其牙周组织储备力量明显降低，放置附着体的基牙无法承受缺失区人工牙传递的力，使牙列缺损修复效果不佳。

3.缺牙区补龈距离过小、牙冠高度过低者

有些患者由于缺牙时间过长，导致缺牙区龈距离过小，另外有些患者缺牙区邻近的基牙牙冠高度过短，因此都不宜选择附着体作义齿的固位体。

(徐　炜)

第二节　附着体义齿的分类设计及治疗

一、附着体义齿的分类设计

附着体义齿的修复体设计可按不同的分类方法进行讨论，如按附着体的类型、牙列缺损类型、修复体的结构等。本节分类设计是以可摘式附着体义齿、固定式附着体义齿和覆盖式附着体义齿进行叙述。

(一)可摘式附着体义齿

可摘式附着体义齿一般是指牙列缺损修复设计中，选择附着体为主要固位体的修复体形式。由于牙列缺损的类型众多，在牙列缺损修复设计中可选择的附着体类型很多，因此在修复体设计时需根据患者的情况而定。本节按牙列缺损缺牙区的部位进行讨论。

1.牙列末端游离缺损修复

牙列末端游离缺损的修复治疗中，因义齿的远中端无基牙支持，而且缺牙区的黏膜有被压缩性，使义齿在行使咀嚼功能时，游离端受力黏膜被压缩，基牙易受到扭力，造成基牙牙周组织创伤，因此在采用附着体为修复体的固位体时，应充分考虑到此特点，在选择附着体时需注意以下问题。

(1)缺牙数目：牙列缺损的缺牙区缺牙数较少，在修复体设计选择附着体类型时，可选用刚性的冠内附着体和冠外附着体。如单侧下颌第二磨牙缺损时，可考虑采用冠内附着体并作单侧修复体设计。如图 16-16 所示在第一磨牙远中及第一前磨牙近中设计冠内附着体，也可考虑在第一磨牙远中设计冠外附着体，而第一前磨牙设计冠内附着体。如单侧下颌磨牙缺失时，附着体义齿设计必须考虑修复体应连接到缺牙区对侧，使义齿得到平面固位，防止义齿翘动。如双侧末端游离缺损时，附着体义齿设计必须考虑到基牙承受力的能力，在选择附着体类型时，还需考虑力分布，一般在选择附着体类型时应考虑选用缓冲型附着体，减少对基牙产生的负荷。

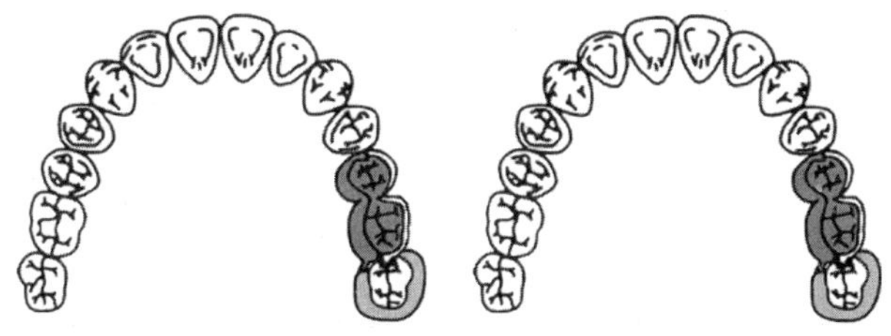

图 16-16　第二磨牙缺损的附着体修复设计

(2)基牙承受力：牙列末端游离缺损修复设计中，考虑到在修复体受到咀嚼力时，因末端游离缺牙区基托下软组织被压缩，会对缺牙区邻近基牙产生扭力。因此缺牙数目多或基牙承受力的能力略低时，应该考虑选用缓冲型附着体，以减轻基牙的受力，同时应选择 2 个以上的牙齿，用联冠形式作联合基牙，以加强基牙的支持力，降低对基牙所产生的扭力(图 16-17)。

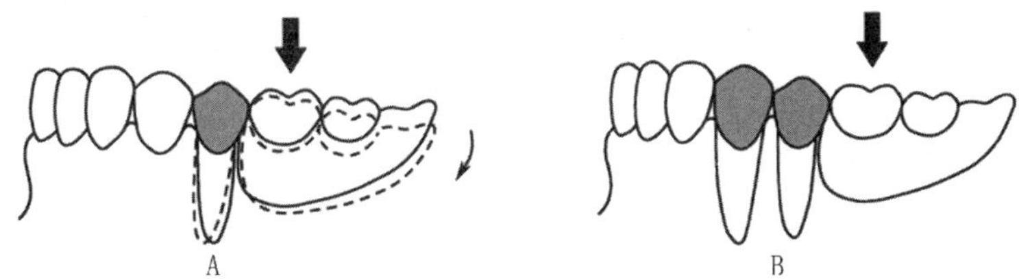

图 16-17　联冠形式保护基牙

A.单基牙承受较大扭力；B.联合基牙加强基牙支持力

2.牙列非末端游离缺损修复

牙列非末端游离缺损包括后牙区或前牙区的部分牙齿缺失，而且此类缺牙区的情况各异，因此在附着体义齿设计时，应视缺牙区范围，缺牙区邻牙的状况而定。

(1)后牙区天然牙缺失：单侧后牙区部分天然牙缺失的修复设计时，修复体的附着体类型选择面较广，由于缺牙区两端都有基牙支持，一般可选用冠内附着体或刚性的冠外附着体，使缺牙区的受力能传递至基牙。如单侧缺牙区缺牙数较少时，还可作单侧修复体设计。如缺牙区缺牙数目较多时，修复体需双侧设计以到达平面固位，以增加修复体的稳定性。双侧后牙区均有天然牙缺失，在修复体设计时一般选择两个附着体即可，因两个附着体已能达到良好固位。在附着体安置的位置选择中通常考虑在近缺牙区近中端基牙处设计安置附着体，在缺牙区远中端可放置支托，以起到支持与稳定作用。

(2)前牙区天然牙列缺损修复：牙列中前牙区天然牙列缺损修复设计时，也可考虑采用附着体为固位体的修复体类型。附着体选择一般采用附着体体积小的前牙附着体类型，此类附着体同样能取得良好的固位效果。牙列前牙区缺损附着体义齿设计，在缺牙区两侧邻牙的近中可安置附着体的一部分结构，而另一部分结构放置在桥体处，修复体其他部分设计同固定义齿相似，此类修复体与固定义齿的不同点在于前者能自行摘戴（图 16-18）。

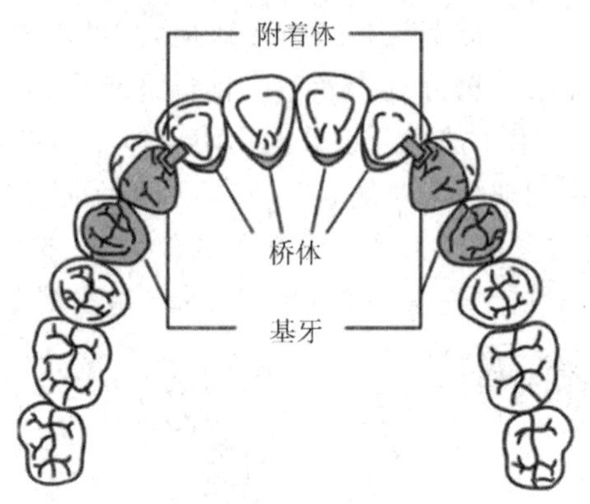

图 16-18　前牙缺损的附着体修复

（二）固定式附着体义齿

牙列缺损修复设计中因缺牙区两侧邻牙向缺牙区倾斜，此时此类牙列缺损一般不宜设计固定义齿，因为可预测到缺牙区两侧基牙在牙体预备时无法取得共同就位道。然而因各种因素仍选择固定义齿修复，此时在修复体设计中可考虑通过附着体连接，将附着体一部分结构与基牙的金属基底冠或金属全冠连结成整体，而附着体另一部分结构与固定义齿的桥体连结成整体，固定义齿固位体可分步黏结固位，并通过附着体连结形成一个单位固定义齿，解决缺牙区两侧基牙无法取得共同就位道的牙列缺损固定义齿修复（图 16-19）。此类病例的固定式附着体义齿设计时也应考虑到烤瓷冠或金属全冠与附着体连接侧，可选择基牙支持力相对弱的一侧，因为可相对减轻该侧基牙的负担。

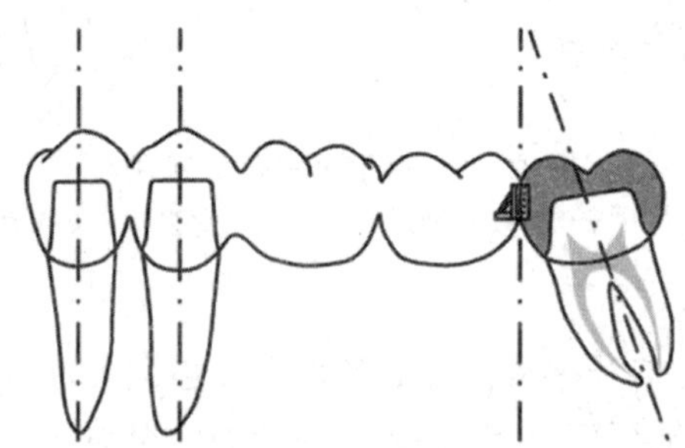

图 16-19　固定式附着体义齿

（三）覆盖式附着体义齿

覆盖式附着体义齿设计中所选择的附着体主要为根面附着体和种植体基桩为附着体的类型。通常临床根据基牙情况和种植体类型，以及医师对修复体的设计可选择不同附着体类型，如帽环式附着体、杆卡式附着体、磁性附着体等，由于覆盖义齿中使用附着体固位，使得义齿固位性能明显提高，有利患者咀嚼效能恢复。

二、附着体义齿修复治疗步骤

(一)修复前检查

采用附着体为固位体的修复体在修复牙列缺损或牙列缺失的设计前，应充分了解患者对修复治疗的具体要求、对修复效果的期望等。医师需对义齿修复后的预期效果进行解释，在患者与医师两者之间达到基本共识后，对口腔硬软组织作进一步检查，以便分析病情、选择合适的附着体类型和最终制订治疗方案。

临床检查在一般初诊检查的基础上还应重点检查如下内容。

1.牙列缺损状况

缺牙的数目、位置，缺牙区牙槽骨状况、缺牙区的𬌗龈距离。

2.基牙

基牙牙体组织有无龋病，是否为活髓牙，基牙有无松动、龈缘炎、牙周炎症。通过X线片了解牙周组织健康状况，有无牙周炎、根尖部炎症等，如遇死髓牙时检查是否已作根管充填治疗及充填情况等。

3.缺牙区

缺牙区黏膜有无炎症或黏膜组织病变，牙槽嵴顶有无活动性软组织。牙槽骨的骨质致密度、牙槽嵴的形态。

4.咬合

上下牙列的覆𬌗覆盖度，正中咬合、前伸咬合、侧向咬合时有无早接触及𬌗干扰等。

5.余留牙

牙列中余留牙的数目、位置，是否倾斜及倾斜程度，是否伸长，松动度及牙周损害等。

(二)修复前准备

1.医患之间沟通

经检查后一旦确认可采用附着体义齿修复的病例，在修复治疗前应向患者说明修复治疗的情况。如修复体的设计方案、附着体的类型、所选用的附着体价格、附着体与基牙的连接方式，义齿初戴后的牙列状况等，以便所制定的治疗方案得到患者认可，同时在修复治疗过程中及修复后给予理解和配合。

2.口腔内准备

(1)基牙准备：基牙如有龋损，必须将龋去净并作修复，龋坏面积大时，视牙髓健康情况决定保留活髓治疗或作根管治疗。

(2)余留牙准备：余留牙如有轻度牙周炎或龈缘炎时，用龈上洁治术去除菌斑、软垢、牙石等，以便保持牙周组织健康。

口腔内的其他准备，与可摘局部义齿、固定义齿、覆盖义齿和种植义齿的要求相同。

(三)基牙预备

1.牙体预备

(1)冠内附着体：安置在冠内的附着体，基牙牙体预备量视冠内附着体的类型而定。如栓道式附着体，基牙预备时应修整出放置附着体阴性结构的空间。

(2)冠外附着体:安置在冠外的附着体,其基牙牙体预备量与全冠相似,金属全冠牙体预备量略少于烤瓷全冠者。

(3)根面附着体:安置在根面的附着体牙体预备分两个步骤。第一步,根管桩的牙体预备同桩核相同,约为根长的2/3～3/4,根尖部保留3～5 mm的充填材料,桩直径为根径的1/3;第二步,靠近牙颈部的根面牙体预备量视选用的根面附着体类型而定,一般将基牙的根面预备成平面或凹面,并与龈缘齐(图16-20)。使其有安放附着体的足够空间,而且不影响义齿的强度。

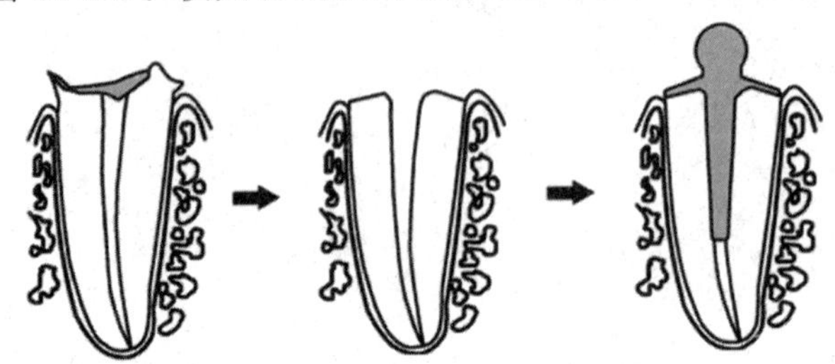

图16-20 根面附着体牙预备量

2.种植体植入

临床根据设计的种植体导板位置,按种植体植入手术操作步骤,将种植体植入牙槽骨内,预期安置附着体上部结构。

(四)附着体义齿制作

附着体义齿制作根据医师选择附着体的类型不同,其制作方法有所不同,但义齿制作中有其共性。

1.附着体与义齿支架的连接

(1)成品精密附着体:即附着体的阴性和阳性部分均为金属成品件,此类附着体与基牙金属冠或金属基底层的连接部分通过物理固位或激光焊接将其连结成整体,另一部分与可摘义齿支架通过化学黏结或焊接或与支架蜡型整铸形成物理结合。

(2)半成品精密附着体:即附着体的一部分为树脂预成品件,它需同基牙的金属基底层或金属冠蜡型连接,通过铸造形成整体金属件,附着体另一部分同精密附着体可通过多种连接方式与义齿可摘部分支架连接。

(3)自制精密附着体:即附着体的阴阳性结构部分通过研磨仪制作并修整附着体蜡型,然后再对铸造后的铸件作研磨修整完成附着体制作,其附着体与基牙连接部分是为一个整体。

(4)根面附着体:根面附着体的阴性或阳性结构与桩蜡型连接整铸完成,而附着体的另一部分结构一般通过树脂与义齿的基托连接。

2.附着体与义齿的共同就位道

由于附着体的精密度对义齿共同就位道要求很高,为达到义齿在口腔内摘戴自如,同时保持修复体中附着体阴阳性结构之间的密合度,附着体义齿制作过程必须在平行研磨仪上进行,使完成后的可摘义齿中附着体结构能与固定在基牙上的附着体结构吻合,义齿顺利摘戴。附着体义齿的其他制作步骤与方法同固定义齿与可摘局部义齿相同。

(徐 炜)

第三节　附着体义齿的临床应用

附着体义齿的初戴有其特点，一般冠外附着体义齿和冠内附着体义齿在初戴时需将附着体义齿的两部分结构精确结合，再将连接附着体的基牙牙冠黏结于基牙上。根面和种植体基桩附着体，应先将根面附着体结构黏结在基牙牙根内和将种植体基桩固定在种植体内，然后再将另一部分附着体结构固定于义齿基托的组织面上。因此在义齿初戴前必须反复试合，使患者基牙有牵拉感，产生对基牙的扭力，此时才符合临床试合要求。

一、附着体义齿初戴时出现的问题和对策

(一)对基牙产生扭力

附着体义齿初戴时，当附着体义齿的固定部分和可摘部分就位于口内时，如基牙产生明显不适和牵拉痛，应考虑附着体义齿支架部分与固定部分之间不匹配、义齿支架产生收缩、制作时精度不够、义齿固定部分未完成就位等原因。必须找出原因对症处理，如无法确定原因，应重新制作修复体。而不能勉强将修复体就位，以免对基牙产生创伤。

(二)附着体结构之间不吻合

附着体义齿初戴时附着体阴性和阳性结构必须吻合，以达到原修复设计要求，当附着体阴性和阳性结构之间不够吻合时，义齿会产生翘动或附着体义齿不能完全就位。附着体阴性和阳性结构不吻合时，只能拆除义齿部分结构，取结合模型后再制作义齿，重新试合附着体结构之间的吻合度。

(三)咬合接触不协调

附着体义齿初戴时，咬合关系不协调，无法取得最佳咬合效果，发生此类状况，是因为在修复体试合时未做认真咬合调整，因此在附着体义齿固定部分的基牙牙冠黏固前，应先对义齿作咬合调整，达到正中咬合时无早接触，前伸、侧向运动时无障碍，然后再作牙冠黏固。在初戴后出现咬合关系不协调，如有早接触，可通过调达到咬合关系接触正常。如人工牙与对接触不紧密或无接触时，应重新对义齿可摘部分进行制作，以达到最佳咬合关系。

(四)义齿可摘部分无法摘出

附着体义齿在初戴后，附着体义齿可摘部分应能自行摘戴，当临床附着体义齿初戴后出现无法摘出，一般为附着体义齿固定部分黏结时黏结剂渗透入附着体阴阳性结构之间，使附着体两部分结构黏结固定所制。因此附着体义齿的固定部分牙冠黏固时，必须注意黏结剂不能渗入附着体周围或附着体阴性与阳性结构之间，以免黏结剂固化后义齿无法摘下。如附着体义齿可摘部分无法摘出，此时需拆除附着体义齿的固定部分基牙牙冠，取下修复体，然后重新制作修复体。附着体义齿初戴时出现的其他问题一般同可摘局部义齿、固定义齿、覆盖义齿和种植义齿相同，其解决方法请阅读相关文献和书籍。

二、附着体义齿初戴后出现的问题和对策

(一)义齿可摘部分摘戴不便

附着体义齿初戴后,患者在使用时出现摘戴不便,其原因一般为患者未掌握义齿的摘戴方法。此时医师需将附着体义齿的可摘部分进行反复摘戴,以检查修复体摘戴的方向是否方便,如能按附着体义齿设计可自行摘戴修复体的可摘部分时,需再作示教,告知患者义齿可摘部分的摘戴方法,使患者能方便摘戴义齿。如医师在临床上也不能够自如摘戴修复体时,应检查附着体结构之间是否有轻度移位、可调节固位的附着体结构是否螺丝过紧、可调节固位的附着体垫圈是否过紧等原因,找出其原因作对应处理,即可使附着体义齿的可摘部分摘戴方便。

(二)基牙损伤

附着体义齿使用一段时间后出现基牙松动和疼痛,此时需认真检查其原因,如因牙周创伤所致,应考虑基牙受力是否过大,如基牙的承受力已超越其储备能力,就会造成基牙损伤。有基牙损伤时,应考虑修复体设计时可能未对其咬合力进行合理分配,以致基牙受力过大。另外附着体义齿长期使用未定期复诊,特别是末端游离缺损的附着体义齿修复,因附着体义齿可摘部分的基托下组织吸收,会引起修复体的可摘部分垂直向可动度增加,对附着体义齿固定部分基牙产生扭力,最终导致基牙创伤。出现此类症状需拆除修复体,待基牙损伤处理后再作修复方案设计。另一可能原因是冠外附着体底部设计、清洁不良导致的基牙牙周问题。附着体义齿随访时出现其他的问题与固定义齿、可摘局部义齿、覆盖义齿和种植义齿相同,其解决方法请阅读相关文献和书籍。

(徐　炜)

第十七章

全口义齿修复

第一节　全口义齿的关键技术

一、印膜技术

印模是用可塑性印模材料取得的无牙上、下颌牙槽嵴和周围软硬组织的阴模。准确的印模，要反映口腔解剖形态和周围黏膜皱襞和系带的功能活动状态，以取得义齿的良好固位作用。

(一)印模的要求

1.适当地扩大印模面积

印模范围的大小决定全口义齿基托大小，在不妨碍黏膜皱襞、系带及软腭等功能活动的条件下，应当充分伸展印模边缘，以便充分扩大基托的接触面积。义齿的固位力与基托的接触面积成正比例，即接触面积越大，固位力也越大。在无牙颌上单位面积所承受的咀嚼压力与接触面积成反比例，即接触面积越大，无牙颌上单位面积所承受的咀嚼压力越小。

无牙颌印模的范围、印模边缘要与运动时的唇、颊、舌侧黏膜皱襞和系带相贴合，还要充分让开系带，不妨碍唇、颊和舌系带的功能运动。印模边缘应圆钝，有一定的厚度，其厚度为 2～3 mm。上颌后缘的两侧要盖过上颌结节到翼上颌切迹，后缘的伸展与后颤动线一致。下颌后缘盖过磨牙后垫约 6 mm，远中舌侧边缘向远中伸展到下颌舌骨后间隙，下缘跨过下颌舌骨嵴，不应妨碍口底和舌运动。

2.使组织受压均匀

由于口腔的各部分组织各有其不同的解剖特点，缺牙时间不一致，使牙槽嵴各部位吸收不均匀而高低不平。在采取印模时，应注意压力要均匀，否则影响模型的准确性。在有骨突、骨嵴、血管、神经的部位，应缓冲压力，避免戴义齿后产生疼痛。对磨牙后垫、松软黏膜等组织活动性较大的部位，应防止压力过大而使其变形，可在个别托盘的组织面相对应部位多刮除些印模材料，或在托盘上钻孔，在取印模时，使多余的印模材料自孔流出，以缓冲压力。

3.组织面紧密接触

指印模组织面与无牙颌组织表面应当紧密接触。原因：印模组织面形成基托组织面与无牙颌组织面的密合度与义齿的固位力成正比例，即两个接触面贴合得越紧密，固位力就越大。紧密接触的义齿基托组织面和无牙颌组织面之间有唾液，形成一定的固位力。唾液与基托组织面间，唾液与无牙颌组织面之间存在异分子的附着力，唾液的同分子之间的粘着力，粘着力和附着力共同构成义齿固位的吸附力。接触面和接触面间的贴合度与吸附力成正比例，当唾液黏稠度合适时，接触面积越大，越密贴，则吸附力也越大。

4.边缘封闭

取印模时，在印模材料可塑期内进行肌肉功能整塑，由患者自行进行或在医师帮助下，唇、颊和舌作各种动作，塑造出印模的唇、颊、舌侧边缘与功能运动时的黏膜皱襞和系带吻合，以致所形成的义齿基托边缘与运动时的皱襞和系带相吻合，防止空气进入基托与无牙颌组织面之间，以达到良好的边缘封闭。

(二)印模的种类

印模种类根据取印模的次数而分，可分为一次印模法和二次印模法，二次印模法亦名为联合印模法；根据印模的精确程度而分为初印模法和终印模法；依照是否进行肌肉功能整塑而分为解剖式印模法和功能印模法；按印模操作方法分为开口印模法和闭口印模法。

(三)取印模方法

1.开口式印模法

开口式印模法是指在患者张口的情况下，医师用手稳定印模在位而取得印模的方法。

(1)一次印模法：是在患者口中一次完成工作印模的方法。先选择合适的成品托盘，若托盘边缘短，可用蜡或印模膏加长、加高边缘。如患者腭盖高，在上颌托盘中央加适量的印模膏，在口中试戴托盘后，用藻酸钠印模材料在患者口中取印模。此方法简便，但难以进行准确的边缘整塑。

(2)二次印模法：又称双重印模法、联合印模法，是在患者口中制取二次印模完成工作印模的方法。此法操作复杂，但容易掌握，所取得的印模比较准确。

取初印模：取上颌初印模，选与患者口腔情况大致相似的成品托盘，将印模膏放置在60～70 ℃热水中软化。取适量软化的印模膏放置在托盘上，用手指轻压印模膏，使其表面上形成牙槽嵴形状的凹形；医师在患者的右后方，右手持盛有印模膏的托盘，左手示指拉开患者的左口角，将托盘旋转放入患者口中；托盘柄对准面部中线，拉开上唇，托盘对向无牙颌，向上后方加压，使托盘就位；以右手中指和示指在口盖处稳定托盘在一定位置，然后左手的拇指置于颊的外面，示指置于颊的内面，牵拉颊部肌肉向下前内方向运动数次。即可在印模边缘上，清晰地印出颊系带和上颌结节颊侧黏膜皱襞功能活动时的外形，而完成左颊侧区肌功能整塑。右颊侧区整塑方法和步骤同上，但手的方向相反。唇侧区肌功能整塑方法是医师用两手中指稳定托盘后，将拇指置于上唇外面，示指置于唇内，牵动上唇向下内方向运动数次；即可清晰地印出上唇系带印迹，冲冷水使印模膏硬固后，使印模从上颌后缘脱位，从口内旋转取出。检查初印模，组织面应清晰，印模边缘伸展和厚薄合适，唇、颊系带印迹清晰。如印模边缘过厚过长，应去除过多的印模膏，然后逐段地在酒精灯火焰上烤软，在热水中浸一下，立即再放在患者口中就位，进一步作肌功能整塑。

取下颌初印模，医师在患者的右前方，右手持托盘，左手示指拉开患者右口角，将托盘旋转进入患者口中；将两手示指放在托盘两侧相当前磨牙部位，拇指固定在下颌骨下缘，轻压使印模托盘就位；在印模托盘就位过程中，嘱患者将舌微抬起，印模托盘完全就位后嘱患者舌向前伸并左右摆动；医师用右手示指稳定托盘，左手示指和拇指放置在患者左颊的内外，牵动颊部向上前内方向；用左手示指稳定托盘，右手示指和拇指放置在患者右颊的内外，牵动颊部向上前内方向，并拉动下唇向上内。应注意稳定托盘,以免印模移动而影响印模的准确性。

制作个别托盘:①将初印模的组织面均匀刮去一层,缓冲区域应多刮除些,去除组织面的倒凹,周围边缘刮去 1～2 mm,经过处理后的初印膜就称之为个别托盘。个别托盘更适合个别患者的口腔情况,便于取得准确的终印模。②用室温固化塑料或光固化基托树脂材料制作个别托盘。取初印模后灌注石膏模型,用变色笔在模型上画出个别托盘的范围,在画线范围内,铺一层基托蜡,目的是便于塑料托盘与模型分离,并留出放置第二次印模衬层材料的位置。调拌适量的室温固化塑料,于粥状期时,涂塑个别托盘,厚度约 2 mm,边缘应低于移行皱襞约 1～2 mm。待塑料硬固后,经磨光形成个别托盘。也可以用预成的光固化塑料基托铺在模型上使之贴合,修整边缘,光照固化制作个别托盘。此种方法虽然费时、费事,但所取得的印模准确。

取终印模:先试个别托盘,检查托盘边缘不应妨碍系带和周围组织活动,取出托盘。嘱患者发"啊"音,找出颤动线的位置,用口镜柄轻轻自颤动线向前方稍加压,检查后堤区组织的让性,用变色笔或甲紫标示出颤动线和后堤区范围;或在个别托盘后缘加一层蜡,使对后堤区组织加压。调拌藻酸钠印模材料或硅橡胶终印材料做二次印模材料,放置在托盘内,旋转放入口中,以轻微压力和颤动方式使印模托盘就位,作肌功能整塑。在整塑时,不应让肌肉活动度过大而超过功能性运动范围。活动度过大或印模材料流动性较大时,可使印模边缘过短。如活动度过小或印模材料过稠流动性小时,可使印模边缘过长、过厚。由于终印模与口腔软组织紧密贴合,边缘封闭好,吸附力大。如果印模取下有困难,不可强使印模脱位,否则印模将脱离托盘。最好让空气从上颌后缘进入印模和黏膜之间,破坏负压,使印模脱位。也可以让患者含漱或鼓气,从唇侧边缘滴水,使印模容易取下。

2.闭口式印模

先在口中取上、下颌初印模,灌注石膏,形成初模型(研究模型),在模型上用室温固化塑料或蜂蜡板形成上、下颌暂基托。要求暂基托固位好、平稳、不变形。在上颌基托上形成𬌗堤,基托加𬌗堤形成𬌗托。𬌗堤平面的前部在上唇下缘露出约 2 mm,并且平行于瞳孔连线,后部平行于鼻翼耳屏连线。测量面部下1/3 垂直高度,垂直高度要比要求的距离约低 2 mm,所低的距离是二次印模材料的厚度。确定下𬌗托的高度和形成正中𬌗位记录,先取下颌终印模,再取上颌终印模,采用氧化锌丁香油糊剂印模材取终印模。嘱患者咬在正中颌位时,借咬合力使印模材料分布均匀,而不会使压力过于集中在某一区域。让患者作吹口哨、噘嘴唇、舌前伸和左右摆动,以主动方式完成印模边缘的整塑。闭口式印模法操作步骤多,技术要求高。此法常用于全口义齿重衬。

二、颌位记录

颌位关系或称颌位泛指上下颌之间的相对位置关系。颌位关系通常包括垂直关系和水平关系两个内容。垂直关系为上下颌之间在垂直方向上的位置关系,常用鼻底至颏底的面下 1/3 高度表示,称为垂直距离。水平关系为上下颌之间在水平方向上的位置关系。口颌系统在进行各种功能活动时,下颌可进行灵活的、有规律的运动,与上颌处于各种不同的相对位置。在下颌的各种颌位中多数是不稳定的(比如下颌前伸和侧方运动中的颌位),只有少数颌位是稳定的。这些稳定的颌位是口颌系统健康地行使功能的基础。当天然牙列存在时,下颌有 3 个最基本的稳定颌位,一个是正中𬌗位,又称为牙尖交错位,是指上下颌牙尖窝交错最广泛接触的位置。正中𬌗位使上、下颌之间保持稳定的垂直高度和水平位置关系,正中𬌗位时的垂直距离又称为咬合垂直距离。第二个稳定的颌位是当下颌后退到最后，髁突位于关节凹生理后位时的位置，称为正中关系位。少部分人的正中𬌗位与正中关系位为同一位置，但多数人的正中𬌗位于正中关系位的前方 1 mm 范围之内。第三个颌位是当升降颌肌群处于最小收缩，上下唇轻轻闭合，下颌处于休息的静止状态，称为息止颌位，又称下颌姿势位。下颌处于息止颌位时，上下牙列自然分开而无接触，上下牙列之间存在一个相对稳定的间隙称为息止间隙，此间隙在上下切牙切缘之间平均高度约为 2～3 mm，因此息止颌位时的垂直距离应比正中𬌗位的咬合垂直距离高 2～3 mm。

当牙列缺失后，没有了上下颌后牙的支持和牙尖锁结作用，正中𬌗位消失，上下颌之间只有颞下颌关节、肌肉和软组织连接，下颌位置不稳定，由于肌张力的作用，常导致面下 1/3 高度变短和下颌习惯性前伸，采用全口义齿修复已无法完全准确地恢复原天然牙列正中。此时水平方向唯一稳定、可重复的颌位是正中关系位，最可靠的做法就是在适宜的垂直高度上，在正中关系位建立全口义齿的正中𬌗。因此，在制作全口义齿前，需要先取得无牙颌的颌位关系记录，即确定并记录垂直距离和正中关系。

(一)确定垂直距离

确定垂直距离的方法有如下几种。

1.息止颌位法

无牙颌患者采用全口义齿修复后，应与天然牙列一样，在息止颌位时上下人工牙列之间也应该存在相同的息止间隙。通过测量无牙颌患者息止颌位时的垂直距离，然后减去 2～3 mm 的息止间隙，即可得到该患者的咬合垂直距离。息止颌位法是确定无牙颌患者垂直距离最常用的方法。

2.面部比例等分法

研究表明，人的面部存在大致的比例关系，其中垂直向比例关系有二等分法和三等分法。二等分法是指鼻底至颏底的距离(垂直距离)约等于眼外眦至口角的距离。三等分法是指额上发迹至眉间点，眉间点至鼻底，鼻底至颏底三段距离大致相等。可利用面部比例确定面下 1/3 调试。

3.面部外形观察法

垂直距离恢复正常者，正中咬合时上下唇自然闭合，口裂平直，唇红厚度正常，口角不下垂，鼻唇沟和颏唇沟深度适宜，面部比例协调。

4.拔牙前记录法

在患者尚有余留天然牙维持正常的正中咬合时记录其垂直距离，或记录面部矢状面侧貌剪影。

此外还有发音法、吞咽法，测量旧义齿，参考患者的舒适感觉等方法。临床上需要结合不同的方法，互为参考。

(二)确定正中关系

无牙颌患者的下颌常习惯性前伸，如何使下颌两侧髁突退回到生理后位是确定正中关系的关键。确定正中关系的方法有如下几种。

1.哥特式弓描记法

由于正中关系位为下颌后退的唯一最后位置，因此下颌在前伸和左右侧方运动过程中的任何其他颌位(又称非正中关系位)一定位于正中关系位的前方。哥特式弓描记法利用𬌗托将描记板和描记针分别固定于患者的上颌和下颌，当下颌作前后运动和左右侧方运动时，描记水平面内各个方向的颌位运动轨迹，获得一个“V”字形图形，因其形状像欧洲哥特式建筑的尖屋顶，因此称为“哥特式弓”。当描记板固定于上颌，描记针固定于下颌时，描记板上的哥特式弓尖端向后（图 17-1）。当描记板固定于下颌，描记针固定于上颌时，哥特式弓尖端向前。哥特式弓的尖端即代表正中关系，当描记针处于此尖端时下颌的位置即为正中关系位。哥特式弓描记法有口外描记法和口内描记法。

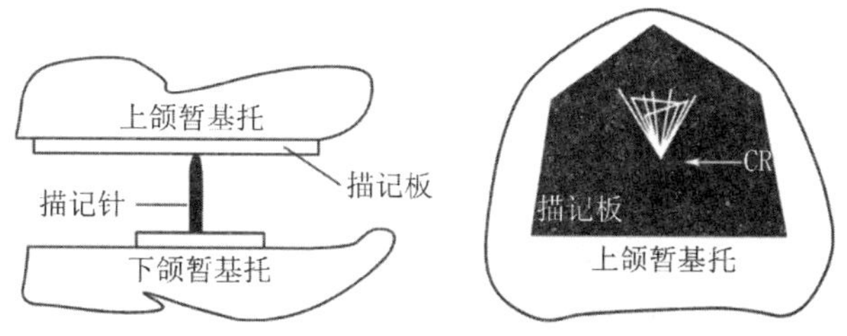

图 17-1　哥特式弓描记器（口内法）及“V”字形描记轨迹图形

2.直接咬合法

直接咬合法是利用𬌗托上的蜡堤和𬌗间记录材料，设法使患者下颌后退并直接咬合在正中关系位的方法。有很多方法可以帮助患者下颌退回至正中关系位，具体如下。

（1）卷舌后舔法：临床上常在上𬌗托后缘正中部位黏固一个小蜡球，嘱患者小开口，舌尖向后卷，舔住蜡球的同时慢慢咬合。因为舌向后方运动时，通过下颌舌骨肌等口底肌肉的牵拉可使下颌后退至正中关系位。

（2）吞咽咬合法：在作吞咽动作时下颌通常需要退回至正中关系位。因此，在确定正中关系时可让患者边作吞咽动作边咬合。

（3）后牙咬合法：当下颌退回正中关系位时，咀嚼肌可以充分发挥作用，患者感觉舒适。可嘱患者有意识地直接用后牙部位咬合，或者医师可将手指置于堤后部，让患者轻咬，体会咬合能用上力量时下颌的位置，然后医师将手指滑向堤颊侧，上下堤即可自然咬合在正中关系位。

（4）反射诱导法：在确定正中关系时应使患者处于自然、放松的状态，避免因精神紧张而导致肌肉僵硬和动作变形。采用暗示的方法，比如嘱患者“上颌前伸”或“鼻子向前”，可反射性地使其下颌后退。也可结合吞咽咬合法或后牙咬合法，同时医师用右手的拇指和示指夹住患者的颏部，左手的拇指和示指分别置于下托后部颊侧，右手轻轻向后用力，逐渐引导下颌后退。

（5）肌肉疲劳法：在确定正中关系前，嘱患者反复作下颌前伸的动作，直至前伸肌肉疲劳，此时再咬合时下颌通常可自然后退。

（6）肌监测仪法：利用肌监测仪释放的直流电脉冲刺激，通过贴于皮肤上的表面电极，作用于三叉神经运动支，使咀嚼肌产生节律性收缩，可消除肌紧张和疲劳。用肌监测仪法可分别确定垂直距离和下颌后退位。首先经过一定时间较温和的电刺激后，可获得准确的息止颌位，此时可确定息止颌位垂直距离。然后可采用直接咬合法确定正中关系，或者再加大刺激强度，直接确定正中关系位。

严格来说，采用肌监测仪直接确定的颌位，或者采用吞咽咬合法、后牙咬合法和肌肉疲劳法等方法确定的颌位并不是正中关系位，而应该是升下颌肌群肌力闭合道的终点，或称肌位，通常位于正中关系位的稍前方。在天然牙列，肌力闭合道终点通常与正中𬌗位一致。因此，在肌力闭合道终点建立全口义齿的正中𬌗可能更加合理。研究表明，在正中关系位向前 1 mm 范围内均可建立全口义齿的正中𬌗，称为“可适位”。而肌力闭合道终点为建立正中𬌗的“最适位”。但是，肌位的变异性较大，稳定性和可重复性不如正中关系位，因此在临床上为无牙颌患者确定准确的肌位要比确定正中关系位困难。如果全口义齿在正中𬌗关系位建𬌗，为了保证正中关系位、正中𬌗位和肌位之间的协调，可使义齿人工牙在正中附近的一定范围内(前后向 1 mm)有稳定的咬合接触，即有“自由正中”或“长正中”。如果采用哥特式弓描记法确定水平颌位关系，也可以在哥特式弓顶点前方 0.5～1.0 mm 的位置建立义齿的正中，可能更接近其最适位。

三、排牙技术

(一)个性化排牙

个性化排牙不同于常规的整齐一致的排列方法，是指根据患者牙弓情况、天然牙大小及排列、患者的喜好等，在不影响义齿固位和稳定的前提下，将个别牙排列成轻微拥挤、重叠状，或者牙齿颜色略不同，以显现个性化特征，避免与年龄不符的过于整齐的“义齿外貌”。随着患者对美观要求增高，个性化排牙将会有更多的应用。

(二)人工牙的𬌗型

全口义齿的𬌗型可以分为解剖式和非解剖式两类。

1.解剖式牙

解剖式型是指采用解剖式人工牙或半解剖式人工牙的型。人工牙面形态与天然牙相似，有牙尖和窝沟，在正中上下牙可形成有尖窝交错的广泛接触关系，在非正中可以实现平衡咬合。与刚萌出的天然牙相似的解剖式牙的牙尖斜度为 33°角和 30°角。也有的人工牙模拟老年人的面磨耗，牙尖斜度略低，约为 20°角左右，又称为半解剖式牙。牙尖斜度大的解剖式牙咀嚼效率高，但咬合时通过牙尖作用于义齿的侧向力也大，对于牙槽嵴低平或呈刃状者，不利于义齿稳定和支持组织健康。某些特殊形式的解剖式牙与天然牙略有不同，如舌向集中，后牙的上牙舌尖较大而颊尖缩小，下牙的中央窝宽阔，易于达到侧方平衡，侧向力小。舌向集中是适用于牙槽嵴重度吸收无牙颌患者的一种改良型。

舌向集中𬌗的优点：具有解剖牙和非解剖牙的优点，美观、咀嚼效率高，水平力小；垂直向力集中于下颌牙槽嵴顶，下颌义齿更稳定；上颌义齿只有后牙舌尖起作用，颊尖可以更偏向牙槽嵴颊侧，可避免排列反𬌗，增进美观；在“正中支持”周围 2～3 mm 范围内易于获得有“正中自由”的平衡咬合。

2.非解剖式𬌗型

非解剖式𬌗型是指采用非解剖式人工牙的𬌗型，人工牙𬌗面形态与天然牙不同，又包括平面𬌗和线性𬌗等。非解剖式牙的侧向力小，有利于义齿的稳定和支持组织的健康，而且正中咬合时有较大的自由度，适用于上下颌骨关系异常，或牙槽嵴条件较差者。非解剖式牙为平面咬合，因此排牙简单，可以不使用可调节𬌗架。但非解剖式牙的咀嚼效能和美观效果一般不如解剖式牙。平面𬌗为无尖牙，无尖牙𬌗面仅有窝沟而无牙尖，上下人工牙为平面接触，义齿平面也为平面式，无曲线。

线性𬌗，该设计源于 Goddard，后由 Frush 于 1966 年改进完成。其特点是上下后牙单颌为平面牙，对颌为颊尖刃状牙(图 17-2)。线性者𬌗，虽然上颌后牙𬌗面和义齿平面均为平面，但下颌后牙𬌗面成嵴状，上下颌后牙为平面与线的接触关系。使全口义齿的𬌗型从解剖牙的三维关系和平面的二维关系改为一维的线性接触关系。

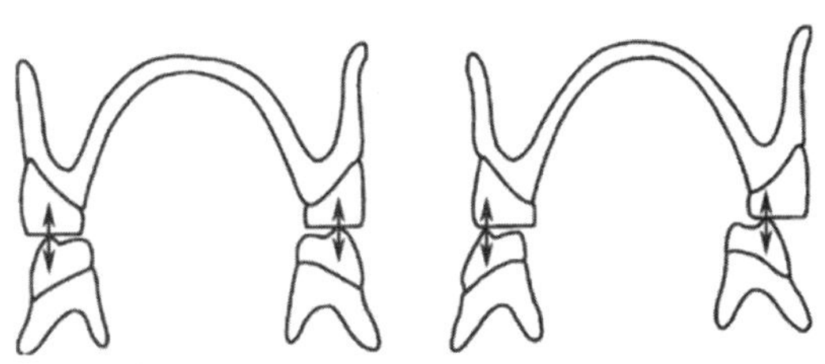

图 17-2　线性补示意图

四、选磨调𬌗

全口义齿初戴及以后的随诊过程中，都要涉及选磨调𬌗的问题。在确认颌位关系正确之后，还需要检查咬合关系，确定正中𬌗、侧方𬌗和前伸𬌗时是否平衡。完善的平衡接触关系应该是：正中𬌗时上下前牙不接触，上下后牙尖窝交错，上下后牙功能尖（上后牙舌尖和下后牙颊尖）均分别与对牙𬌗中央窝或边缘嵴接触；侧方𬌗时，工作侧上牙颊尖舌斜面均与下牙颊尖颊斜面接触，上牙舌尖舌斜面与下牙舌尖颊斜面接触，平衡侧上牙舌尖颊斜面与下牙颊尖舌斜面接触；前伸𬌗时，上前牙切端及其舌斜面与下前牙切端及其唇斜面接触。要认真检查有无早接触、干扰或低𬌗，然后进行选磨调𬌗。选磨是根据咬合检查的结果，调磨正中𬌗的早接触点，以及侧方𬌗和前伸𬌗时的牙尖干扰，使达到正中𬌗、侧方𬌗和前伸𬌗平衡接触关系。全口义齿即使采用面弓转移上可调节𬌗架排牙，取得了平衡，但义齿制作过程的任何步骤都可能产生误差，使得完成的义齿在口内不能达到咬合平衡。因此，咬合检查和选磨调𬌗是全口义齿修复不可缺少的步骤。

（一）调𬌗的方式

咬合检查与选磨调𬌗分为口内调𬌗与上𬌗架调𬌗两种方式。将完成的义齿戴入患者口内进行咬合检查，根据咬合印记调𬌗时，由于全口义齿为黏膜支持，口内咬合检查时义齿有一定的动度，咬合检查结果的准确性和可重复性较差，使得口内调𬌗的准确性差。因此，正确的作法是将义齿重新上𬌗架调𬌗。

重新上𬌗架调𬌗的方法有两种：一种是在义齿装胶、热处理后，打开型盒时保持模型与义齿不分离，然后根据𬌗架上保留的模型对记录将模型连同义齿重新固定在𬌗架上，并进行选磨调𬌗。用此种方法可去除因蜡型制作、装盒、装胶等处理时导致的人工牙变位、垂直距离增高等误差。但如果是在颌位关系确定和面弓转移上架等步骤中出现的误差，则无法去除；另一种方法是将完成的义齿戴入患者口内，重新取得颌位关系记录，然后再重新上𬌗架调𬌗。

（二）咬合检查

咬合检查的目的是确定正中𬌗、侧方𬌗和前伸𬌗咬合接触滑动过程中存在的早接触、𬌗干扰和低𬌗的部位。所谓早接触是指当正中𬌗多数牙尖不接触时个别牙尖的接触；𬌗干扰是指侧方和前伸接触滑动过程中多数牙尖不接触而个别牙尖的接触；低𬌗是指多数牙尖接触而个别牙尖不接触。咬合检查通常是将咬合纸置于上下牙之间，然后在咬合接触的部位会染色显示咬合印记，医师根据咬合印记判断需要调磨的部位，调磨后重新进行咬合检查。经过反复检查和调磨，最终达到平衡𬌗接触。咬合检查应用不同颜色的咬合纸，在正中𬌗、侧方𬌗和前伸𬌗分别进行。正中𬌗检查时应使上下牙在小开口范围内作快速叩齿动作，前伸检查时下牙从正中𬌗向前接触滑动至前牙切缘相对，侧方𬌗检查时下牙从正中𬌗向工作侧接触滑动至工作侧颊尖相对。

(三)调船注意事项

(1)保持垂直距离,避免调殆降低垂直距离。

(2)保持殆面形态,避免调磨过多而将人工牙殆面的牙尖和沟窝形态磨除。调殆工具应使用小的磨头或大号球钻。

(3)调殆时应单颌调磨,每次调磨量要少,每次调磨后重新咬合,检查时调磨过的接触点应保持接触,即“原地点重现”,避免变成低殆,越调磨接触点越多,逐渐达到多点接触甚至完全接触平衡。调磨应顺沿接触点的走向。

(四)选磨调殆的步骤

1.正中殆早接触的选磨

正中殆早接触可分为支持尖早接触和非支持尖早接触。对于上牙颊尖和下牙或下牙舌尖与上牙的早接触,应按照 BULL 法则(buccal-upper,lingual-lower),调磨非支持尖,即调磨上后牙颊尖和下后牙舌尖。对于支持尖早接触,即上牙舌尖或下牙颊尖分别与对牙中央窝和近远中边缘嵴之间的早接触,应结合侧方殆平衡侧接触情况,如果正中殆有早接触的支持尖在作为平衡侧时也存在干扰,则调磨支持尖。如果作为平衡侧时无殆干扰,则调磨与支持尖相对的对殆牙的中央窝或边缘嵴。

2.侧方殆殆干扰的选磨

工作侧的殆干扰发生在上后牙颊尖舌斜面和下后牙颊尖颊斜面之间,或上后牙舌尖舌斜面与下后牙舌尖颊斜面之间。同样应按照 BULL 法则,调磨非支持尖。平衡侧的殆干扰发生在上后牙舌尖的颊斜面和下后牙颊尖的舌斜面之间。应结合正中殆,如果平衡侧殆干扰牙尖在正中存在早接触,则调磨此牙尖,否则分别少量调磨上下功能尖的干扰斜面,避免降低牙尖高度。对于侧方殆工作侧前牙的干扰,应选磨下前牙的唇斜面或上前牙的舌斜面,避免磨短上前牙。

3.前伸殆殆干扰的选磨

前伸殆后牙的干扰发生在上颌后牙远中斜面与下颌后牙近中斜面,调磨应同时遵守 BULL 法则和 DUML 法则(distal-upper,mesial-lower),即分别调磨上牙颊尖远中斜面和下牙舌尖近中斜面。对于前伸殆前牙殆干扰,应选磨下前牙的唇斜面或上前牙的舌斜面,避免磨短上前牙。

五、全口义齿重衬技术

全口义齿重衬是指在全口义齿基托的组织面上添加一层树脂衬层。当牙槽嵴骨吸收和软组织形态改变,导致基托组织面与承托区黏膜不密合时,通过重衬的方法,使重衬的树脂充满不密合的间隙,使基托组织面与承托区黏膜组织恢复紧密贴合,可增加义齿的固位力,有利于咀嚼压力在承托组织上的合理分布。由于无牙颌剩余牙槽嵴的持续性骨吸收,全口义齿戴用一段时间后,如果发现基托不密合,应及时重衬,以避免义齿固位不良,因翘动导致基托折裂,和因承托组织受力不均导致的疼痛及牙槽嵴过度吸收。还有一种重换基托的方法,是指保留人工牙,重新置换基托,这种方法不常用。在重衬处理前,应确定其颌位关系正确,咬合关系异常者应先作适当选磨调殆。对于存在明显压痛点和黏膜红肿、溃疡者,应先进行适当修改或停戴义齿,使黏膜组织恢复正常。

(一)直接法重衬

所谓直接法重衬是采用自凝树脂直接在患者口内进行全口义齿基托组织面重衬的方法。首先需将义齿清洗干净,组织面均匀地磨除约 1 mm,形成粗糙面。为了避免重衬的自凝塑料黏固在义齿磨光面和牙面上，可在其上涂布一薄层凡士林，起分离剂的作用。为了避免自凝树脂刺激患者黏膜，也可在承托区黏膜上涂一薄层凡士林。然后，调拌自凝树脂，并在基托组织面及边缘涂布树脂单体，待调拌好的自凝树脂处于粘丝期时，将其涂在基托组织面上。将义齿戴入患者口里就位，引导患者轻轻咬合在正中位，同时进行边缘功能性整塑。在重衬的自凝树脂初步硬化而尚有一定弹性时，将义齿从患者口内取出，同时应避免义齿扭动变形。将义齿在温水中浸泡 3～5 分钟，至自凝树脂完全硬固，然后磨除多余的树脂，并将边缘磨光。最后，将重衬完成的义齿再戴入患者口内，检查义齿的固位、边缘伸展和咬合关系，进行适当的磨改和调𬌗。

重衬前应了解患者是否为过敏体质，避免引起变态反应。重衬过程中应在自凝树脂尚有一定弹性时及时将义齿取出，而不要等树脂完全硬固后再将义齿取出，避免树脂固化时放热灼伤黏膜，或因自凝树脂进入组织倒凹区而无法将义齿取出。

(二)间接法重衬

间接法重衬是用义齿作为个别托盘，组织面加入终印模材后在口内取得闭口式印模，再将义齿及其上的印模材直接装盒、装胶，用热凝树脂替换义齿基托组织面上的印模材料，达到重衬目的。对于义齿基托边缘过短，需要接托的患者，或对自凝树脂过敏的患者，适合采用间接法重衬。

间接法重衬的操作方法是：先将义齿清洗干净，将组织面均匀磨除约 1 mm。调拌适量的终印模材置于义齿基托组织面，将义齿在口内就位后咬合在正中𬌗位，同时进行边缘功能性整塑。待印模材凝固后从口内取出义齿，去除多余的印模材，将义齿直接装盒。待型盒内石膏硬固后，直接开盒，按常规方法涂分离剂、装胶和热处理。

(三)软衬

软衬材料具有良好的弹性，无刺激性，能与义齿基托牢固结合，将其衬于基托组织面，使基托作用于承托区黏膜的咀嚼压力得以缓冲，可减小支持组织受力避免压痛。适用于牙槽嵴低平或刃状、黏膜薄、支持能力差的患者。常用软衬材料有丙烯酸树脂类和硅橡胶类两种，可采取直接重衬或间接重衬，也可在义齿制作过程中基托装胶时同时加入软衬。软衬材料的缺点是不宜抛光，易老化变硬。目前常用的软衬材料最长可维持约 5 年左右的时间。对无牙颌患者进行软衬前必须对其口腔软硬组织情况进行全面评价。如果患者牙槽嵴较丰满，黏膜厚度适中，弹性好，进行一般的常规义齿修复即可取得较好的效果，有学者的研究表明口腔黏膜厚度有 1.5 mm 时没必要进行软衬，因为软衬可致基托位移加大。但如果患者年龄较大或有糖尿病、衰弱性疾病、磨牙症、口干症，以及牙槽嵴低平、口腔黏膜很薄缺乏弹性者宜进行软衬处理。若患者牙槽骨倒凹明显而不能承受手术治疗时，使用软衬材料有利于义齿的就位和减轻疼痛。使用软衬材料的意义如下。

1.保护口腔软硬组织健康

Kawano 等的研究表明软衬材料相当于一个缓冲垫，可使支持组织上的压力分布更加均匀，能减轻局部组织的应力，在力的传递过程中能将冲击力减少 28.2%～96.5%，从而起到减压调节器的作用。Sato 和周小陆等采用有限元分析的方法进行研究，发现常规下颌全口义齿的应力主要集中在下前牙区的舌斜面和后牙区的颊舌斜面上，使用软衬材料后应力减小。Kawano 等发现下颌舌骨嵴区应力最大，软衬后应力分布范围无明显改变，但最大应力值明显减小。当患者年龄较大或有全身性疾病而牙槽骨吸收严重、口腔黏膜变薄或弹性下降时采用软衬材料，可利用其弹性缓冲力对黏膜及骨组织的压迫作用，减少疼痛的发生，从而提高患者的满意度；当组织倒凹较大或骨性隆突明显，其表面黏膜薄时采用软衬材料可减少局部受力，减少疼痛的发生，并利于义齿的顺利就位。

2.增进修复体的固位

软衬材料作为义齿下的衬垫,可提高义齿组织面的密合度,封闭修复体边缘,缓冲和吸收过大或不均匀力,伸入组织倒凹区,从而提高修复体的固位能力。

3.提高义齿的咀嚼功能

软衬后全口义齿的咀嚼功能有改善。Kayakawa 等对常规义齿和软衬后义齿进行了咀嚼功能的比较,结果证明软衬材料可使患者的肌肉、关节更协调,从而软衬后咀嚼效率增高,最大咬合力加大,咀嚼频率减低,咀嚼时间缩短,咀嚼肌活动趋于减低。

(四)组织调整剂重衬

如果患者原来有旧义齿需重新修复,要认真检查原义齿并了解其使用情况,若由于旧义齿的不合适对口腔黏膜造成了不利影响,出现黏膜压痛、溃疡、变形变位时,在重新修复前有必要用一种特殊软衬材料——组织调整剂进行组织调整,先恢复其口腔黏膜的健康。帮助受压不均变形的黏膜恢复到原来状态,促进黏膜溃疡的愈合,然后再重新开始新的义齿制作。

六、复制义齿技术

(一)复制义齿的介绍

复制义齿就是通过不同的材料对旧义齿进行复制,将复制出的义齿加入到新义齿的制作过程中,使新义齿的全部或部分与旧义齿相似或完全相同的义齿制作技术。利用复制义齿技术制作新义齿,可以更多地参考旧义齿的人工牙排列位置及磨光面形态,缩短患者适应新义齿的时间。临床上常可见到,一些多年戴用全口义齿的患者,当更换新义齿时,因为新义齿与旧义齿有较大区别难以适应,而将新义齿弃之不用的情况。尤其老年人,接受新事物的能力差,这种情况更加突出。利用复制义齿技术制作新义齿,将能很好地解决上述问题。

早在 1953 年,已有学者认识到复制义齿的重要性,其后,不同学者设计了很多复制旧义齿的方法。全口义齿复制技术从制作方法上,可以大致分为灌注式和加压式两种。灌注式是在旧义齿远中接上两蜡道后,利用特定容器通过不同的印模材料,复制出旧义齿的阴模,亦可直接在阴模的远中开窗,取出义齿后,再灌入蜡和/或树脂材料,完成义齿的复制。加压式是在各种密封容器中,通过不同材料复制出旧义齿的阴模,取出旧义齿后,在阴模内加入蜡和/或树脂材料,通过加压的方式制作出义齿。

(二)复制义齿的分类

全口义齿复制技术从复制义齿的制成品上,可以分为全复制技术和部分复制技术。全复制技术复制出的义齿与原义齿完全相同。部分复制技术复制出的新义齿只有部分与原义齿相同。不同学者设计的部分复制技术各有不同,在新义齿加入的新元素主要集中在人工牙咬合面的调整和基托组织面的改变。随着旧义齿戴用时间增加,会出现人工牙牙面磨耗,垂直距离下降;牙槽嵴萎缩,义齿组织面与承托组织不贴合。因此,全复制技术较适用于备用义齿、过渡义齿、外科护板,或当义齿因损坏而修理时,需要复制出一副义齿临时应用等情况;而部分复制技术可保留一定的旧义齿信息,但又可以为义齿加入一些新的元素,因此,较适合用于戴用一定时间后的义齿更换。

(三)改良复制义齿技术的特点

有学者结合目前临床常用材料及方法,用改良复制义齿技术,为需要更换旧义齿的患者制作新义齿，他们的制作步骤的特点如下。

1.用藻酸盐印模材料复制旧义齿

由于使用复制义齿技术的目的主要是制作出一副义齿用于确定颌位关系，让技师可以参考旧义齿的人工牙位置进行排牙，参考磨光面形态进行义齿磨光面的制作，并且能用作暂基托取闭口式印模。因此，义齿复制的精度要求不需要很高。此外，在以往的研究中，用于义齿复制的容器较大，需要的复制介质材料的量也是比一般印模相对多的。考虑以上因素，他们选择了价格较便宜，容易获得的藻酸盐印模材料和常规义齿制作装盒时使用的金属型盒来进行，使本方法更容易推广。

藻酸盐材料凝固后置于空气或水中会影响尺寸的稳定性，一般建议在15分钟内灌注，但在100％的湿度下，尺寸变化较小，具有较好的尺寸稳定性。义齿复制步骤中，参照常规装盒的方法，用藻酸盐印模材料将旧义齿埋入型盒，待藻酸盐材料凝固后5～10分钟即可开始在人工牙部位灌注红蜡，在基托部位灌注自凝树脂材料，注入自凝树脂材料后便马上关闭型盒，型盒对于内部水分的挥发有一定阻隔作用，到自凝树脂材料完全固化大约需要20分钟。因此，使用藻酸盐材料和金属型盒配合，能满足对义齿复制的临床要求。同时，使用红蜡和树脂基托相配合，能充分利用红蜡的易于排牙操作和自凝树脂材料作为暂基托的强度两者配合，使复制出的义齿既有足够的强度又易于操作。

2.利用旧义齿确定颌位关系

戴有旧全口义齿的患者，颌位关系的确定可以参考旧义齿的颌位和人工牙的磨耗程度进行，但是，常规全口义齿制作步骤中，对旧义齿的参考是很有限的。通过复制义齿技术，可以复制出与旧义齿相同的义齿作为工具，直接在旧义齿的𬌗面加上烤软的红蜡、确定新的颌位关系。垂直距离的确定可以根据旧义齿人工牙的磨耗量、息止颌位等进行确定；正中关系也可以直接参考患者旧义齿的正中关系进行确定；对于偏侧咀嚼的患者，可以根据两侧人工牙的磨耗量，习惯性肌力闭合道和息止颌位等进行调整、确定；对于人工牙严重磨耗，下颌代偿性前伸的患者，可在旧义齿人工牙面加上烤软的红蜡片，诱导患者下颌后退，重新确定颌位关系。对于颌位关系确定有困难的患者，可以加用哥特式弓描记法来确定。𬌗平面、中线位置的确定也可以同步进行。同时，亦可以直接与患者交流，更准确地达到患者对义齿的要求。

3.根据旧义齿位置进行人工牙的排列与基托磨光面形成

全口义齿的人工牙位置和磨光面形态是影响义齿固位和稳定的重要因素。换而言之，全口义齿人工牙的位置如果不在中性区范围内，磨光面形态与周围肌肉组织不协调，不只影响义齿的固位与稳定，还会破坏周围肌肉的平衡状态。在患者戴用一副义齿多年后，若没有明显不适，就说明随着旧义齿戴用时间增加，周围的肌肉、神经调控已经适应义齿，根据旧义齿形态形成了口腔内的中性区。通过义齿复制方法，送到技师手上的就会是蜡牙形成的牙列，技师在排牙时，可以直接参照旧人工牙的位置，刮掉一个牙，排列一个新牙。使排列出的人工牙弓形与旧义齿非常接近。对于垂直距离升高较多的患者，要注意将升高的部分平分在上下颌上，以免平面过高或过低。而且义齿磨光面的制作，由于具有复制自旧义齿的自凝树脂暂基托，形态、角度也会自动形成，为技师节省了大量工作。由于有旧义齿的蜡型作参考，减少了人工牙位置、磨光面形态不符合医师或患者要求而重新制作的机会，人工牙的排列与基托磨光面的外形将会更适合患者。

4.采用闭口式印模

印模的制取方法可以分为解剖式印模和功能性印模。解剖式印模能获得口腔黏膜在非功能状态下的形态。功能性印模是在功能压力下取得的印模，能获得口腔黏膜在功能状态下的形态。解剖式印模法一般是患者在开口状态下由医师操控下获得，容易受医师取印模时手指压力的力度与方向影响；功能性印模一般是在患者闭口状态下取得，能根据患者的咬合力而调整不同区域的压力，使取得的印模可以更接近患者口腔功能下的状态。通过复制义齿技术，可以在临床试牙成功后，采用闭口式印模技术，取得终印模。将终印模直接送技工室装盒，更换基托材料进行热处理。在取闭口式印模前，需要再次确定基托伸展是否合适，对过长的边缘予以调改，过短的边缘用边缘整塑材料加长。选择有高度尺寸稳定性和流动性的加成型硅橡胶材料取闭口式印模，避免了义齿印模材料从门诊送交技工室加工之间出现尺寸改变。由于加成型硅橡胶材料的操作时间较长，使患者有绝对足够的时间进行主动边缘整塑。此外，较高的流动性，避免了在闭口式印模过程中咬合垂直距离不必要的加高，减少患者戴义齿后出现不适的可能。

5.缩短医师椅旁操作时间

义齿的复制步骤可以交由技师或护师进行，对于临床医师来说，要完成的步骤就只有在复制的义齿上，确定新义齿的咬合关系、𬌗平面高度和中线位置，检查复制效果，试牙，取闭口式印模和戴义齿，可以大大减少临床椅旁操作时间。此外，由于有复制出的义齿，颌位关系的确定有更多的参考因素，出现偏差的机会更少，花费的时间也更少。由于有闭口式印模，义齿组织面与基托在功能状态下可以贴合得更好，减少了戴用新义齿出现不适的机会，由于新义齿与旧义齿非常相像，患者适应快，同时减少了复诊调改的次数，也增加了患者对医师和新义齿的信心。减轻了患者在身体上和精神上的负担。

6.复制义齿的适用范围

引入了颌位关系的重新确定、基托边缘的整塑和闭口式印模等，使义齿复制制作方法适用于旧义齿人工牙已有不同程度磨耗、基托边缘过长或过短的旧义齿、不同的牙槽嵴形态、不同吸收级别的牙槽嵴、与旧义齿基托组织面相比已经出现不同程度的吸收、甚至已出现松软牙槽嵴的情况等。但是新义齿是参考旧义齿制作，因此不适用于不能接受旧义齿，甚至对旧义齿有排斥意向的患者。此外，本方法使用了闭口式印模，而且使用了凝固时间较长的加成型硅橡胶印模材料，因此，不适用于不能保持稳定咬合状态完成闭口式印模的患者，如帕金森病、面肌痉挛等。

（徐　炜）

第二节　全口义齿的固位、稳定和支持

一、固位、稳定和支持的定义及相互关系

固位是指义齿承托区和周边组织抵抗义齿从这些组织区域脱位的能力，是指义齿抵抗垂直向脱位的能力，即抵抗重力、黏性食物和开闭口运动时使义齿脱落的作用力——脱位力而不脱位。稳定是指义齿能够抵抗以一定角度加在义齿上的力（非垂直向力），即能抵抗水平和转动作用力，避免翘动、旋转和水平移动，从而使义齿在功能性和非功能性运动中保持其与无牙颌支持组织之间的位置关系稳固不变。固位、稳定和支持是全口义齿的 3 个基本要素。支持是指义齿承托组织抵抗义齿向组织方向移位的能力，也就是说当受力后，承托组织（牙槽嵴和黏膜）有足够

的支持力，防止义齿下沉。支持是固位和稳定的先决条件，有了良好的牙槽嵴和黏膜条件，就有可能实现义齿的固位和稳定。固位又是稳定的前提，没有固位，稳定无从谈起。这3个要素既有区别又有联系，虽然说支持反映了患者的自身条件，但是经过医师的努力，提高义齿的固位和稳定，也能部分弥补支持的不足。对于任何条件不同的个体，只有充分利用其支持条件，将全口义齿的固位和稳定实现最大化，才是高质量的全口义齿。

二、影响全口义齿固位的有关因素

全口义齿的固位力取决于义齿基托与黏膜的密合程度与吸附面积、唾液的质量、边缘封闭等因素。

(一)颌骨的解剖形态

颌骨的解剖形态是指无牙颌颌弓的长度和宽度，牙槽嵴的高度与宽度，腭穹隆的形态，唇、颊、舌系带和周围软组织附着的位置等。这些因素均直接影响全口义齿基托的伸展，影响基托与黏膜吸附面积的大小，从而影响义齿固位力的大小。如果患者的颌弓宽大，牙槽嵴高而宽，系带附着位置距离牙槽嵴顶远，腭穹隆高拱，义齿基托面积大，固位作用好。反之，如果颌弓窄小，牙槽嵴低平或窄，系带附着位置距离牙槽嵴顶近，腭穹隆平坦，则义齿基托面积小，不易获得足够的固位力。

(二)义齿承托区黏膜的性质

义齿基托覆盖下的口腔黏膜应厚度适宜，有一定的弹性和韧性。如果黏膜过于肥厚松软，移动度较大，或黏膜过薄没有弹性，则不利于基托与黏膜的贴合，影响义齿的固位。

(三)唾液的质量

唾液的质量影响吸附力、界面作用力和义齿基托的边缘封闭。唾液应有一定的黏稠度和分泌量，才能使义齿产生足够的固位力。唾液过于稀薄会降低吸附力和界面作用力。口腔干燥症患者，或因颌面部放疗破坏了唾液腺分泌功能的患者，唾液分泌量过少，不能在基托与黏膜之间形成唾液膜，则不能产生足够的吸附力和界面作用力。而唾液分泌过多，使下颌义齿浸泡在唾液中，不能发挥界面作用力，也会影响义齿的固位。

(四)义齿基托的边缘

在不妨碍周围组织功能活动的前提下，全口义齿基托的边缘应充分伸展，并有适宜的厚度和形态。这样既可以尽量扩大基托的面积，又可以与周围软组织保持紧密接触，形成良好的边缘封闭作用。基托边缘伸展不足会减小基托的吸附面积，未伸展至移行黏膜皱襞或边缘过薄的基托边缘则不能形成良好的边缘封闭。但基托的过度伸展会妨碍周围组织的功能活动，对义齿产生脱位力，会破坏义齿的固位，并造成周围软组织的损伤。上颌义齿基托后缘无软组织包裹，为达到边缘封闭，义齿基托应伸展至软硬腭交界处的软腭上，并在基托边缘组织面形成后堤，利用此处黏膜的弹性，使基托边缘向黏膜加压，达到紧密接触。

三、影响全口义齿稳定的有关因素

义齿的固位和稳定相互影响，良好的固位有助于义齿在功能状态时的稳定，但只有良好的固位并不能保证义齿在功能状态下能够完全保持稳定。义齿在功能状态下的稳定还取决于义齿受到的水平向和侧向作用力的大小，以及义齿支持组织抵抗侧向力的能力。义齿的设计和制作应尽量避免产生侧向力，尤其是对于义齿支持组织抵抗侧向力的能力较差的患者。

(一)颌骨的解剖形态

颌骨的解剖形态不仅影响固位力的大小，而且也决定其抵抗义齿受到的侧向力的能力。颌弓宽大，牙槽嵴高而宽，腭穹隆高拱者，义齿较容易稳定。而颌弓窄小，牙槽嵴低平，腭穹隆平坦者，义齿的稳定性差。

(二)上下颌弓的位置关系

上下颌弓的位置关系异常者，包括上下颌弓前部关系不协调(如上或下颌前突，上或下颌后缩)，上下颌弓后部宽度不协调，其义齿均不易达到稳定。

(三)承托区黏膜的厚度

承托区黏膜过厚松软，移动度大，也会导致义齿不稳定。承托区黏膜厚度不均匀，骨性隆突部位黏膜薄，义齿基托组织面在相应部位应作缓冲处理，否则义齿基托会以此处为支点而发生翘动。

(四)人工牙的排列位置与咬合关系

人工牙排列的位置及基托磨光面形态应处于唇、颊肌向内的作用力与舌肌向外的作用力大体相当的部位，此时唇颊肌和舌肌作用于义齿人工牙及基托的水平向作用力可相互抵消(图 17-3)，此位置称为中性区。如果人工牙的排列位置偏离中性区，过于偏向唇颊或舌侧，唇、颊、舌肌的力量不平衡，就会破坏义齿的稳定。

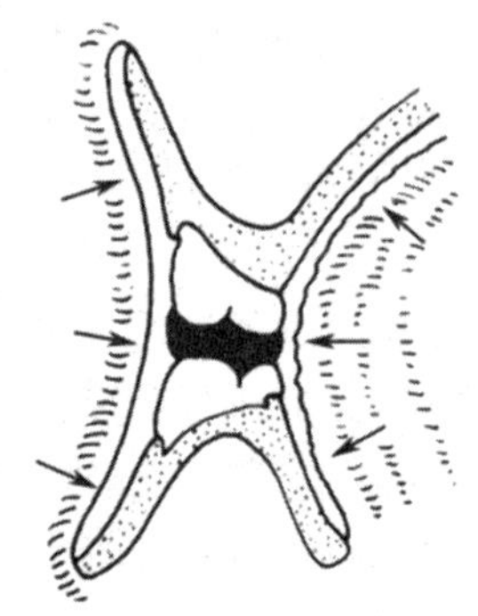

图 17-3 人工牙及磨光面与颊舌的正确关系

人工牙的排列位置还应尽量靠近牙槽嵴顶。无论是水平向还是垂直向偏离牙槽嵴顶过多，会使义齿在受到咬合力时以牙槽嵴顶为支点产生翘动。人工牙的𬌗平面应平行于牙槽嵴，且应平分上下颌间距离。人工牙高度和倾斜方向应按照一定的规律排列，使牙尖形成适宜的补偿曲线和横𬌗曲线，正中咬合时上下牙具有适宜的覆𬌗、覆盖关系和均匀广泛的接触，前伸和侧方运动时达到平衡咬合，或者采用特殊面形态的人工牙，尽量避免咬合接触对义齿产生侧向作用力和导致义齿翘动。

(五)颌位关系

天然牙列者，上下颌咬合在正中时位置关系恒定、可重复。无牙颌患者采用全口义齿修复时，首先应确定上下无牙颌的位置关系，使义齿的咬合关系建立在稳定、可重复的正确位置上。如果颌位关系确定错误，义齿戴入患者口内后就不能形成稳定的、尖窝交错的均匀接触关系和咬合平衡，而出现咬合偏斜、早接触和干扰，使义齿在行使功能时无法保持稳定。

(六)义齿基托磨光面的形态

义齿基托的磨光面形态应形成一定的凹斜面，义齿唇、颊、舌侧肌肉和软组织的作用能对义齿形成挟持力，使义齿基托贴合在牙槽嵴上保持稳定。如果磨光面为突面，则唇颊舌肌的作用会对义齿产生脱位力。

四、牙槽嵴吸收程度对修复效果的影响

牙槽嵴吸收程度分级：Atwood(1971 年)根据无牙颌牙槽嵴的形态，将牙槽嵴吸收程度分为 4 级。

一级：牙槽嵴吸收较少，有一定的高度和宽度，形态丰满者。

二级：高度降低，尤其是宽度明显变窄，呈刀刃状的牙槽嵴。

三级：高度明显降低，牙槽嵴大部分吸收而低平者。

四级：牙槽嵴吸收达基骨，牙槽嵴后部形成凹陷者。

显然，牙槽嵴级别越高，修复效果会越好。一般年轻患者，或成为无牙颌时间不长的患者，多数为一级牙槽嵴。一级牙槽嵴可用常规修复方法修复，容易获得较好效果。而随着戴义齿时间延长，或全身健康状况差者，牙槽嵴条件将成为二级，甚至三级、四级，需要采用不同的特殊方法，使其义齿能恢复一定的功能。牙槽嵴的级别反映的是患者的支持因素，也间接影响义齿的固位和稳定。

（徐　炜）

第三节　单颌全口义齿修复

上下颌牙列缺失(全口无牙颌)是天然牙列因牙齿缺失导致的最终结果，在其演变过程中，会出现单颌牙列缺失，而其对颌可能为完整的天然牙列或有牙列缺损。单颌全口义齿是指修复单侧(上颌或下颌)牙列缺失的全口义齿，其对颌可能为完整的天然牙列，也可能为采用固定义齿或可摘局部义齿修复的牙列缺损。单颌全口义齿修复的难度要大于全口义齿。

一、单颌全口义齿修复中的问题

与全口义齿比较，单颌全口义齿修复的难点主要表现在以下两个方面。

(一)无牙颌支持组织负荷大

天然牙和无牙颌的负荷能力相差较大，其力耐受值分别为 56.75 kg 和 9.08 kg，两者的比值约为6∶1。因此，天然牙通过单颌全口义齿作用于无牙颌牙槽嵴的力较大，容易导致压痛和牙槽嵴的过度骨吸收。此外，由于牙列缺失后骨吸收导致无牙颌颌弓与对颌牙弓前后位置和宽度的不协调，常常导致单颌全口义齿的人工牙不能排列在牙槽嵴顶位置，也会增加牙槽嵴的负担。

(二)义齿难取得良好的固位和稳定

单颌全口义齿依靠基托吸附力和大气压力固位，而其对颌的天然牙由牙周膜固定在牙槽骨内，如此相差悬殊的固位条件使得单颌全口义齿更容易脱位。而对于单颌全口义齿来说，更困难的是其很难获得满意的稳定效果。全口义齿的咬合平衡是其获得稳定的重要保证，在制作义齿时可以根据平衡的需要来调整人工牙的排列位置和倾斜角度，而天然牙列不存在平衡，不需要利用平衡来保持牙列的稳定。因此，根据对颌天然牙列的曲线和牙尖斜度来排列单颌全口义齿的

人工牙时，难于达到平衡的要求，尤其是当天然牙列存在过长、下垂、倾斜、错位、磨损、深覆𬌗等曲线异常的时候。无牙颌颌弓与对颌牙弓位置关系不协调，单颌全口义齿的人工牙不能排列在牙槽嵴顶位置，也会对单颌全口义齿的稳定产生不利的影响。此外由于对颌天然牙列的存在，患者容易保持原有的咀嚼习惯，而不利于单颌全口义齿的稳定和支持组织的健康。

二、单颌全口义齿修复要点

（一）天然牙调𬌗

调磨过高、过锐的牙尖和边缘嵴，改善𬌗曲线和𬌗面形态。需要调磨较多的过长、下垂牙，必要时需先作牙髓失活。低位牙需采取牙体缺损修复方法恢复𬌗曲线。对颌缺牙较多，而余留牙健康情况较差时，可考虑采用覆盖义齿修复，有利于义齿达到平衡𬌗。

（二）根据已有的咬合关系排列人工牙

为了使单颌全口义齿尽可能达到平衡𬌗，在排牙时应注意减小前牙覆𬌗，以利于获得前伸平衡𬌗。后牙尽量排在牙槽嵴顶上，必要时可排反𬌗。可修改后牙𬌗面形态，增大正中自由的范围，获得近似于舌向集中𬌗的效果，以减小侧向力。

（三）减轻咬合力

为了减轻对颌天然牙对无牙颌的咬合负担，可通过以下措施来减小咬合力，同时增强无牙颌组织的支持能力。比如人工牙减径或减数，降低牙尖斜度，义齿基托充分伸展以分散𬌗力，单颌全口义齿基托组织面加软衬等。

（四）增加义齿基托强度

由于单颌全口义齿受力较大，人工牙排列可能偏离牙槽嵴顶，义齿不易稳定，或颌间距离小等问题，导致义齿基托容易折裂。常见义齿中线纵裂。义齿制作时应在树脂基托中增加金属网或使用金属基托来增加基托的抗折强度。由于对颌天然牙硬度大、𬌗力大，义齿人工牙磨耗快。因此，在选择义齿人工牙时最好选用质地较硬、耐磨的硬质树脂牙。

（徐　炜）

第四节　即刻全口义齿修复

即刻全口义齿是在口内余留天然牙拔除前制作，在拔牙后即刻戴入的全口义齿。即刻全口义齿可以作为过渡性修复（暂时义齿），只在拔牙创愈合期间内短期使用，以后再重新修复；也可以在拔牙创愈合后，经过重衬处理，较长一段时间使用。

一、即刻全口义齿的优点

（1）最主要的优点是可以避免因缺牙而影响患者的面部形态美观、发音和咀嚼功能，不妨碍患者的社交活动和工作。即刻全口义齿尤其适用于演员、教师、公众人物及其他对自身形象要求较高的患者。随着社会的文明进步，要更多地考虑到患者失牙的痛苦，尽可能采用即刻义齿进行过渡修复。

（2）拔牙后立即戴入义齿，可起到压迫止血，有利于血凝块形成，保护伤口免受刺激和感染，减少拔牙后疼痛，促进拔牙创愈合等作用。

(3)利用患者余留天然牙的正中咬合关系，易于取得即刻全口义齿的正确的颌位关系。

(4)即刻义齿在拔牙后支持面部软组织，保持原有的咬合垂直距离、肌肉张力和颞下颌关节状态不变，患者易于适应义齿的使用。

(5)采用即刻义齿修复可参照患者余留牙的形态、大小和颜色选择相近似的人工牙，并可参照天然牙排列的位置和牙弓形态来排列人工牙，使义齿修复后尽可能恢复患者缺牙前的外观。

二、即刻全口义齿的缺点

(1)由于余留天然牙的存在，印模的准确性较差。此外，由于需在石膏模型上刮除余留牙，以及拔牙后牙槽嵴形态变化，使得义齿基托密合性较差。

(2)由于不能进行义齿蜡型试戴，即刻义齿戴入前患者不能准确了解修复后的外观情况。

(3)与常规全口义齿修复相比，即刻全口义齿修复技术较复杂，患者复诊次数和费用增加。

(4)由于在拔牙初期，牙槽嵴变化很大，有可能在等待伤口愈合过程中，需要多次重衬，以满足义齿行使功能的需要。

三、即刻全口义齿的禁忌证

(1)全身健康状况差，不能耐受一次拔除多个牙和长时间治疗的患者。

(2)拔牙禁忌证的患者，如患有牙槽脓肿、牙周脓肿等；口腔内存在其他感染、溃疡、肿物等病变的患者。

(3)对即刻全口义齿修复的治疗过程、费用，以及戴义齿后可能出现的不适等问题不能接受的患者。

四、即刻全口义齿修复治疗步骤

(一)检查与治疗计划

即刻义齿修复前应了解患者全身健康状况、口内牙齿缺失和余留牙状况。如余留牙松动度、牙周袋深度、牙槽骨吸收程度，有无牙槽脓肿和牙周脓肿，余留牙咬合关系，有无咬合干扰和正中偏斜，缺牙区牙槽嵴形态，黏膜状况等。应先治疗严重的感染病灶，去除牙石，调去除咬合干扰。干扰严重的倾斜、移位后牙，常导致正中偏斜，影响颌位关系确定，可考虑先行拔除，待拔牙创初步愈合(3～6周)后，再开始即刻义齿修复。原有可摘局部义齿的患者，如果义齿尚有一定的固位稳定性，可在拔牙前取印模，在旧义齿上加牙及延长基托，做成即刻全口义齿，拔牙后，立刻戴入。

(二)制取印模

由于天然牙的存在，使即刻全口义齿印模的边缘整塑和印模准确性受到一定程度的影响。即刻全口义齿的印模技术有以下3种方式。

1.成品托盘印模

采用成品有牙列托盘，在游离端缺隙处加印模膏取初印模，以此作为个别托盘，再加藻酸盐印模材取得终印模。此法简单，但印模的准确性差。

2.个别托盘印模

先用成品有牙列托盘加藻酸盐印模材取初印模，灌制石膏模型后，用自凝树脂制作覆盖余留牙和缺隙牙槽嵴的个别托盘(见可摘局部义齿个别托盘制作),经过边缘整塑后,用硅橡胶、藻酸盐等终印模材取终印模。

3.联合印模

先用成品有牙列托盘加藻酸盐印模材取初印模,灌制石膏模型后,用自凝树脂制作覆盖缺隙牙槽嵴(包括上腭)的个别托盘,或只空出余留牙的个别托盘。经过边缘整塑,在个别托盘上加终印模材取得牙槽嵴处功能性印模,保持个别托盘在牙槽嵴原位不动,再用成品有牙列托盘加印模材取得包括牙槽嵴和余留牙的完整印模。

(三)颌位关系记录

首先在工作模型上制作暂基托,并在缺牙区基托上放置适当高度的蜡堤,根据余留牙排列位置确定平面和唇侧丰满度。如果患者口内余留牙能够维持正常的咬合垂直距离和正中关系,可将蜡堤烫软后让患者咬合在正中𬌗位,以记录上下颌颌位关系。如果患者口内的余留牙不能维持正常的垂直距离和正中关系,需利用上下堤恢复正确的垂直距离,并确定正中关系位。在记录颌位关系时必须明确上下颌余留牙之间无𬌗干扰和正中偏斜,如果余留后牙𬌗存在干扰,应在取印模前先调或将有𬌗干扰的余留牙先行拔除,以确保记录正确的颌位关系。对于上前牙缺失或排列位置异常的患者,还应在𬌗堤唇面记录中线、口角线和唇高线。

(四)模型修整与排牙

即刻全口义齿修复的特殊之处是在拔牙前取印模和灌制石膏模型,因此在义齿制作前需要对工作模型进行修整,即将需要拔除的余留牙刮除,并修整牙槽嵴形态。模型修整时,首先将石膏牙在平齐两侧牙龈乳头处削除,然后修整其唇颊侧和舌腭侧斜面,形成圆钝的牙槽嵴形态。上颌牙拔除后拔牙窝唇颊侧组织塌陷相对较多,舌腭侧组织很少塌陷。下颌与此相反,拔牙窝舌侧组织塌陷较多。因此上颌牙的唇颊侧和下颌牙的舌侧应适当多刮除一些石膏。一般情况下,牙龈健康的上颌余留牙唇颊侧可刮除2～3 mm,舌腭侧不超过 2 mm。牙槽骨吸收较多有牙周袋者,应将牙周袋袋底的位置(牙周袋深度)画在模型石膏牙的唇颊侧,牙槽嵴修整磨除至画线处。

石膏牙削除和牙槽嵴修整可一次全部完成,然后开始排列人工牙。如果需要复制余留牙(特别是余留前牙)的形态和排列位置时,可逐个牙分别进行。先选择或调改好与余留牙大小、形态相同的人工牙,在削除一个石膏牙并进行局部牙槽嵴修整后,将人工牙排列在相同的位置上。人工牙的排列应遵循全口义齿的排牙原则,达到平衡。

(五)完成义齿

根据全口义齿蜡型制作要求完成义齿基托蜡型,经过装盒、装胶、热处理、打磨、抛光等步骤,完成义齿制作。最终完成的义齿在戴入患者口内前应浸泡在消毒溶液内备用。

(六)拔牙与义齿即刻戴入

即刻义齿制作完成后,可进行外科手术拔除余留牙,并同时进行牙槽嵴修整术,去除牙槽嵴上的骨突和明显的组织倒凹。外科手术完成后,将即刻义齿从消毒液中取出,冲洗干净,以免义齿黏附的消毒液刺激伤口,然后将义齿戴入患者口内就位。如果戴入时有压痛或不能就位,可检查并磨改基托进入组织倒凹部位,使义齿能够顺利就位,然后进行初步调。

(七)术后护理

(1)患者在术后 24 小时内不宜漱口和摘下义齿,否则不利于止血和拔牙窝内血凝块的形成。由于术后组织水肿,义齿摘下后重新戴入比较困难,还会刺激伤口引起疼痛。患者在术后 24 小时内应进流质或软食,避免吃较硬、过热的食物。

(2)术后24小时后复诊，摘下义齿，了解和检查患者戴用义齿情况，缓冲义齿压痛区，调𬌗。

(3)术后1周内，或在肿胀消退前，夜间戴用即刻义齿，以免因伤口夜间肿胀，导致次日早晨义齿就位困难。但患者应在饭后摘下义齿清洗并漱口，以保证拔牙创伤口的清洁。清洗后应马上重新将义齿戴入。术后1周拆除缝线后，患者可开始在夜间不戴用义齿。

(八)复诊与基托重衬处理

患者戴即刻义齿后应定期复诊检查，如果出现疼痛或其他不适，应及时复诊处理。随着拔牙创愈合，牙槽嵴骨组织改建和吸收，即刻全口义齿戴用一段时间后，基托组织面可能与牙槽嵴黏膜不密合，影响固位和支持。即刻全口义齿一般需要在初戴后3个月至半年内进行基托组织面重衬处理。即刻义齿经过重衬处理后，可以较长期地使用。也可以在牙槽嵴骨组织形态基本稳定后，重新制作全口义齿。

(徐　炜)

第五节　全口义齿的修理

一、基托折断修理

(一)全口义齿基托折断的原因

(1)不慎将义齿掉到地上造成基托折断。

(2)由于人工牙排列不合适或有支点存在，造成𬌗力不平衡而引起义齿折断。

(3)两侧后牙排列在牙槽嵴顶的外侧，咬合时以牙槽嵴为支点或上颌硬区为支点，造成基托左右翘动，影响义齿的固位，并造成义齿的纵裂。

(4)由于牙槽嵴的吸收，使基托组织面与组织之间不密合，义齿翘动而使义齿折裂。因咬合应力分布不均匀，尤其是应力集中在前牙腭侧中线区，导致基托纵折，常常是先在上中切牙之间出现裂隙，然后渐渐向后延长最后裂成两半。有时也见于下颌义齿。

(二)方法

基托折断面可用粘结剂(502胶)将断端粘固，或用烧红的蜡刀在磨光面的裂隙处，与裂隙垂直的方向每隔2～3 mm烫一下，可使折断的两部分暂时粘结在一起，也可将义齿用火柴杆数根横贯折断线，两端用蜡固定，固定后检查结合后的位置及关系是否正确，调拌石膏灌注模型。石膏凝固后，如能将义齿从模型上取下，则用轮形石将基托折断缝两边各磨去3～5 mm，模型上涂分离剂，然后将义齿按原来位置放好。如组织面有倒凹，义齿不能从模型上取下时，可用轮形石将折断处两侧基托磨去一部分，深达组织面，但不能损坏石膏模型。折断处用蜡恢复外形，装盒时，只需露出用蜡恢复的基托，义齿的其余部分全部用石膏包埋，常规热处理，完成义齿修理。全口基托折断可以用自凝塑料修理，也可用热凝塑料修理。

义齿修理完成后，戴前需要做硬区缓冲，并注意咬合调整。义齿唇颊基托折断，且折断部分遗失者，可先用蜡恢复形态，在口内试合。然后再灌注石膏模型修理，必要时重衬。

二、人工牙折断或脱落修理

人工牙折断或脱落的原因及修理方法与可摘局部义齿基本相同。人工牙选好后通常采用自凝塑料修理。

三、全口义齿重衬

(一)原因

(1)全口义齿戴用一段时间后,由于牙槽嵴组织的吸收,以致固位不好。

(2)在初戴义齿时由于基托不密合而固位不好。

(3)义齿折断修理后基托不密合时也需要进行重衬,否则义齿修好后,仍容易折断。

(二)方法

检查正中关系是否正确,非正中𬌗有无𬌗干扰,需在重衬前进行选磨,应没有压痛和黏膜破溃。全口义齿重衬可分为直接法重衬、间接法重衬和自凝软衬材料重衬。用于重衬的材料有自凝基托树脂、热凝基托树脂、光固化基托树脂和自凝软衬基托树脂。

直接法重衬是将义齿刷洗干净,并除掉义齿组织面上软垢和染色。检查义齿边缘及周围组织关系,若有过长边缘,可将其磨短。组织面均匀地磨去约 1 mm,使其粗糙。为了避免塑料粘在磨光面和牙面上,可在磨光面及牙面上涂凡士林,在基托组织面及周围边缘上涂单体,患者口腔黏膜上涂液状石蜡,将调和好的自凝塑料(粘丝期)放置在义齿的组织面上,将义齿戴入患者口里,嘱患者下颌闭合在正中𬌗位,检查正中咬合,多余的自凝塑料从义齿边缘流出。待自凝塑料稍变硬时,即将义齿从口内取出,为了防止取下义齿时扭动变形,可让患者漱口使义齿松动而取下。检查边缘及组织面有无缺损或缺陷的地方。自凝塑料硬固后,去掉磨光面多余的塑料,将义齿浸泡在温水中 3～5 分钟,然后将边缘及表面磨光。最后戴入患者口内,检查义齿的固位、稳定和咬合情况。

直接法重衬适用于基托局部不密合。用直接法重衬时,事先要询问患者有无药物过敏史,体质是否过敏,因为在口内采取大面积的自凝塑料重衬时,易引起过敏反应。重衬时,应及时取下义齿,如过迟,自凝塑料硬固时放热,易烧伤黏膜。用直接法重衬之前,可先用印模材料在基托组织面衬垫,了解义齿组织面与组织不密合的情况,便于确定放置自凝塑料的量。

间接法重衬适用于义齿基托边缘短,唇颊基托大面积缺损,组织面和组织之间不吻合,重衬面积较大,患者对自凝塑料过敏者。将义齿刷洗干净,用桃形精修钻将组织面均匀磨去一层。调拌适量的弹性印模材料放入义齿组织面,戴入患者口内,嘱患者咬在正中𬌗位,作主动的肌功能性整塑。放置的印模材料量不宜过多、过稠,以免影响义齿垂直距离和正中关系。印模材料凝固后,让患者漱口或自唇侧边缘滴水,破坏边缘封闭后,从口内取出义齿,去除过多的印模材料,可直接装盒,注意包埋基托磨光面的石膏应填实,不能有空隙,组织面灌注石膏不应有气泡。也可灌注石膏模型,如上颌腭盖处基托过厚,可将腭侧基托磨除,去除印模材料后作基托蜡型,其他制作步骤同常规。

(徐　炜)

参考文献

[1] 王培军,吕智勇.口腔疾病诊疗与康复[M].北京:科学出版社,2021.
[2] 张文.口腔常见病诊疗[M].北京:科学出版社,2020.
[3] 樊洪.口腔修复学[M].北京:北京科学技术出版社,2020.
[4] 宫苹主.口腔种植学[M].北京:人民卫生出版社,2020.
[5] 徐翠蓉.现代口腔技术与治疗[M].天津:天津科学技术出版社,2020.
[6] 易建国,孙雪梅.口腔修复学[M].武汉:华中科学技术大学出版社,2022.
[7] 陈菲.临床口腔病学[M].上海:上海交通大学出版社,2020.
[8] 李长太.口腔医学基础与进展[M].长春:吉林科学技术出版社,2020.
[9] 王辉.实用儿童口腔医学[M].天津:天津科学技术出版社,2020.
[10] 秦满,夏斌.儿童口腔医学第3版[M].北京:北京大学医学出版社,2020.
[11] 赵志河.口腔正畸学[M].北京:人民卫生出版社,2020.
[12] 杜礼安,宋双荣.口腔正畸学[M].武汉:华中科学技术大学出版社,2021.
[13] 陈泽涛.口腔基础研究导论[M].北京:人民卫生出版社,2020.
[14] 王春风,梅君.口腔预防医学[M].武汉:华中科学技术大学出版社,2020.
[15] 刘连英,杜凤芝.口腔内科学[M].武汉:华中科学技术大学出版社,2020.
[16] 刘同军.临床实用口腔科学[M].昆明:云南科技出版社,2020.
[17] 秦洪均.现代口腔疾病技术[M].昆明:云南科学技术出版社,2020.
[18] 石静.口腔疾病的诊断与治疗[M].昆明:云南科技出版社,2020.
[19] 高凤云.临床口腔治疗学[M].长春:吉林科学技术出版社,2020.
[20] 刘浩.口腔颌面外科学[M].北京:北京科学技术出版社,2020.
[21] 蒋菁.口腔固定修复工艺技术[M].北京:北京科学技术出版社,2020.
[22] 杜芹,肖力.儿童口腔疾病诊疗精粹[M].西安:西安交通大学出版社,2020.
[23] 房兵.临床整合口腔正畸学[M].上海:同济大学出版社,2020.
[24] 张特.实用口腔疾病诊断学[M].天津:天津科学技术出版社,2020.
[25] 刘苗.口腔疾病临床诊疗与修复[M].长沙:湖南科学技术出版社,2020.
[26] 李梅.现代口腔病诊疗进展[M].哈尔滨:黑龙江科学技术出版社,2020.
[27] 武媛.新编口腔医学诊疗精要[M].南昌:江西科学技术出版社,2020.

[28] 季彤.口腔颌面显微外科[M].北京/西安:世界图书出版公司,2020.
[29] 邢在臣.口腔疾病防治与保健指导[M].长春:吉林科学技术出版社,2020.
[30] 王玮.现代实用口腔医学[M].昆明:云南科学技术出版社,2020.
[31] 葛强.儿童口腔新思维场景化运营[M].沈阳:辽宁科学技术出版社,2020.
[32] 邹慧儒.口腔内科学[M].北京:北京科学技术出版社,2020.
[33] 张锡忠.口腔正畸学[M].北京:北京科学技术出版社,2020.
[34] 冯昭飞.口腔预防医学[M].北京:北京科学技术出版社,2020.
[35] 卢嘉静.口腔正畸工艺技术[M].沈阳:辽宁科学技术出版社,2022.
[36] 陈吉华,张凌,牛丽娜,等.纤维根管桩临床粘接技术操作规范[J].中华口腔医学杂志,2020,55(7):461-465.
[37] 卢桂芳.盐酸米诺环素软膏联合甲硝唑药膜治疗牙周病的临床研究[J].中国实用医药,2020,15(13):109-110.
[38] 王疆,甘文科,刘杨,等.外伤性牙齿变色行髓腔内漂白术后 2 年疗效观察及影响因素分析[J].实用口腔医学杂志,2021,37(3):399-402.
[39] 雒可夫,关丽娜,方以群.高压氧联合牙周基础治疗对牙周炎疗效的 Meta 分析[J].临床口腔医学杂志,2020,36(11):691-695.
[40] 夏昕雨,何虹.口腔黏膜白斑病诊断与治疗研究新进展[J].临床医学进展,2020,10(1):61-69.